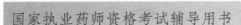
国家执业药师资格考试辅导用书

中药学专业知识 （一）

ZHONGYAOXUE ZHUANYE ZHISHI（YI）

主编　费小凡

中国科学技术出版社

·北京·

图书在版编目(CIP)数据

中药学专业知识(一) / 费小凡主编. —北京：中国科学技术出版社,2020.12
ISBN 978 - 7 - 5046 - 8708 - 1

Ⅰ.①中… Ⅱ.①费… Ⅲ.①中药学—资格考试—自学参考资料 Ⅳ.①R28

中国版本图书馆 CIP 数据核字(2020)第 111941 号

策划编辑	张　晶　崔晓荣	
责任编辑	张晶晶　于晓红	
装帧设计	创意弘图	
责任校对	焦　宁	
责任印制	马宇晨	

出　　版	中国科学技术出版社	
发　　行	中国科学技术出版社有限公司发行部	
地　　址	北京市海淀区中关村南大街 16 号	
邮　　编	100081	
发行电话	010 - 62103865	
传　　真	010 - 62179148	
网　　址	http://www.cspbooks.com.cn	

开　　本	787mm×1092mm　1/16	
字　　数	730 千字	
印　　张	27.25	
版　　次	2020 年 12 月第 1 版	
印　　次	2020 年 12 月第 1 次印刷	
印　　刷	北京京丰印刷厂	
书　　号	ISBN 978 - 7 - 5046 - 8708 - 1/R · 2582	
定　　价	129.00 元	

编者名单

主　编　费小凡

副主编　宋　毅　金朝辉　杨　林

编　者　（以姓氏笔画为序）

马　静　石红霞　冯　露　刘　菊

刘多娇　李　玥　杨　林　杨寿虹

周　俊　何云华　何玉华　宋　毅

张　琪　金朝辉　胡在元　费小凡

黄勤挽　蔡成飞

编者名单

主　编　……

副主编　……

编　者　（……）

内容提要

    本书是国家执业药师资格考试药事管理与法规的复习参考用书，由具有丰富考试辅导经验的专家按照最新考试大纲的要求，在认真总结历年考试命题规律后精心编写而成。本书分为 8 章，涵盖了大纲的全部内容。正文内容包括复习指导与同步练习两个板块，复习指导部分既考虑到知识点的全面性，又重点突出，对常考或可能考的知识点详细叙述，对需要重点掌握的知识点用波浪线标注，重要的关键词用黑体字的形式加以强调，语言简练，言简意赅。同步练习是精选的经典试题，供考生学习完复习指导后，自测学习效果，熟悉考试题型。本弓知识点讲解透彻，通俗易懂，是复习应考的必备参考书。

前　言

  本套考试辅导丛书包括了国家执业药师资格考试的所有科目，分为药学和中药学两类，除了"药事管理与法规"是药学和中药学类的共同考试科目，药学类还包括"药学专业知识（一）""药学专业知识（二）""药学综合知识与技能"3 个科目，中药学类还包括"中药学专业知识（一）""中药学专业知识（二）""中药学综合知识与技能"3 个科目，因此共 7 个分册。

  为了帮助广大参加执业药师资格考试的人员准确、全面地理解和掌握应试内容，顺利通过考试，本套丛书的内容紧扣考试大纲，对教材内容进行了高度概括、浓缩，重点突出考试内容，帮助考生减少复习的盲目性。在复习章节内容的基础上，辅以针对性的同步练习，可以帮助考生掌握考点，加深记忆。每个科目另有相应的模拟试卷作为实战训练，使考生能熟悉考试题型、明确要点和考点，适用于临考前的实战训练。

  本年度除共同考试科目"药事管理与法规"外，其他科目考试仍然继续使用 2015 年国家食品药品监督管理总局制定的《国家执业药师资格考试大纲》。2019 年，"药事管理与法规"科目由国家药品监督管理局执业药师资格认证中心根据《国家执业药师资格考试大纲（第七版）》（以下简称《大纲》）相关规定及国家新印发或修订的药事管理法律法规进行相应的调整。其中在第一章第一小单元中增加第五细目"执业药师执业活动的监督管理"及要点"监督检查的内容""违法违规参加资格考试，不按规定配备、注册及'挂证'行为的处理"。在第二章第一小单元中增加第五细目"改革完善仿制药的供应保障及使用政策"及要点"《改革完善仿制药供应保障及使用政策的意见》的主要内容"。在第三章第一小单元第二细目对应要点中，将"卫生计生部门职责"变更为"卫生健康部门职责"，"工商行政管理部门职责"变更为"市场监管部门职责"，增加"医疗保障部门的职责"。在第五章第二小单元中增加要点"药物临床应用管理"。在第六章第四小单元中增加细目"古代经典名方中药复方制剂的管理"和要点"古代经典名方目录""古代经典名方的中药复方制剂的管理要求"。

  希望本套辅导丛书能帮助参加执业药师考试的应试者节省复习时间，提高考试通过率。若有疏漏或不当之处，敬请广大读者予以斧正。

四川大学华西医院　费小凡

前　言

出版说明

　　我国执业药师资格考试工作实行全国统一大纲、统一考试、统一注册、统一管理、分类执业。为帮助广大考生在繁忙的工作之余做好考前复习，我们组织了四川大学华西医院的药学专家对近年考试的命题规律及考试特点进行了精心分析及研究，并按照最新的考试大纲及科学、严谨的命题要求编写了这套《国家执业药师资格考试辅导用书》。本辅导丛书包括两个系列：应试指导系列和模拟试卷系列。

　　应试指导系列共7个分册，即：《药事管理与法规》《药学专业知识（一）》《药学专业知识（二）》《药学综合知识与技能》《中药学专业知识（一）》《中药学专业知识（二）》《中药学综合知识与技能》。均根据应试需求，由权威药学专家倾力打造，紧扣新大纲和考点，内容精练，重点突出，对重要的知识点及考点予以提示并加以强调，是一套契合大纲、真题的考试辅导用书，便于考生在有限的时间内进行有针对性的复习。

　　模拟试卷系列共7个分册，每个分册共包含5套试卷，即：《药事管理与法规模拟试卷》《药学专业知识（一）模拟试卷》《药学专业知识（二）模拟试卷》《药学综合知识与技能模拟试卷》《中药学专业知识（一）模拟试卷》《中药学专业知识（二）模拟试卷》《中药学综合知识与技能模拟试卷》。这个系列的突出特点是贴近真实考试的出题思路及出题方向，试题质量高，题型全面，题量丰富。题后附有答案及解析，可使考生通过做题强化对重要知识点的理解及记忆。

　　本套考试辅导用书对考点的把握准确，试题的仿真度非常高。在编写过程中，编者进行了大量的研究和总结工作，并广泛查阅文献资料，付出了大量心血和努力，感谢专家们的辛勤工作！由于编写及出版的时间紧、任务重，书中的不足之处，请读者批评指正。

中国科学技术出版社

目　录

第1章　中药与方剂 ……………………………………………………… 1
　　一、历代本草著作 ……………………………………………………… 1
　　二、中药的性能 ………………………………………………………… 2
　　三、中药的功效与主治病证 …………………………………………… 7
　　四、中药的配伍 ………………………………………………………… 8
　　五、方剂与治法 ………………………………………………………… 9

第2章　中药材生产与品质 …………………………………………… 16
　　一、中药材的品种与栽培 …………………………………………… 16
　　二、中药材的产地 …………………………………………………… 16
　　三、中药材的采收 …………………………………………………… 18
　　四、中药材的产地加工 ……………………………………………… 20

第3章　中药化学成分与药效物质基础 …………………………… 24
　　一、中药化学成分的分类与性质 …………………………………… 24
　　二、生物碱 …………………………………………………………… 29
　　三、糖和苷 …………………………………………………………… 44
　　四、醌类化合物 ……………………………………………………… 52
　　五、香豆素与木脂素类 ……………………………………………… 62
　　六、黄酮类 …………………………………………………………… 70
　　七、萜类和挥发油 …………………………………………………… 83
　　八、皂苷类 …………………………………………………………… 96
　　九、强心苷 …………………………………………………………… 104
　　十、主要动物化学成分 ……………………………………………… 108
　　十一、其他成分 ……………………………………………………… 113

第4章　中药炮制与饮片质量 ……………………………………… 120
　　一、炮制的辅料及饮片的质量 ……………………………………… 125
　　二、常用饮片炮制方法及作用 ……………………………………… 132
　　三、炙法 ……………………………………………………………… 145
　　四、煅法 ……………………………………………………………… 160

五、蒸、煮、燀法 ……………………………………………………………… 166

六、其他制法 ……………………………………………………………………… 174

第 5 章　中药质量标准与鉴定 …………………………………………………… 184

一、中药的质量标准 ……………………………………………………………… 184

二、中药鉴定的内容和方法 ……………………………………………………… 185

第 6 章　中药制剂与剂型 ………………………………………………………… 198

一、中药制剂的剂型分类与选择 ………………………………………………… 198

二、中药制剂卫生与稳定性 ……………………………………………………… 201

三、散剂 …………………………………………………………………………… 205

四、浸出制剂 ……………………………………………………………………… 207

五、液体制剂 ……………………………………………………………………… 214

六、注射剂 ………………………………………………………………………… 221

七、眼用制剂 ……………………………………………………………………… 229

八、外用膏剂 ……………………………………………………………………… 232

九、栓剂 …………………………………………………………………………… 237

十、胶囊剂 ………………………………………………………………………… 241

十一、丸剂 ………………………………………………………………………… 245

十二、颗粒剂 ……………………………………………………………………… 251

十三、片剂 ………………………………………………………………………… 254

十四、气雾剂与喷雾剂 …………………………………………………………… 261

十五、胶剂、膜剂、涂膜剂及其他传统剂型 …………………………………… 266

十六、药物新型给药系统与制剂新技术 ………………………………………… 270

十七、药物体内过程 ……………………………………………………………… 274

第 7 章　中药药理与毒理 ………………………………………………………… 280

一、中药药理 ……………………………………………………………………… 280

二、中药毒理 ……………………………………………………………………… 294

第 8 章　常用中药的鉴别 ………………………………………………………… 297

一、常用植物类中药的鉴别 ……………………………………………………… 297

二、常用动物类中药的鉴别 ……………………………………………………… 404

三、常用矿物类中药的鉴别 ……………………………………………………… 420

第1章　中药与方剂

一、历代本草著作

【复习指导】本节历年偶考，熟悉相应著作对应的时代、作者、收载药物数及其学术价值。

（一）《神农本草经》

简称为《本经》，**现存最早的药学专著**，汉代经典本草著作。该书虽托神农之名，但并非出自一时一人，而是由多人通过长时间的补充和完善而成。成书年代虽尚不是很明确，但应该在 2 世纪以前，即东汉末年阶段。现在市面上所存有的各个版本的《本经》都是后人经过考订和整理而成。其"序例"部分就简明扼要地对药物的四气五味、有毒无毒、配伍法度、服药方法、剂型选择等基本原则进行了总结，对中药学奠定了初步的理论基础。全书总载药数有 **365 种**，以**上、中、下品**进行具体分类，并依次介绍了每味药物正名、性味、主治功用、生长环境等。该书对汉代以前药学发展所取得的成就进行系统的总结，为后世本草学的发展奠定了坚实的基础，同时也被后人尊称为药学经典之著。

（二）《本草经集注》

作者**陶弘景**，成书于南北朝时期。"序例"当中，除了对《本经》条文逐一加以解释以外，还对相应药物的采收、鉴别、炮制、制剂、合药取量等进行了大量的理论知识的补充，并增列了"诸病通用药""服药食忌例""解百药及金石等毒例"等，更丰富了药学理论的相关内容。本著作首创按药物自然属性分类法，将所载 **730 种**药物，具体以玉石、草木、虫兽、果、菜、米食及有名未用等七类进行分述。本书首次对《本经》进行了全面系统的整理及补充，用不同的标注方式进行有效区分，体现了魏晋南北朝时期的本草学成就，也对后世本草专著的编写建立了初步框架。

（三）《新修本草》

简称为《唐本草》，是我国历史上**第一部官修药典性本草**，被公认为世界上第一部药典。在 659 年，即唐显庆四年由**李勣、苏敬**等主持，依靠国家的行政力量和充足的人力物力共同编纂而成，最后由朝廷发布。比欧洲纽伦堡药典《科德药方书》要早出 800 余年。全书总共 54 卷，总载药数有 **850** 种。该书正文除了对本草进行叙述，还增设了药物的相应图谱，并附以文字加以说明，开创了**图文对照法**编纂药学专著的先例，其编纂形式及内容较前期相关药学专著具有崭新的突破，对后世医药学的发展产生了极其深远的影响。

（四）《经史证类备急本草》

简称为《证类本草》，著书于**宋代**，由**唐慎微**编纂，是宋金元时期的本草代表著作。该书以政府组织编写的《开宝本草》、掌禹锡的《嘉祐本草》、苏颂的《图经本草》为参考基础，收集并转录了宋代之前的大量经史文献中有关本草的药学资料以及民间防治疾病的经验和单方，使得方药印证，医药紧密结合。于 1108 年定稿。全书总共 30 卷，总载药数有 **1746 种，附方 3000 多首**。本书对所收载的资料进行**图文对照，方药并收，医药结合**，让之前的大量古代相关本草的文献得以保存下来，有着相当高的学术价值及文献价值。

（五）《本草纲目》

由**明代伟大医药学家李时珍**历时 27 年编纂而成，他花尽毕生精力对本草学进行全面的总结，亲历实践，实地考察，广纳百川，于 1578 年完成了这一具有历史意义的鸿篇巨著。**全书总共 52 卷**，大约有 200 万字，总载药数有 **1892 种**，附图 **1100 多幅**，附方 **11000 多首**。"序例"当中，全面系统地总结了历代相关本草史及中药的基本药性理论。各论包含"木、火、土、金、水、草、谷、菜、果、虫、鳞、介、禽、兽、人、服器"等 16 部分，总共有 60 类，而每味药又按正名、释名、集解、正误、修治、气味、主治、发明及附方者项进行先后论述。该书不仅讲述了作者的研究成果及许多对中医药的新看法，更总结了我国 16 世纪以前本草学成就，在生物、植物、天文、地理、地质、矿物等方面也有突出的贡献，将本草学的发展提高到一个空前的高度。在 17 世纪初，本书被翻译成各种版本流传海外，对世界科学的众多领域有着卓越的贡献。

（六）《本草纲目拾遗》

简称为《纲目拾遗》，著书于**清代**，由**赵学敏**所著。作者在广泛搜集民间用药和注意研究外来药的基础上撰成此书。于 1803 年（即清嘉庆八年）最终定稿并出刊。全书总共 10 卷，总载药数有 **921 种**，**新增有 716 种药物**，**创古本草增收新药之冠**。此外，本书不仅对《本草纲目》部分内容进行纠正及补充。更是对大量今已散失的方药书籍的部分内容进行了收录，具有很高的专业价值。

（七）《中华本草》

为当代本草的代表著作。是由国家中医药管理局主持、南京中医药大学总编宙，囊括了全国共 60 多个单位，500 多名专家，经过 10 年时间，共同编纂完成的具有划时代意义的本草巨著。**全书总共 35 卷**。其中前 30 卷为中药，包括总论 1 卷，药物 26 卷，分列正名、异名、释名、品种考证、来源、原植（动、矿）物、栽培要点、采收加工、药材及产销、药材鉴别、化学成分、药理、炮制、功能与主治、应用与配伍、用法用量、使用注意、附方、制剂、现代化临床研究、药论、集解等 23 个项目，依次进行著述。另有附编 1 卷，索引 2 卷。**全书载药数 8980** 种，备考药物 571 种，插图 8534 幅。后 5 卷为民族药，藏药、傣药、蒙药、维药、苗药各为 1 卷。

本书是全面总结了中华民族几千年来传统药学所取得的成就，集中反映 20 世纪中药学科及民族药学科的发展水平，并在这两个学科的教学、科研、临床、新药研制等各个环节上，有着一定的科学指导意义和普遍实用性。

二、中药的性能

【复习指导】本节历年考试属于必考范围，针对本章节复习方法，最重要的是理解记忆，中药的性能综合**四气、五味、升降浮沉、归经、药物毒性**等几个方面，整体表述，缺一不可，方能在中医药临床上精确地应用，达到安全合理用药的目的。

（一）中药性能理论概述

中药的性能是中药作用的基本特点和性质的高度性概括，又称其为药性。其中四气、五味、升降浮沉、归经、有毒无毒均是中药的药性理论。

从古至今，随着历代本草著作的不断更新，众人皆知，中药对人体具有双重作用。治疗作用为正效用，即药物的功效或功能。毒害作用为负效用，即药物服用后所产生的不良反应，包括副作用和毒性反应两种。所以若要保证患者的用药安全，就必须在临床上充分合理地应用中药，尽量避免发生药物的毒害作用，这也是临床用药的基本原则。

中药的性状，即以药物为具体的观察对象，对药物（药材或饮片）的基本特性，包括形状、色泽、气味、质地、味道等进行仔细地描述和鉴别。而中药的性能则是以人体为具体的观察对象，根据患者用药后，机体所表现出来的反应，对其性质和特征的概括。这两者是截然不同的概念。因此合理地应用中药的相关药性特点，调理脏腑功能，纠正疾病，可达到扶正祛邪、阴阳平衡、防治疾病的目的。

（二）四气

1. 四气的含义　四气又称四性，即**寒、热、温、凉**。《本经》首先指出"药有寒热温凉四气"，是说明药物作用性质的重要概念之一，对人体阴阳盛衰和寒热变化有影响。在此之外，还有平性，即寒热偏性不是很明显，但实际上，仍然有偏温或偏凉的区别，且并未超出四性的范围。

2. 四气的确定依据　药性的寒热温凉高度概括了药物作用于人体所发生的反应，与所治疗疾病的寒热不同性质相互对应。即药性确定的依据是用药反应，并且以病证寒热为基本准则。

3. 四气与所治疗疾病的关系　四气当中，温与热、寒与凉均有不同的性质，温与热属阳性，寒与凉属阴性。但在拥有相同性质的基础上，又在程度上有所差异，即温弱于热，凉弱于寒。《素问》谓："**寒者热之，热者寒之。**"指出药性寒热与治则的关系，更能反映四气与所治疗的疾病的关系。一般情况下，能消除或减缓热证的药物，均属于寒性或凉性，如黄芩、板蓝根具有清热利咽、泻火解毒的功效，对发热、口渴、咽喉肿痛等热证有明显作用；反之，能减缓或消除寒证的药物，均属于热性或温性，如附子具有温中散寒、回阳救逆的功效，所以对脘腹冷痛、四肢厥逆等寒证有明显作用。若不遵循临床用药的基本原则，那么会造成以热益热，以寒增寒的不良后果。

4. 四气的所示效用　本质上只有寒与热两种性质。一般情况下，药物性质属寒凉的，具有清热解毒、泻火存阴、凉血消肿等不同作用；药物性质属温热的，具有温里散寒、补火助阳、温经通络、回阳救逆等不同作用。

5. 四气对临床用药的指导意义　药物功效不仅从药物对机体阴阳盛衰、寒热变化的影响来概括，还与药物作用的性质、范围、趋势、强度、益害性等各个方面都有着密切的关系，因此各个方面相互结合，方能全面认识和掌握药物性能及作用。

（三）五味

1. 五味的含义　**五味**指药物因功效的不同，而具有**酸、苦、甘、辛、咸**等不同的五味。主要根据药物作用的规律及药物的真实存在的滋味所体现出来的。在五味之外，还有涩味与淡味，涩附于酸，淡附于甘。

2. 五味的确定依据　①根据药物的滋味，即**药物的真实滋味**；②根据**药物的作用**，即提示药物作用的基本特征。

3. 五味与所治疗疾病的关系　五味最初是人为品尝药物存在的真实滋味得来的，如黄连味苦，甘草味甘，桂枝味辛，乌梅味酸，芒硝味咸等。随着临床用药及实践研究的发展，滋味与药效有着相互对应的密切联系。其中，**辛、甘、淡属阳，酸、苦、咸属阴**，一般来说，属阳之味能治阴病，属阴之味能治阳病，辛味药物治疗表证，甘味药物治疗虚证，酸味药物治疗脱滑诸证，苦味药物治疗湿热阴损之证，咸味药物治疗痰核、瘰疬、热结便秘之证等。

4. 五味的效用及临床应用　五味概括了药物对人体的不同效用，而效用主要包括治疗作用和不良作用，具体如下。

（1）**辛：能行、能散**，其作用是**行气、发散、活血**。如具有解表功效的麻黄、荆芥治疗表证，具有活血行气功效的川芎、木香治疗气血阻滞等，均具有辛味。注：<u>辛味药大多耗气伤阴，所以气虚阴亏者应谨慎使用。</u>

（2）**甘：能补、能和、能缓**，其作用是**补虚、和中、缓急止痛、调和药性**。如黄芪、人参善于治虚证，甘草善于缓急止痛、调和药性。另外，某些甘味药有解药毒、食物中毒的功效，如绿豆。注：<u>甘味药大多腻膈碍胃，使人中满，所以湿阻、食积、中满气滞者应谨慎使用。</u>

（3）**酸：能收、能涩**，其作用是**收敛固涩**。一般在临床上多见体虚多汗、遗精滑精、尿频遗尿、肺虚咳喘、久泻久痢等证，均可应用酸味药材。如五味子善于治疗自汗盗汗、遗精滑精，五倍子善于治疗久泻久痢，山茱萸善于治疗大汗虚脱等，此类收敛的药物均有酸味。另外，乌梅不仅善于治疗肺虚久咳，还有安蛔、生津的功效。注：<u>酸味药物大多收敛邪气，所以邪气未尽者均应谨慎使用。</u>

（4）**苦：能燥、能泄、能坚**，燥即燥湿，临床上用于湿证，如具有温性苦味的苍术、厚朴用治寒湿，具有寒性苦味的黄柏、黄连、苦参用治湿热等。泄包含比较广泛的含义，主要有三种。一指**通泄**，如泻下通便功效的大黄治疗热结便秘之证；二指**降泄**，如降泄肺胃气的枇杷叶治疗咳喘肺气上逆之咳喘以及胃气上逆呕吐呃逆等证。三指**清泄**，如清热泻火的黄芩治疗火热上炎，目赤口苦等证。坚包括坚阴和坚厚肠胃，如黄柏、知母具有泻火存阴的功效，黄连具有厚肠止泻的效用等。注：<u>苦味药物大多伤津伐胃，所以津液大伤、脾胃虚弱的患者不宜大量地使用。</u>

（5）**咸：能下、能软**，其作用是**软坚散结、泻下**。如海藻具有消散瘰疬的功效，鳖甲具有软坚散结的功效，芒硝具有泻下通便的功效，此类药物均具有咸味。注：<u>咸味药物不宜过多运用，特别注意高血压动脉硬化、脾虚便溏等患者应谨慎使用。</u>

（6）**涩：**主治功效及注意事项同酸味。

（7）**淡：能渗、能利**，其作用是**利水、渗湿**。如猪苓、茯苓、通草等药物治疗水肿、小便不利之证，此类药物均具有淡味。注：<u>淡味药物同样不宜过多地运用，因其能对津液产生损伤，所以阴虚津亏的患者应谨慎使用。</u>

除此之外，还有一部分药物具有芳香味，能散、能行、能开，其作用是化湿辟秽、开窍醒脾，如具有化湿功效的藿香、有辟秽功效的苏合香、有开窍功效的麝香、有醒脾功效的佩兰等，此类药物均具有芳香味。注：<u>芳香味同辛味，大多耗气伤津，所以气虚津亏的患者应谨慎使用。</u>

5. 气味配合的原则及规律　从不同角度来说，气与味分别具有药物所对应的作用，但都在药物的性能范围之内，一般情况下，气偏于确定药物性质，味偏于确定药物功能，两者相互结合方能更加全面地认识每种药物的相关性能特点。如紫苏、薄荷均有辛味，功能发表散邪，紫苏性温且发散风寒，薄荷性凉且发散风热；再有黄芪与石斛均有甘味，功能补虚，黄芪性温且升补阳气，石斛性寒且养阴清热。故气与味有以下原则及规律。

①气与味配合的原则：一为任何气均可以组合配对任何味；二为单味药物气只能有一个，味可以有一个、两个或多个，味越多，功效越多，被应用得也就越广泛。

②气味配合规律：一为气与味均只有一个；二为气只有一个，味有两个或多个。

6. 气味配合与疗效的关系

（1）**气味相同，功能相近**：麻黄、紫苏辛温能发散风寒；薄荷、菊花辛凉能发散风热；黄连、黄芩苦寒能清热解毒或清热燥湿；知母、玄参甘苦寒能清热滋阴等。但在某些时候，气味也有主与次的区别，如黄芪与锁阳，虽然均为甘温的药物，但前者以甘为主且有补气的功效，后者以温为主且有助阳的功效。

（2）**气味相异，功能不同**：其中，味异气同者，如在同有温性特点的情况下，麻黄味辛能解表散寒、杏仁味苦能降气止咳、乌梅味酸能敛肺涩肠、大枣味甘能补益脾气；味同气异者，如在同有辛味的情况下，桂枝性温能散寒解表、石膏性寒能清热泻火、薄荷性凉能解表散热、附子性热能补火助阳等。

（四）升降浮沉

1. 升降浮沉的含义　升降浮沉泛指相应药物在含有病邪的人体内的作用趋向。升即上升，降即下降，浮即发散，沉即收敛固涩以及泄利二便。其中，就阴阳学说而论，升浮属阳，沉降属阴。

2. 升降浮沉的确定依据

（1）**质地轻重**：一般情况下，凡是花类、叶类、皮类及枝类等质地较轻的药材，多表现为升浮性，如佩兰、薄荷、紫苏叶；种子类、果实类、矿物类及贝壳类质地较重的药材，多表现为沉降性，如桃仁、鳖甲、龙骨等。然而，以上关系并非是绝对的，如旋覆花虽质地较轻，但功能为降气化痰、止呕止呃，药性表现沉降；苍耳子虽质地轻重，但功能祛风解表、宣通鼻窍，药性表现升浮，故曰："**诸花皆升，唯旋覆独降；诸子皆降，唯苍耳独升。**"

（2）**气味厚薄**：一般来说，辛、甘、微苦等属味薄者主升，寒、凉、微寒、平等属气薄者主降，热、温属气厚者主浮，酸、苦、咸等属味厚者主沉。如苏叶味辛性温属气厚味薄，故升浮；黄连、黄柏味苦性寒属味厚气薄，故沉降。

（3）**性味**：在四气不同性质当中，温主升、凉主降、热主浮、寒主沉；五味当中，辛甘淡主升浮，酸苦咸主沉降。而在实际临床应用上，药物的性味和升降浮沉，均是从多个角度来对药物作用的相关特点进行概括，所以就逻辑关系而论，升降浮沉与性味的关系是间接关系，升降浮沉与功能的关系是直接关系。

（4）**功效**：在临床上，确定药物升降浮沉的最主要依据是药物疗效。一般情况下，具有发表透疹、祛风散寒、涌吐、开窍等功效的药物的作用趋向是升浮的；而具有清热泻火、凉血解毒、泻热通便、利水渗湿、镇静安神、息风潜阳、止咳平喘、降逆止呕、收敛固涩等功效的药物的作用趋向是沉降的。但某些药物表现为升浮与沉降两重性，如胖大海，既清宣肺气显升浮之性，又能清热解毒、通便显沉降之性；前胡，降气祛痰显沉降性，宣散风热显升浮性等。

以上四点，在临床应用时应相互合参，最后根据临床疗效再准确判定其升降浮沉的特性。

3. 升降浮沉的所示效用

（1）升浮类药物针对病变在上、在表的相关症状，具有祛风散寒、升阳发表、涌吐、开窍等功用。

（2）沉降类药物针对病变在下、在里的相关症状，具有清热泻下、利水渗湿、收敛固涩、降逆止呕、重镇安神、消积导滞、止咳平喘等功用。

4. 升降浮沉在临床上的应用

（1）顺其病位用药：一般情况下，病位在上、在表宜用升浮之药，如主升浮的麻黄、桂枝善治病位在表的风寒表证；在下、在里宜用沉降之药，如主沉降的大黄、芒硝善治病位在下的便秘之证。

（2）逆其病位用药：此法针对病势上逆者，宜降不宜升，如肝阳上亢所引起的头痛，宜选用龙骨、牡蛎等药物潜降；针对病势陷下者，宜升不宜降，如出现久泻、脱肛等症状，宜选用黄芪、升麻、柴胡等药物益气升阳。

（3）依据气机运行特点用药：针对人体气机升降出入周而复始的特点，某些特殊情况是需要升浮药和沉降药同用。如血府逐瘀汤，方中运用柴胡、枳壳两种药物，一升一降并用，达到助气血运行的功效。

5. 升降浮沉转化的条件

（1）**炮制**：药物通过炮制可以改变其作用趋向及功效主治，从而改变药物的在人体内升降浮沉的性质，一般情况下，"酒制则升、姜制则散、醋制则收敛、盐制则下行"。

（2）**配伍**：当少数升浮药物与较多沉降药物一起配伍使用时，升浮性质的药物则会受到一定程度的制约；反之，少数沉降性药物与较多升浮性药物一起配伍使用时，沉降性质的药物则会受到一定程度的制约。

（五）归经

1. 归经的理论基础　所谓归经，即药物作用在人体脏腑经络的某个部位。而其以藏象学说与经络学说为基础。

（1）**藏象学说**：藏象学说是指论述人体各个脏腑的生理功能、病理变化及其相互间存在的关系的一种学说。如心主神志，凡是出现失眠多梦、神志不清、昏迷、癫狂、痴呆、健忘等症候表现的时候，可推断为心这一脏器出现了病变反应，此时可选用养心安神的酸枣仁、宁心安神的远志、镇惊安神的朱砂、开窍醒神的麝香等归于心经的药物；同理，息风止痉的全蝎归于肝经。

（2）**经络学说**：即研究人体经络与脏腑相互关系的学说。人体经络主要有十二经络及奇经八脉。体表邪气可通过经络内传至脏腑，脏腑病变亦可通过经络反映到体表。如当出现外感风寒湿邪所致的头身强痛、肢体关节酸楚等症状时，依据经络辨证，宜选用归于膀胱经的羌活，因为足太阳膀胱经主表，为一身之藩篱。

2. 归经的确定依据　①药物的**特性**；②药物的**疗效**。两者合参成据，前者根据药物的"四气""五味"等固有特性，具有一定的片面性，而后者在通过临床上长期的实践后，逐步确定药物治病的有效范围，对于确定药物的归经相当精准。

3. 归经的表述方法　一般在临床上采用十二脏腑经络法，即心、肝、脾、肺、肾、胃、大肠、小肠、膀胱、胆、心包、三焦经等十二个脏腑与经络；还采用经络的阴阳属性，包括入少阴、入厥阴、入少阳、入阳明等；另外，也有将上述两种方法一起运用并进行表述，如入少阴心经。

4. 归经对临床用药的指导意义　首先，掌握归经的理论，有利于提高临床精准用药，指导医生根据疾病表现的病变所属脏腑经络来进行选药；其次，医生可以通过脏腑经络病变的传变规律来进行合理的用药，方能使临床用药更加合理有效。

（六）有毒与无毒

1. "毒"的特性　①广义上，"毒药"在古代医药文献中往往是药物的总称，现今泛指药物的偏性，而偏性对人体具有治疗疾病和毒害人体两面性，关键取决于在临床上如何合理的应用。②狭义上，泛指药物的不良反应，即指药物对机体的损害性。

2. 确定中药有毒无毒的依据

（1）是否含有毒成分：如砒石中的三氧化二砷、马钱子中的士的宁等均为毒性成分。

（2）整体是否有毒：通常情况下，药物均含多种有效成分，成分之间相互制约，其中也包括毒性成分，以至于含毒性成分的药物在整体上就不会有毒。

（3）用量是否适当：确定药物有毒无毒的关键在于药物使用的剂量，一般情况下，无毒指未超出人体能接受的最大耐受量，超过最大耐受量则为有毒，如苦杏仁。

3. 使用有毒中药的注意事项　药物在使用过程中所产生的中毒现象，与诸多因素都有密切的联系，其中包括药物的贮存、加工、炮制、剂型、配伍、给药途径、用法用量、使用时间、服药频次以及患者的体质、年龄、证候性质等，但最主要的原因是药物使用量过大。归总来说，使用有毒中药的注意事项分为以下几点：

（1）用量要适当（主要体现在用量过大、疗程过长等）。

（2）采制要严格（主要体现为品种混乱、炮制失度、剂型失宜、管理不善等）。

（3）用药要合理（主要体现为配伍不当、辨证不准确等）。

（4）由于机体的个体差异，应尽早识别过敏者，并加以防治。

三、中药的功效与主治病证

【复习指导】本节历年考试频率较低，重点掌握功效的分类方法，了解中药功效与主治病症的定义、表述方法以及它们之间的相互联系。

（一）功效

1. 功效的认定

（1）定义：首先，功效是指中药的预防、治疗、疾病的诊断及强身健体的作用。分为初级功效及高级功效，两者都是以中医药的相关理论作为基础，其中，初级功效是采用直接进行观察的方法，对药物预防及治疗、诊断相关疾病及改善人体病理情况的客观体现。表述简明但不够精练。而高级功效则是通过解析、归纳、推理、总结等一系列方法，高度概括了药物预防及治疗、诊断相关疾病及强身健体等作用，相对初级功效的表述，其表述更加成熟、精简。

（2）功效的认定：每味药物功效的认定经过漫长的历程，在中医药相关基础理论的指导下，通过对人体在用药前和用药后的不同反应，审证求因、辨证论治及归纳分析等一系列方法得来。现今，针对某一种药物功效的认定，首先收集资料，并对其性能特点、功效主治进行论述，然后对资料进行汇总分析，结合临床所得经验及研究所取得的成果，凭借各方面的文献考证进行系统的归纳及推理等方法，精准提炼出反映药物治疗作用的功效。

2. 功效的表述　一般情况下，功效表述用语大多比较简单，凝练成二字、三字、四字构成的简短固定的功效术语。对初级功效的表述，往往是与病症或症状相对应，如：截疟、治瘘、延年、治皮胀等。对高级功效的表述，则与病因病机、治法等相对应，如：清热、补气、祛风湿、燥湿、行气、利尿、通便、补肝肾、活血化瘀、平肝息风等。

3. 功效的分类　按中医辨证学分类：针对八纲辨证、病因辨证、气血津液辨证、脏腑辨证、经络辨证、卫气营血辨证、三焦辨证的功效。此分类方法，凸显中药学与中医辨证学的紧密联系。按中医治疗学分类：对因、对证、对病症、对现代病症的功效。

（二）主治病证的表述

主治病证，简称主治，指药物在临床上的主要适应证。中药的主治病症的表述一般分为以下 3 类：

1. 按病名分类　如疟疾、肠痈、水火烫伤等。

2. 按证名分类　如热咳、热淋、哮喘、湿热黄疸、风热表证等。

3. 按症状名分类　如惊悸、耳鸣、耳聋等。

（三）相互关系

1. 功效与主治病证的关系　首先，功效与主治病证两者均是相互关联的，即主治是确定功效的依据，功效又提示了中药的主治病证。其次，不论高级或初级功效，都与主治病证有着同样的关系。但是高级功效是运用中医药理论，通过对主治病证进行辨证分析、归纳推理、高度概括而得。

2. 性能特点、功效主治、配伍应用的关系　论述的中药，一般都从性能特点、功效主治、配伍应用等三方面进行。性能为前面提到的中药的性能相关的主要特点，包括四气、五味、升降浮沉、归经、有毒无毒等；功效主治是药物在临床治疗中所显现的效用与适应范围；配伍应用则是在药物的性能特点及主治功效的基础之上，具体论述该药物在临床上的实际应用。三者之间各自极具独特性，却又紧密联系在一起，互为印证，缺一不可。

四、中药的配伍

【复习指导】本节历年考试属于必考范围，针对本章节，需掌握中药配伍的含义、目的；理解药物"七情"配伍的相应内容、相关药物及配伍用药的原则；了解中成药配伍相关内容。

（一）配伍的目的

中药配伍，是根据病情、治法和药物的性能，选择两种以上单味药物组成的药方。其目的在于增强作用，提高疗效；扩大治疗范围，全面兼顾复杂的病情，并降低或消除毒副作用，保证药品的用药安全，合理有效。

（二）单味药配伍

药物的"七情配伍"，即指包括单味中药、药与药配伍同用的七种情形。具体内容如下。

1. 单行　即单用一味中药就能发挥预期治疗效果，不需要其他药物辅助。如独参汤单用一味人参补气固脱。

2. 相须　指性能功效相类似的药物相互配合使用，达到增强药物本身所具有的功效的一种配伍关系。如麻黄配桂枝以发散风寒、石膏配知母以清热泻火、大黄配芒硝以攻下热结等。

3. 相使　指性能功效方面有某种共性的两种药物相互配合使用，以其中一种药物为主，另一种药物则为辅，以此达到提高药物本身所具有的功效的一种配伍关系。如黄芪配茯苓以益气利水、麻黄配杏仁以散寒平喘等。

4. 相畏　指一种药物的毒性被另一种药物减轻或消除的一种配伍关系。如附子所具有的毒性，若配伍生姜，毒性大大减弱，所以半夏畏生姜。

5. 相杀　指某一种药物能明显减轻或清除另一种药物毒性的配伍关系。如干姜与附子、乌头同用，可减轻附子与乌头的毒性，故干姜杀附子、乌头。

6. 相恶　指运用两种药物一起使用时，导致了药物原有功效降低，甚至功效丧失的一种配伍关系。如人参与莱菔子同时使用，人参的补气作用受到影响，故人参恶莱菔子。

7. 相反　指两种药物合用，能产生或增强毒性反应的配伍关系，如乌头反半夏、瓜蒌；甘草反海藻、甘遂等。

在以上中药配伍的七情中，各种情形最终产生的用药效果各不相同，在临床上，配伍用药应遵循以下原则：

①遵循"**君臣佐使**"中医遣药组方原则。

②充分利用相须、相使配伍的协同作用，以提高疗效。

③对于有毒的药物，尽量利用相畏、相杀配伍关系，以保证用药的安全性。

④对于可能相互拮抗而抵消、削弱原有功效的相恶配伍，一般应避免。

⑤相反的配伍关系会加重毒性反应，原则上应禁忌。

（三）中成药的配伍

主要分为功似配伍和功异配伍。

1. **功似配伍**　指两个甚至更多功效相近的中成药，相互配伍使用，达到扩大治疗范围以及增强原有的功效。如牛黄解毒丸配伍清胃黄连丸用于治疗胃热咽痛、牙痛、口臭等；牛黄解毒丸配伍导赤丹用于治疗心火亢盛、舌肿、小便黄等；四神丸配伍理中丸用于治疗五更泄泻；补中益气丸配伍归脾丸用于治疗胃下垂、重症肌无力、低血压等；天麻钩藤颗粒配伍羚羊角胶囊用于治疗高血压且肝阳上亢者等。

2. **功异配伍**　指两个以上功效不同的中成药配伍同用，针对比较复杂的病情，补充和提高治疗效果。如银翘解毒丸配伍通宣理肺丸用于治疗外感风寒而咳嗽明显者；附子理中丸配伍六合定中丸用于治疗受寒腹痛而腹泻较重时；八珍益母丸配伍香砂枳术丸用于治疗气血不足、月经不调兼消化不良者；小儿百寿丹配伍白金小儿用于治疗伤风咳嗽，痰多明显时；再如某男性，年过40岁，症状表现为溏泻、脱肛、阳痿肢冷，属中气下陷兼肾阳虚，可将补中益气丸与金匮肾气丸同用，以收补气升阳与温助肾阳。

随着中西医结合工作的深入发展，中成药的配伍在临床应用上面，更衍生出中成药与中药汤剂配伍以及中成药配伍西药。而中成药与西药，两者属于不同的医疗体系，有着不同的相关理论基础和临床用药的经验，两者配伍使用，就会产生各种的新问题，有利的同时也有一定的弊端，其中，利在于能够增强药物疗效、减少药品不良反应，不利则包括形成难溶物质，影响吸收，降低疗效；产生有毒化合物；酸碱中和，影响疗效；产生生物效应的拮抗；因酶促作用降低疗效；干扰疾病证型，妨碍辨证施治等。

五、方剂与治法

【复习指导】明确方剂与治法的关系，方以法为指导，法以证为依据。即"**法随证立**""**方从法出**"。治法是组方的依据，方剂是治法的体现。熟悉八法的含义、作用及适应范围。

（一）方剂与治法的关系

方剂在中医学"理、法、方、药"中，有着极其重要的地位。中医治疗疾病，首先是"辨证"，即依据疾病所表现出来的相关症状，通过分析并辨别疾病所处阶段的原因、机理、性质、位置等，其次才能"论治"。也就是在辨证清楚的基础上，对应该疾病，确定出最适宜的治疗方案，在治疗方案的指导下，选用最适宜的药物进行配伍，最后组成合理的方剂。简而言之，治法是组方的依据，方剂是治法的体现，即"方从法出、法随证立、方即是法"，从而体现出方剂的功效与该疾病的治法是不尽相同的。如一个感冒病人，恶寒发热，头痛身疼，无汗而喘，舌苔薄白，脉浮而紧。医师经过辨证，确定为外感风寒表实证，决定以辛温发汗、宣肺平喘之法治疗，从而选用麻黄汤。麻黄汤是由麻黄、桂枝、杏仁、甘草四味药组成，具有辛温发汗，宣肺平喘的功用，主治上述风寒感冒，无汗而喘之证。如此，方剂的功用与治法相同，治法与病证相符，则能邪去正复。否则，治法与辨证不一，用方与治法相悖，或辨证不清，治法不详，方剂不当，失去了辨证论治的意义，造成治疗无效，甚至使病情恶化。因此，辨证、治法、方剂三者必须紧密接合，方可药到病除。

（二）常用的治法

在清朝时期，程钟龄就将很多治法进行概括，称为"八法"，他在《医学心悟》中讲道："论病之原，以'内伤外感'四字括之。论病之情，则以寒热虚实表里阴阳八字统之。而论治病之方，则又以汗和下消吐清温补八法尽之。"以下为"八法"的具体内容：

1. 汗法　即通过**解表发汗，宣肺散邪**的方法，使得在表的六淫之邪随着汗液排出体外的一种治疗方法。适用范围包括麻疹不透、疮疡初起、水肿、泄泻、咳嗽、疟疾所引起的恶寒发热以及头痛身疼等表证。因为病情性质有寒与热的区别，体质有强与弱的不同，更有邪气夹杂错乱，所以汗法包括辛温、辛凉两种情况，以及汗法与补、下、消、清、温等方法相互结合运用于临床。

2. 吐法　即通过**涌吐**的方法，使得在咽喉、胸膈、胃脘等部位停留的痰涎、宿食以及有毒物质从口中吐出的一种治疗方法。适用范围包括痰壅引起的中风，宿食积于胃脘，有毒物质仍在胃中，痰涎壅盛引起的癫狂、喉痹等，以及此类病情急迫并且又急需吐出的各种证。吐法一般容易伤胃气，所以体虚气弱、孕妇及新生产的妇人均应当谨慎使用。

3. 下法　即通过**洗涤肠胃、排出大便**的方法，使得停留在肠胃中的有形积滞通过排便排出的一种治疗方法。适用范围包括燥屎内结，食积不化，瘀血阻滞，宿食内停，结痰停饮以及虫积等各种证。因为积滞有寒有热，正气有盛有衰，邪气更有夹杂错乱，所以下法又包括了寒下、温下、润下、逐水、攻补兼施等不同方式，以及与汗、消、补、清、温等方法相互结合运用于临床。

4. 和法　即通过**和解和调和**的方法，使得半表半里之病邪，或脏腑不和、阴阳不平、表里失和等证可以有效解除的一种治疗方法。适用范围包括邪侵少阳、肝脾不和、寒热交替、表里同病等各种证。《伤寒论》中提到的"和营卫、和胃气"及"消息和解其外"等，都是和法的体现。后来，戴天章延伸其意义，表明："寒热并用之谓和，补泻合剂之谓和，表里双解之谓和，乎其亢厉之谓和。"随着后面的发展及补充，更是扩大了和法的范围，以至于常用治疗方法的表述包括了和解少阳、开达膜原、调和肝脾、疏肝和胃、调和寒热、表里双解等。

5. 清法　即通过**清热泻火凉血**的方法，使得热邪在里的病证得到解除的一种治疗方法。主要包括热证、火证、热甚致毒以及虚热等各种证。由于热邪在里的病证分为热在气分、热入营血、气血俱热以及热在某一脏腑等，所以相对应的清法中又包括了清气分热、清营凉血、气血两清、清热解毒、清脏腑热等不同方法。一般情况下，因为热证最容易伤阴，大热更能耗气伤阴，所以清热剂中，常常配伍益气生津的药物，不能单纯运用苦寒之品。也就是王冰所谓："寒之不寒，是无水也。"在实际临床上，应根据病情的虚实，邪气的兼夹，清法又常常与汗、下、温、消、补等方法相互结合运用于临床。

6. 温法　即通过**温里祛寒**的具体方法，使得寒邪在里的病证消散的一种治疗方法。适用范围包括脏腑寒冷，寒饮内停，寒湿不化以及阳气衰退等各种证。因为寒邪可能在人体不同的部位，并且与阳虚的程度有所不同，所以温法包括温中散寒、温肝暖肾、回阳救逆。具体治疗有温肺以化痰、温胃以降逆、温肾以纳气、温中以行气、温血以活血、温阳以止血、温里以解表等，温法又常常与汗、下、消、补等方法相互结合运用于临床。

7. 消法　指通过**消食导滞、行气活血、化痰利水、驱虫**等方法，使得在人体内所结成的有形之邪逐渐消散的一种治疗方法。适用范围包括饮食停滞，气滞血瘀，癥瘕积聚，水湿内停，痰饮不化，虫积等各种证。消法和下法虽然都有治有形实邪的功效，但又有所区别。下法是针对急迫病情，形证俱实，必须急下。消法则是针对病邪存在于脏腑、经络、肌肉之间，经过长时间积累而成，病势相对较缓，并且大多虚实夹杂，所以必须缓慢消散，而不能急于求成。但二者也可以相互配合运用，且根据病情的寒热性质，与温法、清法同时运用，如果还涉及正气虚弱者，又需要结合补法进行配合运用。

8. 补法　即通过**补养**的方法，使得人体恢复正气的一种治疗方法。适用于各种虚证。因为气、血、阴、阳均会有虚证的表现，所以补法主要包括补气、补血、气血双补、补阴、补阳、阴阳并补以及补各脏腑虚证等。如果正气虚弱感受到外邪后，就会肺虚以停饮、脾虚以停湿、胃虚以宿食，气虚以留瘀等。补法又常常与汗法和消法共同运用。除此之外，补法还有峻补、缓补、温补、清补以及"虚则补其母"等针对具体病情的治疗方法。

以上八种治疗方法，囊括了表里寒热虚实各个不同的证候。但病情一般错综复杂，不仅仅是单一的治疗方法能够解决，常常必须联合数种治疗方法配合运用，才能全面照顾。而多法并用，又分主次轻重，所以八法之间的配合，变化多端，应仔细揣度。就像《医学心悟》中提道："一法之中，八法备焉，八法之中，百法备焉。"故在临证处方时，要针对具体的病证，灵活地运用八法，使成方适合相应的病情，才能够得到最满意的疗效。

（三）方剂的组成

1. 组成原则　方剂均是由多个药物组合而成，并且在辨证论治的基础之上选择最适宜的药物组合成方。方中每味药物的功效均有所长，但也有所偏，方剂组成即通过合理的配伍法度，达到增强或改变药物本身具有的功效。调整药物的偏性，抑制有毒药物的毒性，减弱甚至消除药物对人体可能产生的不利，使得各具特性的药物能够充分发挥药理功效，即是所谓的"药有个性之专长，方有合群之妙用"。古今众多医家通过长期的医疗实践，积累了殷实的经验，从而总结出了相对比较完整的组方原则，运用至今，具体原则如下：

（1）**君药**：所谓君药，最主要是针对主病或主证，能够起到主要治疗作用的药物。其药物作用在整个方子当中居首位，用量也是相对其他药物较大。原则上看，君药在整个方剂中第一重要，是绝对不能少的一类药物。

（2）**臣药**：所谓臣药，一般具有两层意思，其一，辅助君药以增强主病或主证的治疗。其二，针对兼病或兼证，能够起到治疗的作用。但臣药的药物作用小于君药。

（3）**佐药**：所谓佐药，一般具有三层意思：其一，被称为**佐助药**，即辅助君药和臣药，起到加强治疗疾病的作用，或直接治疗兼证或兼病。其二，被称为**佐制药**，即用此类药物来减缓或消除君药和臣药当中具有的毒性。其三，被称为**反佐药**，即根据患者疾病情况的需要，选用和君药性味相反且又能够在治疗疾病的过程中起到相成的作用。总的来说，三种不同意思的佐药，其药物的作用都是小于臣药的，一般在整个方剂中的用量较轻。

（4）**使药**：所谓使药，一般具有两层意思：其一，被称为**引经药**，即能够引导方子当中诸多药物以到达病所的药物。其二，被称为**调和药**，即调和诸药。一般情况下，使药的药物作用较小，用量亦轻缓。

综上所述，除了君药以外，臣药、佐药、使药均具有两层或两层以上意义。在每一首方剂当中，不一定每层意义的臣药、佐药和使药都具备，也不一定每味药只单单地担任一种职责。若疾病情况比较单一，那么单独用一味或两味药即可起效；若君药和臣药均无毒性，则不需要加佐药运用于方中；若针对主病所用的药物能到达病所，则不需要再运用引经的使药。在整个组方体系中，君药一般就只用一味，其中《苏沈良方》曾说："主病者，专在一物，其他则节给相为用。"若病情很复杂，亦可加用至两味，但君药仍然不宜过多使用，多则药物作用就会分散，相互牵制，影响药物所具有的功效。正如陶弘景所说："若多君少臣，多臣少佐，则药力不周也。"另外，臣药一般可比君药多，佐药又比臣药多，但是使药则只需一味或二味就足够。总而言之，每一首方剂当中，药物味数的多少，臣药、佐药、使药是否都具备，全都要看疾病的具体情况和具体治法的需要，并且与所选用的药物的功效、性质有着密不可分的关系。

2. 组成变化　一首方剂的组成，有着严格缜密的原则，同时又具有相当大的灵活性。针对病情组方的时候，首先要遵循"君、臣、佐、使"相应的原则，更要结合对应患者的具体病情、体质、年龄、性别等自身因素，还要考虑季节、气候以及生活习惯等，综合考究，组合成一首精准且能治病的方剂。在选用成方时，也必须依据病人的具体病情，灵活地运用以达目的。其中药物加减、每味药物的具体用量，务必做到方药与病症的完全吻合。具体如下。

（1）药物的增减：一首方剂是由诸多药物共同组成，决定相应方剂功用的主要因素就是所选的药物。所以在一首方剂中，药味的增加和减少会影响方剂的功效。药味增减的变化一般有两种情况，其一是佐使药的加减，因为一般佐使药在方剂中的药物作用较小，不至于改变药物的根本功效，所以，佐使药的加减最主要是在主证或主病没有改变的情况下，对某一些药物进行适当的增减，以此来治疗次要的兼证或兼病。其二是臣药的加减。这种情况对方剂的配伍关系进行了改变，从而导致方剂的功效产生根本性的变化。如三拗汤，方中运用麻黄汤加减，去掉桂枝，但仍以麻黄为君药，一旦没有桂枝这味药物的配合，那么发汗的作用就会变弱，并且再配伍苦杏仁作为臣药，导致功效变为主宣肺平喘、止咳散寒，就成为一首治疗风寒犯肺以致咳喘的基础方剂。

（2）药物剂量的增减：药物剂量代表着药物的作用强度，方剂中的药物组合虽然大多相同，但药物剂量却各不相同，其药物作用有大有小，配伍关系又有君臣佐使的变化，从而使其功效、主治病症也有所不同。比如小承气汤与厚朴三物汤，虽然均含有大黄、厚朴、枳实这三味药物，但前者重用大黄四两作为君药，枳实三枚作为臣药，厚朴二两作为佐药，功效是攻下热结，主治阳明里热结实证所引起的潮热，谵语，大便秘结，胸腹痞满等。后者则重用厚朴八两作为君药，枳实五枚作为臣药，大黄四两同时作为佐药和使药，功效是破气消满，主治气滞腹满，大便不通。由此可见，方剂中的药物剂量选择是极其重要的，不能表面地认为只要所选药物适宜，就能达到治疗疾病的预期目的，若药物剂量失宜，则药物的功效也得不到体现。所以方剂的每味药物必须有剂量，无剂量就是"有药无方"，更不能表明药物的确切功效。

（3）剂型的更换：一首方剂可能有两个及以上的剂型，各个剂型都有突出的特点，尽管运用的药物种类及用量都完全相同，但由于剂型的不同，其作用也有不同。而这种剂型之间的区别只是药物作用的大小与峻缓，也就是针对主治病证，有轻重缓急之分。比如抵当汤与抵当丸，两方药物组成基本一致，前者是传统的汤剂，主治下焦蓄血之重证，病人表现为发狂、少腹硬满、小便自利等病症；后者则是丸剂，主治下焦蓄血之轻证，病人表现为身热、少腹硬满、小便自利等病症。再如理中丸与人参汤，两个方剂的药物组成和每味药物的剂量都完全相同，前者是研为细末，炼蜜为丸，用于治疗中焦虚寒，脘腹疼痛，自利不渴，或病后喜唾等病症；后者则是传统的汤剂，主治中上二焦虚寒所引起的胸痹，症状表现为心胸痞闷，气从胁下上逆抢心。前者病症轻，病势缓，故用丸剂以缓治；后者病症重，病势急，故用汤剂以速治。

综上三种变化形式，一首方剂中，药物味数的加减、药物剂量的增减、药品剂型的更换都会影响其功效，特别是药物味数与药物剂量的增减，都会改变方中君药和臣药的配伍，从而改变药物的作用部位和基本性能，所以其功效与主治病证就完全不一样。

【同步练习】

一、A 型题（最佳选择题）

1. 首创按药物自然属性的分类本草著作是
A.《新修本草》　　　B.《本草纲目》　　　C.《神农本草经》　　　D.《本草经集注》
E.《本草纲目拾遗》
本题考点：《本草经集注》首创按药物自然属性分类法，总载药数 730 种，分为玉石、草木、虫兽、果、菜、米食及有名未用七类。

2. 依据中药药性理论，清热祛湿药的性味多为
A. 苦温　　　　　　B. 苦凉　　　　　　C. 苦寒　　　　　　D. 苦平
E. 苦微温
本题考点：苦寒的药多以清热解毒或清热燥湿为主，如黄芩、黄连等。

3. 表示药物有软坚散结、泻下通便作用的味是
A. 辛　　　　　　　B. 苦　　　　　　　C. 酸　　　　　　　D. 咸
E. 甘
本题考点：咸味药物能下、能软，具有软坚散结、泻下的作用。如软坚散结的鳖甲、泻下通便的芒硝等药物均是咸味。但此类药物不宜多食，特别是高血压动脉硬化以及脾虚便溏者慎用。

4. 按中医五味理论，具有苦能清泄的中药是
A. 芒硝　　　　　　B. 大黄　　　　　　C. 牛膝　　　　　　D. 栀子
E. 苦杏仁
本题考点：苦味药能燥、能泄、能坚，其中泄的含义较广，一种指通泄，如大黄；再一种是指降泄，如枇杷叶；还有一种就是指清泄，如黄芩、栀子。

5. 寒凉性对人体的不良作用
A. 助火　　　　　　B. 耗气　　　　　　C. 伤阳　　　　　　D. 敛阴
E. 伤津
本题考点：四气中温热与寒凉具有不同的性质，温热属阳，寒凉属阴。凡是能减缓或者消除热证的药物，一般属于寒性或凉性；能减缓或消除寒证的药物，一般属于热性或温性。故寒凉药物易伤阳。

6. 沉降性所示的作用是
A. 潜阳　　　　　　B. 发表　　　　　　C. 祛风　　　　　　D. 涌吐
E. 开窍
本题考点：沉降类、升浮类药物的主要功用。

7. 按升降学说理论，具有升浮和沉降二向性的中药是

A. 桔梗　　　　　B. 白前　　　　　C. 前胡　　　　　D. 紫苏

E. 黄连

本题考点：前胡味辛，疏散风热，宣发肺气，此为升浮；又降气化痰，辛散苦降，此为沉降。故前胡具有升浮和沉降二向性。

8. 按中医治疗学分类，对应病症的疗效是

A. 止痛　　　　　B. 排脓　　　　　C. 清热　　　　　D. 蚀疣

E. 涩精

本题考点：按中医治疗学分类对病症疗效的具体表述。

9. 根据方剂组方原则，下列关于使药作用的说法，正确的是

A. 引方中诸药直达病所　　　　　B. 消除君臣药烈性

C. 协助君臣药加强治疗作用　　　D. 直接治疗次要兼证

E. 与君药性质相反且能在治疗过程中起相成的作用

本题考点：使药在方中的功效有两种情况，其一，被称为引经药，即能引方中诸药以达病所的药物。其二，被称为调和药，即调和诸药。

10. 依据中药方剂组成的相关原则，关于佐药的说法，错误的是

A. 直接治疗兼病的药　　　　　　B. 减缓君臣药毒性的药

C. 减缓君臣药烈性的药　　　　　D. 协助君臣药加强治疗作用的药

E. 与君药药性相反而又能在治疗中起相成作用的药

本题考点：所谓佐药，一般具有三层意思，其一，被称为佐助药，即辅助君药和臣药，起到加强治疗疾病的作用，或直接治疗其次的兼证或兼病。其二，被称为佐制药，即用此类药物来减缓或消除君药和臣药当中具有的毒性。其三，被称为反佐药，即根据患者疾病情况的需要，选用和君药性质、味道相反且又能够在治疗疾病的过程中起到相成的作用。

二、B 型题（配伍选择题）

(11—13 题共用备选答案)

A. 收敛固涩　　　　　　　　　　B. 发散、行气

C. 补虚、缓急　　　　　　　　　D. 坚阴、通泄

E. 软坚散结、泻下通便

11. 依据中药药性理论，辛味所示的作用是

12. 依据中药药性理论，苦味所示的作用是

13. 依据中药药性理论，咸味所示的作用是

本题考点：五味的相应作用。

(14—15 题共用备选答案)

A. 酸温　　　　　B. 苦寒　　　　　C. 辛温　　　　　D. 甘温

E. 咸寒

14. 能清热燥湿的药，其性味大多

15. 能发散风寒的药，其性味大多

本题考点：结合"四气"与"五味"，功效与性能相对应。

(16—18 题共用备选答案)

A. 能补、能缓　　　　　　　　B. 能泄、能坚

C. 能软、能下　　　　　　　　D. 能收、能涩

E. 能散、能行

16. 酸味的作用特点是

17. 苦味的作用特点是

18. 甘味的作用特点是

本题考点：五味的作用特点。

(19—20 题共用备选答案)

A. 相畏　　　B. 相须　　　C. 相反　　　D. 相使

E. 相恶

19. 以上配伍减效的为

20. 以上配伍减毒的为

本题考点：减效指两种药物合用后，导致药物本身具有功效降低，甚至药效全无，这种情况称为相恶，比如人参恶莱菔子。减毒指一种药物的毒性被另一种药物减轻或消除，此为相畏，如半夏畏生姜。

(21—22 题共用备选答案)

A. 温法　　　　B. 清法　　　　C. 补法　　　　D. 和法

E. 消法

21. 按照中医常用治法理论，透达膜原属于

22. 按照中医常用治法理论，表里双解属于

本题考点："和法"是通过和解和调和的方法，使得半表半里之病邪，或脏腑不和、阴阳不平、表里失和等证可以有效解除的一种治疗方法。随着后面的发展及补充，更是扩大了和法的范围，以至于常用治疗方法的表述包括了和解少阳，透达膜原，调和肝脾，疏肝和胃，调和寒热，表里双解等。

(23—25 题共用备选答案)

A. 辛味药　　　　B. 咸味药　　　　C. 酸味药　　　　D. 甘味药

E. 苦味药

23. 能耗气伤阴，气阴两虚者应慎用的是

24. 能腻膈碍胃，令人中满，湿阻、食积者应慎用的是

25. 能伤津伐胃，津液大伤与脾胃虚弱者不宜大量应用的是

本题考点：辛味药大多数都有耗气伤阴的不良作用，故气虚阴亏者慎用；甘味药大多数能腻膈碍胃，使人中满的不良作用，故湿阻、食积、中满气滞者慎用；苦味药物大多数有伤津伐胃的不良反应，故津液大伤及脾胃虚弱者不适宜大量使用。

参考答案：1. D　2. C　3. D　4. D　5. C　6. A　7. C　8. D　9. A　10. A　11. B　12. D　13. E　14. B　15. C　16. D　17. B　18. A　19. E　20. A　21. D　22. D　23. A　24. D　25. E

第 2 章 中药材生产与品质

一、中药材的品种与栽培

【复习指导】本部分内容较简单，历年偶考。其中，品种对药材质量的影响需要熟练掌握。

（一）品种对药材质量的影响

有诸多因素影响中药的质量，其中品种是相当重要的一个。大多数中药的有效成分均来自次生代谢产物，一般不同种属的植物，遗传特性有所不同，以至于在合成与积累次生代谢产物的种类和数量也有相当大的差异性。

随着中华几千年的传承，中药也在不断地更新，同名异物、同物异名的现象普遍存在，对中药材的质量有着严重的影响。比如防己在市面上的药材品种就有 10 多种，包括粉防己、木防己、广防己、川防己等。其中，粉防己含有的肌肉松弛成分具有祛风止痛的功效；广防己中含有的马兜铃酸具有一定的肾脏毒性，现在已经取消了广防己的相关药用标准。

中药当中，一种药材多基原这种情况普遍存在，有同属不同种，甚至也有不同属或不同科。其中同属不同种的中药材有柴胡、大黄、甘草、秦艽、川贝母、石决明等；同科不同属的中药材有葶苈子；不同科的中药材有青黛、珍珠母等。有些不同基原的中药材，有较大的质量差异。

（二）栽培对药材质量的影响

中药材的生产通过几千年的沉淀，积累了很多宝贵经验，主要包括野生和栽培（养殖）两种方法。就目前来说，栽培主要由专门种植药材的药农分散种植，种植的技术不专业，为利益更是盲目地扩大种植范围，造成药材成品品质不佳，导致药材特性严重退化。比如牛膝特性一旦退化，就会导致牛膝的根越来越小。另外，在栽培的过程当中，一味地滥施农药、除草剂以及过量施肥等不良措施，造成农药残留和重金属高量存在于中药材中，从而对药材的安全性和有效性产生严重的影响，是影响中药材质量的重要因素。

二、中药材的产地

【复习指导】本部分内容是属于高频考点，历年必考，应重点复习。需要熟练掌握的内容包括主产于四川、云南、河南、浙江等地的药材；包括四大怀药、四大藏药、浙八味等常考点。

（一）药材产地对其质量的影响

影响中药材质量的重要因素之一为药材的产地，中药材的生长环境与其有效成分的形成和积累有密切关系。同一种中药材，会因为土壤、气候、光照、降水、水质、生态环境等多种因素导致中药材在质量上的差异。比如原产地在东北和内蒙古的防风，如果在南方进行种植，其药材原植物就会出现分枝现象，并且其木化程度相对在东北、内蒙古一带要高，和原有性状特征有着很大的差异；同样，很多药物在不同的地域，有效成分的含量有很大的差异。所以，在原国家食品药品监督管理局颁发的《中药材生产质量管理规范》中，明确要求在建立中药材种植基地的时候，必须选择最适宜药材生长的地域。

（二）道地药材

道地药材，又被称为地道药材，指在生产较为集中，并在特定的自然条件和生态环境的区域内种植的中药材，具有一定的中药材栽培技术、采收技术、加工技术，质量最优，效果最佳，为中医临床所公认。"道地"的解释：① "道地"原指各地域特产，逐渐演变成货真价实、质优可靠的代名词。② "道"指按地区区域划分的名称（唐朝把全国划分为关内、河内、河东、河北、山南、淮南、江南、陇石、剑南、岭南等十道），"地"指地理、地带、地形、地貌。一般情况下，在中药材的名字前，大多都冠以地名，以此来表明该药材的道地产区，比如西宁大黄、宁夏枸杞、川贝母、广藿香、怀牛膝、关防风等。除此之外，还有少数药材药名前所冠的地名是指进口或集散地，而不是指产地，比如广木香不是产自广东，而是从广东进口；藏红花也不是产自西藏，而是从西藏进口。

就目前常用的道地药材，一般包括：

1. 川药　主要产自四川和西藏。川药包括我国道地药材的很多品种，并且多为临床常用。比如川贝母、川芎、黄连、川乌、附子、麦冬、丹参、干姜、白芷、天麻、黄柏、厚朴、金钱草、麝香等。

2. 广药　又被称为南药，主要产自两广、海南以及中国台湾。常见的有广藿香、益智仁、广陈皮、阳春砂、桂枝、苏木、巴戟天等，另有高良姜、化橘红、蛤蚧、肉桂、槟榔等。

3. 云药　主要产自云南。常见的有三七、木香、重楼、茯苓等，另有萝芙木、诃子、草果、马钱子、儿茶等。

4. 贵药　主要产自贵州。常见的有天冬、天麻、黄精、杜仲等，另有吴茱萸、五倍子、朱砂等。

5. 怀药　主要产自河南。比如著名的"四大怀药"——地黄、牛膝、山药、菊花；另有天花粉、瓜蒌、金银花、山茱萸等。

6. 浙药　主要产自浙江。比如著名的"浙八味"——浙贝母、白术、延胡索、山茱萸、玄参、杭白芍、杭菊花、杭麦冬；另有杭白芷、栀子、乌梅、乌梢蛇等。

7. 关药　主要产自东北三省及内蒙古。常见的有吉林的人参和鹿茸、辽宁的细辛和辽五味子、东北一带的关防风和关黄柏等，另有龙胆、升麻、桔梗、甘草、麻黄、黄芪、苍术等。

8. 北药　主要产自河北、山东、山西以及内蒙古中部。常见的有党参、香附、知母、酸枣仁、黄芩、柴胡、山楂、连翘、桃仁、苦杏仁、薏苡仁、大枣、北沙参等，另有板蓝根、大青叶、青黛、小茴香、阿胶、全蝎、土鳖虫、滑石等。

9. 华南药　主要产自长江以南及南岭以北。常见的有南沙参、太子参、枳实、枳壳、牡丹皮、蜈蚣、石膏、艾叶、木瓜、薄荷等，另有龟甲、鳖甲、蟾酥、蕲蛇、泽泻、玉竹等。

10. 西北药　主要产自西安以西包括陕西、甘肃、宁夏、青海、新疆以及内蒙古西部等各个地区。比如常见的有大黄、当归、秦艽、秦皮、羌活、枸杞子、党参等，另有银柴胡、紫草、阿魏等。

11. 藏药　主要产自青藏高原。比如众所周知的"四大藏药"——冬虫夏草、雪莲花、炉贝母、藏红花；另有胡黄连、藏木香、余甘子、毛诃子等。

三、中药材的采收

【复习指导】本部分内容历年常考，应重点复习。其中，植物类药材的采收期是需要重点复习的内容，尤其是根茎类、皮类、叶类。

（一）药材采收对其质量的影响

药物所含有效成分的多少与药材质量的好坏有着密切的联系。药材有效成分的含量，除了与植物品种、药用部位、产地及生产技术有直接关系，还与采收的年限、季节、时间以及采收药材时的方法有关。比如槐花在花蕾期，芦丁的最高含量可以达到28%，而开花期芦丁含量就会急剧下降，远不如花蕾时期的含量高；再如甘草在植物生长的各个阶段甘草甜素含量也是各有不同，初期为6.5%，开花前期为10.5%，开花盛期为4.5%，生长末期为3.5%。由此可见，药材的采收，在药用植物最适合生长的环境条件下，运用最合适的方法，选择最适宜的时期，采收最具有药用价值的药材部位，方能得到最大限度的药用价值。

（二）药材的最适宜采收期

药材最适宜的采收期，必须结合有效成分的多少和药用部位的产量变化两者一起作为参考。一般情况下，药材质量最优、产量最大作为药材采收的基本原则，但也必须根据具体情况来衡量，因为有时这两个指标也是不一致的。

1. 双峰期指有效成分含量最高的高峰期与产量最高的高峰期基本达到一致的时候，也是药材的最适宜采收期。一般情况下，根及根茎类药材的最适宜采收期是秋冬季节地上部分枯萎后和春初植物发芽前或刚露苗时，都是此类药材的双峰期，比如莪术、郁金、山药等。

2. 药材有效成分的含量有一个显著的高峰期，并且药用部分的产量变化不大时，即为含量高峰期，也是该药材的最适宜采收期。比如三颗针的根，在营养期与开花期两个时期，其小檗碱含量差异并不是很大，但是在另一个落果期，其小檗碱含量却增加了一倍有余，所以三颗针的最适宜采收期为落果期。

3. 当有效成分的含量无明显变化时，那么药材产量最高的高峰期则为最适宜采收期。比如牡丹皮就是以养殖3年的药材为最佳采收年限。

4. 当有效成分含量最高的高峰期和产量最高的高峰期不一致的时候，则以有效成分的总含量最高时期作为适宜采收期。比如人参中的皂苷，是随着人参栽培年限的不断加长而逐渐积累的，达到4年时，其皂苷含量达到最高峰值，后续若继续进行栽培或种植，那么有效成分的增加就会放慢甚至有下降的趋势，而达到6年栽培期时，其药材在秋季的产量及人参皂苷的总含量都是很高的，所以栽培人参应以6年栽培者，且以秋季为最适宜的采收期。

5. 某些中药材除了含有效成分以外，还含有毒成分，此类药材的最佳采收期应当以药物有效成分含量最高、毒性成分含量最低两者同时存在的时期为准。

（三）各类药材的一般采收原则

在中药的采收过程中，要注意保护野生药物资源，并制订计划进行采收，做到合理地采收和挖掘。一般情况下，药用部位在地上者，要留存根部，药用部位在地下者，则要采大留小，采密留稀，并进行合理轮采，不得滥采；针对动物类药材，比如鹿茸的采收一般以锯茸代替砍茸、活麝取香等措施均是为了能有效地保护野生动物。

1. 植物药类

（1）根及根茎类：一般来说，根及根茎类药材的最适宜采收时期是在**秋、冬季节植物地上部分将枯萎时或春初发芽前或刚露苗时**，因为此时是药材中有效成分含量最高和药材产量最高的时期，比如黄连、党参、牛膝等。但也有一些中药材，由于原植物枯萎时间相对比较早，所以一般选择在夏季进行采收，比如浙贝母、延胡索、太子参等。

（2）茎木类：一般选择在**秋、冬两季**进行采收，比如藤类的中药材大血藤、鸡血藤、首乌藤、忍冬藤等。但有一些木类药材，基本是全年可采，比如降香、沉香等。

（3）皮类：一般选择在**春末夏初**时期进行采收，因为此时大部分的树皮类药材中，含有的养分及液汁增加很多，形成层的细胞分裂活动较快，皮部和木部就更容易剥离，比如黄柏、厚朴等。少部分药材选择在秋、冬两季进行采收，比如苦楝皮和肉桂。在进行采收皮类中药的时候，一般用环状、半环状、条状剥取或直接进行砍树剥皮等方法。

（4）叶类：一般情况下，大多数都在植物**光合作用旺盛期、开花前以及果实未成熟前**进行采收，比如艾叶。少部分叶类药材则在秋、冬时节进行采收，比如桑叶。

（5）花类：此类中药材的采收，一般**不宜**在花完全盛开后采收。比如金银花是选择在含苞待放时期进行采收；洋金花在花初开时采收；菊花在花盛开时进行采收。另有蒲黄和松花粉等药材不宜过迟进行采收，因为过迟采收，会导致花粉自然脱落，影响药物的产量。

（6）果实种子类：一般情况下，如瓜蒌、栀子、山楂等在**自然成熟或将近成熟时进行采收，**但有部分药材则将成熟经霜后作为最适宜采收期，比如：山茱萸经霜就会变红，川楝子经霜后就会变黄；也有部分药材如枳实、青皮则是采收未成熟的幼果；针对一些果实的成熟期不同，则应做到不定期采收，比如木瓜；种子类的中药材一般均是选择在果实成熟后才进行采收，比如决明子、芥子等。

（7）全草类：一般情况下，如青蒿、穿心莲、淡竹叶等药材均是在植物充分生长且茎叶茂盛的时期进行采收；再如益母草、荆芥、香薷等药材则是在开花时期进行采收；而全草类中药诸如金钱草、蒲公英等药材大多收割地上部分，少部分药材连根部一同挖取作为药用。另外还有极个别中药如茵陈，其采收时期有两个，一个在春季采收的叫"绵茵陈"，秋季采收的叫"花茵陈"。

（8）藻、菌、地衣类：此类中药材的采收情况根据用药部位的不同而不同。比如茯苓在立秋后采收，其药材的质量相对较好；马勃最适宜在其子实体刚刚成熟时进行采收，一旦过了这个时期，其孢子则会自动散落；而冬虫夏草则是在夏初子座出土，并且孢子并未散落时进行采收。

2. 动物药类　此类中药材的采收时间一般也根据原动物种类和药用部位不同而不同。大多数都是全年可进行采收，比如龟甲、鳖甲、穿山甲、海马等。

（1）昆虫类：此类药材的采收，必须掌握其孵化和发育的活动时节，比如以卵鞘入药的桑螵蛸一般在 3 月中旬之前进行采收，过时则会影响药物疗效；以成虫入药的土鳖虫，应当在其活动期进行捕捉；又如红娘子、斑蝥等有翅昆虫，最适宜的捕捉时间是在清晨露水未干时，防止其飞逃。

（2）两栖类、爬行类：大多数是在夏、秋两季进行捕捉，比如蟾蜍和各种蛇类的药材；另外，还有一些应当在霜降期进行捕捉，比如哈蟆油。

（3）脊椎动物类：基本**全年可采**，比如牛黄等，但鹿茸一般是在清明节后 45～60 天进行锯取，不然会骨化为角。

3. 矿物药类　**没有限制，全年随时可挖**。此类药材大多数都是结合开矿进行采掘，比如石膏、滑石、自然铜等；还有一些动物化石类药材则是在开山掘地或水利工程中获得，比如龙骨；另有一些矿物药材是经过人工冶炼或升华等方法所得，比如轻粉和红粉。

（四）采收中的注意事项

1. 采收所使用的机具　必须保持清洁无污染，应存放于无虫、无鼠害和无禽畜的干燥整洁的场所。

2. 综合性利用　一般情况下，有很多中药材，除了传统药用部位，其他部位也含有相同的有效成分，所以应当进行综合性利用，充分发挥药物的药用价值。

3. 保护野生的中药材资源

（1）按需求采收药材：为保证中药材不致久贮而失效，在药物采收过程中，应妨止过量采挖，造成过量积压而引起的资源浪费，从而破坏药材生态。采收原则有采大留小，采密留稀，定期采挖，合理轮采，保护中药材资源的再生。

（2）轮采、野生抚育和封育：首先，根据不同地方的不同情况进行野生抚育；其次，进行有计划的合理轮采以及采育结合；最后，采取封山育苗的方式，以利中药材的继续繁衍，并适当地将野生药材的采集和家种药材的栽培进行结合。

四、中药材的产地加工

【复习指导】本部分内容是属于高频考点，历年必考，应重点复习。各类药材的适合加工方法、加工目的都是需要重点掌握的内容。

（一）产地加工的目的

1. 除去杂质，剔除非药用部位，以保证临床所应用的药材纯净度。

2. 为使药材尽快灭活和干燥，并保证药材质量及临床应用，应按照《中国药典》的相关规定，对药材进行采后加工或修制。其次，在必要的时候，需对新鲜使用的中药材进行相应的保鲜处理，如鲜鱼腥草。

3. 为降低或消除毒性中药材的毒性和刺激性，并保证临床用药安全，毒性大的中药材，可以通过浸、漂、蒸、煮等加工方法来降低毒性，如附子；表面有大量的毛状物的中药材，如果不进行清除处理，在服用时，就会对口腔和咽喉黏膜产生刺激，从而引起发炎、咳嗽等症状，如枇杷叶。

4. 利于中药材相应商品规格的标准化。

5. 利于药材的包装、运输以及贮藏。

（二）常用的产地加工方法

1. 拣、洗　此法是将**新鲜中药材**除去泥沙、杂草等杂质以及非药用部分，一般也有不用水洗的中药材，即具有芳香气味的中药材，比如薄荷、木香等。至于要鲜用的中药材，一般要洗后晾干，再进行相关的保鲜处理。

2. 切片　此法主要针对**较大的根及根茎类、坚硬的藤木类和肉质的果实类**等中药材，一般趁鲜切成块或片，以利于后期的药材干燥，比如大黄、木瓜。但具有挥发性成分以及有效成分容易氧化的药材不适合切成薄片进行后期干燥，如当归。

3. 蒸、煮、烫　此法主要针对富含**浆汁、淀粉或糖分较多**的各类中药材，一般情况下，不易于后期干燥，必须先经过蒸、煮、烫等前期处理，便于后期干燥，同时可以使一些中药材中的酶失去活性，但又不分解药材当中的有效成分。比如天麻要蒸至透心，白芍要煮至透心，太子参应放置于沸水中略烫，桑螵蛸需蒸至杀死虫卵等，方能进行后期干燥。

4. 揉搓　此法主要针对一些在干燥的过程中，**皮、肉易分离而使药材质地松泡**的中药材，此类药材在干燥过程中，需要不断地进行揉搓，以至皮肉充分紧贴，并达到饱满油润有光泽、柔软且呈半透明状态。常见的中药材有玉竹、党参、三七等。

5. 发汗　此法主要针对一些在加工过程中为了促使色泽变化、增其气味或减其刺激性，且利于干燥的中药材，具体是将中药材堆积放置与一处，从而使其发热、回潮，直到内部水分充分向外挥发，达到相关药材标准。常见的中药材有厚朴、杜仲、玄参、茯苓等。

6. 干燥　此法是为了除去新鲜中药材的大量水分，以避免发霉、变色、虫蛀等变异现象，以及防止药物有效成分被分解和破坏，保证中药材的质量，利于中药材在后期的贮存。而《中国药典》针对药材产地加工有着相应的规定，具体如下。

（1）烘干、晒干、阴干均可的，用"干燥"表示。

（2）不宜用较高温度烘干的，则用"晒干"或"低温干燥"（**一般不超过60℃**）表示。

（3）烘干、晒干均不适宜的，用"阴干"或"晾干"表示。

（4）少数药材需短时间干燥，则用"暴晒"或"及时干燥"表示。

随着近年来的发展，干燥方法出现了很多的新技术，最常使用的有远红外加热、微波、冷冻等干燥方法。

【同步练习】

一、A 型题（最佳选择题）

1. 中药品种对质量的影响不容忽视，一药多基原的情况普遍存在，来源于同属两个种以上的中药是

A. 珍珠　　　　　B. 川贝母　　　　　C. 青黛　　　　　D. 葶苈子

E. 杜仲

本题考点：一药多基原的情况普遍存在于中药材当中，有同属不同种，有不同属，有不同科。司属不同种的中药有柴胡、大黄、甘草、秦艽、川贝母、石决明，同科不同属的中药有葶苈子，不同科的中药有青黛、珍珠等。

2. 以栽培 6 年且最适宜在秋季采收的药材是

A. 天花粉　　　　B. 山药　　　　　C. 桔梗　　　　　D. 人参

E. 太子参

本题考点：栽培人参一般以栽培 6 年的药材质量最好，其产量和人参皂苷总含量均较高，并且最适宜在秋季进行采收。

3. 莪术药材的适宜采收期是

A. 秋冬季地上部分枯萎后　　　　　　　B. 春末夏初时节

C. 植物光合作用旺盛期　　　　　　　　D. 花完全盛开时

E. 花冠由黄变红时

本题考点：莪术、郁金、姜黄、天花粉、山药等此类根及根茎类药材，一般以秋冬季节地上部分枯萎后和春初植物发芽前或刚露苗时作为最适宜采收期，这个时期既是药物有效成分的高峰期，同样也是药物产量的高峰期。

4. 主产于云南的道地药材为

A. 砂仁　　　　　B. 白术　　　　　C. 党参　　　　　D. 三七

E. 泽泻

本题考点：云南的道地药材，如三七、木香、重楼、茯苓等。

5. 花茵陈的采收期为

A. 春季   B. 夏季   C. 秋季   D. 冬季

E. 全年均可

本题考点：《中国药典》2015 版明确规定，茵陈具有两个最适宜的采收期，春季和秋季，前者采收的中药材被习称为"绵茵陈"，后者采收的药材被习称为"花茵陈"。

6. 适合应用蒸、煮、烫方法加工的中药材一般是

A. 含浆汁、淀粉或糖分多的   B. 较大的根及根茎类

C. 坚硬的藤木类   D. 肉质的果实类

E. 具有芳香气味的

本题考点：适合应用蒸、煮、烫方法加工的中药材一般是含浆汁、淀粉或糖分多的药材。

7. 党参产地加工采用的方法为

A. 蒸   B. 煮   C. 烫   D. 发汗

E. 揉搓

本题考点：针对一些在干燥的过程中，皮、肉易分离而使药材质地松泡的中药材，比如党参、玉竹、三七等此类药材在干燥过程中，需要不断地进行揉搓，以致皮肉充分紧贴，并达到饱满油润有光泽、柔软且呈半透明状态。

8. 低温干燥一般指不超过

A. 30℃   B. 40℃   C. 50℃   D. 60℃

E. 70℃

本题考点：低温干燥一般不超过60℃。

二、B 型题（配伍选择题）

(9—10 题共用备选答案)

A. 天麻   B. 阿胶   C. 玄参   D. 山药

E. 泽泻

9. 主产于贵州的中药材是

10. 主产于浙江的中药材是

本题考点：各产地对应的道地药材。

(11—12 题共用备选答案)

A. 四川   B. 云南   C. 广东   D. 河南

E. 浙江

11. 地黄的道地药材产地是

12. 玄参的道地药材产地是

本题考点：各产地对应的道地药材。

三、X 型题（多项选择题）

13. 果实成熟时采收的药材有

A. 山茱萸   B. 川楝子   C. 牵牛子   D. 决明子

E. 芥子

本题考点：种子类中药材须在果实成熟时采收，如牵牛子、决明子、芥子等。而果实类中药材一般在成熟经霜后采摘为最宜采收期，比如山茱萸经霜就会变红，川楝子经霜就会变黄等。

14. "四大怀药"包括

A. 地黄　　　　　B. 牛膝　　　　　C. 山药　　　　　D. 菊花

E. 红花

本题考点："四大怀药"为产于河南的四种道地药材，包括地黄、牛膝、山药、菊花。

15. 中药产地加工的目的是

A. 除去杂质及非药用部位，保证药材的纯净度

B. 使药材尽快灭活、干燥，保证药材质量

C. 降低或消除药材的毒性或刺激性，保证用药安全

D. 有利于药材商品规格标准化

E. 有利于包装、运输与贮藏

本题考点：药材产地加工的目的。

16. 产地加工时不宜用水洗的药材为

A. 何首乌　　　　B. 太子参　　　　C. 木香　　　　　D. 细辛

E. 薄荷

本题考点：具芳香气味的药材一般不用水洗，如薄荷、细辛、木香等。

17. 常采用"发汗"方法加工的药材有

A. 续断　　　　　B. 玄参　　　　　C. 厚朴　　　　　D. 杜仲

E. 猪苓

本题考点：采用发汗方法加工的药材有厚朴、杜仲、玄参、续断、茯苓，而猪苓直接晒干。

参考答案：1. B　2. D　3. A　4. D　5. C　6. A　7. E　8. D　9. A　10. C　11. D　12. E　13. CDE　14. ABCD　15. ABCDE　16. CDE　17. ABCD

第3章 中药化学成分与药效物质基础

一、中药化学成分的分类与性质

【复习指导】本部分内容主要掌握中药化学的有效成分及其理化性质、有效成分的提取方法、结构鉴定方法及有效成分的药效物质基础。

中药化学是运用现代科学理论与研究方法，从化学的角度来研究中药的有效物质成分的学科。它的研究内容包括各类中药化学成分的结构特点、理化性质、生物活性、生物转化、提取分离及结构鉴定等。

（一）结构类型与理化性质

1. 结构类型 中药大多都来自天然药物，化学成分类型多且结构复杂，主要包括生物碱、糖类化合物、苷类化合物、醌类化合物、香豆素类化合物、木脂素类化合物、黄酮类化合物、萜类化合物、皂苷类化合物、强心苷、胆汁酸类化合物、有机酸、鞣质等。

2. 理化性质与作用 中药化学的研究对象成分复杂，为具有结构多样性的多种化合物构成的复杂体系。无论是其提取分离方法的选择，还是单体化合物的结构鉴定、质量标准的建立以及药效物质基础的确定，均需要知道这个复杂体系的每一种化合物的物理性质和化学性质，根据混合物中各类成分的理化性质，设计提取分离方法，确定入药成分组成，并研究各类化学成分的性状、酸碱性、溶解性、氧化还原能力、稳定性等因素，为药物剂型的选择、分析方法的建立、稳定性研究及药理研究提供依据。中药化学成分的理化性质包括挥发性、旋光性、性状、溶解性、荧光性、酸性、碱性、溶血性、显色反应、沉淀反应、水解反应、氧化还原反应等。不同类型的中药化学成分的理化性质也有很大的差异，如麻黄碱具有挥发性，咖啡因具有升华性，三萜皂苷类化合物具有表面活性。因此，为更高效地提取各类中药的有效成分，我们需要充分研究与掌握各类化合物的理化性质。如提取强心苷时，由于少量水解酶的存在可使强心苷水解为次生苷，且原生苷和次生苷在溶解性上有亲水性与亲脂性之分，因此，分离提取强心苷可采用溶剂萃取法、逆流分溶法和色谱分离法。此外，研究中药化学成分的理化性质，可以明确各类成分之间的相互作用，对科学配伍提供理论依据。如附子中所含乌头碱为毒性化学成分，而附子和甘草配伍应用后，附子中的乌头碱与甘草中的甘草次酸可形成复盐，避免人体在短时间吸收过量的乌头碱引起剧烈毒性反应，从而达到解毒的效果。

（二）提取分离与结构鉴定

1. 提取分离方法

（1）中药化学成分的提取方法：由于中药的化学成分极其复杂，根据其化学成分理化性质的不同可选择适当的提取方法进行有效物质的提取。经典的中药化学成分提取方法有溶剂法、水蒸气蒸馏法、升华法等。

①溶剂法：溶剂法是根据中药中各种化学成分在不同溶剂中的溶解度的不同，选择对有效成分溶解程度大、对杂质溶解程度小的溶剂，将其有效成分从中药材组织中溶解提取出来的方法。中药化学成分在溶剂中的溶解度与溶剂性质有关。常用溶剂包括水、亲水性有机溶剂及亲脂性有机溶剂。水是一种强极性溶剂，有时为了增加某些成分的溶解度，也常使用酸性溶液和碱性溶液作为提取溶剂。亲水性有机溶剂是指与水能混溶的有机溶剂，如乙醇（酒

精）、甲醇（木精）、丙酮等，以乙醇最常用。而亲脂性有机溶剂就是一般所说的与水互不溶的有机溶剂，如石油醚、苯、三氯甲烷、乙醚、乙酸乙酯等。被溶解的成分也有亲水性成分及亲脂性成分的不同。植物中的亲水性成分有蛋白质、单糖及低聚糖、黏液质、氨基酸、水溶性有机酸、鞣质、苷及水溶性色素、生物碱盐等。植物中的亲脂性成分有游离生物碱、苷元、非水溶性有机酸、树脂、挥发油、脂溶性色素、油脂和蜡等。要做到最大限度地将有效成分从药材中提取出来，须遵循"相似相溶"的原理。运用溶剂法的关键是选择适当的溶剂。选择溶剂需注意以下三点：a. 溶剂对有效成分溶解度大，对杂质溶解度小；b. 溶剂不能与中药的活性成分起化学反应；c. 溶剂要经济、易得、使用安全、易于回收等。浸渍法、煎煮法、渗漉法、连续回流提取法、回流提取法等常为使用溶剂提取分离中药化学成分的方法。浸渍法适用于有效成分遇热易挥发和易破坏的中药的提取，本法简单易行，但提取率较低，需要特别注意的是当水为溶剂时，其提取液易发霉变质，须加入适当的防腐剂。渗漉法是先加少量溶剂润湿中药粉末，使其膨胀，然后装在渗漉器中不断加溶剂使其自上而下渗透过药材，从渗漉器下部流出、收集浸出液的方法。煎煮法是我国最早使用的传统的提取方法，此法简单易行，能煎出大部分有效成分，但煎出液中杂质较多，且易发生霉变，一些不耐热挥发性成分易损失。回流提取法是用易挥发的有机溶剂加热回流提取中药成分的方法，但对热不稳定的成分不宜用此法。连续回流提取法弥补了回流提取法中溶剂消耗量大、操作麻烦的不足，实验室常用索氏提取器来完成此法操作，但此法耗时较长。

②水蒸气蒸馏法：水蒸气蒸馏法适用于提取难溶或不溶于水、与水不会发生反应、能随水蒸气蒸馏而不被破坏的中药成分。这类成分的沸点多在100℃以上，当温度接近100℃时，存在一定的蒸气压，与水在一起加热时，当其蒸气压和水的蒸气压总和为1atm时，液体开始沸腾，水蒸气将挥发性物质一并带出。例如中药中的挥发油多采用此法提取，丁香酚、白头翁素、杜鹃酮、桂皮醛、丹皮酚等单体成分也常用此法提取。

③升华法：升华是指某些固体物质受热后直接气化，遇冷后又凝固为原来的固体化合物的现象。中药中有一些化学成分就具有升华性，故可采用升华法直接提取。例如《本草纲目》中记载应用升华法从樟木中提取樟脑。

除了经典的提取方法，现代科学技术还发展了更加高效现代的提取方法，包括超临界流体萃取法、超声波提取法、生物酶解法、仿生提取法、微波辅助提取法等。

（2）中药化学成分的分离方法：中药经过提取后仍为混合物，需要进一步分离。中药系统分离制备流程包括预处理、粗分离和精分离三部分，根据不同的分离要求每个部分都涉及不同的分离方法与技术。经典的分离方法包括溶剂萃取法、沉淀法、结晶法、经典色谱法、分馏法、盐析法、透析法等。

①溶剂萃取法：是利用中药总提取物中化学成分在不同极性溶剂中的溶解度不同，选用三四种不同极性的溶剂，由低极性到高极性分步进行分离的方法，其中最常用的为两相溶剂萃取法，简称萃取法，是利用混合物中各成分在两种互不相溶的溶剂中分配系数的不同而达到分离的方法，萃取时如果各成分在两相溶剂中分配系数相差越大，则分配效率越高。

②沉淀法：是指在中药提取液中加入某些试剂或溶剂，使某些成分溶解度降低而沉淀，以获得有效成分或除去杂质的初步分离方法，沉淀反应为可逆反应。

③结晶法：是利用中药化学成分在常温下多数为固体，化合物可通过多次结晶达到分离纯化的目的的方法。

④色谱法：是利用混合样品中各成分在固定相和流动相中不同的平衡分配系数进行分离

的方法，是中药化学成分分离中最常应用的分离法。

⑤分馏法：是利用液体混合物中各组分沸点的差别，通过反复蒸馏来分离液体成分的方法。

⑥盐析法：是在中药的水提取液中加入无机盐至一定的浓度，或达到饱和状态，可使某些成分由于溶解度降低而沉淀析出，或用有机溶剂萃取出来，从而与水溶性较大的杂质分离。

此外，现代的分离方法有高效液相色谱法、超滤法、液滴逆流色谱法等。

2. 结构鉴定方法　中药药效的物质基础是其中的某些化学成分。对从中药当中获得的化学成分进行结构鉴定，是深入研究其体内代谢、构效关系、生物活性等的前提。因此，中药化学成分鉴定和结构测定是中药化学研究的一环。

对于已知结构的化合物，可采用与此物标准品熔（沸）点、色谱和核磁等波谱技术进行比较的方法。

对未知结构的成分鉴定，通常采用的方法包括化学方法（如衍生物合成、酶法等）、波谱方法（紫外可见光谱、红外光谱、旋光光谱法、质谱、核磁共振光谱、X射线衍射法、圆二色光谱法等）。

（1）化合物的纯度测定　一般先通过对中药成分物理常数的测定、纯度检验，再进行结构研究。纯度不合格会增加结构测定的难度，导致结构测定工作的失败。固体化合物的熔点、熔距，液体化合物的沸点、沸程可作为判定纯度的参考依据，如固体物质的熔点，1～2℃是固体物质适宜熔距范围，若熔距过大，则有杂质存在，需要精制。除此之外，还可运用纸色谱法、薄层色谱法、气相色谱法、高效液相色谱法等进行化合物纯度的判断。通常采用两种及以上不同色谱条件鉴定，如果只显示单一斑点或单一色谱峰即判定此化合物纯度较高。

化合物的理化鉴定通常包括物理常数的测定、纯度测定、化合物的结构骨架与官能团的确定。物理常数的鉴定通常包括沸点、熔点、比重、折光率、比旋度等。化学显色反应可推定化合物分子结构骨架与官能团，如三氯化铁反应检识酚羟基，需注意假阳性结果的出现。

（2）波谱分析技术：波谱分析技术包括红外光谱（IR）、紫外光谱（UV）、核磁共振光谱（NMR）、质谱（MS）、旋光光谱（ORD）和圆二色光谱（CD）、X射线衍射法等。

①红外光谱：红外光谱是以连续波长（波数在 $4000\sim400cm^{-1}$）的红外线为光源照射样品后测得的吸收光谱，主要用于羟基、苯环、双键等官能团的确认，可用于定性和定量分析。

②紫外可见吸收光谱：紫外可见吸收光谱是指有机化合物吸收紫外光（$200\sim400nm$）或可见光（$400\sim800nm$）后，发生电子跃迁而形成的吸收光谱，常用于共轭双键、α、β-不饱和羰基结构及芳香化合物的结构的鉴定，它曾是鉴定黄酮结构的首选方法。

③核磁共振光谱：有机化合物分子在外加磁场中受到一定频率的电磁波的照射后，有磁矩的原子核吸收一定的能量产生能级跃迁，即发生核磁共振。以磁共振的频率对强度作图获得核磁共振光谱。核磁共振光谱能提供分子中有关氢及碳原子的类型、数目、连接方式、化学环境，以及构型、构象等结构信息。在研究中常使用一维核磁共振光谱和二维核磁共振光谱。一维核磁共振光谱包括核磁共振氢谱（^1H-NMR，proton NMR spectrometry）和核磁共振碳谱（$^{13}C-NMR$，carbon-13 NMRspectrometry）。在氢同位素中，^1H 的丰度比较大，信

号灵敏度高，故 ^1H-NMR 使用较广泛。正常 ^1H-NMR 技术能提供的结构信息参数主要是化学位移（δ）、峰形与偶合常数（J）、峰面积。$^{13}C-NMR$ 的化学位移范围为 $\delta 0 \sim 250$，分辨率远高于 ^1H-NMR。由于碳是构成有机物骨架的主要元素，并且在 $^{13}C-NMR$ 中可观测到季碳信号，因此 $^{13}C-NMR$ 对于结构解析具有非常重要的价值。$^{13}C-NMR$ 可提供分子中各种不同类型及化学环境的碳核化学位移（δc）/异核偶合常数（JCH）等信息，其中利用度最高的是化学位移。二维傅里叶变换磁共振（$2D-FT-NMR$）又称相关谱，是 20 世纪 80 年代发展起来的磁共振新技术。建立在超导技术进步的基础上，利用傅里叶变换对信号进行处理，根据需要测定不同的二维图谱，可更加准确地反映分子结构中碳－氢、氢－氢原子之间的连接、偶合以及空间信息。

　　④质谱：质谱是利用分子被离子化后在电场与磁场的共同作用下进入收集器被记录到的分子、离子及碎片的质量和强度信息，纵坐标以相对强度表示，横坐标以质荷比（m/z）表示。运用高分辨的质谱可以获得化合物的分子式；运用串联质谱技术可以达到对混合离子信息进行分离后再鉴定的目的。按电离过程划分常见的有电子轰击、快原子轰击、电喷雾等；按质量分析器划分常见的有扇形磁场质量分析器、离子阱质量分析器、四级杆质量分析器、飞行时间质量分析器等。

　　⑤旋光光谱和圆二色光谱：平面偏振光通过手性物质时，能使其偏振面发生旋转，这种现象称为旋光。用仪器记录平面偏振光通过手性化合物溶液后的振动面偏转角度，即为旋光度 α，旋光度随波长的变化而变化即可获得旋光光谱（ORD）。组成平面偏振光的左旋圆偏振光和右旋圆偏振光在通过手性介质时，不但产生因折射率、传播速度不同而导致的旋光现象，而且产生因吸光系数不同 $\varepsilon R \neq \varepsilon L$ 而导致的"圆二色性"。用仪器可以记录通过手性化合物溶液的左旋圆偏振光和右旋圆偏振光的吸收系数之差 $\Delta\varepsilon$，$\Delta\varepsilon$ 随波长变化即可获得圆二色光谱（CD）。旋光光谱和圆二色光谱对样品（官能团、结晶与否等）要求不高，可用于测定手性化合物的构型和构象，是描述同一现象（Cotton 效应）的两种不同方法。

　　⑥X 射线衍射法：X 射线衍射法是利用 X 射线的衍射方向和强度与晶体结构的内在联系，确定化合物结构的方法。在培育好晶体的前提下，利用计算机解析晶体的结构，不仅可以获得化合物的结构式，还可以获得结构中键长、键角构象、绝对构型等信息。适用于微量成分、新骨架化合物、大分子物质的确定。

　　（三）化学成分与质量标准、药效物质基础

　　1. 化学成分与药效物质基础　中药化学成分包括中药中所含有的全部的化学物质。其中，从单味中药材或饮片中提取的经动物实验及临床试验证明有药理作用的一类化学组分为中药有效化学成分。而无法产生生物活性和药效反应，从而无法起到防治疾病作用的化学成分即为无效成分。如黄芩中含有的黄芩苷、黄芩素、汉黄芩素等有抗菌作用，在临床中广泛用于急性扁桃体炎、急性咽炎及肺炎等疾病的治疗。除此之外，黄芩含有的淀粉、纤维素和草酸钙等为无效成分或杂质。常用中药麻黄含麻黄碱、伪麻黄碱、甲基伪麻黄碱与去甲基伪麻黄碱等，此外还含有挥发油、淀粉、树脂、叶绿素、纤维素和草酸钙等成分。其中，左旋麻黄碱为麻黄的有效化学成分，具有平喘、解痉作用。而淀粉、树脂、叶绿素、纤维素和草酸钙等被认为无效成分或杂质。此外，根据中药在生产、应用、检验等过程中能否产生特定作用，又可将中药化学成分分为活性成分、毒性成分、指标成分及特征性成分等。

　　中药的药效物质基础从狭义上讲是指对中药及中药复方中可产生良好治疗效果的化学成分。现代研究者们基于中医药学理论与实践，对中药化学成分进行系统的筛选、分离、鉴定，明确其主要有效成分、活性成分、毒性成分，阐明反映中药临床功效的药效物质基础，并运用细胞、分子模型、系统生物学理论和技术，探索其作用机制，从而促进中医药发展。目前，我国学者已经对丹参、姜黄、茯苓等单味中药及六味地黄丸、茵陈蒿汤、清脑宜窍方、黄连解毒汤等复方药进行了大量的研究，为中药有效物质基础和作用机制的深入研究奠定了基础。

2. 化学成分在质量控制中的作用　中药质量是中药有效性的基础，反映中药在安全性、有效性方面的差异。中药本身的自然特点与用药特点，以及其化学成分的复杂性，与中药的临床疗效性和安全性密切相关。2015 版《中国药典》对每味中药的有效成分或毒性成分均有含量限定，从而起到中药质量控制的目的。若中药有效成分含量过低，则无法达到良好的治疗效果。如延胡索的有效成分延胡索乙素具有镇痛作用，能减轻慢性持续性疼痛和内脏的钝痛，2015 版《中国药典》规定干燥延胡索含延胡索乙素（$C_{21}H_{25}NO_4$）不得少于0.040%。若中药中所含毒性成分含量过高，则不仅无法达到治疗效果，还会造成药物不良反应。如乌头碱、次乌头碱、美沙乌头碱等毒性极强，可致口舌及全身发麻、恶心呕吐、呼吸困难、血压下降、心律失常、昏迷，甚至呼吸衰竭而死亡，为乌头的主要毒性成分，2015 版《中国药典》规定干燥乌头含乌头碱（$C_{34}H_{47}NO_{11}$）、次乌头碱（$C_{33}H_{45}NO_{10}$）和新乌头碱（$C_{33}H_{45}NO_{11}$）的总量应为 0.050% ～ 0.170%。

在中药特别是复方中药质量控制方法建立的过程中，质量控制指标的选择是方法建立的前提和关键。中药具有多成分、多功能、多层次、多靶点等特点，只有通过中药化学与药理学、药物动力学结合研究，阐明其功能与主治关联有效物质基础，并制备出有关对照品，才能进一步以有效物质基础为指标进行有效质量控制研究，并建立真正科学合理的质量标准。结合现代分析技术的发展和应用，依据中药药物特性，运用中药化学的方法，创新中药质量控制模式，以期更加科学地实现中药质量控制，推动中医药事业的发展。

【同步练习】

一、A 型题（最佳选择题）

1. 浸渍法宜选用的温度为

A. 常温　　　　　　B. 高温　　　　　　C. 超高温　　　　　　D. 低温

E. 超低温

本题考点：本题考查的是浸渍法的含义。浸渍法是在常温或温热（60 ～ 80℃）条件下用适当溶剂以溶出药材中有效成分的方法。

2. 下列溶剂中，极性最大的是

A. 己烷　　　　　　B. 三氯甲烷　　　　　　C. 水　　　　　　D. 乙醚

E. 乙酸乙酯

本题考点：本题考查常用溶剂的极性大小。选项中水为极性最大的溶剂。

3. 确认化合物分子量常采用的方法是

A. NMR　　　　　　B. IR　　　　　　C. UV　　　　　　D. MS

E. DEPT

本题考点：本题考查的是化合物结构研究采用的方法。质谱可用于确认分子量及求算分子式和提供其他结构信息。

二、B 型题（配伍选择题）
(4—5 题共用备选答案）
A. 煎煮法
B 连续回流提取法
C 水蒸气蒸馏法
D. 渗漉法
E. 分馏法
4. 不需要加热的提取方法是
5. 采用索氏提取器进行提取的方法是
本题考点： 本题考查的是常用提取方法和特点。

三、X 型题（多项选择题）
6. 中药中有机化合物结构鉴定的常用方法有
A. 质谱　　　　B. 紫外光谱　　　　C. 红外光谱　　　　D. 核磁共振谱
E. 高效液相色谱
本题考点： 本题考查的是中药化学成分的结构鉴定方法。

7. 与极性大小有关的概念有
A. 偶极矩　　　　B. 旋光度　　　　C. 极化度　　　　D. 介电常数
E 折光率
本题考点： 极性表示分子中电荷不对称程度，与偶极矩、极化度及介电常数概念相对应。

参考答案： 1. A　2. C　3. D　4. D　5. B　6. ABCD　7. ACD

二、生物碱

【复习指导】 本部分内容历年常考，内容较多，重点掌握生物碱类化合物结构的理化性质和典型结构、常用中药的结构类型及其质量控制成分，熟悉生物碱类化合物的分类。

生物碱是指主要来源于自然界的一类含氮有机化合物，因大多呈碱性，故称为生物碱。生物碱大多为结构复杂的环状化合物，氮原子常结合于环内。一般来说，生物界除生物体必需的含氮有机化合物（如氨基酸、蛋白质、肽类、核苷酸、核酸、氨基糖、含氮维生素等）外，其他含氮有机化合物均可被视为生物碱。生物碱有显著的生物活性，是中草药中重要的有效成分之一，如麻黄碱能止咳平喘，莨菪碱及其外消旋体阿托品具有解痉镇痛和解有机磷中毒的功效，小檗碱、蝙蝠葛碱具有抗菌消炎的作用，吗啡、延胡索乙素具镇痛作用等。部分生物碱可致毒副作用，如乌头碱、次乌头碱、美沙乌头碱等毒性极强，是乌头的主要毒性成分。

（一）生物碱的分类和分布

1. 生物碱的分类　生物碱的结构复杂，种类繁多，因此其分类方式也较多，现主要按植物来源、生源途径和化学结构来分类。以下是按照生源途径结合化学结构分类方法进行简单分类及各类的代表生物碱。

（1）鸟氨酸系生物碱：吡咯类，如益母草中的益母草碱；莨菪烷类，如黄连中的山莨菪碱、樟柳碱；吡咯里西啶类，如千里光中的大叶千里光碱。

（2）赖氨酸系生物碱：哌啶类，如胡椒中的胡椒碱和槟榔中的槟榔碱；吲哚里西啶类，如一叶萩中的一叶萩碱；喹诺里西啶类，如野决明中的司巴丁，苦参中的苦参碱。

（3）苯丙氨酸和酪氨酸系生物碱：苯丙胺类，如麻黄中的麻黄碱、伪麻黄碱、去甲基麻黄碱；异喹啉类，如小檗碱、延胡索中的四氢帕马丁，厚朴中的厚朴碱，罂粟中的罂粟碱，还有吗啡、可待因等；苄基苯乙胺类，如石蒜碱。

（4）色氨酸系生物碱：简单吲哚类，如蓼蓝中的靛苷；色胺吲哚类，如吴茱萸中的吴茱萸碱；半萜吲哚类，如麦角新碱；单萜吲哚类，如萝芙木中的利血平，长春花中的长春碱和长春新碱。

（5）邻氨基苯甲酸系生物碱：如白鲜皮中的白鲜碱。

（6）组氨酸系生物碱：如毛果芸香中的毛果芸香碱。

（7）萜类生物碱：单萜类，如龙胆碱；倍半萜类，如石斛碱；二萜类，如川乌中的乌头碱；三萜类，如交让木碱。

（8）甾体类生物碱：孕甾烷类，如康思生；环孕甾烷类，如黄杨科黄杨属植物中的环维黄杨星D；胆甾烷类，如辣椒碱。

2. 生物碱的分布 生物碱主要分布于植物界中，绝大多数存在于高等植物的双子叶植物中，如毛茛科黄连、乌头、延胡索，茄科洋金花、颠茄、莨菪，防己科粉防己、北豆根，小檗科三棵针，豆科苦参、苦豆子等。少数单子叶植物科属如百合科、兰科、石蒜科等同样含有生物碱。麻黄科、红豆杉科、三尖杉科等裸子植物中也存在生物碱。

生物碱在植物内既可分布于某一器官，也可分布于全株，但前者占多数，如金鸡纳生物碱主要分布在金鸡纳树皮中，麻黄生物碱在麻黄髓部含量高。生物碱在植物中的含量差别也大，如黄连根茎中含生物碱7%以上，而卫矛科植物美登木中的抗癌成分美登素收率仅为千万分之二。

多种生物碱常共存于植物中，其化学结构往往类似，其原因是同一植物中的生物碱生物合成途径基本相似。因此，同科同属的植物往往含有相同母核或结构相似的化合物。

（二）生物碱的结构特征和理化性质

1. 典型结构特征 某些生物碱常具有结构相似的母核。以下是生物碱的典型化学结构特征及其代表药物。

（1）吡啶类生物碱：此类生物碱来源于赖氨酸系生物碱，结构较简单，主要含吡啶或哌啶结构，因此又分为简单吡啶类生物碱和双稠哌啶类生物碱。

①简单吡啶类生物碱：比大多数的生物碱的结构简单，分子量也较小。如槟榔中的槟榔碱、槟榔次碱。

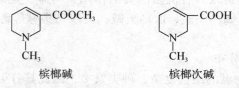

槟榔碱　　　　　　　　　槟榔次碱

②双稠哌啶类生物碱：是由两个哌啶环通过共用一个氮原子稠合而成，基本母核为喹诺里西啶。如苦参中的苦参碱，野决明中的司巴丁等。

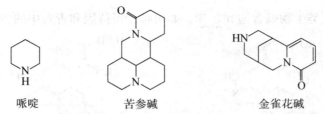

哌啶　　　　　　　苦参碱　　　　　　　金雀花碱

（2）莨菪烷类生物碱：此类生物碱由莨菪烷的 C_3 – 醇羟基和有机酸脱水缩合形成的酯类化合物，主要来源于鸟氨酸系生物碱。其代表生物碱分布于茄科的颠茄属、曼陀罗属、莨菪属和天仙子属的植物中，如莨菪碱和樟柳碱。

（3）异喹啉类生物碱：此类生物碱具有异喹啉环的母核，由苯并吡啶稠合而成。又可分为以下四种结构类型。

①小檗碱类和原小檗碱类：此类生物碱由两个异喹啉环稠合而成，根据母核结构中的 C 环氧化程度的不同，而分为小檗碱类和原小檗碱类：前者多为季胺碱，如小檗碱；后者多为叔胺碱，如延胡索中的延胡索乙素。

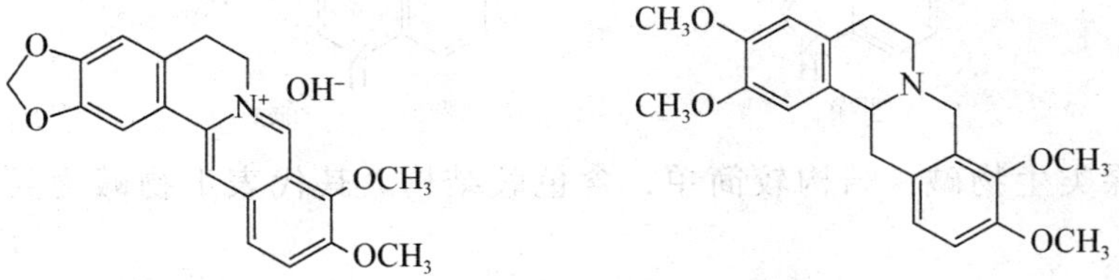

小檗碱　　　　　　　　　　　　　延胡索乙素

②苄基异喹啉类：此类生物碱中的异喹啉母核的 1 位碳上连有苄基，其代表生物碱为罂粟中的罂粟碱和厚朴中的厚朴碱等。

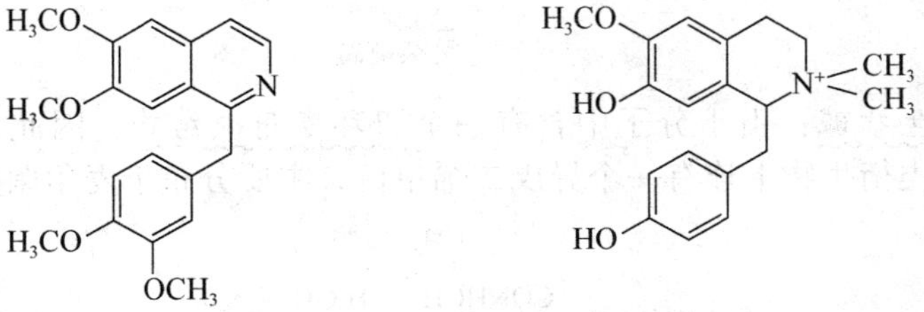

罂粟碱　　　　　　　　　　　　　厚朴碱

③双苄基异喹啉类：此类生物碱是由两个苄基异喹啉通过 1～3 个醚键连接而成。如防己科粉防己中的汉防己甲素和汉防己乙素，北豆根中的蝙蝠葛碱。

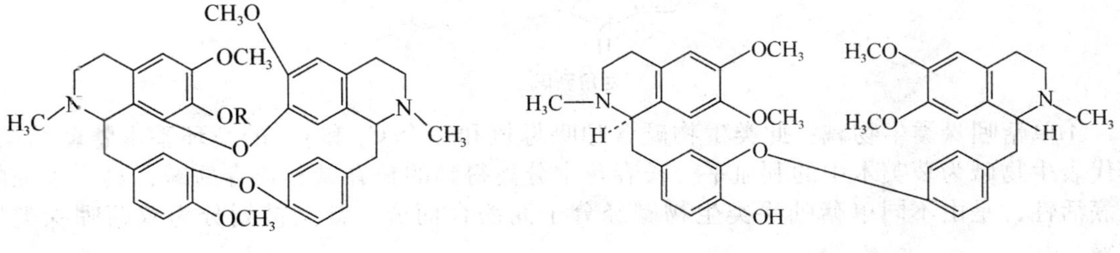

汉防己甲素R＝CH_3
汉防己乙素R＝H　　　　　　　　　蝙蝠葛碱

④吗啡烷类：此类生物碱含饱和菲环，如吗啡、可待因和青藤中的青藤碱等。

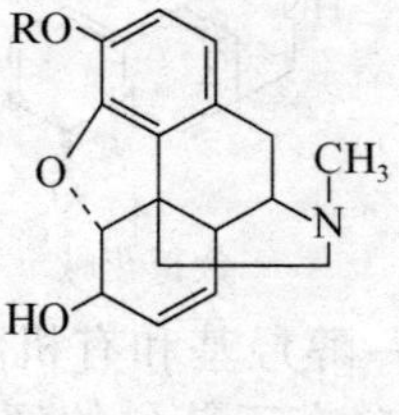

吗啡R＝H
可待因R＝CH₃

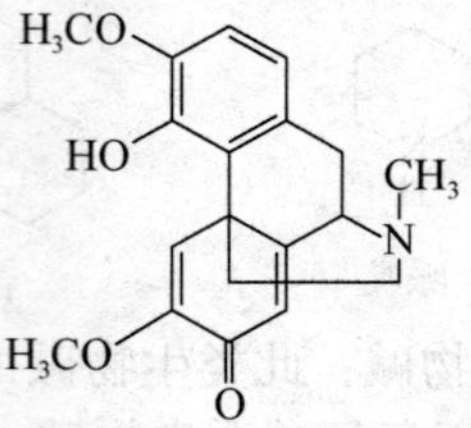

青藤碱

（4）吲哚类生物碱：此类生物碱属于色氨酸系生物碱，具有吲哚结构，结构较复杂，是化合物数目最多的一类生物碱。其主要分为以下四类。

①简单吲哚类：结构简单，只含有吲哚母核，无其他杂环。其代表生物碱为蓼蓝中的靛苷。

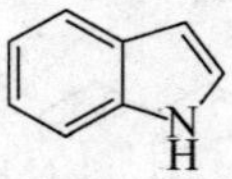

吲哚

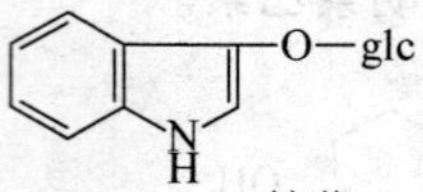

靛苷

②色胺吲哚类生物碱：结构较简单，含色胺结构。其代表生物碱为吴茱萸中的吴茱萸碱。

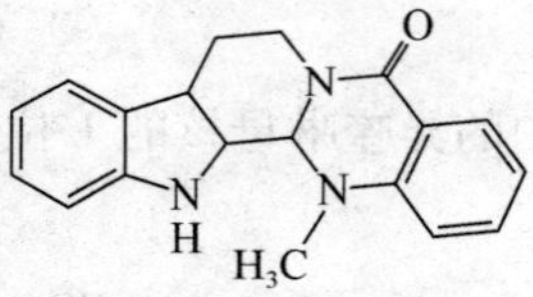

吴茱萸碱

③半萜吲哚类生物碱：由于分子中含有一个四环麦角碱结构，因此又称麦角碱类生物碱。其在色胺吲哚类衍生物上连有一个异戊二烯单位，主要分布于麦角菌类，如麦角新碱。

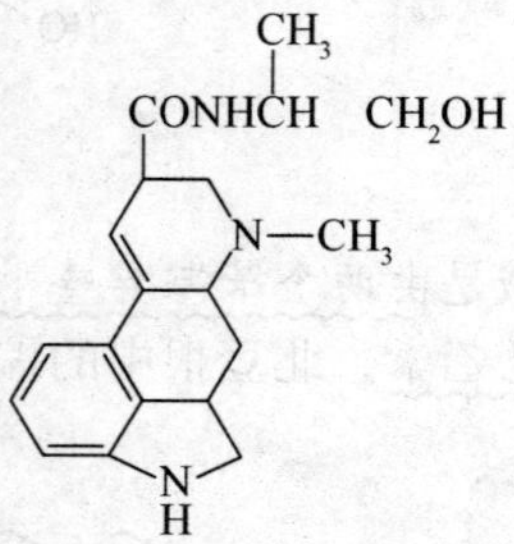

麦角新碱

④单萜吲哚类生物碱：此类生物碱含吲哚母核和一个 C_9 和 C_{10} 的裂环番木鳖萜结构。其代表生物碱为萝芙木中的利血平。长春花中分离得到的长春碱和长春新碱，具有很强的抗癌活性，是由不同单萜吲哚类生物碱经分子间缩合而成，常又被划分为双萜吲哚类生物碱。

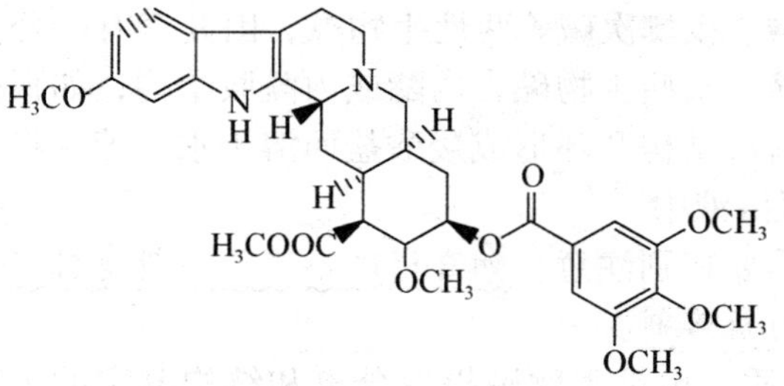

利血平

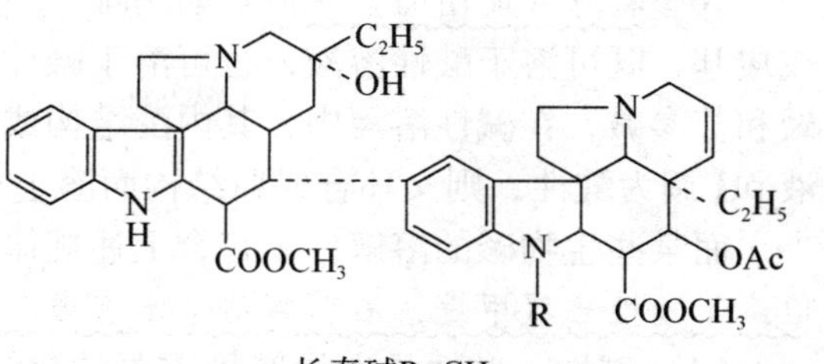

长春碱R＝CH₃
长春新碱R＝CHO

（5）有机胺类生物碱：此类生物碱的结构特点是氮原子不在环状结构内。其代表生物碱为麻黄中含有的麻黄碱、秋水仙中含有的秋水仙碱。

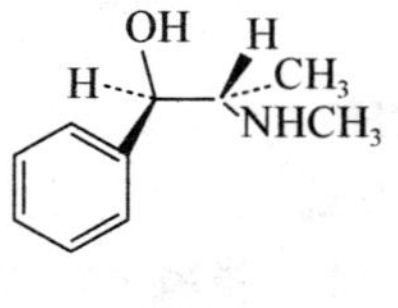

麻黄碱

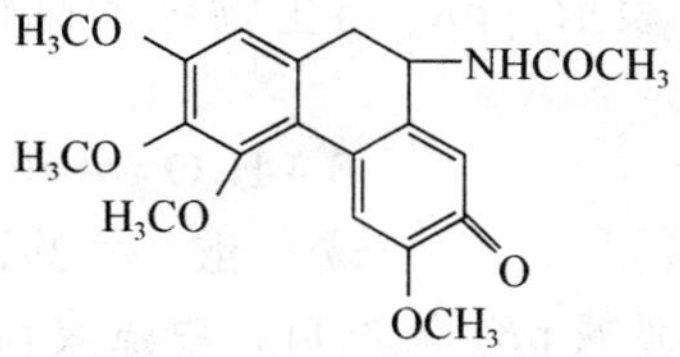

秋水仙碱

2. 生物碱的理化性质

（1）性状：大多数生物碱为结晶性固体或非结晶性粉末；个别生物碱在常温下为液体，如槟榔碱、烟碱、毒芹碱等。大多数固体生物碱无挥发性，不能随水蒸气蒸馏，少数液体生物碱或小分子固体生物碱具有挥发性，如麻黄碱、烟碱等，个别生物碱如咖啡因还具有升华性。生物碱多是苦味或辛味，少数是辛辣味，成盐后苦味增加，但甜素呈碱甜味。

大多数生物碱为无色或白色，少数生物碱具有高共轭体系，显颜色，如小檗红碱多为红色、一叶萩碱为淡黄色，还有利血平、蛇根碱和小檗碱呈黄色。

（2）旋光性：当生物碱具有手性碳或其本身为手性分子时，其多具有旋光性，且多为左旋体。生物碱的生理活性与旋光性密切相关，通常是左旋体的生物活性显著，右旋体的生物活性弱或无。如 L – 莨菪碱的散瞳作用比 D – 莨菪碱大 100 倍。在测定旋光度时，生物碱的旋光性与溶液的溶剂、pH、温度及浓度等因素有关。如麻黄碱在水中为右旋体，在有机溶剂三氯甲烷中为左旋体；烟碱在中性溶液中为左旋体，在酸性条件下为右旋体。

（3）溶解性：生物碱的溶解性与生物碱分子内氮原子的存在状态有关，即伯胺碱、季胺碱和叔胺碱，为生物碱的提取分离提供主要依据。此外，还与分子包含的极性与非极性基因，溶剂性质等有关。

①脂溶性生物碱：大多数为叔胺类和仲胺类，易溶于有机溶剂如苯、乙醚、卤代烷中和酸性溶液中，尤其易溶于三氯甲烷，如可待因在三氯甲烷、乙醇和水中的溶解度比为 1∶4∶120。此类生物碱不易溶解于碱性溶液和水中。

②水溶性生物碱：主要为季胺碱和少数小分子叔胺碱。此类生物碱可溶于水、甲醇、乙醇，难溶于三氯甲烷、乙醚等亲脂性有机溶剂。某些生物碱分子量较小或具有极性基团，既可溶于水中，也可溶于有机溶剂中，如麻黄碱在水、乙醇、三氯甲烷中都可溶解。某些含氮 – 氧结构的生物碱，因其分子内的 N→O 配位键是半极性键，水溶性会增强，如氧化苦参碱的水溶性大于苦参碱。

③含特殊官能团的生物碱：如吗啡、小檗碱、槟榔次碱等两性生物碱，因其含有酚羟基或羧基，既可溶于酸性溶液，也可溶于碱性溶液。某些生物碱含内酯或内酰胺结构，如喜树碱和苦参碱，在碱性溶液中，其内酯结构或内酰胺结构开环形成羧酸盐而溶于水。若又将溶液 pH 调为酸性，则又环合成原结构而溶于有机溶液中。

而某些生物碱的溶解性不符合上述规律，需要特别注意。如喜树碱不溶于一般有机溶剂但溶于酸性三氯甲烷，石蒜碱溶于水但难溶于有机溶剂。

（4）碱性：碱性是生物碱最重要的化学性质，也是生物碱提取分离和结构鉴定的主要依据。

①根据 Lewis 酸碱电子理论，碱是电子对的给予体，酸是电子对的接受体。生物碱分子中的某些氮原子上存在孤对电子，可给出电子而使生物碱显碱性。生物碱碱性强弱可用酸式解离常数 pK_a 表示，pK_a 与生物碱的碱性强弱成正比，即 pK_a 越大，生物碱的碱性越强。

$$B + H_2O \Longrightarrow BH^+ + OH^-$$
碱　　酸　　共轭酸　　共轭碱

通常情况下，强碱 pK_a 值＞11，中强碱 pK_a 值为 7～11，弱碱 pK_a 值为 2～7，极弱碱 pK_a 值＜2。生物碱分子中碱性基团的 pK_a 值顺序由强到弱依次为：胍基＞季胺碱＞N－烷杂环＞脂肪胺＞芳香胺≈N－芳杂环＞酰胺≈吡咯。

②分子结构。生物碱的碱性强弱受到分子中氮原子的杂化方式、诱导效应、共轭效应、空间效应及氢键效应等因素影响。

a. 氮原子的杂化方式：生物碱分子中的氮原子存在孤对电子，其在有机胺分子中属于不等性杂化，随着氮原子杂化程度的增加生物碱的碱性会增强，即 $sp^3 > sp^2 > sp$。如氰基（sp 杂化）碱性极弱，接近中性；吡啶（sp^2 杂化）和异喹啉（sp^2 杂化），pK_a 值分别为 5.17 和 5.4，四氢异喹啉（sp^3 杂化），pK_a 值为 9.5。因为季胺碱的羟基以负离子形式存在，碱性与无机碱相似，碱性较强，pK_a 值在 11 以上。

b. 诱导效应：生物碱分子中氮原子上的电子云密度会受到附近不同基团的诱导效应影响，导致碱性改变。供电基（如烷基）和吸电基（如双键、芳环和含氧基团）诱导效应的影响，导致碱性改变。若氮原子受供电基团如烷基的供电诱导影响，核外电子云密度增加，接受质子的能力增强，碱性相应增加；若氮原子受吸电基团如双键、芳环和含氧基团的吸电诱导效应影响，核外电子云密度减小，接受质子的能力减弱，碱性相应减弱。如苯异丙胺（pK_a＝9.80）＞麻黄碱（pK_a＝9.58）＞去甲麻黄碱（pK_a＝9.00），其原因是麻黄碱和去甲麻黄碱的 1－羟基受吸电诱导的影响，而苯异丙胺的氮原子上的甲基受供电诱导的影响。

麻黄碱　　　　　　去甲麻黄碱　　　　　苯异丙胺

但在某些生物碱中，则情况相反。如在稠环中，若氮原子在氮杂缩醛体系中处于桥头位置，因稠环本身具有刚性结构（除了中环或大环，在桥头位置不可能存在 C＝C 或 C＝N 双键）而无法发生质子化异构，相反由于羟基的吸电效应而使碱性降低。如伪士的宁的碱性

（$pK_a = 5.60$）小于士的宁（$pK_a = 8.29$）。而阿马林的 N_4 上虽然有 α – 羟基，但作为桥头氮，氮原子的孤电子对不能转位，故碱性为中等（$pK_a = 8.15$）。

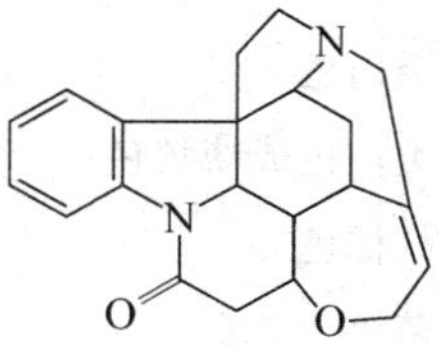

士的宁 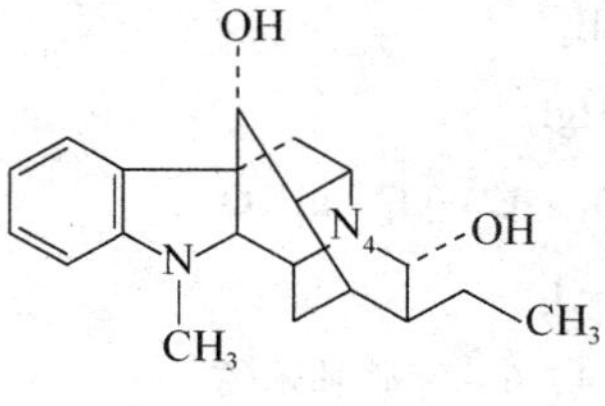　　　　　　　　　　阿马林 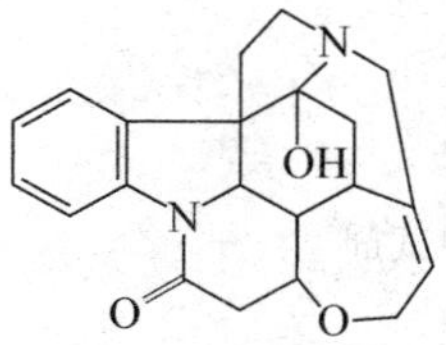　　　　　　　　　　伪士的宁

　　c. 共轭效应：生物碱分子中氮原子上的孤对电子与 π – 电子基团共轭时，生物碱的碱性会减弱。其中，p – π 共轭效应的必要条件是氮原子的孤对电子 p 电子要与共轭体系的 π 电轴共平面。分子结构中含有酰胺结构和苯胺结构的生物碱易发生此效应。在苯胺类生物碱中，苯环中的 π 电子与氮原子上的孤对电子形成 p – π 共轭体系后，生物碱的碱性变弱。如毒扁豆碱的两个氮原子的碱性差别就是由共轭效应所引起的，其 N_1 的 pK_a 值为 1.7，N_3 的 pK_a 值为 7.88。在含有酰胺结构的生物碱中，酰胺中的羰基与氮原子发生 p – π 共轭效应，碱性变为极弱。如秋水仙碱 pK_a 值为 1.84，咖啡因 pK_a 值为 1.22。

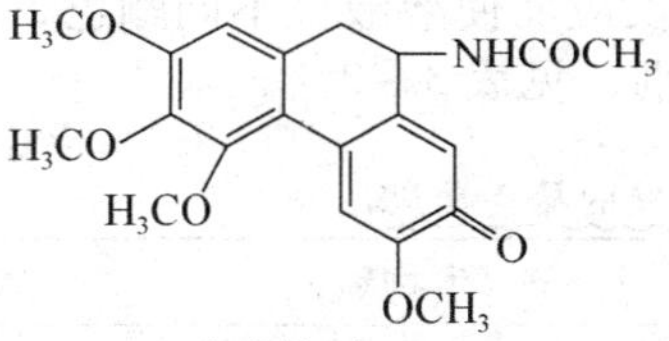

秋水仙碱 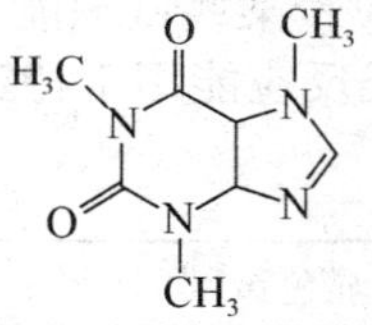　　　　　　　　　　　　　　　　咖啡因

　　d. 空间效应：氮原子由于附近取代基的空间位阻，使质子无法靠近氮原子，碱性变弱。如东莨菪碱分子结构中氮原子附近比莨菪碱多一个 6 – 7 位环氧基，空间位阻效果显著，使其碱性弱于莨菪碱。山莨菪碱的 6 位碳上连有一个羟基，会对氮原子接受质子也产生立体障碍，佃不及东莨菪碱的氧环影响大，故其三者的碱性依次为莨菪碱（$pK_a = 9.65$）＞山莨菪碱＞东莨菪碱（$pK_a = 7.50$）。

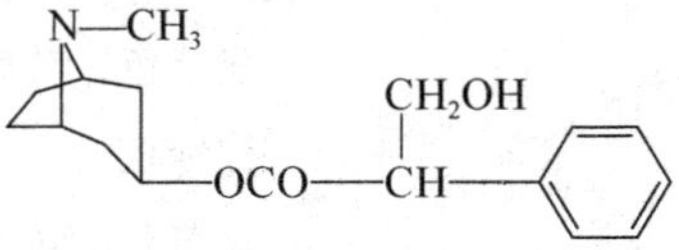

莨菪碱 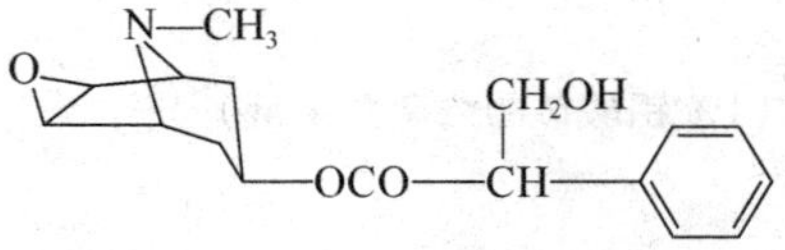　　　　　　　　　　　　　　东莨菪碱

　　e. 氢键效应：当生物碱成盐后，氮原子能与附近的羟基、羰基形成分子内的稳定氢键，氮原子上的质子不易解离，因此生物碱的碱性增强。如钩藤碱共轭酸能形成稳定的分子内氢键而碱性增强，而异钩藤碱则不能。

　　3. 生物碱的沉淀反应与显色反应

　　（1）沉淀反应：生物碱沉淀反应是指生物碱在酸性溶液或稀醇溶液中与某些试剂生成难溶于水的复盐或络合物的反应，而这些试剂称为生物碱沉淀试剂。生物碱的沉淀反应通常在酸性条件下进行，但苦味酸试剂可在中性条件下进行。利用沉淀反应可鉴别生物碱，表 3 – 1 为常用的生物碱沉淀试剂。

表3–1 生物碱沉淀试剂的主要类型

试剂名称	化学式	反应沉淀颜色
碘化铋钾试剂	$KBiI_4$	橘红色至黄色
碘化汞钾试剂	K_2HgI_4	类白色
硅钨酸试剂	$SiO_2 \cdot 12WO_3 \cdot nH_2O$	类白色或淡黄色
碘–碘化钾试剂	$KI-I_2$	红棕色
苦味酸试剂	2，4，6–三硝基苯酚	黄色
雷氏铵盐试剂	$NH_4\left[Cr((NH_3)_2SCN)_4\right]$	红色

但有时会出现假阴性和假阳性的结构：仲胺类麻黄生物碱与生物碱沉淀试剂反应产生假阴性结果；而中药水提取液中存在的蛋白质、多肽、鞣质等成分可与生物碱沉淀试剂产生假阳性结果。因此，在鉴定时需同时采用上述三种试剂进行鉴别。也可在进行生物碱预试验时，去除干扰成分，以保证试验结果的准确可靠。一般除去干扰成分的方法是将中药酸性提取液碱化，同时用三氯甲烷萃取，保留三氯甲烷层，再加入酸性溶液萃取生物碱，最后加入沉淀试剂进行反应，以判断是否含有生物碱。

（2）显色反应：某些试剂能与一些生物碱反应而使溶液呈不同颜色，这些试剂即为生物碱显色试剂。此类反应能用于特定生物碱的鉴别，见表3–2。

表3–2 生物碱的显色反应

显色试剂	生物碱	颜色特征
Mandelin 试剂（1%钒酸铵的浓硫酸溶液）	莨菪碱、阿托品	红色
	奎宁	淡橙色
	吗啡	蓝紫色
	可待因	蓝色
	士的宁	蓝紫色
Forbde 试剂（1%钼酸铵的浓硫酸溶液）	乌头碱	黄棕色
	吗啡	显紫色，转为棕色
	小檗碱	棕绿色
	利血平	显黄色，转为蓝色
Marquis 试剂（30%甲醛的浓硫酸）	吗啡	橙色至紫色
	可待因	洋红色至黄棕色

（三）生物碱的常用中药

1. 苦参

（1）主要生物碱及其化学结构：苦参为豆科植物苦参的干燥根，具有清热燥湿、杀虫、利尿等作用，可用于治疗热痢，便血，黄疸尿闭，赤白带下，阴肿阴痒，湿疹，皮肤瘙痒，疥癣麻风；外治滴虫性阴道炎。苦参中存在的主要生物碱为苦参碱和氧化苦参碱，此外还含有少量的去氢苦参碱、羟基苦参碱、槐果碱、槐定碱、N–甲基金雀花碱、安那吉碱、苦参酮、去甲苦参酮和微量元素硒、锌等。除N–甲基金雀花生物碱外，均由两个喹喏里西啶环骈合而成，属于喹喏里西啶类生物碱。分子中均有两个氮原子，一个是叔胺氮（N_1），另一个是酰胺氮（N_{16}），几乎不显碱性。苦参碱的极性大小顺序依次为：氧化苦参碱＞羟基苦参碱＞苦参碱。

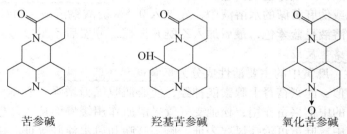

苦参碱　　　　　　羟基苦参碱　　　　　　氧化苦参碱

（2）生物活性：现代临床及药理学研究表明，苦参总生物碱具有抗炎、抗菌、抗病毒、抗肿瘤作用，同时具有抗缺氧、扩血管、降血脂、升高白细胞、增强免疫等作用。临床上除治疗常规疾病如湿热泻疾、便血、黄疸尿闭、赤白带下、湿疹皮肤瘙痒等外，还可用于治疗心律失常、心力衰竭、冠心病、病毒性心肌炎等心脏疾病的治疗。

（3）质量控制成分：在 2015 版的《中国药典》（一部）中规定，本品按干燥品计算，苦参中含苦参碱（$C_{15}H_{24}N_2O$）和氧化苦参碱（$C_{15}H_{24}N_2O_2$）总量不得少于 1.2%。

2. 山豆根

（1）主要生物碱及其化学结构：山豆根为豆科植物越南槐的干燥根和根茎。山豆根具有清热解毒，消肿利咽等作用，临床上可用于治疗火毒蕴结，乳蛾喉痹，咽喉肿痛，口舌生疮。山豆根中的生物碱成分可达二十多种，主要成分为苦参碱和氧化苦参碱，此外还含有臭豆碱、槐果碱、槐醇、N-甲基金雀花碱、槐定碱、鹰爪豆碱等。所含的生物碱大多属于喹喏里百啶类，可分为苦参碱类型、金雀花碱类型和鹰爪豆碱类型。苦参碱型的生物碱是由三价氮原子稠合的两个哌啶环组合而成，其差别在于 H 的构型以及是否含有双键。

（2）生物活性：山豆根具有抗炎、抗菌、抗癌、抗氧化、抗心律失常、保肝、增加白细胞等作用。其中，苦参碱和氧化苦参碱成分能减少胃酸分泌而起到溃疡修复的作用；而臭豆碱和金雀花碱能反射性地兴奋呼吸，而氧化苦参碱和槐果碱具有较强的平喘作用。在临床上，山豆根所含的苦参碱、氧化苦参碱等既是有效成分，也是其毒性反应的物质基础。因此，在临床上使用山豆根时，要注意其使用剂量。

（3）质量控制成分：在 2015 版的《中国药典》（一部）中规定，本品按干燥品计算，含苦参碱（$C_{15}H_{24}N_2O$）和氧化苦参碱（$C_{15}H_{24}N_2O_2$）的总量不得少于 0.70%。

3. 麻黄

（1）主要生物碱及其化学结构：麻黄为麻黄科植物草麻黄、中麻黄或木贼麻黄的干燥草质茎，因其具有发汗散寒，宣肺平喘，利水消肿等作用，故临床上多用于表证，治疗气喘咳嗽，风寒感冒，胸闷咳喘，风水浮肿等疾病。蜜制麻黄润肺止咳。麻黄生物碱大多属于有机胺类生物碱，包括麻黄碱、伪麻黄碱、甲基麻黄碱、甲基伪麻黄碱、去甲基麻黄碱和去甲基伪麻黄碱等。其中麻黄碱和伪麻黄碱互为立体异构体，都属于苯丙胺类生物碱，区别只是 C_1 的构型不同。

L-麻黄碱($1R,2S$)
D-伪麻黄碱($1S,2S$)

麻黄碱和伪麻黄碱无法与生物碱沉淀试剂发生沉淀反应，但可根据以下两种特征反应进行鉴别。第一种特征反应是在含麻黄碱或伪麻黄碱的乙醇溶液中，加入二硫化碳、硫酸铜和氢氧化钠溶液各 2 滴，产生棕色或黄色沉淀，该反应称为二硫化碳－硫酸铜反应。第二种特征反应是在麻黄碱或伪麻黄碱的水溶液中，先加入 0.5% 硫酸铜溶液，再加入 10% 氢氧化钠溶液至碱性，此时溶液呈蓝紫色，最后加入乙醚并振摇，分层后乙醚层显紫红色，水层显蓝色，该反应称为酮络盐反应。

（2）生物活性：麻黄中的主要活性成分为麻黄碱和伪麻黄碱。两生物碱成分互为立体异构体，生物活性相似：能兴奋肾上腺素能神经，使心肌收缩力增强，心排血量增加，血压相应升高；也有显著的中枢兴奋作用；松弛支气管平滑肌作用缓慢而持久。但麻黄碱有快速耐受性。在临床治疗中，麻黄可治疗风寒表证，胸闷咳喘和风水浮肿等证。由于其兴奋中枢作用较强，故高血压和心衰患者禁用。

（3）质量控制成分：在 2015 版的《中国药典》（一部）中规定，本品按干燥品计算，含盐酸麻黄碱（$C_{10}H_{15}NO \cdot HCl$）和盐酸伪麻黄碱（$C_{10}H_{15}NO \cdot HCl$）的总量不得少于 0.80%。

4. 黄连

（1）主要生物碱及其化学结构：黄连为毛茛科植物黄连、三角叶黄连或云连的干燥根茎。黄连具有清热燥湿，泻火解毒的功效，临床上内服可用于治疗湿热痞满，呕吐吞酸，泻痢，黄疸，高热神昏，心火亢盛，心烦不寐，心悸不宁，血热吐衄，目赤，牙痛，消渴，痈肿疔疮；外用治疗湿疹，湿疮，耳道流脓；酒黄连善清上焦火热，可用于治疗目赤，口疮；姜黄连清胃和胃止呕，用于治疗寒热互结，湿热中阻，痞满呕吐；萸黄连舒肝和胃止呕，可用于治疗肝胃不和，呕吐吞酸。黄连中的生物碱主要为苄基异喹啉类，属于原小檗碱型的生物碱。黄连中的有效成分包括小檗碱、黄连碱、甲基黄连碱、掌叶防己碱（巴马汀）、药根碱、木兰碱等，其中小檗碱为黄连主要活性生物碱，含量亦最高。

	R_1	R_2	R_3	R_4	R_5
小檗碱	—CH_2—		CH_3	CH_3	H
巴马汀	CH_3	CH_3	CH_3	CH_3	H
黄连碱	—CH_2—		—CH_2—		H
甲基黄连碱	—CH_2—		—CH_2—		CH_3
药根碱	H	CH_3	CH_3	CH_3	H

小檗碱为黄色针状结晶，除了与生物沉淀试剂发生反应，也能根据特征反应来进行鉴别。如在酸性小檗碱溶液中加入氢氧化钠溶液使呈强碱性，加入数滴丙酮，即生成小檗碱丙酮加成物，为黄色结晶性沉淀，该反应称为丙酮加成反应。也可在酸性小檗碱溶液内加入适量漂白粉（主要成分是次氯酸钙［$Ca(ClO)_2$］）或通入氯气，水溶液由黄色转变为樱桃红，该反应称为漂白粉实验。若将盐酸小檗碱加热至 220℃，可分解产生红棕色小檗红碱，继续加热至 285℃ 左右完全熔融。

（2）生物活性：主要活性成分小檗碱具有抗癌、止泻、抗炎、抗氧化和降糖调脂的作用。黄连碱、巴马汀和药根碱等原小檗碱型生物碱还具有解痉、抗菌、抗病毒、免疫调节、抗老年痴呆和胃损伤保护作用。

（3）质量控制成分：在 2015 版的《中国药典》（一部）中规定，本品按干燥品计算，以盐酸小檗碱（$C_{20}H_{18}ClNO_2 \cdot 2H_2O$）计，黄连中含小檗碱（$C_{20}H_{18}NO_4$）不得少于 5.5%，表小檗碱（$C_{20}H_{18}NO_4$）不得少于 0.80%，黄连碱（$C_{19}H_{13}NO_4$）不得少于 1.6%，巴马汀（$C_{21}H_{21}NO_4$）不得少于 1.5%。雅连按干燥品计算，以盐酸小檗碱（$C_{20}H_{18}ClNO_2 \cdot 2H_2O$）计，含小檗碱（$C_{20}H_{18}NO_4$）不得少于 4.5%。云连按干燥品计算，以盐酸小檗碱（$C_{20}H_{18}ClNO_2 \cdot 2H_2O$）计，含小檗碱（$C_{20}H_{18}NO_4$）不得少于 7.0%。

5. 延胡索

（1）主要生物碱及其化学结构：延胡索为罂粟科植物延胡索的干燥块茎。延胡索具有活血、行气、止痛的作用，可用于治疗胸胁，腹脘疼痛，胸痹心痛，经闭痛经，产后瘀阻，跌仆肿痛等。经过多年的中药成分研究，现在延胡索中已分离出 20 多种生物碱，包括延胡索甲素、延胡索乙素、掌叶防己碱、小檗碱、脱氢紫堇碱等。主要为苄基异喹啉生物碱类，按氢原子存在的状态又分为两个类型：原小檗碱型（叔胺碱）和小檗碱型（季胺碱）。原小檗碱延胡索的主要有效成分为延胡索乙素，属于原小檗碱型。

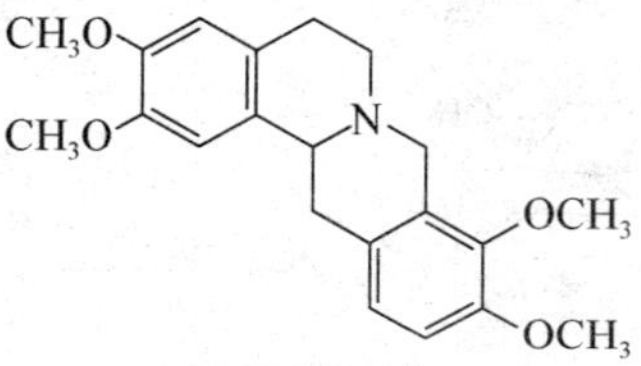

延胡索乙素

（2）生物活性：延胡索的指标成分延胡索乙素具有镇痛功能，能减轻慢性持续性疼痛及外周持续性疼痛。在临床使用中，将延胡素醋制能提高延胡素乙素的提取率。此外，还发现去氢延胡索甲素对胃及十二指肠溃疡具有愈合作用。延胡素总生物碱具有活血散瘀和理气止痛的功效，能用于痛经闭经、产后瘀阻、胸胁脘腹疼痛以及跌打肿痛等。

（3）质量控制成分：在 2015 版的《中国药典》（一部）中规定，本品按干燥品计算，含延胡索乙素（$C_{21}H_{25}NO_4$）不得少于 0.050%。

6. 防己

（1）主要生物碱及其化学结构：防己为防己科植物粉防己的干燥根。防己具有祛风止痛，利水消肿的功效，可用于风湿痹痛，水肿脚气，小便不利，湿疹疮毒等的治疗。汉防己甲素和汉防己乙素为防己的主要生物碱，都属于双苄基异喹啉类生物碱，仅在分子上的 7 位有取代基差异。汉防己甲素在 C-7 上为甲氧基，极性小；汉防己乙素在 C-7 上为酚羟基，极性大但无酸性。此外，防己还含有黄酮苷、挥发油、糖类、酚类及有机酸等成分。

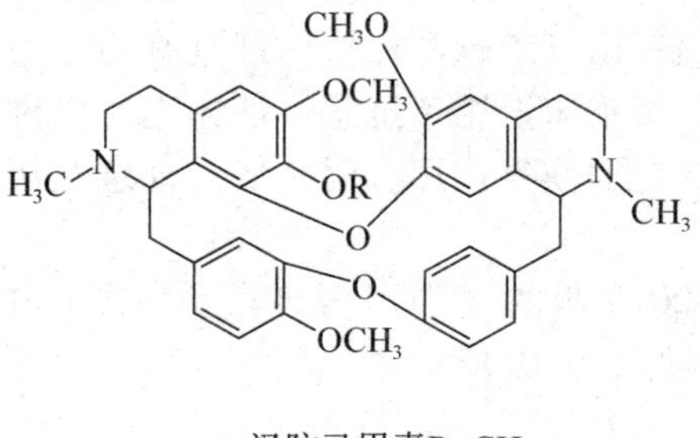

汉防己甲素R=CH₃
汉防己乙素R=H

（2）生物活性：药理实验表明，防己总碱具有镇痛、扩张冠状动脉、肌肉松弛以及抗菌消炎、抗肿瘤等作用。其中汉防己甲素的镇痛作用是汉防己乙素的 2 倍。

（3）质量控制成分：在 2015 版的《中国药典》（一部）中规定，本品按干燥品计算，含粉防己碱（$C_{38}H_{42}N_2O_6$）和防己诺林碱（$C_{37}H_{40}N_2O_6$）的总量不得少于 1.6% 。

7. 洋金花

（1）主要生物碱及其化学结构：洋金花为茄科植物白花曼陀罗的干燥花。洋金花具有平咳止喘，解痉定痛的功效，临床上可用于治疗哮喘咳嗽，脘腹冷痛，风湿痹痛，小儿慢惊，外科麻醉。莨菪烷类生物碱为洋金花中的主要生物碱，其基本结构是莨菪酸类和莨菪醇类脱水缩合而成的一元酯，主要有莨菪碱、东莨菪碱、山莨菪碱、樟柳碱等，均属于叔胺碱，且都具有左旋光性。而阿托品作为莨菪碱的外消旋体，是不具有旋光性的。这几种生物碱虽属于同一类型，但由于空间位阻的影响，使它们的碱性有差异，其碱性强弱依次为：莨菪碱＞山莨菪碱＞东莨菪碱＞樟柳碱。

樟柳碱　　　　　　　　　　　东莨菪碱　　　　　　　　　　莨菪碱

莨菪烷类生物碱具有生物碱的一般性质，能与生物碱沉淀试剂产生反应。除此之外，还会发生一些特殊反应。第一种特殊反应为氯化汞沉淀反应：莨菪碱或阿托品在乙醇溶液中与氯化汞反应产生黄色沉淀，加热后沉淀变为红色。而东莨菪碱在同样条件下，只生成白色沉淀。这是因为莨菪碱的碱性强于东莨菪碱，在加热条件下能使氯化汞氧化为氧化汞呈砖红色，而东莨菪碱碱性较弱，只会与氯化汞结合产生白色复盐沉淀。第二种特殊为 Vitali 反应：结构中含莨菪酸的莨菪烷类生物碱分子如莨菪碱或东莨菪碱等，先与发烟硝酸反应，生成三硝基化合物；再加氢氧化钾醇溶液和一小粒固体氢氧化钾，产生具有醌式结构的化合物，显深紫色，后转为暗红色，最后颜色渐渐消失。第三种特殊反应过碘酸氧化乙酰丙酮缩合反应：樟柳碱分子结构中含有羟基莨菪酸，羟基莨菪酸具有邻二羟基结构，可被过碘酸氧化成甲醛，甲醛与乙酰丙酮在乙酰胺中加热，缩合成二乙酰基二甲基二氢吡啶（DDL）而显黄色，故又称 DDL 反应。此反应可用于樟柳碱的鉴别及含量测定。

（2）生物活性：现代药理实验表明，莨菪类生物碱均具有明显的生理活性，其中莨菪碱及其外消旋体阿托品可用于解痉镇痛、解有机磷中毒；东莨菪碱除用于解痉镇痛、解有机磷中毒外，还可用于麻醉前镇静；山莨菪碱和樟柳碱都具有明显的抗胆碱作用，并有扩张小动脉、改善微循环作用。山莨菪碱临床上用于抗感染性休克，樟柳碱对由神经系统炎症和脑血管引起的急性脑瘫及震颤有一定的恢复作用。但孕妇、外感及痰热咳喘、青光眼、高血压及心动过速者需禁用。

（3）质量控制成分：在 2015 版的《中国药典》（一部）中规定，本品按干燥品计算，含东莨菪碱（$C_{17}H_{21}NO_4$）不得少于 0.15% 。

8. 天仙子

（1）化学结构：天仙子为茄科植物莨菪的干燥成熟种子。天仙子能解痉止痛，平喘，安神，临床上可用于治疗胃脘挛痛，咳喘，风癫厥痛，久泻等症状。国内外学者已从天仙子的茎叶及种子中分离出近百种化合物，尤其是天仙子中生物碱类成分的研究已比较深入。天仙子全株各个部位均含有托烷类生物碱，即莨菪碱、东莨菪碱及阿托品，此类生物碱多由莨菪烷的 C - 醇羟基和有机酸缩合成酯。

（2）生物活性：托烷类生物碱被认为既是天仙子发挥解痉止痛，安神定痛等作用的活性成分，又是其产生心动过速、头痛、瞳孔散大、幻觉、惊厥、视力模糊、呼吸麻痹等心脏毒性和神经系统毒性等副作用的物质基础。

（3）质量控制成分：在 2015 版的《中国药典》（一部）中规定，本品按干燥品计算，含东莨菪碱（$C_{17}H_{21}NO_4$）和莨菪碱（$C_{17}H_{23}NO_3$）的总量不得少于 0.080%。

9. 川乌

（1）化学结构：川乌为毛茛科植物乌头的干燥母根。川乌具有祛风除湿，温经止痛的功效，临床上可用于治疗风寒痹痛，关节疼痛，心腹冷痛，寒疝作痛以及麻醉止痛。川乌的主要有效成分为生物碱，属于四环或五环二萜类衍生物，结构类型多而复杂。根据骨架碳数，乌头生物碱可分为 C_{18} - 二萜类、C_{19} - 二萜类和 C_{20} - 二萜类，又以 C_{19} - 二萜型的乌头碱型和牛扁碱型为主要类型。由于 C_{14} 和 C_8 的羟基常和乙酸、苯甲酸结合成酯，故又称它们为二萜双酯型生物碱。乌头中较重要和含量较高的生物碱为乌头碱、次乌头碱和美沙乌头碱，其次还含有新乌头碱、多根乌头碱、塔拉乌头胺，川乌碱甲、乙和乌头多糖等成分。

	R	R_1
乌头碱	C_2H_5	OH
次乌头碱	CH_3	H
新乌头碱	CH_3	OH

（2）毒性：乌头碱、次乌头碱、美沙乌头碱等为双酯型生物碱，具麻辣味，毒性极强，是乌头的主要毒性成分，故川乌不宜生品内服。因此需要将乌头进行水浸、加热等炮制过程，以减小其毒性但不减弱其疗效。其原理为双酯型生物碱在碱性溶液中加热，或将乌头直接浸泡于水中加热，或不加热在水中长时间浸泡，都可使酯基水解，水解生成无毒性的单酯型生物碱即乌头次碱或无酯键的醇胺型生物碱即乌头原碱。单酯型生物碱的毒性小于双酯型生物碱，醇胺型生物碱几乎无毒性。

（3）质量控制成分：在 2015 版的《中国药典》（一部）中规定，本品按干燥品计算，含乌头碱（$C_{34}H_{47}NO_{11}$）、次乌头碱（$C_{33}H_{45}NO_{10}$）和新乌头碱（$C_{33}H_{45}NO_{11}$）的总量应为 0.050% ～ 0.17%。

10. 其他毒性生物碱　除了川乌、天仙子等中药中含有毒性生物碱，还有部分中药也含有毒性生物碱。下面介绍三种含毒性生物碱的常见中药。

（1）马钱子：为马钱科植物马钱的干燥成熟种子。马钱子具有通络止痛，消结散肿的功效，可治疗跌打损伤，骨折肿痛，风湿顽痹，麻木瘫痪，痈疽疮毒，咽喉肿痛等疾病。马钱子中的主要生物碱为士的宁和马钱子碱，是单萜吲哚类衍生物，具有相似的结构骨架，既是马钱子疗效的物质基础，也是马钱子的产生毒理作用的毒性成分。马钱子毒性强烈，中毒后会对神经系统、泌尿系统、心血管系统产生毒性，主要表现为恶心呕吐、心律失常、烦躁不安、角弓反张、强制性惊厥、抽搐等，甚至导致死亡，因此不宜多服、久服及生用马钱子；孕妇禁用马钱子；运动员慎用；由于毒性成分能经皮肤吸收，外用不宜大面积或长时间涂敷。在 2015 版的《中国药典》（一部）中规定，本品按干燥品计算，含士的宁（$C_{21}H_{22}N_2O_2$）应为 1.20%～2.20%，马钱子碱（$C_{23}H_{26}N_2O_4$）不得少于 0.80%。

（2）千里光：为菊科植物千里光的干燥地上部分。千里光能清热解毒，明目，利湿，临床上可用于治疗痈肿疮毒，感冒发热，目赤肿痛，泄泻痢疾，皮肤湿疹等疾病。千里光中的生物碱大多属于吡咯里西啶碱类，主要质量控制成分为阿多尼弗林碱，具有肝毒性。因此，在 2015 版的《中国药典》（一部）中规定，本品按干燥品计算，含阿多尼弗林碱（$C_{18}H_{23}NO_7$）不得过 0.004%，含金丝桃苷（$C_{21}H_{20}O_{12}$）不得少于 0.030%。

（3）雷公藤：是卫矛科雷公藤属植物，其主要活性成分包括雷公藤红素、雷公藤甲素、雷公藤碱、雷公藤次碱等，多为二萜或倍半萜类生物碱，具有抗肿瘤、抗炎、抗生育、免疫调节等多种活性。雷公藤的主要毒性成分为雷公藤甲素，可引起肝损伤，是雷公藤的主要质量控制成分。

【同步练习】

一、A 型题（单项选择题）

1. 《中国药典》中，以士的宁为质量控制成分之一的中药是

A. 苦参　　　　　　B. 麻黄　　　　　　C. 马钱子　　　　　　D. 连翘

E. 地骨皮

本题考点：《中国药典》以士的宁和马钱子碱为指标成分对马钱子进行鉴别和含量测定。

2. 天仙子含有的主要生物碱是

A. 东莨菪碱　　　　B. 汉防己甲素　　　C. 乌头碱　　　　　　D. 巴马汀

E. 药根碱

本题考点：天仙子含有的主要生物碱有莨菪碱和东莨菪碱等。

3. 吴茱萸碱所属的结构类型是

A. 有机胺类生物碱　　　　　　　　　　B. 色胺吲哚类生物碱

C. 双吲哚类生物碱　　　　　　　　　　D. 单萜吲哚类生物碱

E. 简单吲哚类生物碱

本题考点：色胺吲哚类的代表性生物碱。

二、B 型题（配伍选择题）

（4—5 题共用备选答案）

A. 雷公藤碱　　　　B. 汉防己甲素　　　C. 阿托品　　　　　　D. 氧化苦参碱

E. 士的宁

4. 结构类型为倍半萜大环内酯生物碱的化学成分是

5. 结构类型为苄基异喹啉衍生物的化学成分是

本题考点：雷公藤碱和汉防己甲素的结构特征。

(6—8 题共用备选答案)

A 防己　　　　　　　B. 雷公藤　　　　　　C. 洋金花　　　　　　D. 山豆根

E. 延胡索

6. 《中国药典》规定，以阿托品为质量控制成分之一的中药是

7. 《中国药典》规定，以苦参碱为质量控制成分之一的中药是

8. 《中国药典》规定，以东莨菪碱为质量控制成分之一的中药是

本题考点： 洋金花和山豆根的质量控制成分。

三、X 型题（多项选择题）

9. 关于生物碱的说法，正确的有

A. 大多具有碱性　　　　　　　　　　　　B. 大多具有酸性

C. 大多具有生理活性　　　　　　　　　　D. 结构中都含有氮原子

E. 结构中都含有金属原子

本题考点： 生物碱的理化性质。

10. 质量控制成分为生物碱的药材是

A. 川乌　　　　　　　B. 厚朴　　　　　　　C. 麻黄　　　　　　　D. 苦参

E. 黄连

本题考点： 常见中药所含有效成分的种类及质量控制成分。

四、C 型题（综合分析题）

(11—12 题共用备选题干)

某女 42 岁。患白带增多、阴部瘙痒半年，医生诊为湿热下注，处以内服中药并外用妇必舒阴道泡腾片。妇必舒阴道泡腾片的处方组成为苦参、蛇床子、大黄、百部、乌梅、硼砂、冰片、白矾、甘草，据文献报道该阴道泡腾片有抗菌消炎作用。

11. 妇必舒阴道泡腾片处方中具有抗病原体作用的双稠哌啶类化合物的饮片是

A. 乌梅　　　　　　　B. 苦参　　　　　　　C. 大黄　　　　　　　D. 百部

E. 蛇床子

本题考点： 苦参碱的结构特征。

12. 苦参中所含生物碱主要包括

A. 苦参碱、氧化苦参碱和 N - 甲基金雀花碱

B. 苦参碱、小檗碱和黄连碱

C. 苦参碱、麻黄碱和槐定碱

D. 氧化苦参碱、东莨菪碱和汉防己甲素

E. 阿托品、槐定碱和莨菪碱

本题考点： 苦参中存在的主要生物碱为苦参碱和氧化苦参碱，此外还含有少量的去氢苦参碱、羟基苦参碱、N - 甲基金雀花碱、安那吉碱、苦参酮、去甲苦参酮和微量元素硒、锌等。

参考答案： 1. C　2. A　3. B　4. A　5. B　6. C　7. D　8. C　9. ACD　10. ACDE
11. B　12. A

三、糖和苷

【复习指导】本部分内容历年常考，重点掌握糖类化合物的分类及糖的特殊反应，熟悉糖类的构型及其表达方法，了解糖类化合物的理化性质；重点掌握苷类化合物的分类和水解反应，熟悉含氰苷类的常用中药的结构类型及质量控制成分，了解常见苷类化合物的理化性质。

（一）糖的分类、结构特征和化学反应

糖类是多羟基醛或多羟基酮及其衍生物或聚合物的总称。大多数糖类具有$C_n(H_2O)_m$的通式，故又称为碳水化合物，如葡萄糖、果糖、麦芽糖、淀粉等。

糖类可分布于植物的全身如根、茎、叶、花、果实、种子等各个部位，常常占植物干重的80%～90%。糖类化合物除了作为动植物的营养物质和骨架成分，部分还具有独特的生物活性，特别是从中药中发现的多糖类成分，如人参多糖能增强免疫功能，灵芝多糖具有抗肿瘤活性，当归多糖促进造血功能，还有一些补益类中药，如黄芪、枸杞子、刺五加等都含有生物活性显著的糖类成分。

1. 糖的分类　根据是否能被水解以及水解后生成的单糖数目，糖类可分为单糖、低聚糖和多聚糖等三类。

（1）单糖：单糖是组成糖类及其衍生物的基本结构单元，无法进一步水解，如葡萄糖、鼠李糖、果糖等。经过多年研究，现已发现单糖200多种，根据所含碳原子数目的不同，又可分类如下。

①五碳醛糖：D－木糖、L－阿拉伯糖、D－核糖。

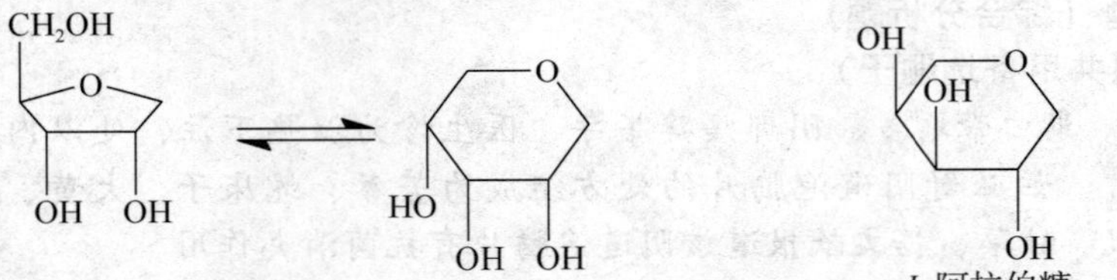

D-核糖　　　　　　　　　　　　　　L-阿拉伯糖

②甲基五碳糖：L－夫糖、L－鼠李糖和D－鸡纳糖等。

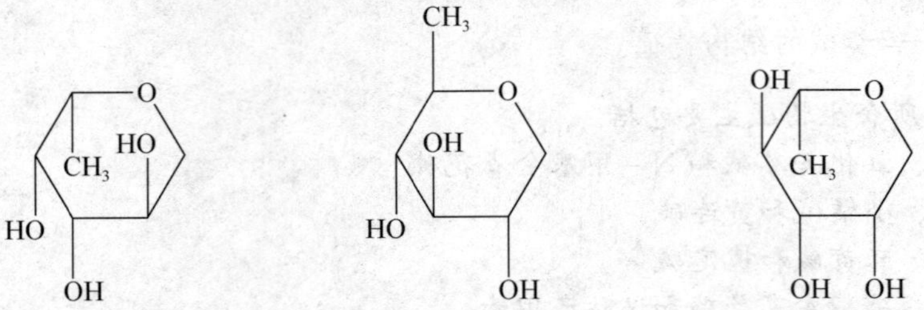

L-夫糖　　　　　　　　D-鸡纳糖　　　　　　　　L-鼠李糖

③六碳醛糖：D－葡萄糖、D－半乳糖和D－甘露糖等。

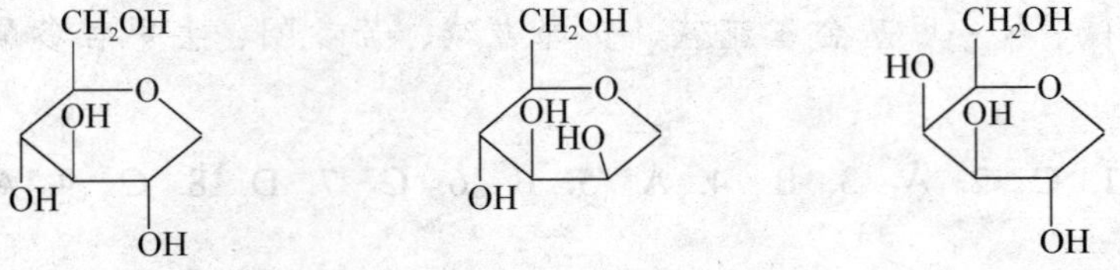

D-葡萄糖　　　　　　　D-甘露糖　　　　　　　D-半乳糖

④六碳酮糖：D – 果糖。

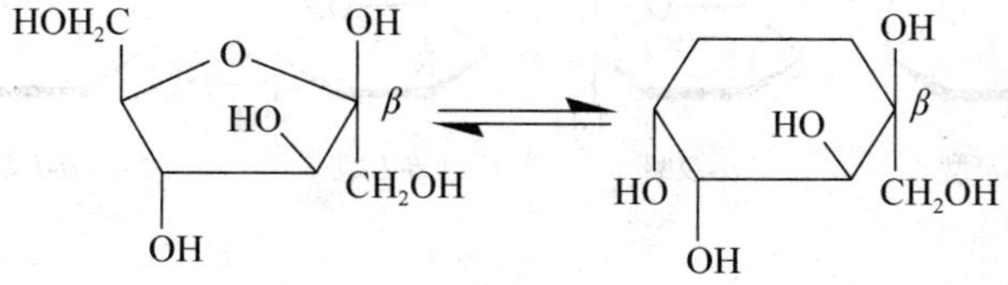

D-果糖

⑤糖醛酸：D – 葡萄糖醛酸和 D – 半乳糖醛酸等。

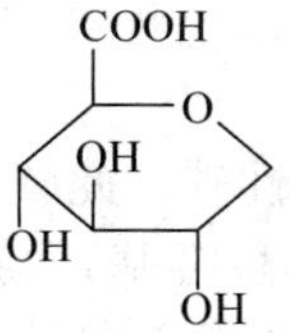

D-葡萄糖醛酸 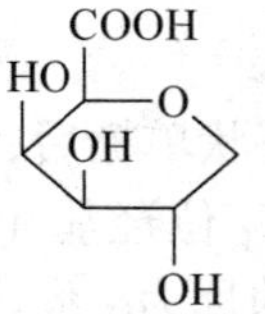　　　　　　　　　*D*-半乳糖醛酸

⑥糖醇：是由单糖的醛基或酮基还原成羟基而得的多元醇，如 D – 甘露醇和 D – 山梨醇等。

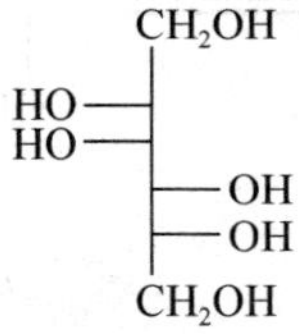

D-甘露醇 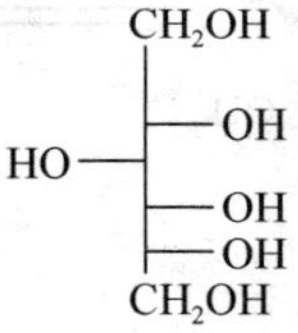　　　　　　　　　*D*-山梨醇

　　在自然界中以五碳糖和六碳糖居多，这是由于五元环和六元环的张力最小，五元环糖又称为呋喃型糖，六元环糖又称为吡喃型糖。

　　无论是环状单糖还是开链单糖，都含有多个手性碳。为了正确区分不同种单糖的立体构型，我们使用费歇尔（Fischer）投影式表示其开链结构，哈沃斯（Haworth）透视式表示其环状结构。单糖的绝对构型以 D、L 表示。在费歇尔投影式中，竖线表示碳链，由离羰基位置最远的手性碳决定构型，这个碳上的羟基在右侧的为 D 型糖（手性碳为 R 构型），在左侧的为 L 型糖（手性碳为 S 构型）。在哈沃斯透视式中，因为参与成环的羟基不同而判断方法不同。对于六碳吡喃醛糖及甲基五碳糖上 C_5 的取代基的取向决定其绝对构型（五碳呋喃糖构型由 C_4 取代基的取向决定），在环面向上的为 D 型，向下的为 L 型。

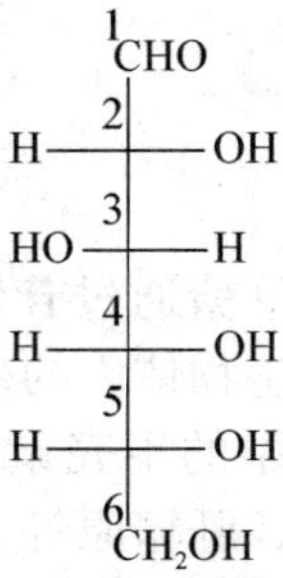

D-葡萄糖Fischer投影式

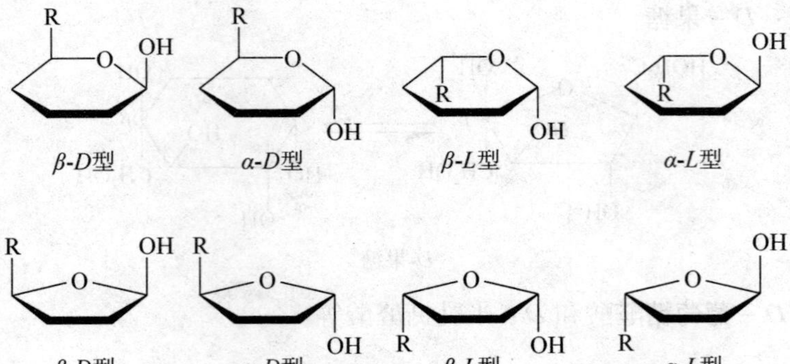

β-D型   α-D型   β-L型   α-L型

β-D型   α-D型   β-L型   α-L型

Haworth式

当链状单糖转变为环状单糖后，会出现一个新的手性碳，此碳原子称为端基碳原子。习惯上，将环状己醛糖中 C_1 位羟基（或环状己酮糖中 C_2 位羟基）与 C_5 位羟甲基处于环平面同侧的称为 β 体，异侧的称为 α 体。它们是非对映体，也是差向异构体。

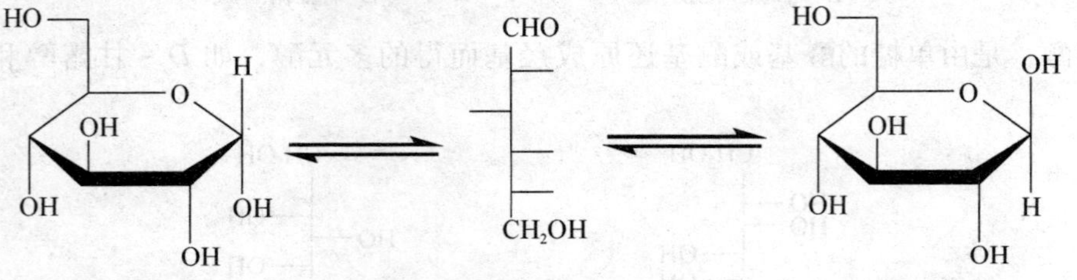

α-D-吡喃葡萄糖   开链-D-葡萄糖   β-D-吡喃葡萄糖

（2）低聚糖：低聚糖是由 2～9 个单糖通过苷键聚合而成。按照单糖基数目，低聚糖又可分为二糖、三糖、四糖等，其中二糖是低聚糖中在自然界中存在最广泛的一类，如新橙皮糖、槐糖、蔗糖、麦芽糖等。二糖是由两个单糖通过脱水以苷键连接而成的化合物，两个单糖可以相同，也可以不同。而三糖又多在蔗糖的基础上再连接一个单糖而成，如棉籽糖。四糖又多是在棉籽糖的结构上延长，如水苏糖。

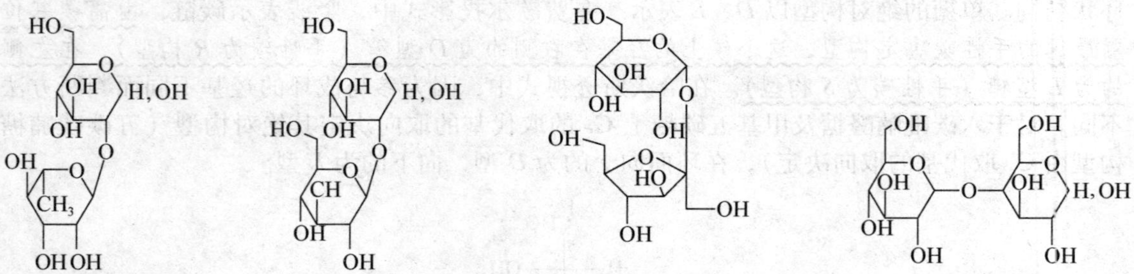

新橙皮糖   槐糖   蔗糖   麦芽糖

（3）多糖：多糖是由 10 个以上的单糖通过苷键连接而成。多糖与单糖、低聚糖不同，一般无甜味，也无还原性。多糖按其在生物体内的生理功能可分为两类，一类是动植物的结构多糖，如植物中的纤维素、动物甲壳中的甲壳素等，该类成分不溶于水，分子呈直链型；另一类是动植物中的贮存多糖，如淀粉、肝糖原等，这类成分可溶于热水形成胶体溶液，分子多数呈支链型。

　　淀粉是人类获取糖类的主要来源，广泛存在于植物体中。淀粉通常为白色粉末，是葡萄糖的高聚物，由直链淀粉和支链淀粉组成。淀粉在冷水中不溶，但在加热情况下淀粉可吸收水而膨胀成糊状，直链淀粉遇碘显蓝色，而支链淀粉遇碘显紫红色。这是由于淀粉中的葡萄糖单位形成 6 圈以上螺旋，碘分子或离子可进入螺旋通道形成有色结合物质。纤维素是植物细胞壁主要的组成部分，是由 $3000 \sim 5000$ 个 D - 葡萄糖分子通过苷键连接而成的直链葡聚糖，分子呈直线型，性质稳定，不易被水解。黏液质是在植物中起着保持水分作用的一类多糖。在用水作提取液的提取中药成分时，黏液质的存在会使水溶液极难过滤。若在水溶液中加入乙醇失其沉淀，或加入石灰水使分子中的游离羧基与 Ca^{2+} 结合产生沉淀。

　　2. 糖类的特殊反应

　　（1）氧化反应

　　①斐林反应：取供试液于试管内，再加入等量斐林试剂，水浴加热 2 分钟，反应产生砖红色沉淀。其反应机制为：还原糖具有的游离的醛（酮）基，可以被斐林试剂氧化成羧基，同时斐林试剂中的铜离子由二价还原为一价，生成氧化亚铜砖红色沉淀。

　　②多伦反应：还原糖中的醛（酮）基能被多伦试剂（含 2 $[Ag(NH_3)_2]OH$）氧化成羧基，同时多伦试剂中的银离子被还原成金属银，生成银镜或黑褐色银沉淀，此反应又称为银镜反应。

　　（2）Molish 反应：取样品溶液于试管中，加入数滴 3% α - 萘酚乙醇溶液，混合均匀后沿试管壁加入浓硫酸，使溶液分为两层，样品中有糖存在时两层溶液交界处呈紫色环。Molish 试剂即由浓硫酸和 α - 萘酚组成。其反应机理为单糖在强酸的作用下，脱去三分子水生成具有呋喃环结构的糠醛及其衍生物，糠醛衍生物可以和许多芳胺、酚类缩合生成紫红色复合物。此反应可用于糖类化合物和苷类化合物的检识。

　　（二）苷的分类和水解反应

　　苷类是糖或糖的衍生物与非糖物质通过糖的端基碳原子连接而成的一类化合物，因此又称为配糖体。其中，非糖物质被称为苷元，糖与苷元之间相连的键称为苷键。苷类化合物广泛存在于自然界，不同种类的苷在不同科属植物中的分布是具有差异的，如约 200 个科属植物中都存在黄酮苷，而只有玄参科、夹竹桃科等 10 多个科属才含有强心苷。苷类化合物可存在于植物的各个部位，但在植物体内的分布及含量也有差异，如三七皂苷在三七的根和根茎中含量最高，黄花夹竹桃中的强心苷则在种子中含量最高，很多中药的根及根茎往往是苷类分布的重要部位。

　　大部分苷类化合物具有显著的生物活性，如天麻苷是天麻显安神镇静作用的主要活性成分；芦荟苷具有致泻作用；黄酮苷类具有止咳平喘、抗菌、扩张冠状动脉血管等多方面的生理活性。

　　1. 苷的分类　苷的分类方法很多，如按苷类在植物体内存在情况，可将苷分为原生苷和次生苷（次生苷是指从原生苷中脱掉一个及以上单糖的苷）；按组成苷的糖的种类可将苷分为葡萄糖苷、木糖苷等；按苷元的结构类型可将苷分为黄酮苷、蒽醌苷、香豆素苷等；按苷中单糖基的数目可将苷分为单糖苷、双糖苷等；按糖基与苷元连接位置的数量可将苷分为单链糖苷、双链糖苷等；还有按苷的理化性质及生理活性可将苷分为皂苷、强心苷等；按植物来源分为人参皂苷、柴胡皂苷等。

　　最常见的分类方法是按照苷原子的种类分为氧苷、硫苷、氮苷和碳苷。

（1）氧苷：是由苷元通过氧原子和糖相连接而成，在苷类化合物中，氧苷最常见，数量也最多。根据构成苷键的不同类型苷元羟基，又可将氧苷分为醇苷、酚苷、酯苷和氰苷等。

①醇苷：是由苷元的醇羟基与糖的半缩醛羟基脱水缩合而成，如毛茛苷、红景天苷。

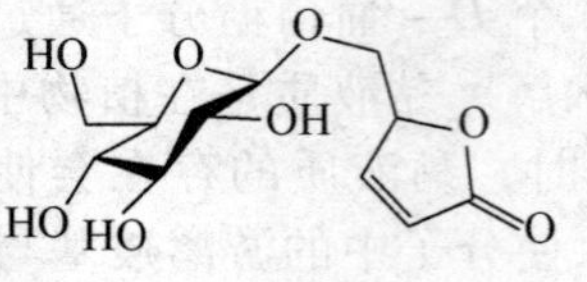

毛茛苷 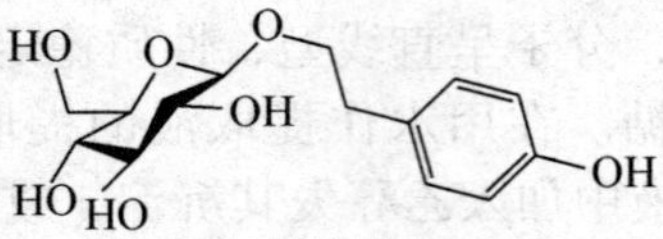　　　　　　　　　　　红景天苷

②酚苷：是由苷元中的酚羟基与糖的半缩醛羟基脱水缩合而成。如天麻苷、香豆素苷、黄酮苷、熊果苷。

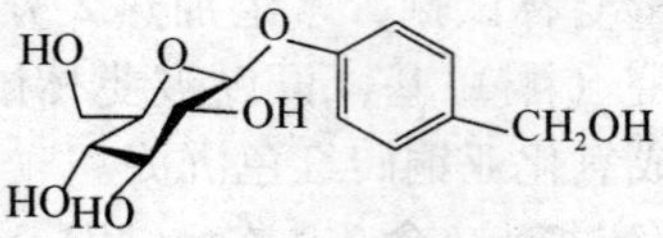

天麻苷 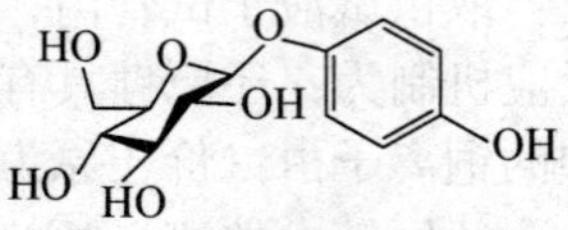　　　　　　　　　　　熊果苷

③酯苷：是由苷元中的羧基与糖的半缩醛羟基脱水缩合而成，其苷键具有酯的性质，易发生水解反应。如下图山慈姑苷 A 和山慈姑苷 B 的水解。

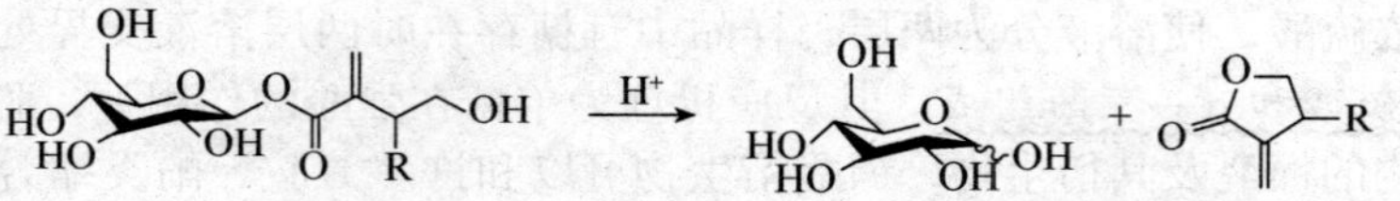

山慈姑苷A R=H　　　　　　　　　　山慈姑内酯A R=H
山慈姑苷B R=OH　　　　　　　　　 山慈姑内酯B R=OH

④氰苷：主要是指具有 α - 羟基腈的苷。这类苷易水解，在弱酸性溶液中或酶催化的条件下，水解速度加快，但生成的水解产物苷元 α - 羟腈也不稳定，立即分解为氢氰酸和醛（酮）；而在强酸性溶液中，苷元中的氰基易氧化成羧基，并游离出氨基；在碱性溶液中，氰苷虽不易水解，但可发生异构化生成 α - 羟基羧酸类化合物。

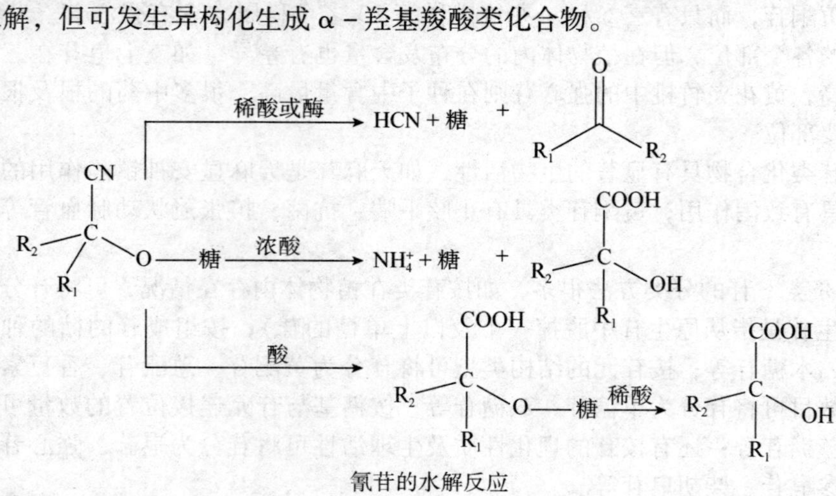

氰苷的水解反应

（2）硫苷：是由苷元上的巯基与糖的半缩醛羟基脱水缩合而成。如萝卜中的萝卜苷，黑芥子中的黑芥子苷等。这类苷水解后得到的苷元性质都不稳定，一般不含巯基，多为异硫氰酸酯类。

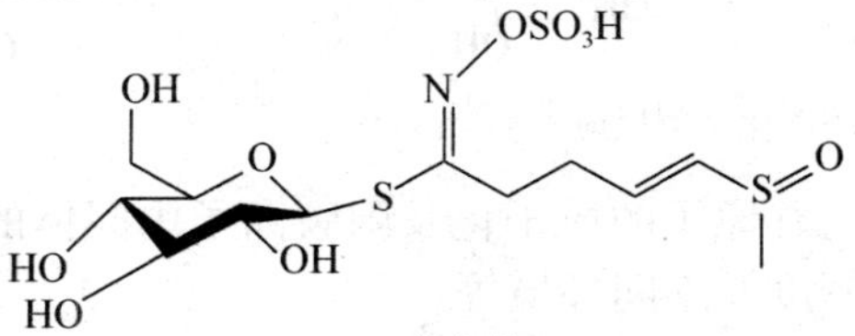

萝卜苷 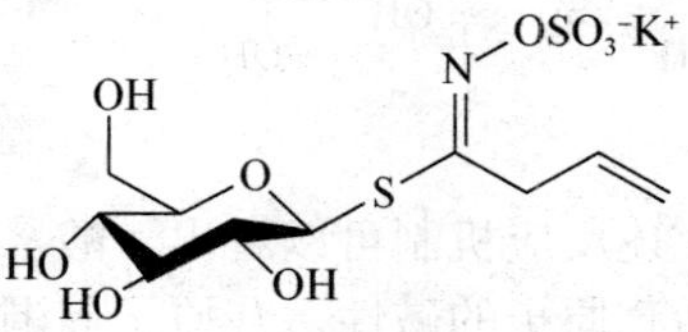　　　　　　　　　　　黑芥子苷

（3）氮苷：是由苷元上的氮原子直接与糖上的端基碳原子相连而成。如中药巴豆的巴豆苷。

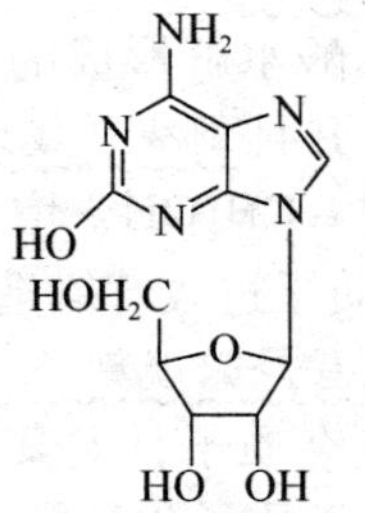

巴豆苷

（4）碳苷：是由碳上的氢与糖的半缩醛基脱水结合而成，糖基的端基碳原子是与苷元碳原子直接相连。碳苷分子的糖多数连接在具有间二或间三酚羟基的芳环上，由糖的半缩醛羟基与芳环上的酚羟基邻位或对位的活泼氢经脱水缩合形成。黄酮碳苷是最为常见的组成碳苷的苷元。如牡荆素，它是山楂的主要成分之一。

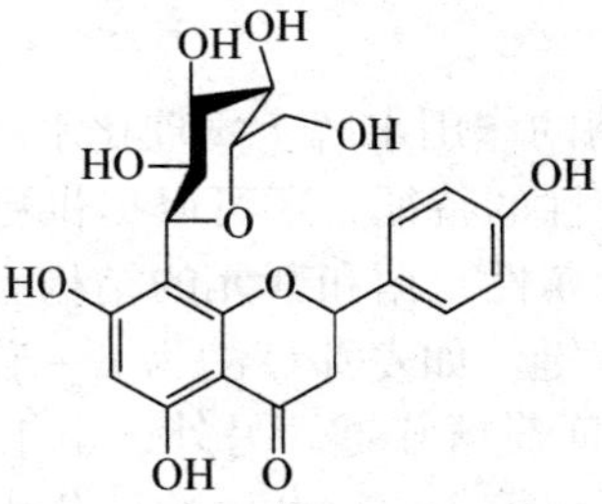

牡荆素

2. 苷的水解反应　通过苷的裂解，我们可以了解苷元及糖的种类、苷键的构型、苷元与糖的连接方式等。而苷的裂解大多是通过水解反应进行。水解反应可分为酸催化水解、碱催化水解和酶催化水解。

（1）酸催化水解：苷键具有缩醛或缩酮结构，在酸性溶液中性质不稳定，易被酸催化水解生成糖和苷元，而在碱性溶液中较稳定。水解反应一般在水溶液或稀醇中进行，常用的酸性催化剂有稀盐酸、稀硫酸、甲酸、乙酸等。反应机制为苷原子先被质子化，然后苷键断裂分解为苷元和糖的阳碳离子中间体，该中间体与水结合后，再脱去氢离子即形成糖类分子。以葡萄糖氧苷为例，酸催化水解反应如下图：

葡萄糖氧苷的酶催化水解反应

由上述反应机制可以看出，酸水解的难易与苷原子的质子化及阳碳离子中间体的形成有关，包括苷原子的碱性、苷原子周围的电子云密度及空间环境等。

①按苷原子的不同，酸催化水解的速率为：N－苷＞O－苷＞S－苷＞C－苷。N原子碱性强，易接受质子，易进行酸水解。而C原子无游离电子对，最难质子化，所以C－苷很难酸水解。

②五元呋喃糖苷与六元吡喃糖苷相比，易被酸水解。由于五元呋喃环呈平面结构，各取代基在空间中处于重叠位置，较拥挤，酸水解形成的中间体使拥挤状态改善，环张力减小，所以呋喃糖苷水解速率比吡喃糖苷大。并且酮糖苷酸水解易于醛糖苷。也是因为酮糖常以呋喃糖形式存在，且端基碳上有较大基团－CH_2OH，增大了拥挤状态。

③吡喃糖中C_5上取代基越大，对质子进攻苷键造成的空间位阻越大，越难发生酸水解，其水解速率是：五碳糖苷＞甲基五碳糖苷＞六碳糖苷＞七碳糖苷＞糖醛酸苷。

④由于羟基和氨基都可与苷原子争夺质子，尤其是$2-NH_2$、$2-OH$糖苷，2位质子化后，使苷原子周围电子云密度降低，难于质子化，结合诱导效应，因此氨基糖苷的水解难于羟基糖苷，羟基糖苷的水解又难于去氧糖苷。

⑤苷原子质子化时，芳环对苷原子有一定的供电作用，所以酚苷酸水解易于醇苷。某些酚苷如蒽醌苷、香豆素苷等不用酸，只加热就可将其水解。

（2）碱催化水解：缩醛结构在碱性条件下较稳定，所以苷类化合物一般不易被碱催化水解。但酯苷、酚苷、烯醇苷和含β－吸电子取代基的苷，在碱性条件下可被催化水解，如水杨苷。

（3）酶催化水解：苷键可受酶的作用水解。酶催化水解条件温和，一般不会破坏苷元的结构，酶水解具有高专属性和渐进性的特征，还可以提供更多苷的结构信息，所以酶水解已成为苷键裂解的重要方法。酶的专属性与糖和苷元的结构有密切关系，表现为α－苷酶只水解α－苷键，β－苷酶只水解β－苷键。如麦芽糖酶为α－苷酶，水解α－葡萄糖苷键；苦杏仁苷酶为β－苷酶，主要水解β－葡萄糖苷键。另外，由于酶水解的渐进性，水解反应可以得到部分水解的次生苷、单糖、低聚糖等，因此，酶催化水解除了可得到真正的苷元，还可获知苷键的构型、糖的种类、苷元与糖或糖与糖之间的连接关系等结构信息。另外，酶水解反应还受pH影响，产物随pH不同而异。如芥子苷酶水解芥子苷时，若在pH为7的中性条件下，酶解生成异硫氰酸酯；而在pH3～4的酸性条件下，酶解则生成腈和硫黄。

（4）其他裂解反应

①氧化开裂反应：又称为Smith降解法。用过碘酸氧化糖的邻二醇，生成二元醛和甲酸，然后用四氢硼钠将醛还原为二元醇，此醇具有简单的缩醛结构，在酸性条件下不稳定，于室温下即可水解为苷元、多元醇和羟基乙醛等产物。该反应条件温和，易得到原苷元，适用于碳苷和苷元不稳定的裂解。

②乙酰解反应：反应机制与酸水解相似，只是进攻基团为CH_3CO^+而非质子。使用试剂

为乙酸酐和酸（硫酸、高氯酸或 Lewis 酸）。

（三）含氰苷类化合物的常用药

氰苷一般是指具有 α-羟基腈的苷，是由氰醇衍生物中的羟基与糖的端基碳上的羟基脱水缩合而成。苷元属 α-羟基腈的氰苷可被酶和稀酸水解，水解后生成的苷元 α-羟基腈很不稳定，立即分解成醛或酮及氢氰酸。微量的氢氰酸具有止咳作用，但过量会导致中毒。

1. 苦杏仁　苦杏仁为蔷薇科植物山杏、野杏、西伯利亚杏、东北杏和杏的干燥成熟种子，具有降气止咳平喘，润肠通便的功效，常用于治疗咳嗽气喘，胸满痰多，肠燥便秘。苦杏仁的主要化学成分有苦杏仁苷、樱叶酶、苦杏仁酶、苦杏仁苷酶、脂肪油、多种维生素及矿物质元素等。苦杏仁苷是苦杏仁的主要成分，属于氰苷类。在 2015 版的《中国药典》（一部）中规定，苦杏仁含苦杏仁苷（$C_{20}H_{27}NO_{11}$）不得少于 3.0%。

苦杏仁苷

2. 桃仁　桃仁为蔷薇科植物桃或山桃的干燥成熟种子。桃仁具有活血祛瘀，润肠通便，止咳平喘等作用，常用于治疗经闭痛经，癥瘕痞块，肺痈肠痈，跌扑损伤，肠燥便秘，咳嗽气喘等疾病。桃仁含有的主要成分为氰苷类、蛋白质、挥发油类、氨基酸、脂肪油类及甾体等物质。其中，苦杏仁苷为桃仁的主要有效成分，在 2015 版的《中国药典》（一部）中规定，桃仁含苦杏仁苷（$C_{20}H_{27}NO_{11}$）不得少于 2.0%。

3. 郁李仁　郁李仁为蔷薇科植物欧李、郁李或长柄扁桃的干燥成熟种子。郁李仁具有润肠通便，下气利水的作用，适用于津枯肠燥，食积气滞，便秘腹胀，水肿，脚气，小便不利的治疗。郁李仁的主要化学成分有苦杏仁苷、郁李仁苷 A、郁李仁苷 B、黄酮、氨基酸、脂肪酸、蛋白质等。其中，苦杏仁苷为郁李仁的有效成分和质量控制成分。在 2015 版的《中国药典》（一部）中规定，本品按干燥品计算，郁李仁含苦杏仁苷（$C_{20}H_{27}NO_{11}$）不得少于 2.0%。

【同步练习】

一、A 型题（单项选择题）

1. 苷键在酸性条件下水解，按照苷原子的苷水解的易难顺序

A. N＞O＞S＞C　　　　　　　　　B. N＞S＞C＞O

C. N＞C＞O＞S　　　　　　　　　D. O＞N＞S＞C

E. O＞N＞C＞S

本题考点：酸水解反应的机制。

2. 《中国药典》规定，以苦杏仁苷为含量测定指标成分的中药是

A. 益智　　　　　B. 薏苡仁　　　　　C. 郁李仁　　　　　D. 酸枣仁

E. 沙苑子

本题考点：含氰苷类化合物的常见中药。

3. Molish 反应呈阳性的化合物是

A. 浓硫酸   B. 浓盐酸   C. 葡萄糖   D. 苯胺

E. 邻苯二甲酸

本题考点： Molish 反应为糖的显色反应。

二、B 型题（配伍选择题）

（4—5 题共用备选答案）

A. 氧苷   B. 硫苷   C. 氮苷   D. 三糖苷

E. 二糖苷

4. 硫醇基与糖端基脱水形成的苷是

5. 硫基与糖端基羟基脱水形成的苷是

本题考点： 苷类化合物的常见分类方法是按照苷键原子种类而进行分类的。

三、X 型题（多项选择题）

6. 按照苷键原子的不同分类，属于氧苷的是

A. 氰苷   B. 酯苷   C. 酚苷   D. 氮苷

E. 吲哚苷

本题考点： 氧苷的分类。

7. 在《中国药典》中，以苦杏仁苷为质量控制成分的中药有

A. 山豆根   B. 苦杏仁   C. 桃仁   D. 防己

E. 郁李仁

本题考点： 含氰苷类生物碱苦杏仁苷的常用中药。

参考答案： 1. A   2. C   3. C   4. A   5. B   6. ABC   7. BCE

四、醌类化合物

【复习指导】 本部分内容历年常考，重点掌握醌类化合物分类结构特征及常用中药的结构类型及质量控制成分，了解醌类化合物的理化性质。

（一）醌类化合物的分类

1. 概述   醌类化合物是具有不饱和环二酮结构（醌式结构）的一类天然有机化合物，是中药中一类广泛存在的化学成分。在植物当中的分布相当广泛，如蓼科的大黄、何首乌；豆科的决明子、百合科的芦荟、唇形科的丹参等都具有醌类的化学成分。但在某些低等植物如地衣类中也含有醌类化合物的存在。

醌类化合物的生物活性是多方面的。天然的蒽醌类化合物多数都具有泻下、抗氧化等作用。如番泻叶当中含有的化学成分番泻苷，就具有较强的泻下作用。大黄中有游离蒽醌类成分具有较强的抗菌作用，特别是对金黄色葡萄球菌有明显的抑制作用。除此之外，醌类化合物还具有显著的止血、扩张冠状动脉、驱绦虫等作用。

2. 分类及基本结构   醌类化合物主要分为四种类型：苯醌、萘醌、菲醌和蒽醌。

（1）苯醌类：苯醌类化合物分为邻苯醌和对苯醌两大类。天然存在的苯醌化合物中因为邻苯醌的结构十分不稳定，故多为对苯醌的衍生物。

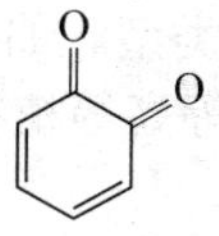

邻苯醌 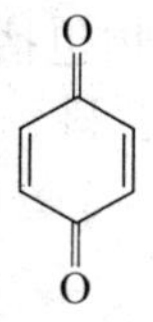　　　　　　　　　对苯醌

天然的苯醌类化合物多为黄色或者橙黄色的结晶，如中药凤眼草果实中的 2,6 - 二甲氧基对苯醌，白花酸藤果及木桂花果实当中的信筒子醌等。其中泛醌类化合物具苯醌结构且能参与生物体内的氧化还原过程，这种成分称为辅酶 Q 类，主要用于心脏病、高血压等心血管疾病治疗。

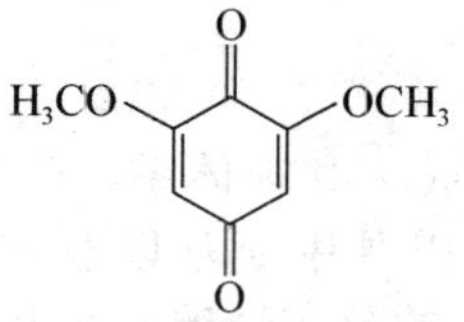

2,6-二甲氧基对苯醌 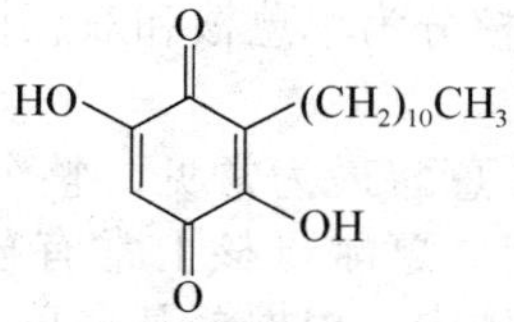　　　　　信筒子醌 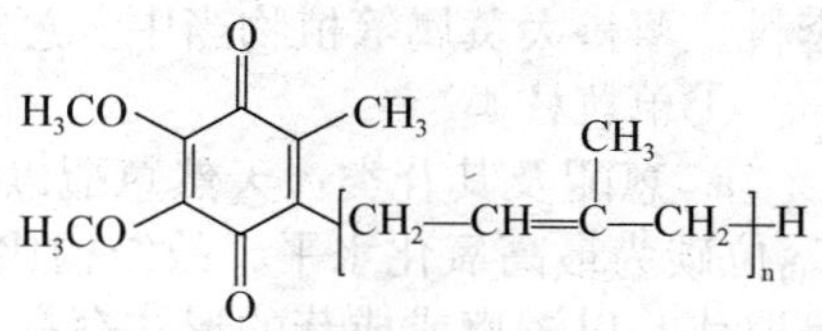　　　　　　辅酶Q_{10}(n=10)

（2）萘醌类：蒽醌类化合物有 α - （1，4），β - （1，2）及 amphi （2，6）三种类型。但实际自然界得到的大多为 α - 萘醌类衍生物。多为呈橙色或者橙红色结晶，极少数为紫色结晶。

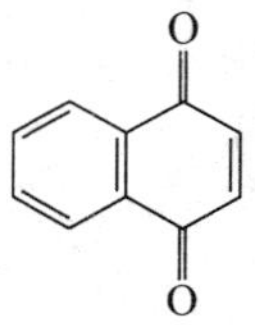

α-(1,4)萘醌 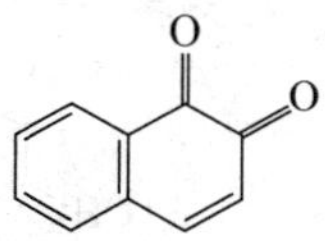　　　　　　β-(1,2)萘醌 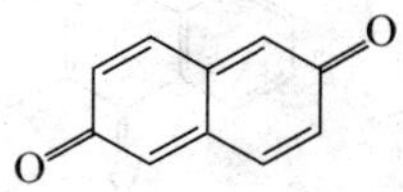　　　　　　amphi(2,6)萘醌

萘醌类化合物具有明显的生物活性。部分萘醌类，如胡桃醌具有抗菌、抗癌及中枢神经镇静作用；鼠李科植物翼核果根中提取得到的翼核果素也是属于萘醌类化合物；紫草科破布木属植物根中分离出来的 cordiaquinoneA 对革兰阳性菌及分枝杆菌有抑制作用。如中药紫草中就含有多种具有抗菌、抗病毒及止血作用的萘醌类成分。

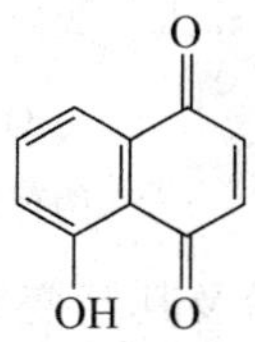

胡桃醌 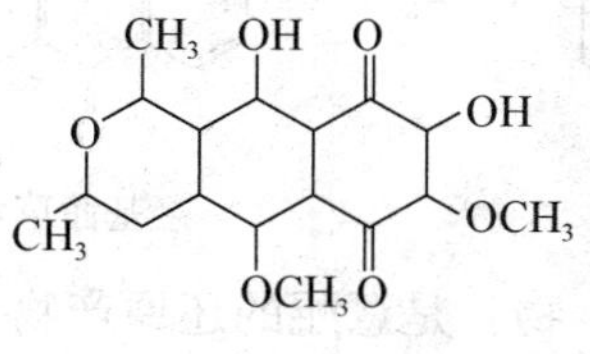　　　　　　　　　翼核果素

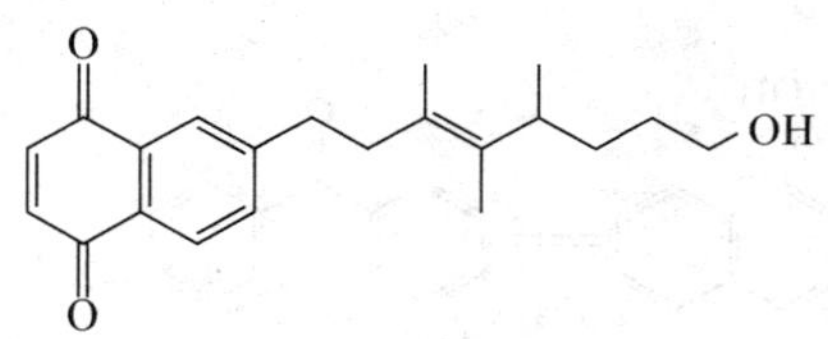

cordiaquinoneA 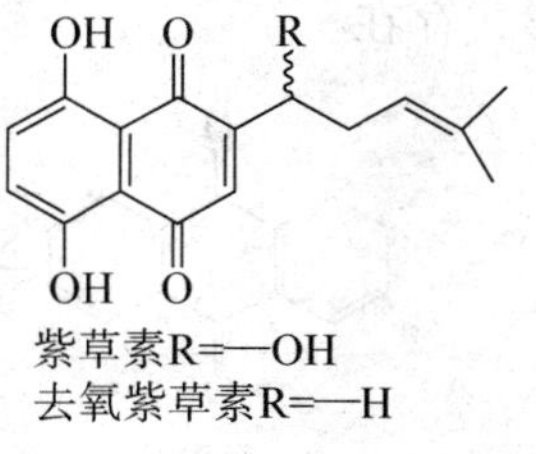　　　　　　紫草素R＝—OH
　　　　　　　　　　　　去氧紫草素R＝—H

（3）菲醌类：菲醌类衍生物包括邻醌及对醌两种类型。如从丹参根中分离得到多种菲醌衍生物。主要分布在唇形科、兰科、蓼科、使君子科等高等植物当中。

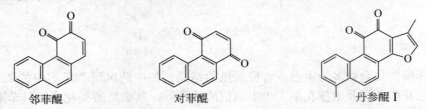

邻菲醌　　　　　　　　对菲醌　　　　　　　　丹参醌 I

（4）蒽醌类：蒽醌类化合物是蒽醌的衍生物，按母核分为单蒽核和双蒽核两大类，包括其不同程度的还原产物，如氧化蒽酚、蒽酚、蒽酮及蒽酮的二聚物。主要分布在芸香科、鼠李科、蓼科大黄属等植物当中。蒽醌按母核分为单蒽核和双蒽核两大类。

①单蒽核类

a. 蒽醌及其苷类：天然蒽醌以 9,10 - 蒽醌最为常见，整个分子形成一共轭体系，C_9 与 C_{10} 位碳为最高氧化水平，故结构比较稳定。蒽醌母核上常有羟基、羟甲基甲氧基以及羧基等取代，以游离或成苷的形式存在于植物体内。根据羟基在蒽醌母核上的分布情况，可将羟基蒽醌衍生物分为两种类型。

大黄素型：此类蒽醌的羟基取代分布在两侧的苯环上，多数化合物呈黄色至棕色。如中药大黄中的主要蒽醌类衍生物多属于这一类型。

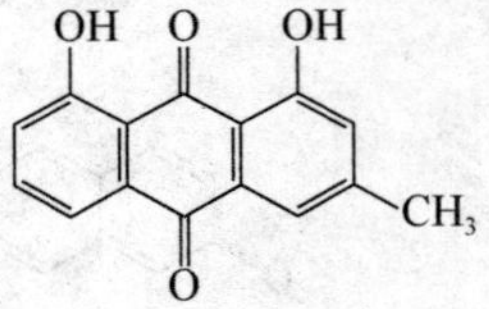

大黄酚 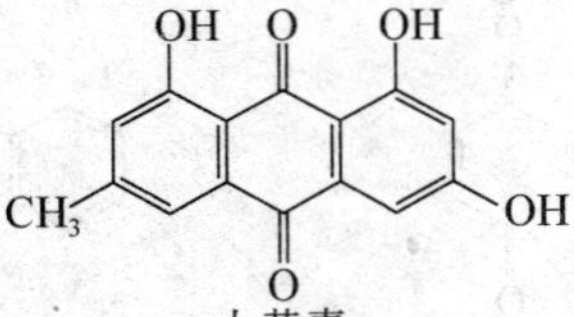　　　　　　　　　　　　　　大黄素

茜草素型：此类蒽醌的羟基取代分布在一侧的苯环上，颜色较深，多为橙黄色至橙红色。如中药茜草中的蒽醌衍生物，其中茜草素体外抗结核杆菌活性显著。根据取代基数量可以分为一取代、二取代、七取代。

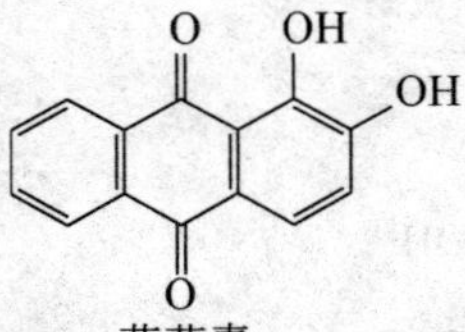

茜草素 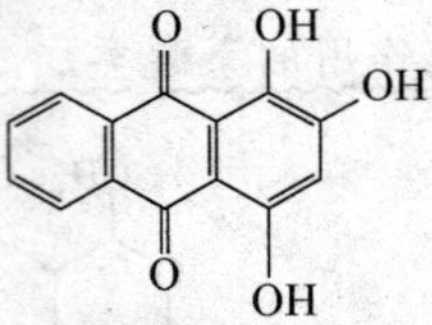　　　　　　　　羟基茜草素 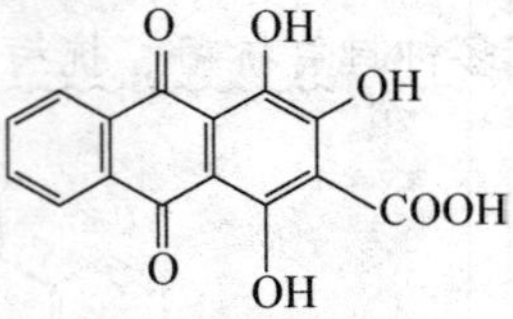　　　　　　　伪羟基茜草素

b. 蒽酚或蒽酮衍生物：是蒽醌的还原产物，可生成蒽酚及其互变异构蒽酮。一般存在于新鲜的植物当中，如果储存的时间长则有效成分就会消失。一般蒽酚衍生物以游离苷元和结合成苷两种形式存在。

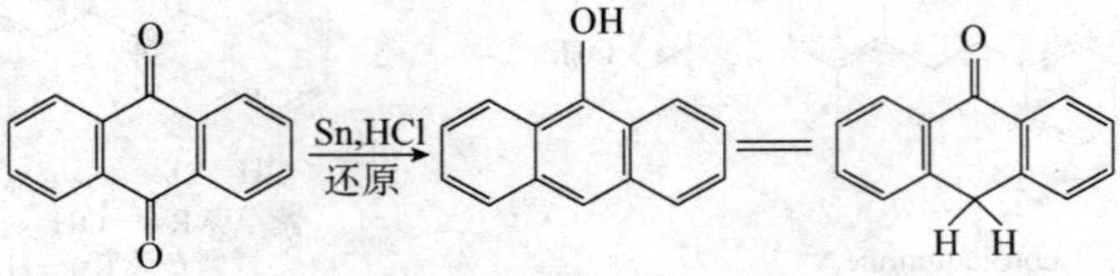

蒽醌　$\xrightarrow[\text{还原}]{\text{Sn,HCl}}$　蒽酚　＝　蒽酮

②双蒽核类

a. 二蒽酮类：是两分子蒽酮脱去一分子氢后，由碳碳结合而成的化合物。其结合方式多为中位 C_{10} – C'_{10} 连接，还有 α 位等位置连接。如中药大黄及番泻叶致泻的有效成分番泻苷 A（sennosideA）、B（sennosideB）、C（sennosideC）、D（sennosideD）等皆为二蒽酮类衍生物。番泻苷 A 是黄色的片状结晶，酸水解后生成了 2 分子葡萄糖以及 1 分子的反写苷元。番泻苷 B 是番泻苷 A 的异构体，水解后生成 2 分子的葡萄糖以及番泻苷元 B。番泻苷 C 则是 1 分子的大黄酸蒽酮及 1 分子的芦荟大黄素蒽酮经过反应生成的二蒽酮或二葡萄糖苷。番泻苷 D 是番泻苷 C 的异构体，其 C_{10} 和 C'_{10} 为顺势连接。

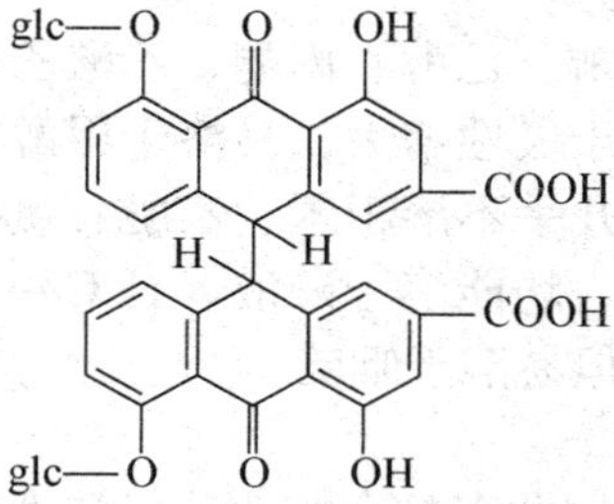

番泻苷A 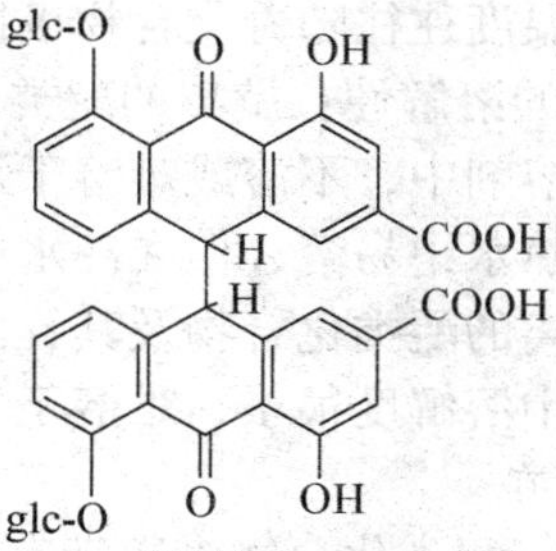　　　　　　　　　　番泻苷B

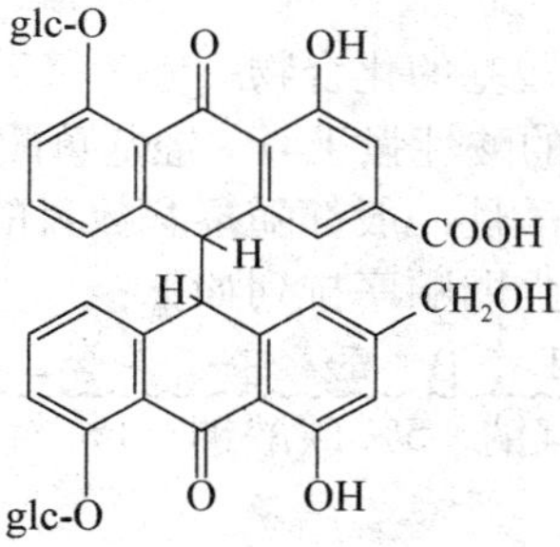

番泻苷C 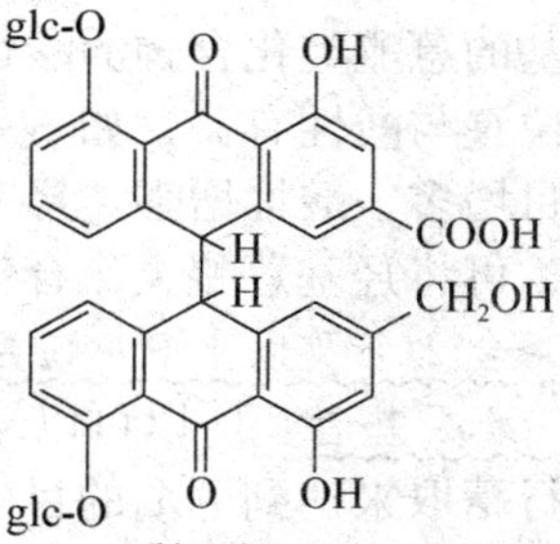　　　　　　　　　　番泻苷D

b. 二蒽醌类：蒽醌类脱氢缩合或二蒽酮类氧化均可形成二蒽醌类。天然二蒽醌化合物中的两个蒽醌环都是相同而对称的，由于空间位阻的相互排斥，两个蒽环呈反向排列，如山扁豆双醌。

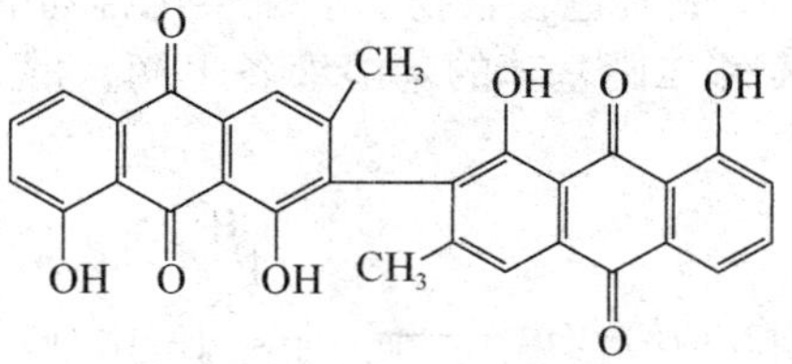

山扁豆双醌

c. 去氢二蒽酮类：中位二蒽酮进一步氧化，两环之间以双键相连者称为去氢二蒽酮。此类化合物颜色多呈暗紫红色。

d. 日照蒽酮类：去氢二蒽酮进一步氧化，α 与 α' 位相连组成一新六元环，称为日照蒽酮类化合物。

e. 中位萘骈二蒽酮类：这类化合物既是天然蒽衍生物中具有最高氧化水平的结构式，也是天然产物中高度稠合的多元环系统之一。

（二）醌类化合物的理化性质

1. 物理性质

（1）醌类的性状：天然醌类化合物多为有色结晶体，其颜色与分子中的酚羟基有关。分子中无酚羟基者多近乎无色，有酚羟基者则为黄色、橙色或红色。一般来说，分子中引入酚羟基等助色团的数目越多，则颜色越深，甚至为棕红色或紫红色。

苯醌及萘醌类化合物多以游离状态存在，蒽醌类化合物则多以苷的形式存在。

（2）醌类的升华性：游离的醌类化合物具有升华性，常压下加热即能升华而不分解。小分子的苯醌类及萘醌类化合物具有挥发性，能随水蒸气蒸馏。此性质可用于这类成分的提取精制。升华的温度往往随着化合物极性的增加而增加。

（3）醌类的溶解性：游离的醌类化合物可溶于甲醇、乙醇、丙酮、乙酸乙酯、乙醚、氯仿和苯等有机溶剂中，不溶或难溶于水中。成苷后由于极性增大，易溶于甲醇、乙醇中，也能溶于水，在热水中易溶，但在冷水中溶解度减小。几乎不溶于苯、乙醚、氯仿等有机溶剂中。另外，游离的醌类化合物及其苷由于具有酚羟基，均能溶于碱液。具 C – 苷结构的蒽醌类化合物在水中溶解度很小，难溶于一般有机溶剂，但易溶于吡啶。

2. 化学性质

（1）酸性：醌类化合物多数带有酚羟基或羧基，因此多具有酸性，但酸性的强弱与分子中是否有羧基以及酚羟基的数目和位置有关。

①带有羧基的蒽醌类化合物的酸性强于不带羧基的化合物。

②羟基的位置与酸性有关，如 β – 羟基蒽醌的酸性强于 α – 羟基蒽醌。

③羟基数目增多，酸性增强。羟基蒽醌类的酸性一般都随羟基数目的增加而增加。

综上所述，可将羟基蒽醌类化合物的酸性按强弱顺序排列如下：

<u>含羧基者＞含 2 个及以上 β – 酚羟基者＞含 1 个 β – 酚羟基者＞含 2 个及以上 α – 酚羟基者＞含 1 个 α – 酚羟基者</u>。所以可以从 5% 碳酸氢钠、5% 碳酸钠、1% 氢氧化钠及 5% 氢氧化钠水溶液来进行萃取来达到分离的目的。

（2）碱性：蒽醌羰基上由于氧原子的存在，具有微弱的碱性，可在浓硫酸中形成氧盐再转成阳离子，同时伴有颜色的显著改变。

3. 醌类化合物的显色反应

（1）Feigl 反应：醌类衍生物（包括苯醌、萘醌、菲醌及蒽醌）在碱性条件下加热能迅速与醛类及邻二硝基苯反应，生成紫色化合物。取醌类化合物的水或苯溶液 1 滴，加入 25% 碳酸钠水溶液、4% 甲醛及 5% 邻二硝基苯的苯溶液各 1 滴，混合后置水浴上加热，在 1～4 分钟内产生显著的紫色。

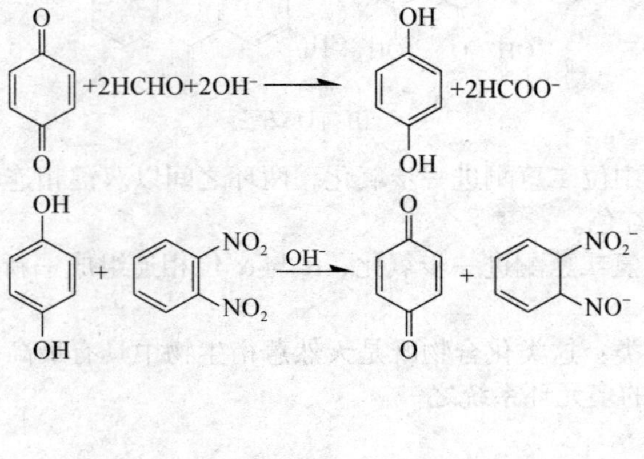

醌类在反应过程中仅仅起电子传递作用，反应前后没有变化，醌类化合物的含量越高反应的速度也就越快。

（2）Kesting – Craven 反应（活性亚甲基试剂反应）：苯醌及萘醌类衍生物能与一些活性亚甲基化合物（如丙二酸酯、乙酰醋酸酯等）在碱性条件下反应，呈现蓝色或蓝紫色，渐变为紫色、紫红色或绿色，最后转为暗红黄色。萘醌的苯环上如有羟基取代，反应速度减慢或不反应。

（3）无色亚甲蓝显色反应：无色亚甲蓝溶液为苯醌及萘醌类专用显色剂。显色后样品在白色背景上作为蓝色斑点出现，可与蒽醌类衍生物相区别。

（4）Bornträger 反应（碱液呈色反应）：羟基蒽醌及其苷类遇碱液呈红或紫红色，是检识中药中羟基蒽醌类成分的常用方法之一。但蒽酚、蒽酮、二蒽酮类化合物需氧化形成羟基蒽醌类化合物后才能呈色。此反应与形成共轭体系中酚羟基以及羰基有关。

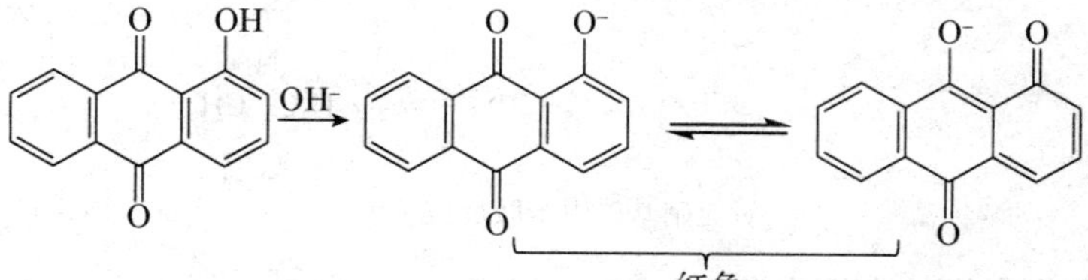

α-羟基蒽醌的Bornträger反应

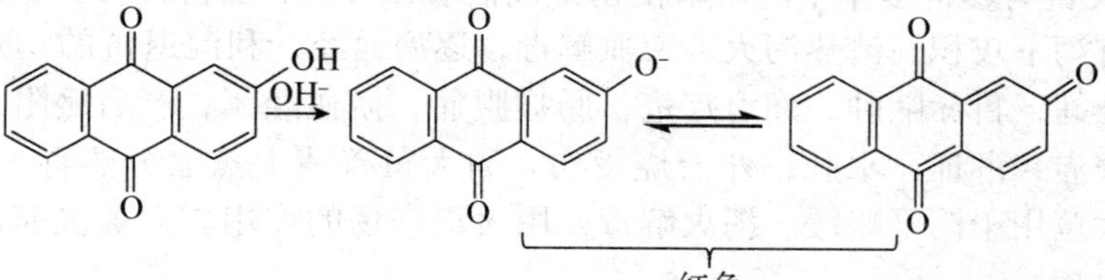

β-羟基蒽醌的Bornträger反应

可以用本反应检查中药中是否含有蒽醌类成分：取样品粉末约 0.1g 加 10% 硫酸水溶液 5ml，置水浴上加热 2～10 分钟，趁热滤过，滤液冷却后加乙醚 2ml 振摇，静置后分取乙醚层溶液，加入 5% 氢氧化钠水溶液 1ml，振摇。如有羟基蒽醌存在，乙醚层则由黄色褪为无色，而水层显红色。

（5）与金属离子反应：结构中有 α–酚羟基或邻二酚羟基，可与 Pb^{2+}、Mg^{2+} 等金属离子形成络合物。如羟基蒽醌类成分能与 0.5% 醋酸镁甲醇或乙醇溶液反应生成橙红、紫红或紫色络合物。

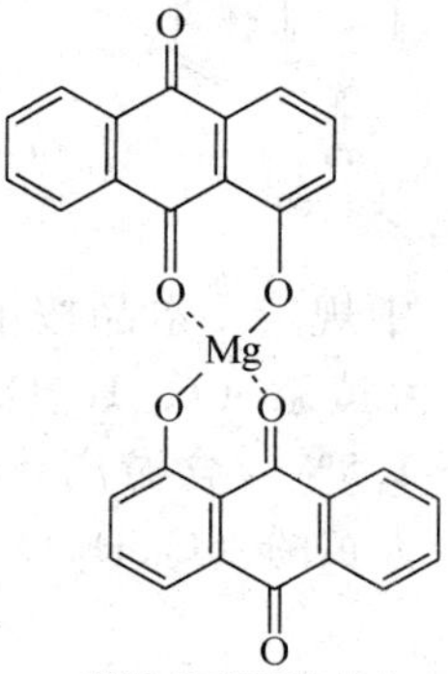

α-酚羟基蒽醌络合物

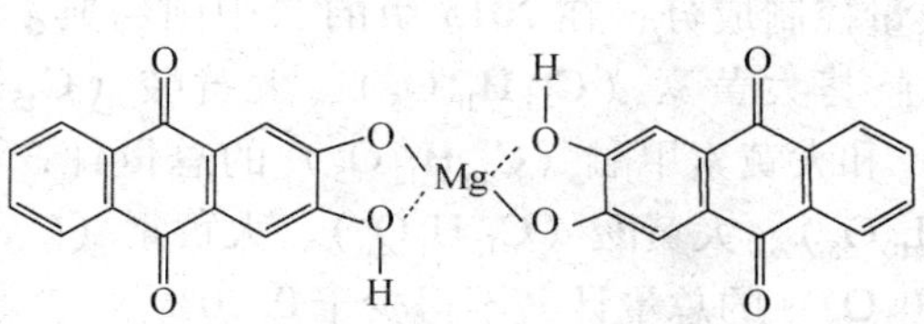

邻二酚羟基蒽醌络合物

（6）对亚硝基二甲苯胺反应：此反应是蒽酮类化合物的专属反应，当蒽酮类化合物的9位或10位未被取代时，能与对亚硝基二甲苯胺的吡啶溶液反应，显**紫**、**绿**、**蓝**等色。可用于蒽酮类化合物的定性鉴别，不受蒽醌类、黄酮类、香豆素类、糖类及酚类化合物等的影响。

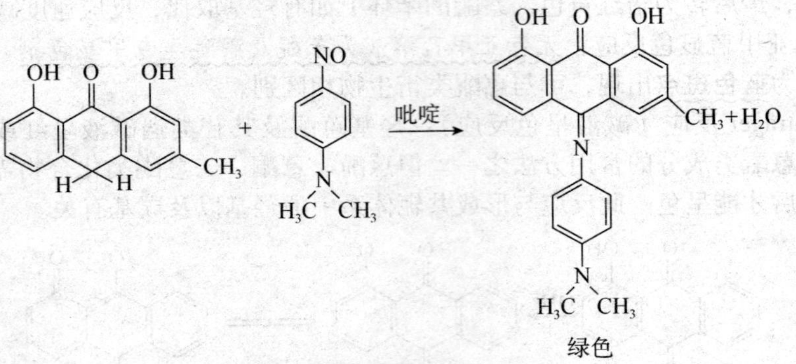

对亚硝基二甲苯胺反应

（三）含醌类化合物的常用中药

1. 大黄　大黄为蓼科多年生的草本植物，包括掌叶大黄、唐古特大黄、药用大黄的干燥根及根茎。具有泻下攻积，清热泻火，凉血解毒，逐瘀通经，利湿退黄的功效。用于实热积滞便秘，血热吐衄，目赤咽肿，痈疽疔疮，肠痈腹痛，瘀血经闭，产后瘀阻，跌打损伤，湿热痢疾，黄疸尿赤，淋证，水肿；外治烧烫伤。酒大黄善清上焦血分热毒，用于目赤咽肿、齿龈肿痛。熟大黄用于泻下略缓、泻火解毒，用火毒疮疡的作用。大黄炭凉血化瘀止血，用于血热有瘀出血症。

（1）化学结构：大黄的化学成分主要为蒽醌类化合物（3%～5%），游离的羟基蒽醌类化合物仅占少数，主要为大黄酚、大黄素、芦荟大黄素、大黄素甲醚和大黄酸等。大黄素一般是橙色针状结晶，难溶于水易溶于氢氧化钠水溶液、乙醇、甲醇等。大黄中还含有鞣质、脂肪酸等化学成分。大多数的羟基蒽醌类化合物是以苷的形式存在，如大黄酚葡萄糖苷，大黄素葡萄糖苷，大黄酸葡萄糖苷，芦荟大黄素葡萄糖苷，一些双葡萄糖链苷及少量的番泻苷A、B、C、D。

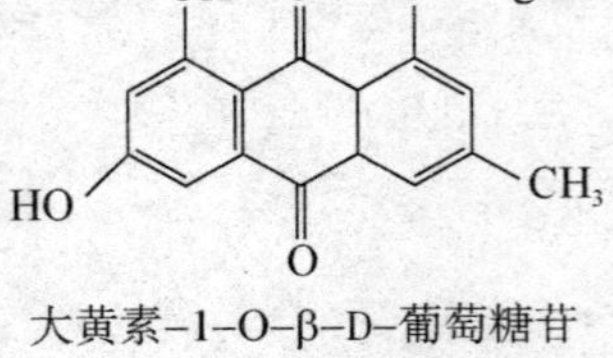

大黄素–1–O–β–D–葡萄糖苷 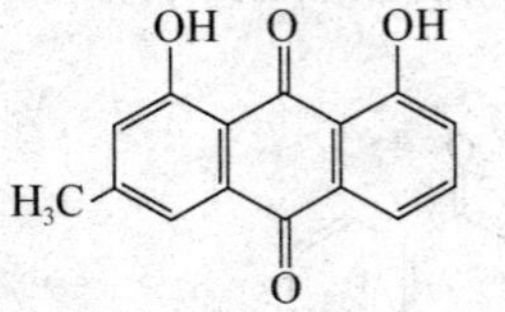　　　　　　大黄酚

（2）质量控制成分：在2015版的《中国药典》（一部）中规定，本品按干燥品计算，含总蒽醌以芦荟大黄素（$C_{15}H_{10}O_5$）、大黄酸（$C_{15}H_8O_6$）、大黄素（$C_{15}H_{10}O_5$）、大黄酚（$C_{15}H_{10}O_4$）和大黄素甲醚（$C_{16}H_{12}O_5$）的总量计，不得少于1.5%。含游离蒽醌以芦荟大黄素（$C_{15}H_{10}O_5$）、大黄酸（$C_{15}H_8O_6$）、大黄素（$C_{15}H_{10}O_5$）、大黄酚（$C_{15}H_{10}O_4$）和大黄素甲醚（$C_{16}H_{12}O_5$）的总量计，不得少于0.20%。

2. 丹参　丹参为唇形科植物丹参的干燥根和根茎。具有活血祛瘀，通经止痛，清心除烦，凉血消痈的功效。用于胸痹心痛，脘腹胁痛，癥瘕积聚，热痹疼痛，心烦不眠，月经不调，痛经经闭，疮疡肿痛。

（1）化学结构：丹参的化学成分主要包括脂溶性成分和水溶性成分两大部分。脂溶性成分大多为共轭醌酮类化合物。如丹参酮 I 、丹参酮 II_A 、丹参 II_B 、隐丹参酮等。

	R_1	R_2
丹参酮 II_A	CH_3	H
丹参酮 II_B	CH_2OH	H

（2）质量控制成分：在 2015 版的《中国药典》（一部）中规定，本品按干燥品计算，含丹参酮 II_A（$C_{19}H_{18}O_3$）、隐丹参酮（$C_9H_{20}O_3$）和丹参酮 I（$C_{18}H_{12}O_3$）的总量不得少于 0.25%。含丹酚酸 B（$C_{36}H_{30}O_{16}$）不得少于 3.0%。

3. 何首乌　何首乌为蓼科植物何首乌的块根。生首乌具有解毒消痈，截疟，润肠通便的功效。制首乌具有补肝肾，益精血，乌须发，强筋骨，化浊降脂的功效。生首乌用于疮痈，瘰疬，风疹瘙痒，久疟体虚，肠燥便秘。制首乌用于血虚萎黄，眩晕耳鸣，须发早白，腰膝酸软，肢体麻木，崩漏带下，高脂血症。

（1）化学结构：何首乌的主要成分为蒽醌类成分，以大黄素、大黄酚、大黄素甲醚、大黄酸、芦荟大黄素等为主。

（2）质量控制成分：在 2015 版的《中国药典》（一部）中规定，本品按干燥品计算，含 2，3，5，4′-四羟基二苯乙烯-2-O-β-D-葡萄糖苷（$C_{20}H_{22}O_9$）不得少于 1.0%。含结合蒽醌以大黄素（$C_{15}H_{10}O_5$）和大黄素甲醚（$C_{16}H_{12}O_5$）的总量计，不得少于 0.10%。

4. 紫草　紫草为紫草科植物新疆紫草或内蒙紫草的干燥根。具有凉血，活血，清热、解毒的功效。用于治温热斑疹，湿热黄疸，紫癜，吐、衄、尿血，淋浊，热结便秘，烧伤，湿疹，丹毒，痈疡。

（1）化学结构：紫草的主要化学成分为萘醌类化合物，包括乙酰紫草素、欧紫草素、紫草素、β，β-二甲基丙烯酰紫草素、β，β-二甲基丙烯酰欧紫草素、去氧紫根素等。

紫草素

（2）质量控制成分：在 2015 版的《中国药典》（一部）中规定，药材中羟基萘醌总色素，以左旋紫草素（$C_{16}H_{16}O_5$）计，不得少于 0.80%，照高效液相色谱法测定：含 β，β-二甲基丙烯酰阿卡宁（$C_{21}H_{22}O_6$），不得少于 0.30%。

5. 芦荟　芦荟为百合科植物库拉索芦荟、好望角芦荟或其他同属近缘植物叶的汁液浓缩干燥物。具有泻下通便，清肝泻火，杀虫疗疳的功效。用于热结便秘，惊痫抽搐，小儿疳积；外治癣疮。

（1）化学结构：芦荟中主要化学成分是羟基蒽醌类衍生物，含芦荟苷、异芦荟大黄素苷、β-芦荟苷芦荟大黄素及高那特芦荟苷。

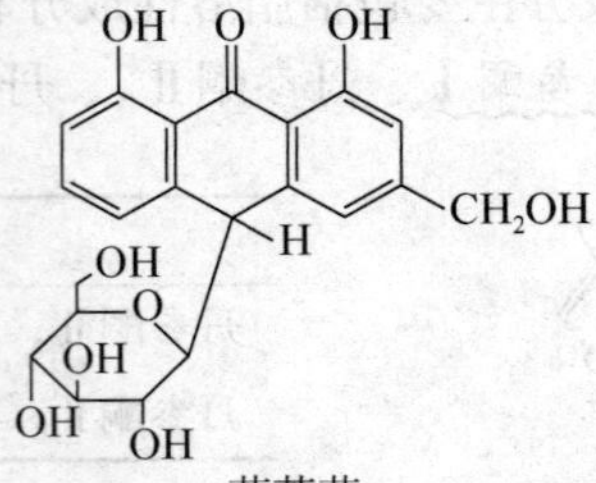

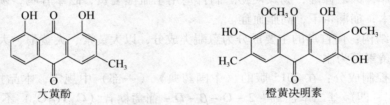

芦荟苷

（2）质量控制成分：在 2015 版的《中国药典》（一部）中规定，本品按干燥品计算，含芦荟苷（$C_{21}H_{22}O_9$）库拉索芦荟不得少于 16.0%，好望角芦荟不得少于 6.0%。

6. 决明子　决明子为豆科植物决明或小决明的干燥成熟种子。具有清肝明目，润肠通便的功效。用于目赤涩痛，羞明多泪，头痛眩晕，目暗不明，大便秘结。

（1）化学结构：决明子的主要化学成分为羟基蒽醌类衍生物，含大黄酚、大黄素甲醚、决明素、橙黄决明素、黄决明素、美决明素、葡萄糖美决明素、葡萄糖橙黄决明素。

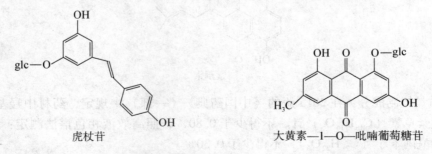

大黄酚　　　　　　　　　　　　橙黄决明素

（2）质量控制成分：在 2015 版的《中国药典》（一部）中规定，本品按干燥品计算，含大黄酚（$C_{15}H_{10}O_4$）不得少于 0.20%，含橙黄决明素（$C_{17}H_{14}O_7$）不得少于 0.080%。

7. 虎杖　虎杖为蓼科植物虎杖的干燥根茎和根。具有利湿退黄，清热解毒，散瘀止痛，止咳化痰。用于湿热黄疸，淋浊，带下，风湿痹痛，痈肿疮毒，水火烫伤，经闭，癥瘕，跌打损伤，肺热咳嗽。

（1）化学结构：虎杖的主要化学成分是羟基蒽醌类，含大黄酚、大黄素、大黄素甲醚、大黄素 8-D 葡萄糖苷、大黄素甲醚 8-D-葡萄糖苷，另含有虎杖苷。

虎杖苷　　　　　　　　　　大黄素—1—O—吡喃葡萄糖苷

（2）质量控制成分：在 2015 版的《中国药典》（一部）中规定，本品按干燥品计算，含大黄素（$C_{15}H_{10}O_5$）不得少于 0.60%。含虎杖苷（$C_{20}H_{22}O_8$）不得少于 0.15%。

【同步练习】

一、A 型题（单项选择题）

1. 丹参中的脂溶性有效成分是

A. 丹参素   B. 丹参酸甲   C. 原儿茶酸   D. 原儿茶醛

E. 丹参酮 III$_A$

本题考点：丹参脂溶性成分大多为共轭醌酮类化合物，如丹参酮 I 等。

2. 《中国药典》规定，决明子含量测定的指标成分是

A. 大黄素和决明素   B. 大黄酸和决明内酯

C. 大黄酚和决明内酯   D. 大黄酚和橙黄决明素

E. 大黄酸和橙黄决明素

本题考点：决明子的质量控制成分。

3. 《中国药典》规定，以蒽醌类化合物为质量控制成分之一的中药是

A. 黄芪   B. 斑蝥   C. 石膏   D. 苦杏仁

E. 虎杖

本题考点：虎杖主要含蒽醌类化合物，如大黄素等。

二、B 型题（配伍选择题）

（4—5 题共用备选答案）

A. 番泻苷 A   B. 阿魏酸   C. 小檗碱   D. 单宁酸

E. 大黄素

4. 大黄泻下作用的主要有效成分是

5. 黄连抗菌作用的主要有效成分是

本题考点：大黄产生泻下作用的有效成分为番泻苷 A，黄连抗菌的主要成分是小檗碱。

三、C 型题（综合分析题）

（6—7 题共用备选题干）

某女，42 岁。患白带增多、阴部瘙痒半年，医生诊为湿热下注，处以内服中药并外用妇必舒阴道泡腾片。妇必舒阴道泡腾片的处方组成为苦参、蛇床子、大黄、百部、乌梅、硼砂、冰片、白矾、甘草，据文献报道该阴道泡腾片有抗菌消炎作用。

6. 妇必舒阴道泡腾片处方中含有抗菌作用化学成分为 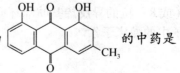 的中药是

A. 甘草   B. 大黄   C. 乌梅   D. 百部

E. 蛇床子

本题考点：大黄的化学成分大黄酚的化学结构式。

7. 下列对大黄中所含的大黄素描述正确的是

A. 大黄素一般是白色针状结晶，难溶于水，易溶于氢氧化钠水溶液和乙醇、甲醇等有机溶剂中

B. 大黄素一般是橙色针状结晶，难溶于水，易溶于氢氧化钠水溶液和乙醇、甲醇等有机溶剂中

C. 大黄素一般是橙色针状结晶，易溶于水和乙醇、甲醇等有机溶剂中

D. 大黄素一般是白色针状结晶，微溶于水，易溶于氢氧化钠水溶液和乙醇、甲醇等有机溶剂中

E. 大黄素一般是橙色针状结晶，难溶于乙醇、甲醇等有机溶剂中

本题考点： 大黄素一般是橙色针状结晶，难溶于水，易溶于氢氧化钠水溶液和乙醇、甲醇等有机溶剂中。

四、X 型题（多项选择题）

8. 可用于检识醌类化合物的显色反应有

A. Feigl 反应　　　　　　　　　　　　B. Liebermann – Burchard

C. Kesting – Craven 反应　　　　　　　D. Kedde 反应

E. Molish 反应

本题考点： 醌类化合物的显色反应有 Feigl 反应、无色亚甲蓝显色反应、Bornträger 反应、Kesting – Craven 反应以及与金属离子的反应。

参考答案： 1. E　2. D　3. A　4. A　5. C　6. B　7. B　8. AC

五、香豆素与木脂素类

【复习指导】本部分内容历年偶考，多以单项选择和配伍选择题方式出考题，主要掌握香豆素和木脂素的常用中药的主要化学成分和结构式，以及质量控制成分。

（一）香豆素的结构类型和理化性质

香豆素类化合物是一类具有苯骈 α – 吡喃酮母核成分的总称。从结构上看，由顺式邻羟基桂皮酸经分子内脱水环合而成的内酯化合物。因这类成分最早从豆科植物香豆中得到，并具有芳香气味而得名香豆素。香豆素广泛分布于高等植物中，如伞形科、豆科、芸香科、茄科、瑞香科、兰科、虎耳草科和木犀科等植物，少数来自微生物和动物。

1. 结构类型　香豆素类化合物苯母核上常连有羟基、甲氧基、异戊烯基和苯基等取代基，多以游离状态或与糖结合成苷的形式存在。主要分为简单香豆素、呋喃香豆素、吡喃香豆素、双香豆素、异香豆素五种类型。

（1）简单香豆素：简单香豆素类指只在苯环上有取代，7 位均有含氧基团，且 7 羟基未与 6（或 8）位的异戊烯基呋喃环或吡喃环的香豆素类化合物。如秦皮含七叶内酯和七叶苷，蛇床子中的蛇床子素。

七叶内酯　R=H
七叶苷　R=glc

（2）呋喃香豆素：呋喃香豆素是指香豆素苯环上 7 位羟基与邻位异物烯基环合而成呋喃环的衍生物，成环后常因降解而失去 3 个碳原子。根据环合位置可分为线型和角型。

①6，7 – 呋喃香豆素（线型）：6 位异物烯基与 7 位羟基环合成呋喃环，降解失去 3 个碳原子的香豆素衍生物，如补骨脂中的补骨脂内酯，紫花前胡中的紫花前胡内酯。

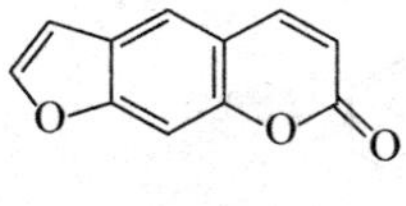

补骨脂内脂 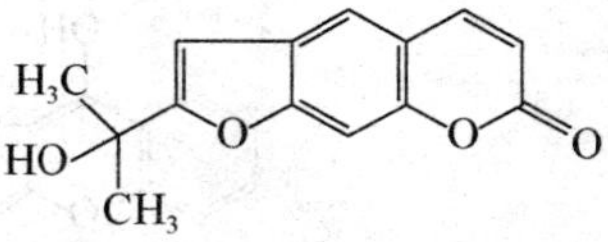　　　　　　　　　　　紫花前胡内酯

②7,8-呋喃香豆素（角型）：8 位异物烯基与 7 位羟基环合成呋喃环的香豆素衍生物。如补骨脂中的异补骨脂内酯，虎耳草茴芹中的茴芹内酯。

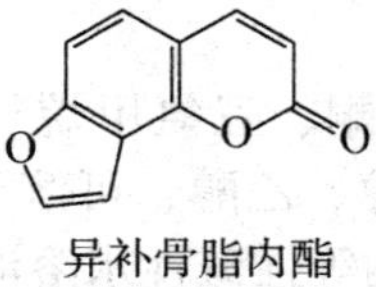

异补骨脂内酯 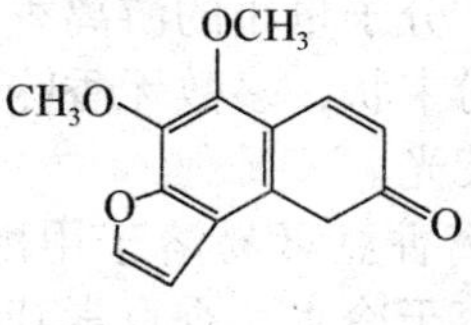　　　　　　　　　　茴芹内酯

（3）吡喃香豆素：吡喃香豆素是指香豆素苯环上 7 位羟基与邻位异物烯基环合成吡喃环的衍生物。也可分为线型和角型。

①6,7-吡喃香豆素（线型）：6 位异物烯基与 7 位羟基环形成吡喃环的香豆素衍生物。如从芸香科柑橘植物根皮中分离得到的花椒内酯，美花椒内酯。

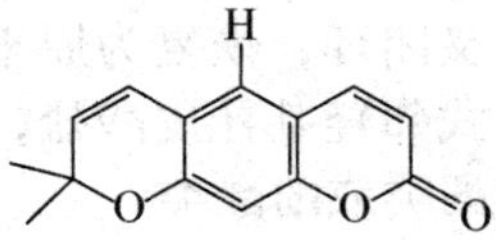

花椒内酯 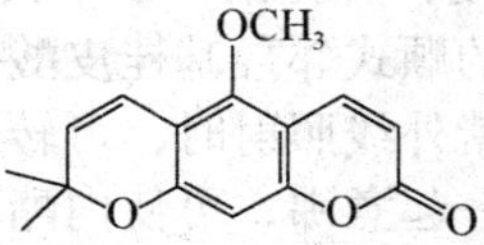　　　　　　　　　　　美花椒内酯

②7,8-吡喃香豆素（角型）：8 位异物烯基与 7 位羟基环形成吡喃环的香豆素衍生物。如从芸香科植物枸橘的根皮中分离得到的邪蒿内酯、从白花前胡中分离得到的白花前胡丙素。

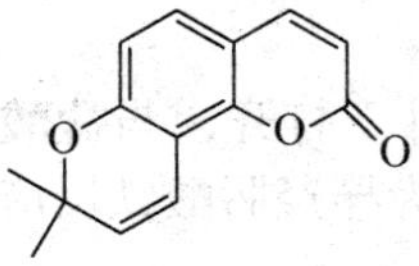

邪蒿内酯 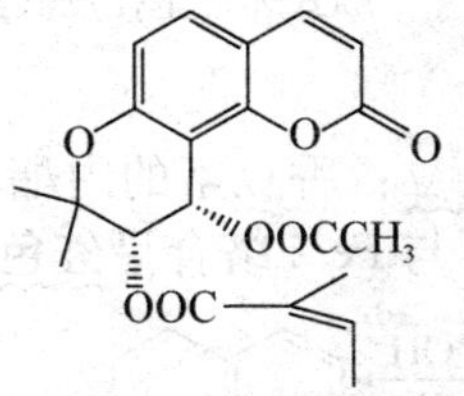　　　　　　　　　　　白花前胡丙素

（4）异香豆素：简单香豆素的异构体，其母核可认为是邻羧基苯乙烯醇分子内脱水形成的内酯。如茵陈中得到的茵陈内酯。

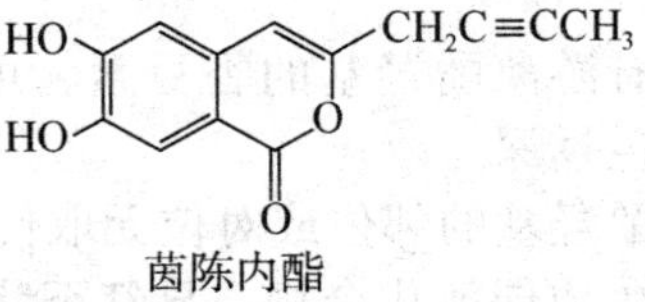

茵陈内酯

（5）双香豆素：两分子香豆素通过碳碳键或醚键相连生成的香豆素二聚体，三聚体类，如紫苜蓿酚。

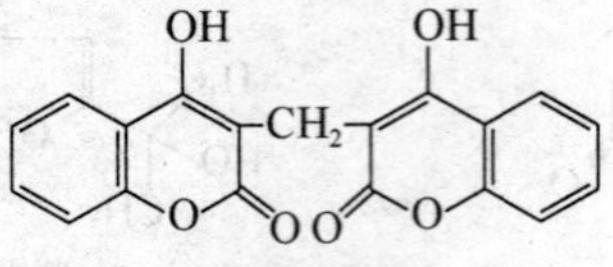

紫苜蓿酚

2. 理化性质

（1）形状：游离香豆素类成分多为结晶型固体，少数呈玻璃态或液态，有一定的熔点，一般为无色至淡黄色。分子量小的游离香豆素能随水蒸气蒸馏，具有升华性、芳香性和挥发性。香豆素苷一般呈粉末状，多数无香味、挥发性和升华性。香豆素类化合物在紫外光照射下，多显蓝色或紫色荧光。

（2）溶解性：游离香豆素易溶于甲醇、乙醇、丙酮、三氯甲烷、乙醚、氯仿等有机溶剂，可溶于沸水，难溶于冷水。香豆素苷类易溶于甲醇、乙醇，可溶于水，难溶于乙醚、三氯甲烷、氯仿等有机溶剂。羟基香豆素易溶于氢氧化钠等强碱性水溶液。

（3）荧光性：香豆素类化合物在 365nm 紫外光下大多显蓝色或蓝绿色荧光，在碱液中更加显著。在 C_7 引入羟基蓝色荧光强烈，甚至在日光下也可辨认。6,7 - 二羟基香豆素荧光则较弱；7,8 - 二羟基香豆素荧光极弱或不显荧光。若羟基甲基化，荧光将减弱，颜色转变为紫色。

（4）与碱的作用：香豆素分子中具有 α - 不饱和内酯结构，在稀碱溶液中加热可水解开环，形成可溶于水的顺式邻羟基桂皮酸盐，酸化后，又闭环，恢复为原来的内酯结构；如与碱液长时间加热或紫外线照射时，可转变为稳定的反式邻羟基桂皮酸盐，再酸化也不能环合成内酯；若与碱液一起煮沸，可使内酯环破坏裂解为酚类或酚酸类。

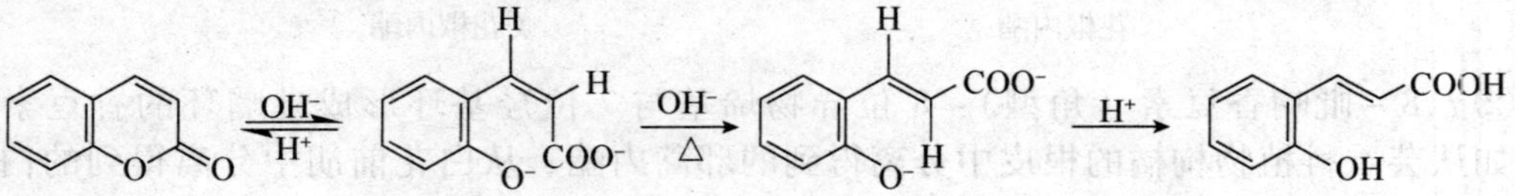

顺式邻羟基桂皮酸盐　　反式邻羟基桂皮酸盐

（5）显色反应

①异羟肟酸铁反应：香豆素的内酯环在碱性的条件下打开，与盐酸羟胺缩合生成异羟肟酸，在酸性条件下再与 Fe^{3+} 络合呈**红色**，这个反应称为异羟肟酸铁反应。

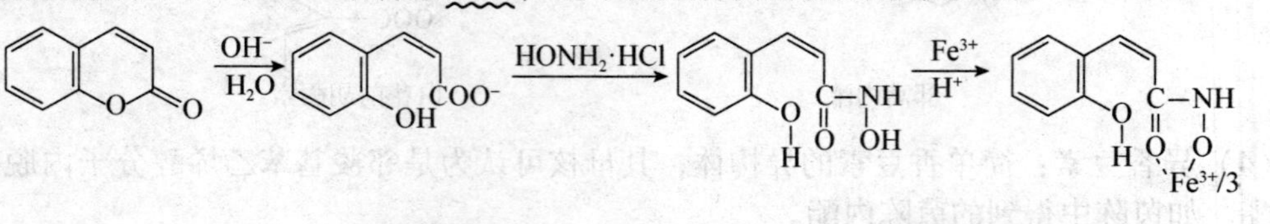

异羟肟酸　　　　　　　　　　异羟肟酸铁(红色)

②三氯化铁试剂反应：凡具有游离酚羟基的香豆素，可与三氯化铁乙醇溶液反应显**蓝、棕、绿**等颜色，酚羟基越多，颜色越深。

③重氮化试剂反应：香豆素酚羟基的邻位或对位无取代基时，可与重氮化试剂（如重氮化对硝基苯胺）发生缩合反应，生成偶氮化合物，**显红至紫红色**。

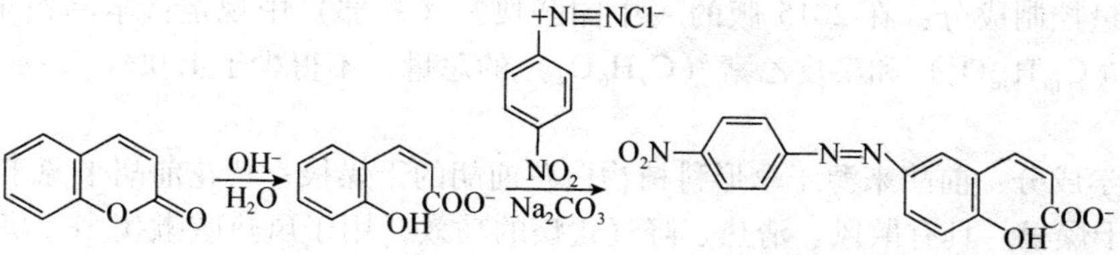

偶氮化合物(红色)

④Gibb's 试剂反应：香豆素酚羟基的对位无取代基，在碱性条件下（pH ＝ 9 ～ 10），可与 2，6 - 二氯（溴）苯醌氯亚胺（Gibb's 试剂）缩合生成**蓝色**化合物。

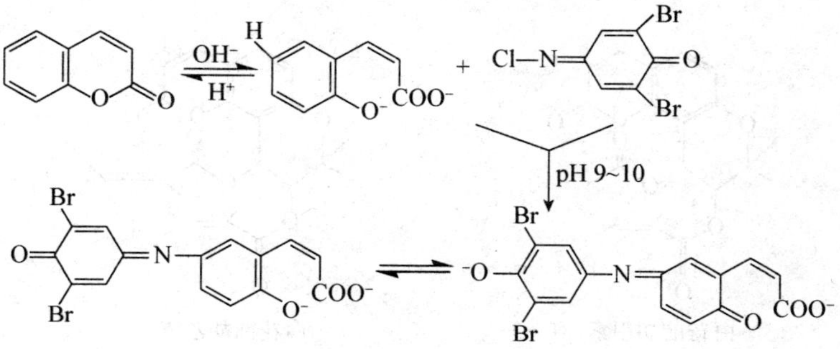

蓝色

⑤Emerson 试剂反应：香豆素 C_6 - 位上未被取代，在碱性条件下（pH ＝ 9 ～ 10），与 Emerson 试剂（4 - 氨基安替比林和铁氰化钾试剂）缩合显**红色**。与 Gibb's 试剂反应原理相似，两个反应用于判断香豆素分子中的 C - 6 位是否有取代基存在。

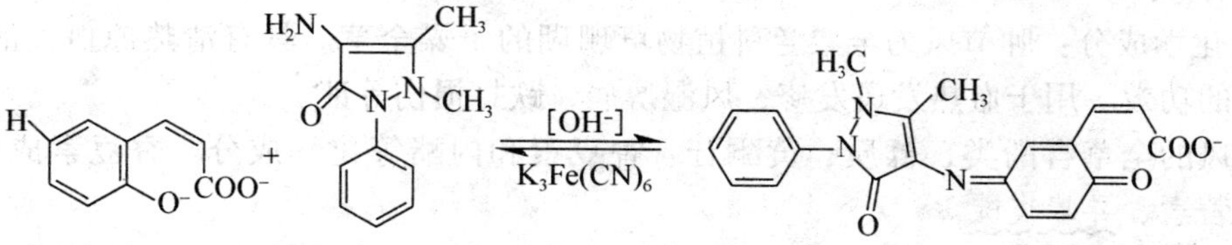

红色

（二）含香豆素类化合物的常用中药

1．秦皮

（1）化学成分：秦皮为木犀科植物苦枥白蜡树、白蜡树、尖叶白蜡树或宿柱白蜡树的干燥枝皮或干皮。主产于吉林、辽宁及河南等地。具有清热燥湿、清肝明目、止痢等功效，用于痢疾、泄泻、赤白带下、目赤肿痛等症。

秦皮的主要化学成分为香豆素类，其中苦枥白蜡树主要含七叶苷和七叶内酯，是抗疟疾杆菌的有效成分；白蜡树树皮主含白蜡素和白蜡树苷；另含鞣质、秦皮素、秦皮苷等。

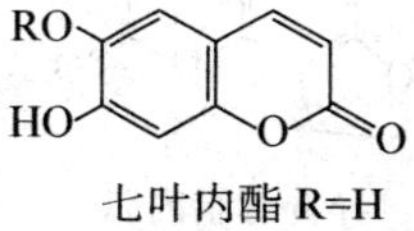

七叶内酯 R=H
七叶苷 R=glc

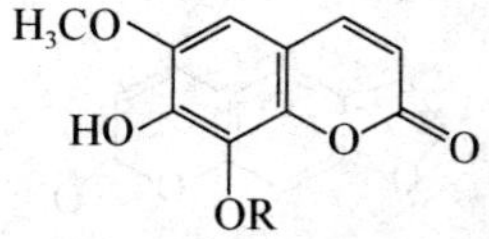

白蜡素 R=H
白蜡树苷 R=glc

（2）质量控制成分：在 2015 版的《中国药典》（一部）中规定：本品按干燥品计算，含秦皮甲素（$C_{15}H_{16}O_9$）和秦皮乙素（$C_9H_6O_4$）的总量，不得少于 1.0%。

2. 前胡

（1）化学成分：前胡来源于伞形科植物白花前胡的干燥根；紫花前胡来源于伞形科植物紫花前胡的干燥根。具有散风、清热、降气化痰的功效，用于风热咳嗽痰多、痰热喘满及咳痰黄稠等症。药理研究表明前胡有祛痰、解痉、抗过敏、抗血小板聚集等作用。

前胡的化学成分主含角型二氢吡喃香豆素，如白花前胡含白花前胡甲素、乙素、丙素、丁素等，另含挥发油；紫花前胡含前苷元、前胡苷，另含挥发油。此外，还含有黄酮、皂苷和聚炔类。

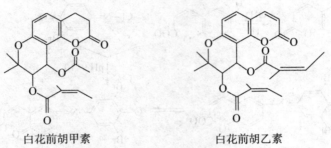

白花前胡甲素　　　　　　　　白花前胡乙素

（2）质量控制成分：在 2015 版的《中国药典》（一部）中规定：本品按干燥品计算，含白花前胡甲素（$C_{21}H_{22}O_7$）不得少于 0.90%，含白花前胡乙素（$C_{24}H_{26}O_7$）不得少于 0.24%。

3. 肿节风

（1）化学成分：肿节风为金粟兰科植物草珊瑚的干燥全草。具有清热凉血，活血消斑，祛风通络的功效。用于血热发斑发疹，风湿痹痛，跌打损伤等证。

肿节风的全草含酚类、鞣质、黄酮苷、香豆素和内酯等化学成分。香豆素成分为秦皮苷、东莨菪素、异嗪皮啶。

（2）质量控制成分：在 2015 版的《中国药典》（一部）中规定：本品按干燥品计算，含异嗪皮啶（$C_{11}H_{10}O_5$）不得少于 0.020%，含迷迭香酸（$C_{18}H_{16}O_8$）不得少于 0.020%。

4. 补骨脂

（1）化学成分：补骨脂来源于豆科植物补骨脂的成熟果实。具有温肾助阳，温脾止泻，纳气平喘的功效。用于肾阳不足，阳痿遗精，遗尿尿频，腰膝冷痛，肾虚作喘，脾肾阳虚，五更泄泻等证。

补骨脂化学成分主要含呋喃香豆素补骨脂素和白芷内酯以及黄酮类成分补骨脂甲素和补骨脂乙素；还含有豆甾醇、脂肪油、挥发油等。

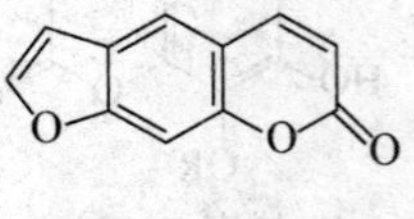

补骨脂内脂 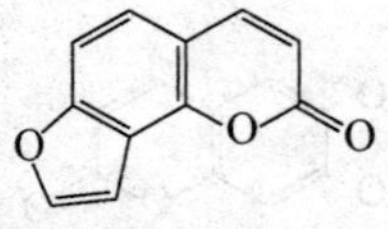　　　　　　　　异补骨脂内脂

（2）质量控制成分：在 2015 版的《中国药典》（一部）中规定：本品按干燥品计算，

含补骨脂素($C_{11}H_6O_3$)和异补骨脂素（$C_{11}H_6O_3$）的总量不得少于 0.70%。

（三）木脂素的结构类型和理化性质

木脂素是由两分子 C_6-C_3 聚合而成的一类天然化合物。这类成分主要存在于植物的木部和树脂中，故称为木脂素。多数呈游离状态，少数与糖结合成苷。

1. 结构类型　木脂素的组成基本单元为 C_6-C_3，主要单体有桂皮醇、桂皮酸、丙烯苯和烯丙苯四种。组成木脂素的 C_6-C_3 单元之间缩合的位置不同，可形成多种不同的结构骨架。又由于侧链末端原子上的含氧基团（如羟基、羰基、羧基等）相互脱水缩合等反应形成四氢呋喃、内酯等环状结构，使得木脂素类型多样。可分为木脂素类化合物和新木质素类化合物。

（1）木脂素类：由桂皮酸和桂皮醇组成，通过 C_6-C_3 单元的侧链 β-碳链接。根据 C_6-C_3 单元的不同连接方式，又分为简单木脂素、木脂内脂、单环氧木脂素等类型。

①简单木脂素（二芳基丁烷类）结构特点：苯环之间无连接，两个 C_6-C_3 单元通过侧链 β-碳链接而成的一类木脂素。

②单环木脂素（四氢呋喃类）结构特点：两分子 C_6-C_3 单元除 C_8-C_8 连接外，还存在 $C_7-O-C'_7$，$C_9-O-C'_9$，$C_7-O-C'_9$ 等呋喃或四氢呋喃环的一类木脂素。

③木脂内脂（二芳基丁内脂类）结构特点：由四氢呋喃香豆素中的四氢呋喃环氧化成内酯环，它常与其去氢产物共存于同一植物中。

④环木脂素（芳基萘类）结构特点：由二芳基丁烷类结构中一个 C_6-C_3 单元的 6 位与另一个 C_6-C_3 单元的 7 位相连而环合成的一类木脂素。

⑤环木脂内脂类（芳基萘内脂类）结构特点：芳基萘类木脂素的侧链 γ 碳原子氧化成醇、醛、酸时，环合成五元内脂环的结构。

⑥双环氧木脂素（双四氢呋喃类）结构特点：两个 C_6-C_3 单元相互连接形成两个环氧结构的一类木脂素。

⑦联苯环辛烯类结构特点：两个 C_6-C_3 单元 C_8-C_8 相连及 $C_2-C'_2$ 相连，合成八元环结构。

（2）新木脂素类：由丙烯苯和烯丙苯组成，通过苯环连接。

①联苯类结构特点：两分子 C_6-C_3 单元的两个苯环通过 $C_3-C'_3$ 直接相连。

②苯并呋喃类结构特点：由一个 C_6-C_3 单元的 C_8 及 C_7（通过氧）同时与另一个 C_6-C_3 单元苯环上两个相邻相连，形成一个呋喃环。

③双环辛烷类结构特点：由一个 C_6-C_3 单元的 C_8 与另一个 C_6-C_3 单元的 C'_3 相连，同时 C_7 与 C'_7 相连，形成一个与环己烷相并的苯取代五元环结构骨架，双环［3.2.1］辛烷。

④苯骈二氧六环类结构特点：两个 C_6-C_3 单元通过氧桥连接，形成二氧六环结构。

2. 理化性质

（1）溶解性：游离木脂素多为亲脂性，一般难溶于水，易溶于苯、乙醚、三氯甲烷及乙醇等有机溶剂。木脂素成苷后水溶性增大。具有酚羟基或内酯结构的木脂素可溶于碱性水溶液中。

（2）旋光性：木脂素分子中常有多个手性碳原子或手性中心，大部分具有光学活性，遇酸或碱易发生异构化，从而改变其光学活性和生物活性。如天然的左旋鬼臼毒脂素在碱性溶液中很容易转变为右旋光性的异构体苦鬼臼脂素，从而失去抗癌活性。

（四）含木脂素类化合物的常用中药

1. 五味子

（1）化学成分：五味子为木兰科多年生落叶木质藤本植物五味子的成熟果实。具有收敛固涩，益气生津，补肾宁心的功效。用于久咳虚喘，梦遗滑精，遗尿尿频，久泻不止，自汗盗汗，津伤口渴，内热消渴，心悸失眠。

五味子的化学成分主要是木脂素类，主含联苯环辛烯型木脂素，如五味子酯甲、五味子酯乙、五味子酯丙、五味子酯丁、五味子甲素、五味子乙素、五味子丙素、五味子醇甲等。

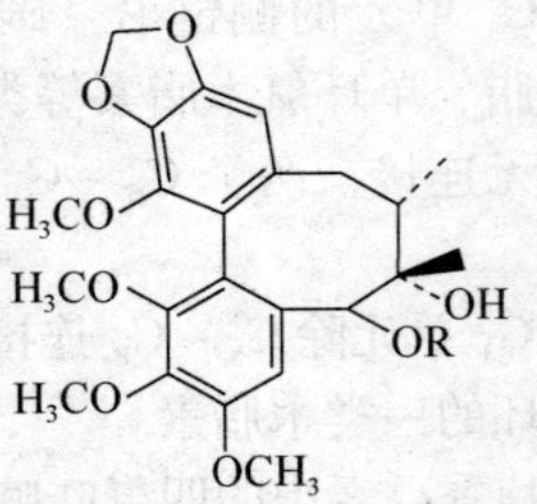

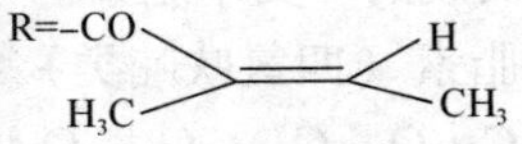

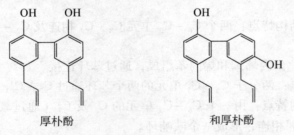

（2）质量控制成分：在 2015 版的《中国药典》（一部）中规定：本品按干燥品计算，含五味子醇甲（$C_{24}H_{32}O_7$）不得少于 0.40%。

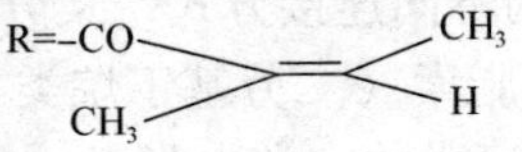

2. 厚朴

（1）化学成分：厚朴为木兰科植物厚朴或凹叶厚朴的干燥干皮、根皮及枝皮。具有燥湿消痰，下气除满的功效。用于湿滞伤中，脘痞吐泻，食积气滞，腹胀便秘，痰饮喘咳。

厚朴主含木脂素类化学成分为厚朴酚、和厚朴酚，此外尚含木兰箭毒碱等生物碱成分。

厚朴酚　　　　　　　　　　和厚朴酚

（2）质量控制成分：在 2015 版的《中国药典》（一部）中规定：本品按干燥品计算，含厚朴酚（$C_{18}H_{18}O_2$）与和厚朴酚（$C_{18}H_{18}O_2$）的总量不得少于 2.0%。

3. 连翘

（1）化学成分：连翘为木犀科植物连翘的干燥果实。具有清热解毒，消肿散结，疏散风热的功效。用于痈疽，瘰疬，乳痈，丹毒，风热感冒，温病初起，温热入营，高热烦渴，神昏发斑，热淋涩痛。

连翘含有的木脂素成分多为双环氧木脂素及木脂内脂，有连翘苷、牛蒡子苷、连翘脂素等。

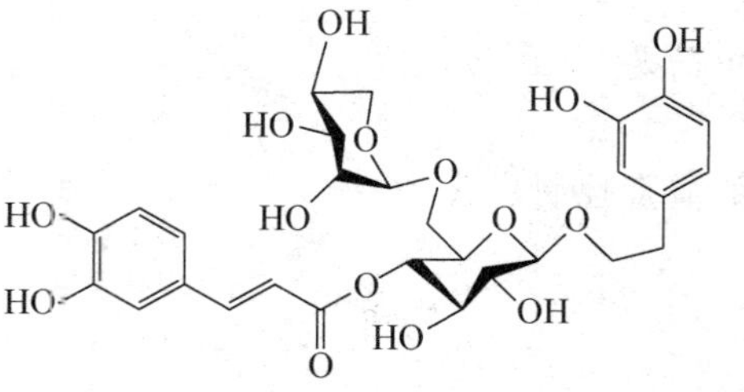

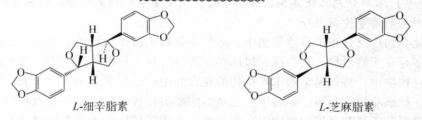

连翘酯苷A 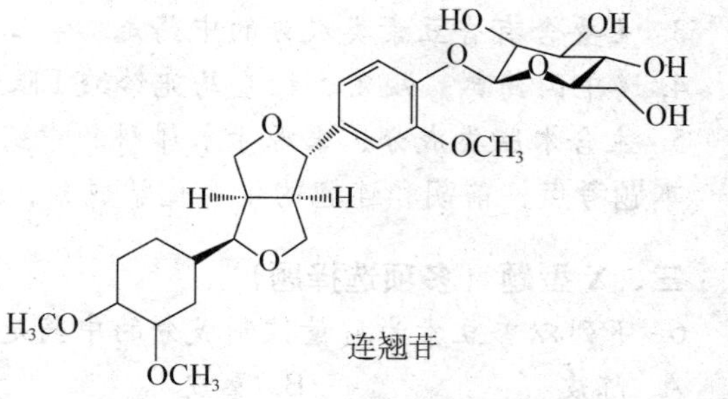　　　　　　　　　　　　连翘苷

（2）质量控制成分：在 2015 版的《中国药典》（一部）中规定：本品按干燥品计算，含连翘苷（$C_{27}H_{34}O_{11}$）不得少于 0.15%。含连翘酯苷 A（$C_{29}H_{36}O_{15}$）不得少于 0.25%。

4. 细辛

（1）化学成分：细辛为马兜铃科植物北细辛、汉城细辛或华细辛的干燥根和根茎。具有解表散寒，祛风止痛，通窍，温肺化饮的功效。用于风寒感冒，头痛，牙痛，鼻塞流涕，鼻鼽，鼻渊，风湿痹痛，痰饮喘咳。

细辛的木脂素类化学成分主含**细辛脂素、芝麻脂素**；另含挥发油、黄酮类等。

L-细辛脂素　　　　　　　　　　　　L-芝麻脂素

（2）质量控制成分：在 2015 版的《中国药典》（一部）中规定：本品按干燥品计算，含马兜铃酸 I（$C_{17}H_{11}NO_7$）不得过 0.001%。含细辛脂素（$C_{20}H_{18}O_6$）不得少于 0.050%。

【同步练习】

一、A 型题（单项选择题）

1. 《中国药典》规定肿节风含量指标成分是

A. 异嗪皮啶　　　　B. 阿魏酸　　　　C. 莪术醇　　　　D. 柴胡皂苷

E. 葛根素

本题考点：肿节风的质量控制成分《中国药典》采用高效液相色谱法测定肿节风药材中异嗪皮啶和迷迭香酸含量。

2. 用薄层色谱检识中药化学成分时，在紫外光下可显蓝色荧光的化合物类型是

A. 二萜　　　　B. 三萜　　　　C. 多糖　　　　D. 香豆素

E. 胆汁酸

本题考点：在紫外光下，呋喃香豆素多显蓝色荧光，荧光性质常用于色谱法检识香豆素。

二、B 型题（配伍选择题）

(3—5 题共用备选答案)

A. 知母　　　　B. 前胡　　　　C. 厚朴　　　　D. 细辛

E. 连翘

3. 主要含有香豆素类成分的中药是

4. 《中国药典》规定，检查马兜铃酸Ⅰ限量的中药是

5. 主含木脂类成分，来源于木犀科的中药是

本题考点： 前胡和连翘的主要化学成分，细辛的质量控制成分。

三、X型题（多项选择题）

6. 下列以香豆素为质量控制成分的中药是

A. 陈皮　　　　　　B. 秦皮　　　　　　C. 补骨脂　　　　　　D. 前胡

E. 五味子

本题考点：《中国药典》中质量控制成分为香豆素类的药材有秦皮、前胡、肿节风、补骨脂。

参考答案： 1. A　2. D　3. B　4. D　5. E　6. BCD

六、黄酮类

【复习指导】本部分内容较复杂，历年常考，主要掌握黄酮类化合物的分类和理化性质，熟悉其常用中药的质量控制成分。

黄酮类化合物广泛分布于自然界当中，最集中分布于被子植物中，根据主要结构类型分类，其中大多存在于唇形科、玄参科、爵床科、苦苣苔科、菊科等植物中；黄酮醇类则广泛分布于双子叶植物中，特别是某些木本植物的花和叶中；二氢黄酮类大多分布于蔷薇科、芸香科、豆科、杜鹃花科、菊科、姜科中；二氢黄酮醇类较普遍地分布于豆科植物中；异黄酮类则以豆科蝶形花亚科和鸢尾科植物中存在较多。在裸子植物中也有黄酮类存在，如双黄酮类大多分布于裸子植物，尤其是松柏纲、银杏纲和凤尾纲等植物中；而在菌类、藻类、地衣类等低等植物中较少见。黄酮类化合物在植物中大多与糖结合成苷，一部分以游离形式存在，称为游离黄酮或苷元。

黄酮类化合物是一类重要的中药有效成分，具有多种多样的生物活性，现将其较为重要的生物活性介绍如下。

（1）心血管作用：如葛根总黄酮及葛根素、银杏叶总黄酮等具有扩张冠状动脉血管作用，临床可用于治疗冠心病；芦丁、橙皮苷、α-儿茶素等具有降低毛细血管脆性和异常通透性作用，可用作毛细血管性出血的止血药及治疗高血压、动脉硬化的辅助药。

（2）抗肝损伤作用：如水飞蓟素、异水飞蓟素及次水飞蓟素等有肝保护作用，临床用于治疗急、慢性肝炎，肝硬化及多种中毒性肝损伤等疾病。

（3）解痉作用：如异甘草素及大豆素等具有类似罂粟碱的作用，可解除平滑肌痉挛。

（4）呼吸系统作用：如杜鹃素、川陈皮素、槲皮素具止咳祛痰作用。

（5）雌激素样作用：如染料木素、大豆素等异黄酮类具有雌性激素样作用，可能与它们和己烯雌酚具有相似的结构部分有关。

（6）抗菌、抗病毒、抗肿瘤作用：如木犀草素、黄芩苷、黄芩素以及槲皮素、桑色素等具有抗菌、抗病毒作用；牡荆素、桑色素、α-儿茶素等有抗肿瘤作用。

（7）抗氧化作用：如银杏黄酮、大豆异黄酮、芦丁、槲皮素等有较强的抗氧化能力。此外，黄酮类化合物也是重要的功能食品添加剂、天然抗氧化剂、天然色素、天然甜味

剂等。

　　根据黄酮类化合物 A 环和 B 环中间的三碳链的氧化程度、三碳链是否构成环状结构、3 位是否有羟基取代以及 B 环（苯基）连接的位置（2 位或 3 位）等特点，可将主要的天然黄酮类化合物分类。

　　此外，尚有由两分子黄酮、两分子二氢黄酮，或一分子黄酮及一分子二氢黄酮按 C－C 或 C－O－C 键方式连接而成的双黄酮类化合物。另有少数黄酮类化合物结构复杂，本书将它们归入其他黄酮类中。

　　在各类型结构中，A、B 环上常见的取代基有羟基、甲基、甲氧基及异戊烯基等。天然黄酮类化合物多以苷类形式存在，由于苷元不同，以及糖的种类、数量、连接位置和连接方式的不同，使自然界中形成了数目众多、结构各异的黄酮苷类化合物。

　　组成黄酮苷的糖类主要有：

　　单糖类：D－葡萄糖、D－半乳糖、D－木糖、L－鼠李糖、L－阿拉伯糖及 D－葡萄糖醛酸等。

　　双糖类：槐糖、龙胆二糖、芸香糖、新橙皮糖、刺槐二糖等。三糖类：龙胆三糖、槐三糖等。

　　酰化糖类：2－乙酰基葡萄糖、咖啡酰基葡萄糖等。

　　（一）黄酮类化合物的结构类型

　　黄酮类化合物主要是指基本母核为 2－苯基色原酮的一系列化合物，如今泛指两个苯环（A 与 B 环）通过中间三个碳原子相连接，具有 6C－3C－6C 基本骨架的一系列化合物。

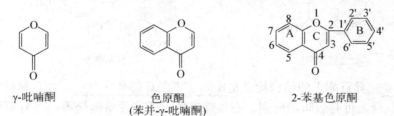

γ-吡喃酮　　　　　色原酮　　　　　2-苯基色原酮
　　　　　　（苯并-γ-吡喃酮）

　　现根据黄酮类化合物母核中 B 环的连接位置、C 环的氧化程度以及 C 环是否开环等特点将黄酮类化合物分为以下几类。

　　1. 黄酮类　黄酮类的结构特点是以 2－苯基色原酮为基本母核，且 3 位上无含氧基团取代。天然黄酮 A 环的 5 位和 7 位几乎同时带有羟基，而 B 环常在 4′位有羟基或有甲氧基，3′位有时也有羟基或甲氧基。常见的黄酮类化合物及其苷类有木犀草素、黄芩苷，还有止咳、去痰、平喘作用的芹菜素等。

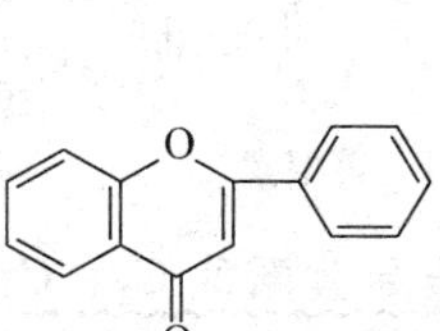

黄酮 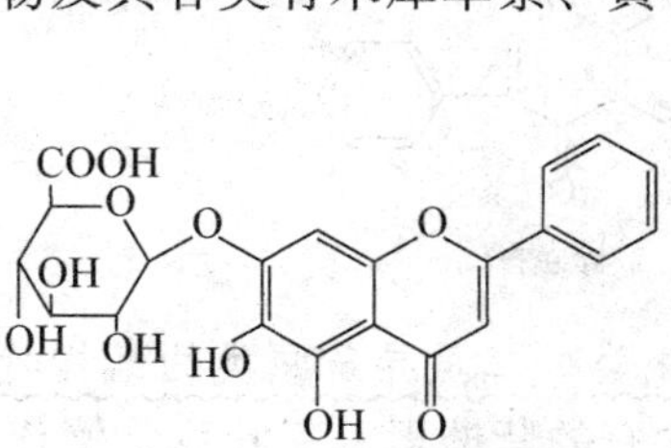　　　　　　黄芩苷

　　2. 黄酮醇类　黄酮醇类的结构特点是在黄酮基本母核的 C_3 位上连有羟基或其他含氧基团。常见的黄酮醇类化合物及其苷类有银杏叶中的山奈酚、槲皮素，还有槐米中具有止咳祛

痰的芦丁等。

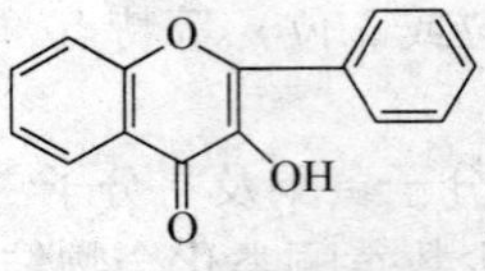

黄酮醇

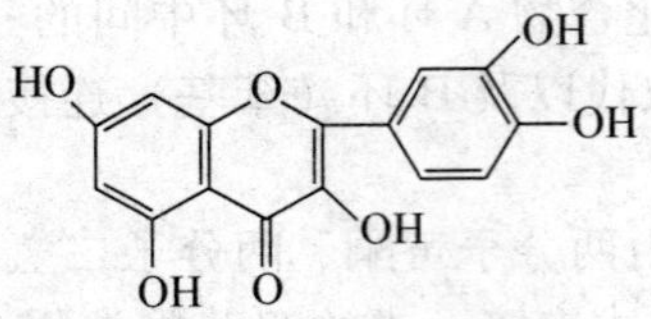

槲皮素

3. 二氢黄酮类　二氢黄酮类结构特点是 C_3 位无含氧取代基。如橙皮、枳实中的橙皮苷和橙皮素；甘草中对消化性溃疡有抑制作用的甘草苷和甘草素。

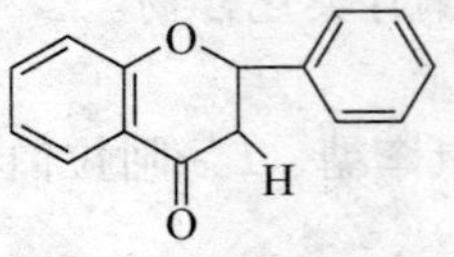

二氢黄酮

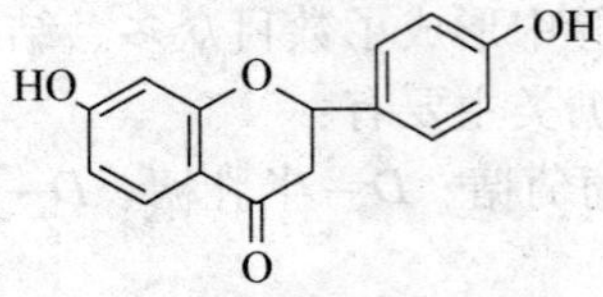

甘草素

4. 二氢黄酮醇类　二氢黄酮醇类的结构特点是 C_3 位有含氧取代基。如满山红叶中的二氢槲皮素，桑枝中的二氢桑色素，还有黄柏叶中具有抗癌活性的黄柏素 – 7 – O – 葡萄糖苷等均属二氢黄酮醇苷类。

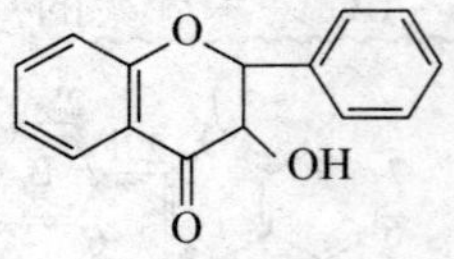

二氢黄酮醇

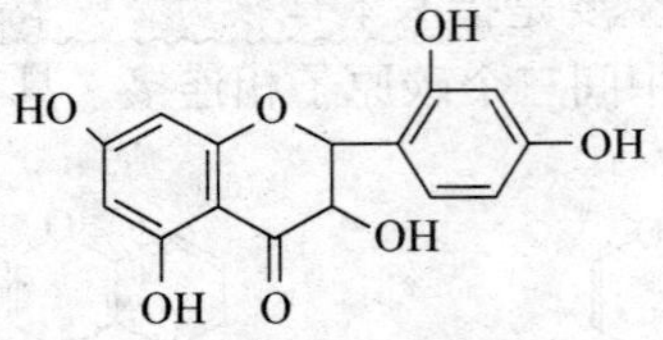

二氢桑色素

5. 异黄酮类　异黄酮类的结构特点是 B 环连接在 C 环的 3 位上。如豆科植物葛根中所含的大豆素、大豆苷，可有效防治癌症、心血管疾病、抵抗骨质疏松等；还有葛根中的葛根素等均属于异黄酮类化合物。

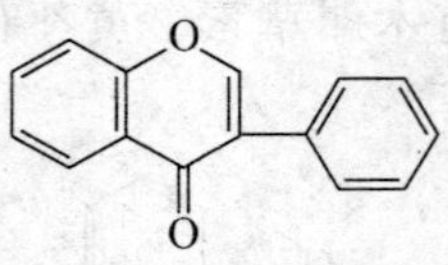

异黄酮

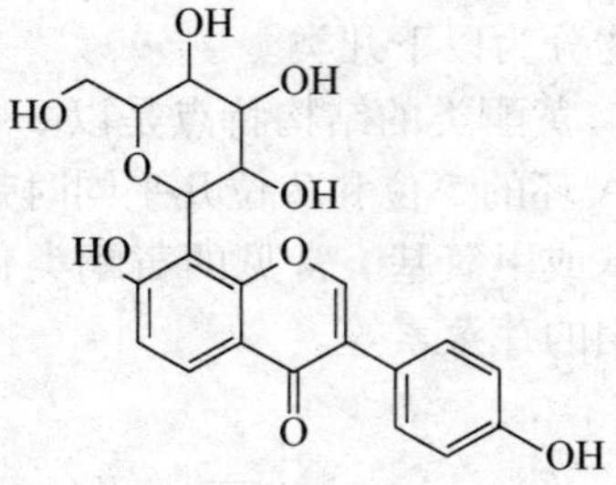

葛根素

6. 二氢异黄酮类　二氢异黄酮类的结构特点可以看作异黄酮的 C_2、C_3 双键被氢化。如中药广豆根中所含有的紫檀素、三叶豆紫檀苷和高丽槐素等均属二氢异黄酮的衍生物，皆有抗癌活性，其苷的活性强于其苷元的活性。毛鱼藤中所含的具有较强的杀虫和毒鱼作用的鱼藤酮也属于二氢异黄酮的衍生物。

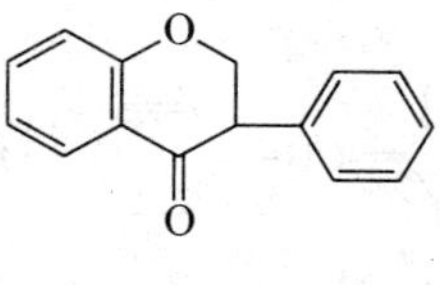

二氢异黄酮 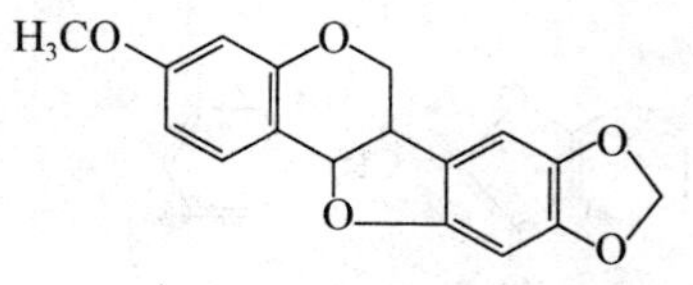　　　　　　　　　　　　　紫檀素

7. 查耳酮类　查耳酮类的结构特点是二氢黄酮 C 环的 1、2 位键断裂生成的开环衍生物，即三碳链不构成环。其母核碳原子的编号与其他黄酮类化合物不同。查耳酮从化学结构上可视为是由苯甲醛与苯乙酮类缩合而成的一类化合物，其 2′–羟基衍生物为二氢黄酮的异构体，两者可以相互转化。在酸的作用下查耳酮可转为无色的二氢黄酮，碱化后又转为深黄色的 2′–羟基查耳酮。

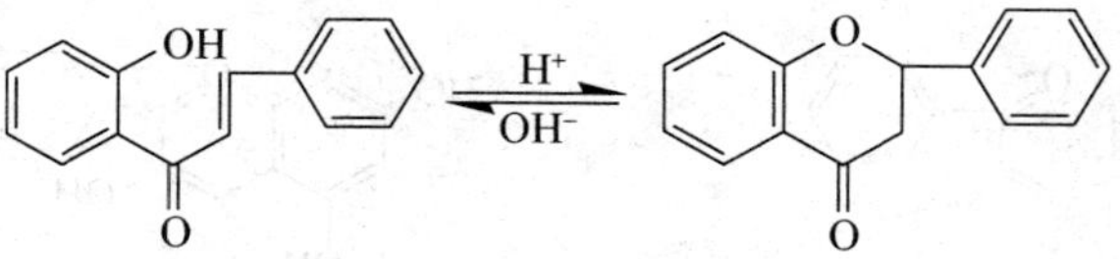

2'-羟基查尔酮　　　　　　　　　　二氢黄酮

红花花中含有红花苷、新红花苷和醌式红花苷。当红花在开花初期时，由于花中主要含无色的新红花苷及微量的红花苷，故花冠呈淡黄色；开花中期由于花中主要含的是红花苷，故花冠为深黄色；开花后期则氧化变成红色的醌式红花苷，故花冠呈红色。

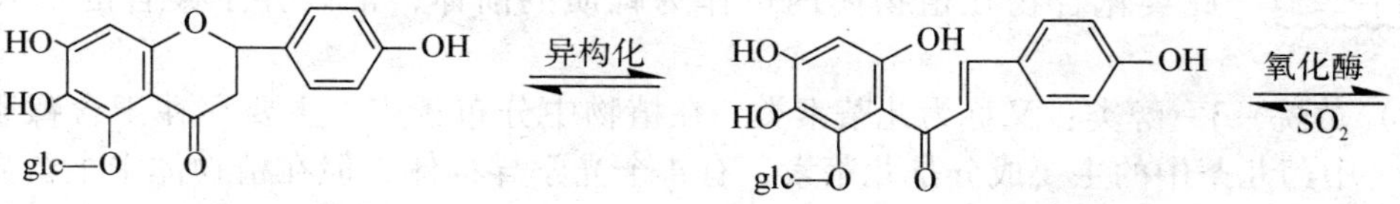

新红花苷(无色)　　　　　　　　　　红花苷(黄色)

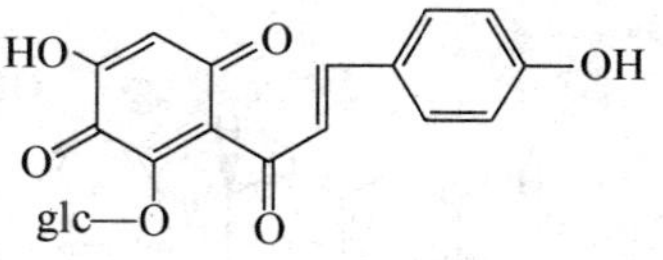

醌式红花苷(红色)

8. 二氢查耳酮类　二氢查耳酮类的结构特点是查耳酮 α，β 位双键氢化。此类型在植物界分布极少，如蔷薇科梨属植物根皮和苹果种仁中含有的梨根苷。

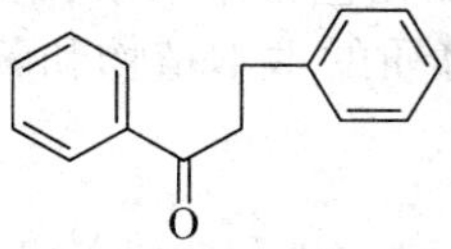

二氢查尔酮 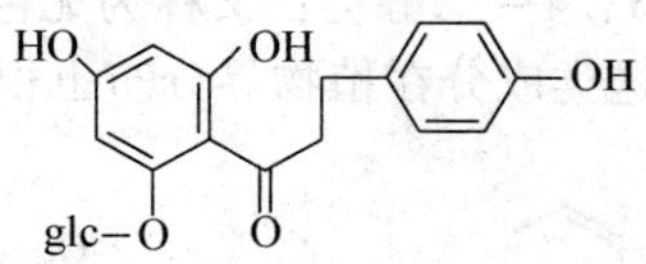　　　　　　　　　　　　梨根苷

9. 橙酮类　橙酮类又称噢酮类，其结构特点是 C 环为含氧五元环，其母核碳原子的编号也与其他黄酮类不同。此类化合物较少见，主要存在于玄参科、菊科、苦苣苔科以及单子叶植物莎草科中，如在黄花波斯菊花中含有的硫磺菊素即属于此类。

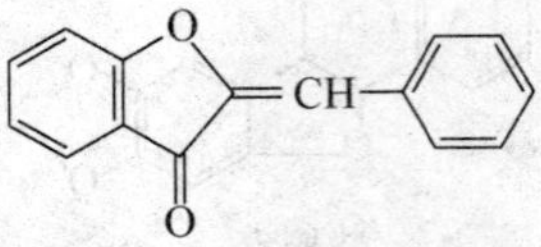

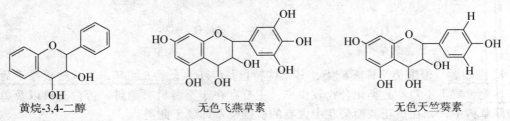

橙酮基本结构 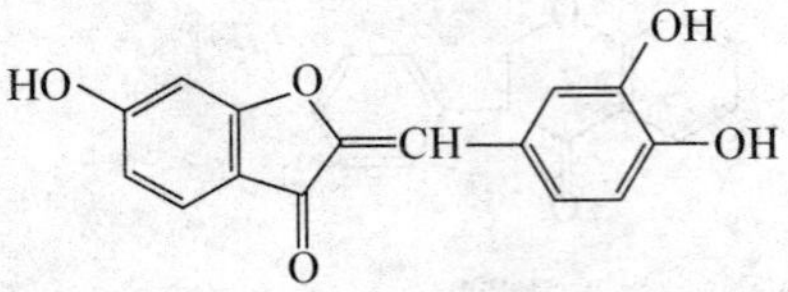　　　　　　　　　　　硫磺菊素

10. **花色素类**　花色素类结构特点是基本母核的 C 环无羰基，1 位氧原子以锌盐形式存在。花色素又称花青素，是一类水溶性色素，在植物中多以苷的形式存在，是具有使植物的花、果、叶、茎等呈现蓝、紫、红等颜色的色素，常见的有矢车菊苷元、飞燕草苷元和天竺葵苷元以及它们所组成的苷。花色苷一般用 20% 盐酸煮沸 3 分钟即可水解生成苷元和糖类。

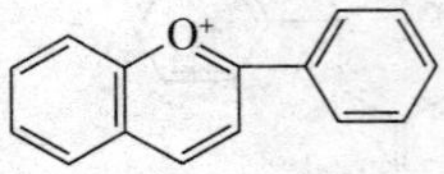

2-苯基色原烯(花色素木核)

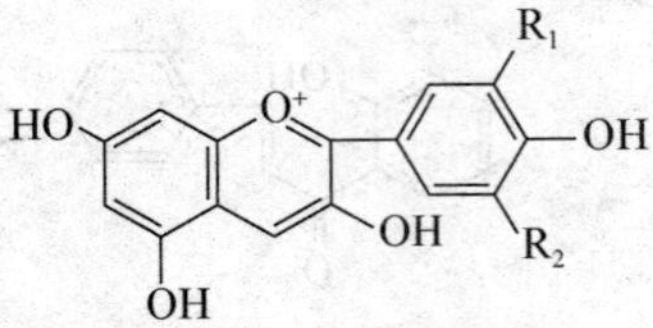

飞燕草素　$R_1=R_1=OH$
矢车菊素　$R_1=OH$　$R_1=H$
天竺葵素　$R_1=R_2=H$

11. **黄烷醇类**　黄烷醇类可根据其C 环的 3、4 位存在羟基的情况分为黄烷－3－醇和黄烷 3，4－二醇。此类化合物在植物体内可作为鞣质的前体，常以分子聚合的形式而生成鞣质。

（1）黄烷－3－醇类：又称为儿茶素类，在植物中分布较广，主要存在于含鞣质的木本植物中，中药儿茶中的主要成分是儿茶素，有 4 个光学异构体，但在植物体中主要异构体有 2 个，即（+）－儿茶素和（－）－表儿茶素，临床用于治疗肝中毒，并有一定的抗癌活性。

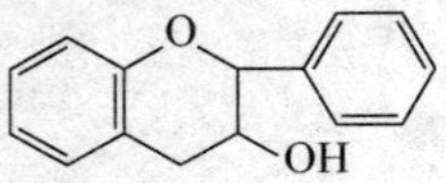

黄烷-3-醇 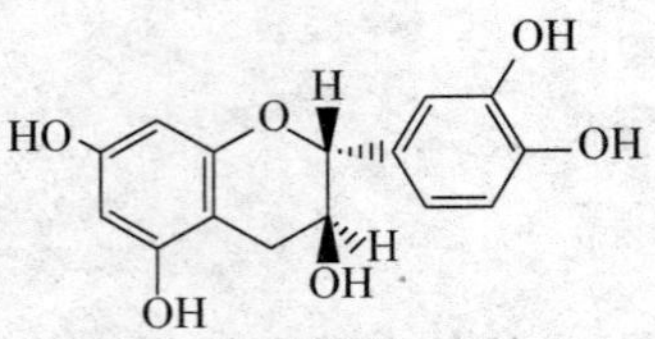　　　　　　　(+)儿茶素 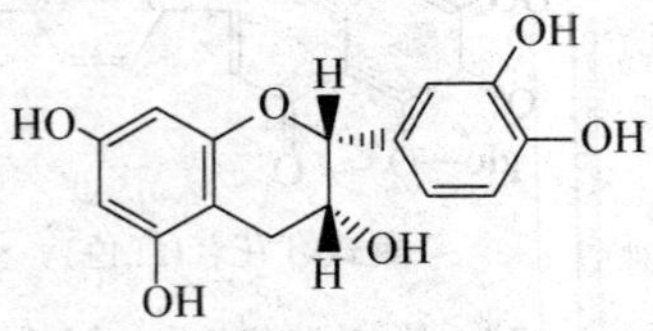　　　　　　　(-)表儿茶素

（2）黄烷－3，4－二醇类：又称为无色花色素类，如无色矢车菊素，无色飞燕草素和无色天竺葵素等。这类成分在植物界分布也很广，尤以含鞣质的木本植物和蕨类植物中多见。

黄烷-3,4-二醇　　　　　　无色飞燕草素　　　　　　无色天竺葵素

12. **双黄酮类**　双黄酮类是由二分子黄酮聚合而成的衍生物。常见的天然双黄酮是由二分子的芹菜素或其甲醚衍生物构成，根据其结合方式可分为三类。

（1）3′，8″-双芹菜素型：如银杏叶中的银杏素、异银杏素和白果素等双黄酮即属此型。银杏双黄酮具有解痉、降压和扩张冠状血管作用，临床上用于治疗冠心病。

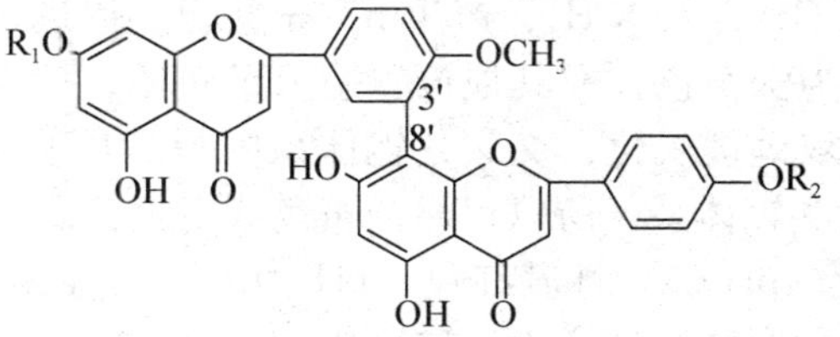

银杏双黄酮	$R_1 = CH_3$	$R_2 = H$
异银杏双黄酮	$R_1 = H$	$R_2 = CH_3$
去甲基银杏双黄酮	$R_1 = H$	$R_2 = H$

（2）8，8″-双芹菜素型：如柏黄酮。

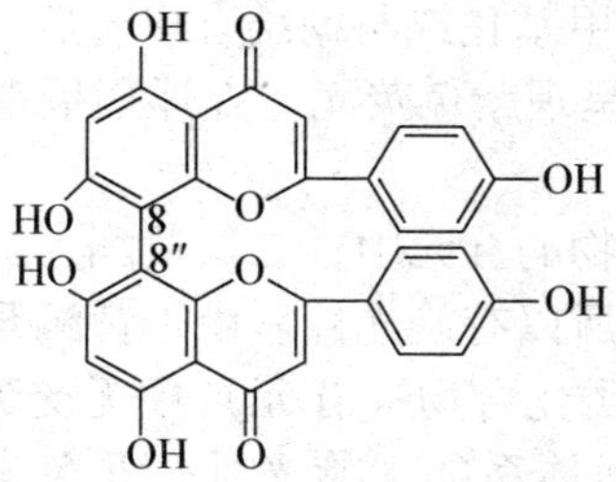

柏黄酮

（3）双苯醚型：如扁柏双黄酮，是由二分子芹菜素通过 $C_{4'} - O - C_{6''}$ 醚键连接而成。

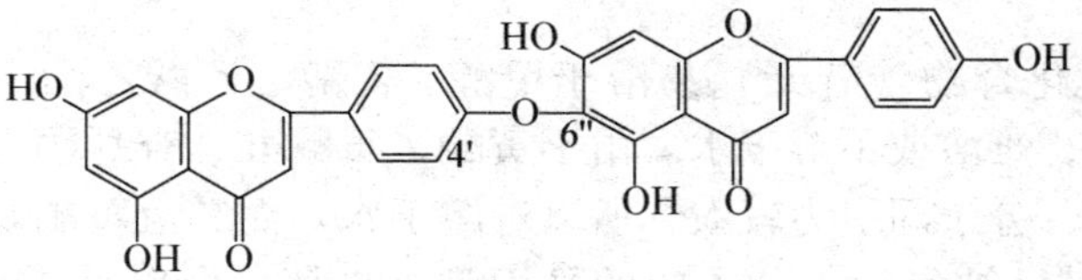

扁柏双黄酮

3．其他黄酮类　双苯吡酮又称苯骈色原酮或山酮，其基本母核由苯环与色原酮的 2、3 位骈合而成，是种特殊类型的黄酮类化合物。常存在于龙胆科、藤黄科植物中，在百合科植物中也有分布。如异芒果素存在于石韦、杧果叶和知母叶中，有止咳祛痰作用。高异黄酮比异黄酮母核 C 环与 B 环间多一个 $-CH_2-$，如麦冬中的甲基麦冬黄烷酮 A 为二氢高异黄酮，对 HeLa-s3 细胞有强的细胞毒性。

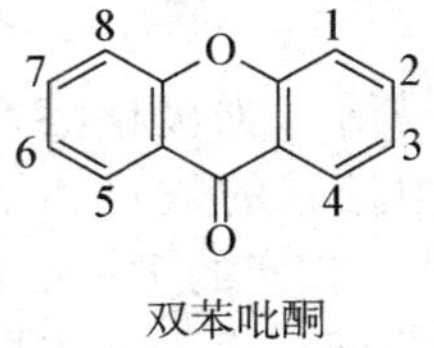

双苯吡酮 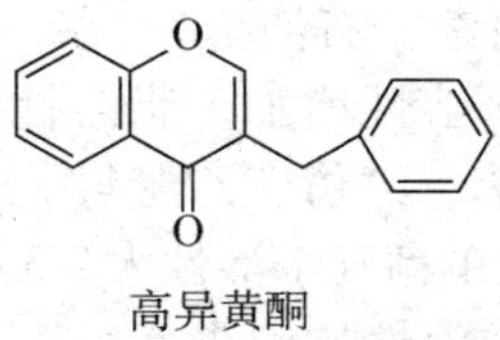　　高异黄酮 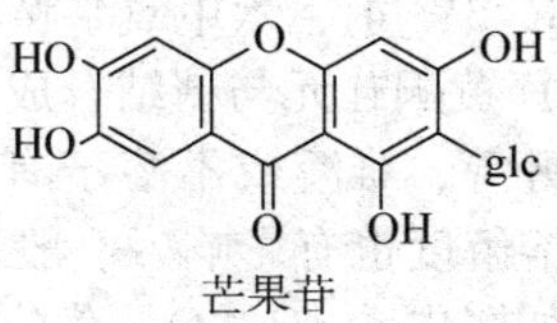　　芒果苷

（二）黄酮类化合物的理化性质

1．形状

（1）形态：黄酮类化合物多为结晶性固体，少数苷类（如黄酮苷类）为无定形粉末。

（2）颜色：大多数黄酮类化合物呈黄色，其所呈颜色主要与分子中的交叉共轭体系及助色团（-OH、-OCH₃ 等）的种类、数目以及取代位置有关。黄酮结构中的色原酮部分是无色的，但在 2 位上引入苯环后，分子内形成交叉共轭体系，并且通过电子转移、重排，使共轭链延长，因而呈现出颜色。

一般情况下，黄酮、黄酮醇及其苷类多显灰黄色至黄色，查耳酮为黄至橙黄色。若在这些化合物分子中的 7 或 4′-位引入助色团，如 -OH，-OCH₃，产生 p-π 共轭，促进电子移位、重排，使共轭系统延长，化合物颜色加深为深黄色，在其他位置引入助色团，影响较小；而二氢黄酮、二氢黄酮醇及黄烷醇因 2,3 位双键被氢化，交叉共轭体系中断，几乎为无色；异黄酮因 B 环接在 3 位，因缺少完整的交叉共轭体系，所以仅显微黄色或者无色。

花色素及其苷类的颜色随 pH 的变化而变化，pH＜7 时显红色，pH 为 8.5 时显紫色，pH＞8.5 时显蓝色。这是由于不同的 pH 可促进化合物结构产生可逆变化。

（3）荧光性：黄酮类化合物在紫外灯下可产生不同颜色的荧光。通常，黄酮醇呈亮黄色或黄绿色荧光，若 C₃ 位上 -OH 甲基化或与糖结合成苷后，则荧光暗淡，常呈棕色；黄酮类呈现淡棕色或棕色荧光；异黄酮呈现紫色荧光；查耳酮呈现亮黄棕色或亮黄色荧光；花色苷呈现棕色荧光。

（4）旋光性：在黄酮类化合物的苷元中，二氢黄酮、二氢黄酮醇、二氢异黄酮、黄烷醇等，因分子中含有手性 C 原子，所以有旋光性。由于黄酮苷类在结构中引入糖基，所以都有旋光性，且多为左旋。游离黄酮类化合物（苷元）中无交叉共轭体系的化合物有旋光性（C 环有手性碳原子），具有交叉共轭体系的无旋光性。花色素和异黄酮的苷元无手性碳原子，因此也无旋光性。

2. 溶解性　黄酮类化合物的溶解度因结构类型及存在状态（如苷或苷元）不同而有很大差异。

（1）游离黄酮类化合物（苷元）易溶于甲醇、乙醇、乙酸乙酯、氯仿、乙醚等有机溶剂以及稀碱水溶液中，难溶或不溶于水。由于黄酮、黄酮醇、查耳酮等是平面型分子，其分子与分子间排列紧密，分子间引力较大，所以难溶于水。而二氢黄酮及二氢黄酮醇等，因吡喃上 C₂、C₃ 位的双键已被氢化，分子中的平面型被破坏，所以分子与分子间排列不紧密，则分子间引力降低，有利于水分子的进入，故在水中溶解度稍大。异黄酮类化合物的 B 环受吡喃环羰基的立体阻碍，也不是平面型分子，故亲水性比平面型分子增加。花色素类虽有平面型结构，但是以离子形式存在，有盐的通性，故其水溶性较大。

黄酮类化合物如果分子中引入的羟基增多，则水溶性增大，脂溶性降低；而羟基经甲基化后，在水中的溶解度减小，在有机溶剂中的溶解度增加，则脂溶性增加。如黄酮类化合物大多为多羟基化合物，一般不溶于石油醚中，所以可与脂溶性杂质分开，然而川陈皮素（5，6，7，8，3′，4′-六甲氧基黄酮）却可溶于石油醚。

（2）黄酮苷元与糖结合成苷后，水溶性增加，脂溶性降低，易溶于强极性溶剂水、甲醇、乙醇等，难溶或不溶于有机溶剂苯、氯仿、乙醚等。苷分子中糖基的数目和结合的位置，对溶解度也有影响，一般多糖苷比单糖苷水溶性大，3-羟基苷比相应的 7-羟基苷水溶性大。如槲皮素-3-O-葡萄糖苷的水溶性比槲皮素-7-O-葡萄糖苷大，这主要可能是由于 C₃-O-糖基与 C₄ 羰基的立体障碍使分子平面性较差。

3. 酸碱性

（1）酸性：因大多黄酮类化合物分子中有酚羟基，所以具有酸性，溶于碱性水溶液、吡啶、甲酰胺及二甲基甲酰胺中。

黄酮类化合物的酸性强弱与分子中酚羟基数目和取代位置有关。分子中羟基越多，酸性越强；取代位置不同，其酸性也不同，酚羟基酸性由强至弱的顺序是：7，4′-OH＞7-或

4′-OH＞一般酚羟基＞5-OH。此性质可用于提取、分离及鉴定工作。

具有 7，4′-二羟基的黄酮化合物酸性最强，可溶于碳酸氢钠水溶液中；具有 7-羟基或 4′-羟基的黄酮化合物酸性较强，不溶于碳酸氢钠水溶液中，但可溶于碳酸钠水溶液中；具有其他位置酚羟基的黄酮化合物酸性较弱，可溶于 0.2% 氢氧化钠水溶液中；3-5-羟基的黄酮化合物酸性最弱，只能溶于 4% 氢氧化钠水溶液中，此性质可用于黄酮类化合物提取、分离及鉴定。

（2）碱性：黄酮类化合物分子中 γ-吡喃酮环上的 1-氧原子，因有未共用电子对，所以显微弱的碱性（全甲基化的多羟基黄酮类化合物碱性较强），可与强无机酸（如浓硫酸、盐酸等）生成锌盐，显特殊颜色，该锌盐极不稳定，遇水便可分解。

黄酮类化合物溶于浓硫酸中生成的锌盐，常显特殊的颜色，可用于黄酮类化合物结构类型的初步鉴别。如黄酮、黄酮醇类与浓硫酸形成的盐显黄色至橙色，且有荧光；二氢黄酮类则显橙色（冷时）至紫红色（加热时）；查耳酮类显橙红色至洋红色；异黄酮和二氢异黄酮类显黄色；橙酮类显红色至洋红色。

4 显色反应　黄酮类化合物的颜色反应主要是利用分子中的酚羟基及 γ-吡喃酮环的性质，可发生如下反应，见表 3-3。

表 3-3　黄酮类化合物常见显色反应

试剂 ＼ 成分	黄酮	黄酮醇	二氢黄酮	查耳酮	异黄酮	橙酮
紫外光下	红～棕	亮黄～亮绿	—	橙	淡黄	黄
盐酸-镁粉	黄～红	红～紫红	红、紫、蓝	—	—	—
钠汞齐	红	黄～淡红	红		红	
四氢硼钠	—	—	蓝～紫红			
三氯化铝	黄	黄绿	蓝绿	黄	黄	淡黄
醋酸镁	黄*	黄*	蓝*	黄*	黄*	
浓硫酸	黄～橙*	黄～橙	橙～紫	橙～紫	黄	红～洋红
氢氧化钠溶液（或氨气或碳酸钠水溶液）	黄	深黄	黄～橙（冷）深红～紫（热）	橙～红	黄	红～紫红
五氯化锑	黄～橙	黄～橙	黄～橙	红或紫红		

* 表示有荧光，—表示阴性反应。

（1）还原反应

①盐酸-镁（锌）粉反应：此为鉴定黄酮类化合物最常用的颜色反应。方法是将样品溶于甲醇或乙醇 1ml 中，加入少许镁（锌）粉振摇，再滴加几滴浓盐酸（如泡沫为红色，即示阳性），1～2 分钟内（必要时微热）即可显色。多数黄酮、黄酮醇、二氢黄酮及二氢黄酮醇类化合物显红-紫红色，少数显紫-蓝色，分子中特别是当 B 环上有 -OH 或 -OCH$_3$ 取代时，呈现的颜色亦即随之加深。查耳酮、橙酮、儿茶素类则无该显色反应。异黄酮类除少数例外，也不显色。注意花色素类及部分橙酮、查耳酮类等单纯在浓盐酸酸性下也会显红色，出现假阳性，因此必要时须预先作空白对照实验，（仅加入浓盐酸进行观察，若产生红色，则表明供试液中含有花色素类或某些橙酮或查耳酮类）避免提取液本身颜色的干扰。

盐酸-镁（锌）粉反应的机制是因为生成了阳碳离子而显橙红至紫红色。

②钠汞齐还原反应：在样品乙醇溶液中加入钠汞齐，放置数分钟或加热，过滤，滤液用盐酸酸化，若是黄酮、二氢黄酮、异黄酮、二氢异黄酮类则显红色；黄酮醇类显黄色或淡红色；二氢黄酮醇类显棕黄色。

③四氢硼钠还原反应：只与二氢黄酮类化合物显红色至紫红色，是二氢黄酮类化合物专属性反应，其他黄酮类化合物均不显色，故此反应可用于鉴别二氢黄酮类、二氢黄酮醇类和其他黄酮类化合物。方法：在试管中或滤纸上进行：取样品 1～2mg 溶于甲醇液中，加等量 2% NaBH₄ 10mg，1分钟后再加 1% 盐酸数滴；或先在滤纸上喷 2% NaBH₄ 的甲醇溶液，1分钟后熏浓盐酸蒸气。显红色或紫红色，如果 A 环与 B 环有一个以上 −OH 或 −OCH₃ 取代则颜色加深，其他黄酮类均为负反应。

（2）与金属盐类试剂的配位反应：黄酮类化合分子中常含有下列结构单元，故常可与某些金属离子如铝盐、铅盐、锆盐、镁盐、锶盐等生成有色配合物或有色沉淀，有的还产生荧光。

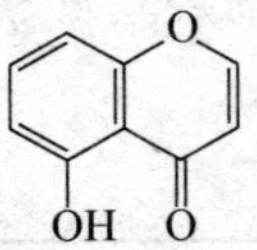

C₅-羟基结构　　　　C₃-羟基结构 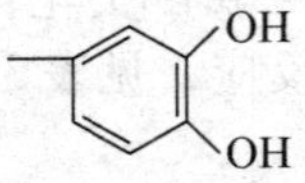　　　　邻二酚羟基结构

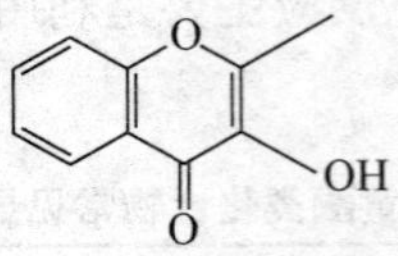

①铝盐反应：此反应可在滤纸、薄层上或试管中进行，常用试剂为 1% 三氯化铝乙醇溶液。方法是将样品的乙醇溶液和 1% 三氯化铝乙醇溶液反应，生成的络合物大多显黄色，紫外灯下为鲜黄色荧光，但 4′-羟基黄酮醇或 7，4′-二羟基黄酮醇显天蓝色荧光。《中国药典》常用于定性分析。

②锆盐反应：利用此反应可鉴别黄酮类化合物分子中 C₃-羟基或 C₅-羟基。C₃-与 C₅-位羟基黄酮都能与二氯氧锆（ZrOCl₂）生成鲜黄色的锆配合物，但由于两者对酸的稳定性不同，C₃-羟基生成的锆配合物稳定性大于 C₅-羟基生成的锆配合物，当向反应液中再加入 2% 枸橼酸甲醇溶液后，C₅-羟基的锆配合物分解，黄色显著减退，而 C₃-羟基的锆络合物稳定，溶液仍显鲜黄色。但二氢黄酮醇的 C₃-羟基锆配合物性质也不稳定，故此反应只有黄酮醇不褪色。在滤纸上进行该反应，得到的锆盐络合物斑点多呈黄绿色并有荧光。

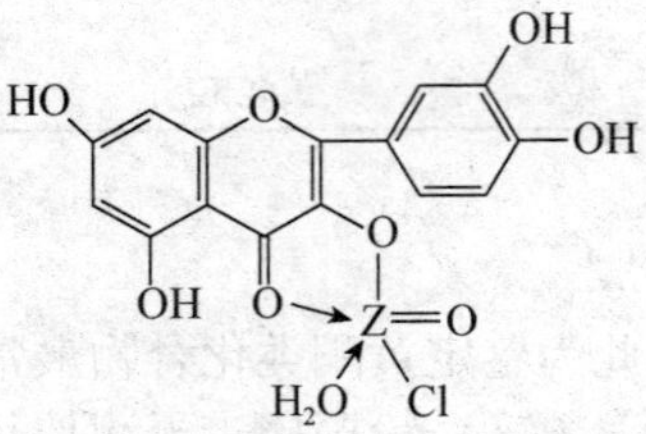

锆络合物

③氨性氯化锶反应：分子中有邻二酚羟基的黄酮类化合物，则可与氯化锶在氨性甲醇溶液中生成绿色至棕色乃至黑色沉淀。方法是取少许试样于小试管中，加入 1ml 甲醇溶解（必要时水浴加热）后，滴加 0.01mol/L 氯化锶（SrCl₂）甲醇溶液 3 滴和氨气所饱和的甲醇溶液 3 滴，若出现绿色、棕色至黑色沉淀，则表示含有邻二酚羟基。

④醋酸镁反应：凡具有 C_3 – 羟基、C_5 – 羟基或邻二酚羟基黄酮均可与 Mg^{2+} 配合，在紫外灯下，二氢黄酮（醇）类显天蓝色荧光，若有羟基，色泽更明显；黄酮（醇）、异黄酮类则显黄、橙黄或褐色荧光。借此可区别。本反应可用于纸色谱显色。

⑤铅盐反应：中性醋酸铅可与具有 C_3 – 羟基、C_5 – 羟基或邻二酚羟基黄酮类产生沉淀（黄或红色），碱式醋酸铅的沉淀范围更广，只要分子中具有酚羟基都可生成沉淀。铅盐沉淀法可用于鉴定与分离。

⑥三氯化铁反应：黄酮类化合物分子中多数含有酚羟基，可与三氯化铁试剂发生显色反应，根据分子中所含的酚羟基数目及位置的不同，可显紫、绿、蓝等不同颜色。

（3）硼酸显色反应：黄酮类化合物分子中含有5 – 羟基黄酮及 6′ – 羟基查耳酮结构时，在无机酸或有机酸存在条件下，可与硼酸反应，产生亮黄色。一般在草酸存在下显黄色并具有绿色荧光，但在枸橼酸丙酮存在的条件下，只显黄色而无荧光。可与其他类型的黄酮类化合物相区别。

（4）碱试剂显色反应：由于黄酮与黄酮醇母核上的酚羟基遇碱液能解离成酚氧负离子，使共轭体系的电子更易转移或重排成新共轭体系，故遇碱后颜色可加深，转为黄色、橙色或红色等，在紫外光下更明显。

显色情况随黄酮类化合物结构类型不同而有区别。二氢黄酮（醇）类在碱液中能开环转变成对应的异构体查耳酮而显橙色至黄色；具有邻二酚羟基的黄酮类化合物在碱液中不稳定，能被氧化产生黄色→深红色→绿棕色沉淀；具有邻三酚羟基的黄酮类化合物产生暗绿色或蓝绿色沉淀。用氨气处理后呈现的颜色置空气中逐渐褪去，而经碳酸钠水溶液处理所呈现的颜色置空气中不褪色。此反应常用于纸色谱显色。

（5）与五氯化锑反应：将样品 5 ～ 10mg 溶于无水四氯化碳 5ml 中，加2% 五氯化锑的四氯化碳溶液 1ml，查耳酮类生成红或紫红色沉淀，而黄酮、二氢黄酮及黄酮醇类显黄色至橙色，故此反应可区别查耳酮类与其他黄酮类化合物。需注意的是，由于在湿空气及含水溶液中颜色产物不稳定，反应时所用溶剂必须无水。

（6）其他显色反应如 Gibb's 反应：可用于鉴别黄酮类化合物酚羟基对位是否被取代。将样品溶于吡啶中，酚羟基对位未被取代者加入 Gibb's 试剂后即显蓝或蓝绿色。

（三）含黄酮类化合物的常用中药

1. 黄芩　黄芩为唇形科植物黄芩的干燥根，是常用的清热解毒中药，还具有安胎、止血的功效，常用于湿热发烧、热痢黄疸、肺热咳嗽、胎动不安等证。从黄芩根中分离出黄芩苷（含4.0% ～ 5.2%）、黄芩素、汉黄芩苷、汉黄芩素、木蝴蝶素 A 及二氢木蝴蝶素 A 等20 多种黄酮类化合物。其中黄芩苷含量最多，是黄芩中主要的有效成分，具有抗菌、消炎作用，还有降转氨酶的作用。黄芩苷元的磷酸酯钠盐可治疗过敏、喘息等病。含量规定黄芩苷（$C_{21}H_{19}O_{11}$）不得少于9.0%；黄芩片和酒黄芩分别不得少于8.0%。

黄芩苷为淡黄色针晶，mp223℃，$[a]_D^{20}$ – 144.9（吡啶 + 水），UV_{max}^{MeOH} nm：244、278、315。黄芩苷几乎不溶于水，难溶于甲醇、乙醇、丙酮，可溶于含水醇和热乙酸。不易被酸水解，溶于碱水及氨水时初显黄色，不久则变为黑棕色。黄芩苷经水解后生成的苷元黄芩素分子中有邻三酚羟基，其性质不稳定，在空气中易被氧化转为醌类衍生物而显绿色，这是黄芩饮片因保存或炮制不当而变绿色的原因。黄芩断面变绿，说明其有效成分受到破坏，质量也随之降低。

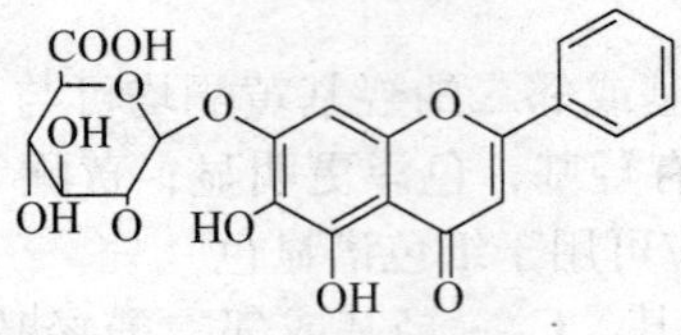

图：黄芩苷

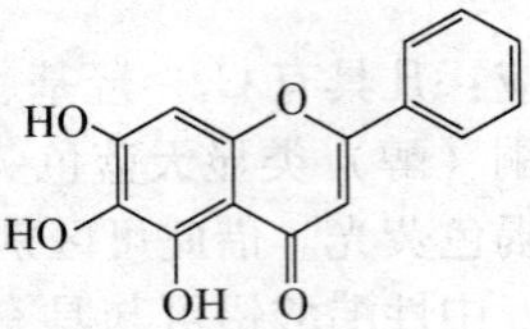

图：黄芩素

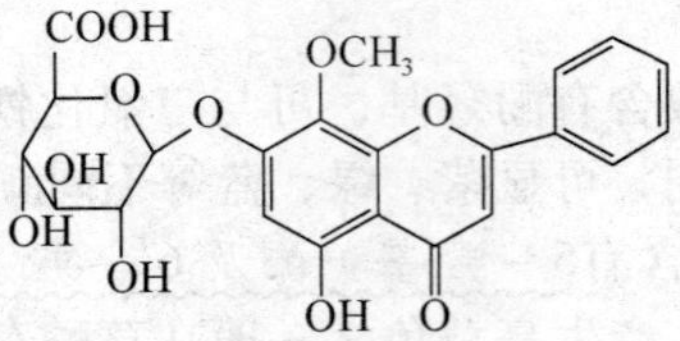

图：汉黄芩苷

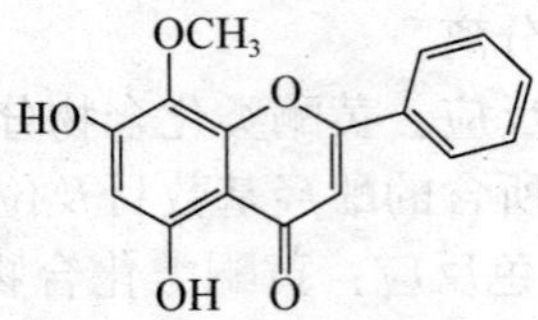

图：汉黄芩素

临床上患者口服黄芩水煎剂不良反应少，但有报道双黄连注射液注射后可致休克，因此使用含黄芩注射剂应注意。

2. 葛根　葛根为豆科植物野葛的干燥根。葛根具有生津止渴、透疹、升阳等功效，常用于头痛、发热、消渴、麻疹不透等证。葛根中主要含异黄酮类化合物，有葛根素、大豆苷、大豆素 - 7，4′ - 二葡萄糖苷及葛根素 - 7 - 木糖苷。葛根总黄酮有增加冠状动脉血流量及降低心肌耗氧量等作用。大豆素还有类似罂粟碱的解痉作用。《中国药典》以葛根素（$C_{21}H_{20}O_9$）为指标成分进行定性鉴定和含量测定，不得低于2.4%。

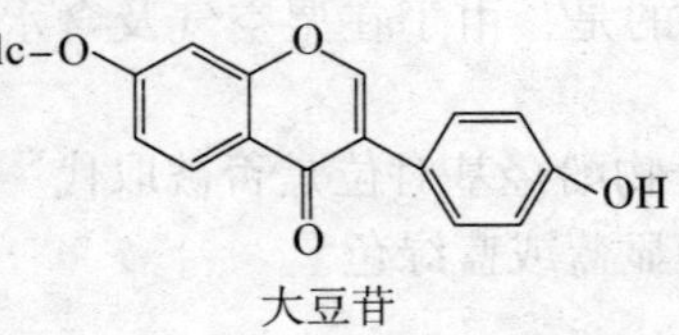

图：大豆苷

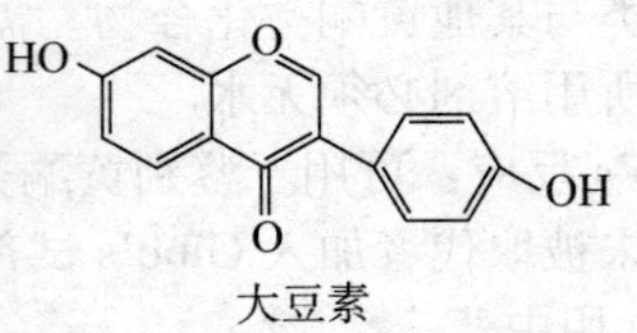

图：大豆素

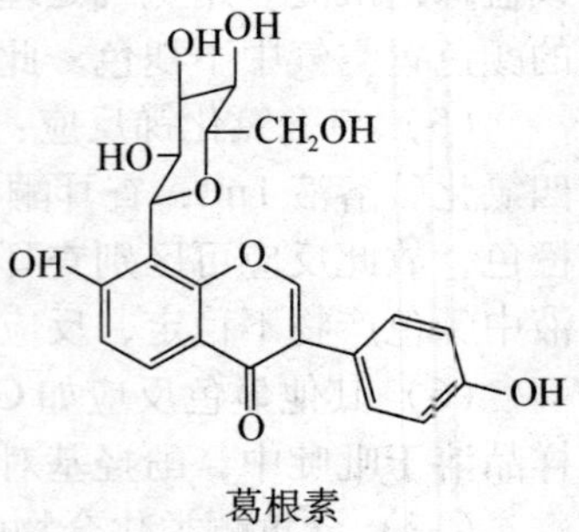

图：葛根素

临床少数患者口服葛根片后有头胀感，减量后可消失。葛根素注射液有引起药物热、过敏性药疹、过敏性休克、速发性喉头水肿、过敏性皮疹、面部血管水肿、消化道出血、溶血反应肾绞痛、血红蛋白尿、丙氨酸氨基转移酶升高、心搏骤停、窦房结抑制等不良反应的报道。使用时应注意过敏。

3. 银杏叶　银杏叶为银杏科植物银杏的干燥叶，其主要化学成分为黄酮类和萜内酯类化合物。黄酮类化合物根据其结构可分为3类：单黄酮类、双黄酮类和儿茶素类。单黄酮类主要为槲皮素、山奈酚和异鼠李素等苷元及它们形成的苷类物质。双黄酮类化合物主要有银杏双黄酮、异银杏双黄酮、去甲银杏双黄酮、穗花杉双黄酮、金松双黄酮及1 - 5 - 甲氧基去甲银杏双黄酮等，儿茶素类主要有儿茶素、表儿茶素、没食子酸儿茶素和表没食子酸儿茶素等。萜内酯类主要有银杏内酯 A、B、C、M、J 和白果内酯等。

银杏黄酮类化合物可以扩张血管，增加冠脉及脑血管流量，降低血黏度，改善脑循环，是治疗心脑血管疾病的有效药物。萜内酯是 PAF 受体特异性拮抗剂。含量测定①含总黄酮醇苷不得少于 0.40%。②含萜类内酯以银杏内酯 A（$C_{20}H_{24}O_9$）、银杏内酯 B（$C_{20}H_{24}O_{10}$）、银杏内酯 C（$C_{20}H_{24}O_{11}$）和白果内酯（$C_{15}H_{18}O_8$）的总量计，不得少于 0.25%。

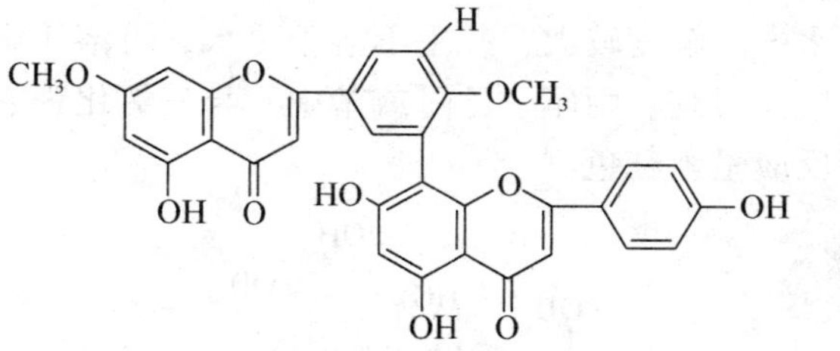

银杏双黄酮

临床上少数患者可引起食欲减退、恶心腹胀、便秘、鼻塞、头晕头痛、耳鸣、乏力、口干、胸闷等症状，个别患者出现过敏性皮疹。长期大剂量应用本品可引起眼前房、视网膜和脑出血。使用时应注意。

4. 槐花　槐花为豆科植物槐的干燥花及花蕾，花蕾又称槐米，含有芸香苷（芦丁），槲皮素，槐米甲、乙、丙素以及皂苷，鞣质，黏液质，树脂等，其中芦丁为主要有效成分。研究表明，槐米中芦丁含量可达 23.5%，花蕾开后其含量降低至约 13.0%。含量测定含总黄酮以芦丁计，槐花不得少 8.0%，槐米不得少于 20.0%。

芦丁又称芸香苷，广泛分布在植物界，现已发现有 70 多种植物中含有芦丁，如荞麦叶、烟叶和蒲公英中都含量较高，也可作为提取原料。芦丁水解生成槲皮素、葡萄糖及鼠李糖。

芦丁为浅黄色粉末或淡黄色针状结晶，mp177～178℃，难溶于冷水（1∶8000），略溶于热水（1∶200），溶于热甲醇（1∶7）、热乙醇（1∶60）、乙酸乙酯和丙酮，在冷甲醇中溶解度为 1∶100、冷乙醇中为 1∶650，不溶于苯、三氯甲烷、乙醚、石油醚等，易溶于吡啶及稀碱液中。

槲皮素可由芸香苷水解得到，为黄色针状结晶，mp314℃（分解）。溶于热乙醇 1∶23 冷乙醇（1∶300），可溶于甲醇、丙酮、乙酸乙酯、冰醋酸、吡啶等溶剂，不溶于石油醚、苯、乙醚、三氯甲烷中，几乎不溶于水。

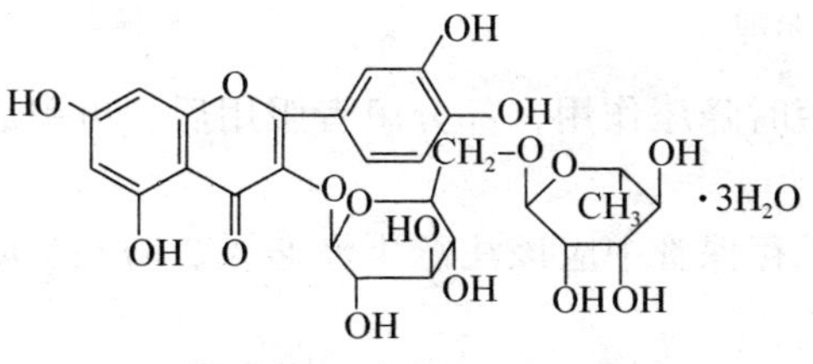

芸香苷(含3分子结晶水) 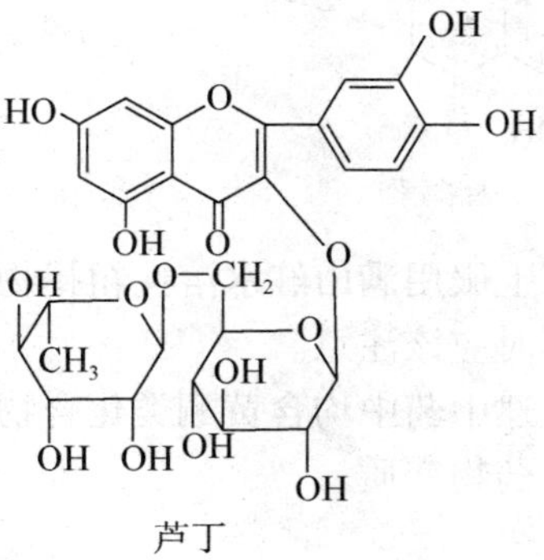　　　　　　　芦丁

曾有报道食用生槐花后引起过敏反应，出现皮肤痒痛、丘疹样皮疹，斑贴试验阳性，使用氢化可的松后逐渐恢复。生食槐花可中毒。使用时应注意。

5. 陈皮　陈皮为芸香科植物橘及其同属植物的干燥成熟果皮。陈皮含挥发油，油中主要成分为右旋柠檬烯，可达80%以上，另有柠檬醛、橙皮苷、橘皮素、新橙皮苷、肌醇等。其中橙皮苷具有和芦丁相同的用途。含量测定陈皮药材含橙皮苷（$C_{28}H_{34}O_{15}$）不得少于3.5%。

橙皮苷在乙醇或热水中溶解度较大，几乎不溶于冷水，可溶于吡啶、甘油、乙酸或稀碱溶液，不溶于稀矿酸、三氯甲烷、丙酮、乙醚或苯中。与三氯化铁、金属盐类反应显色或生成沉淀，与盐酸-镁粉反应呈紫红色。

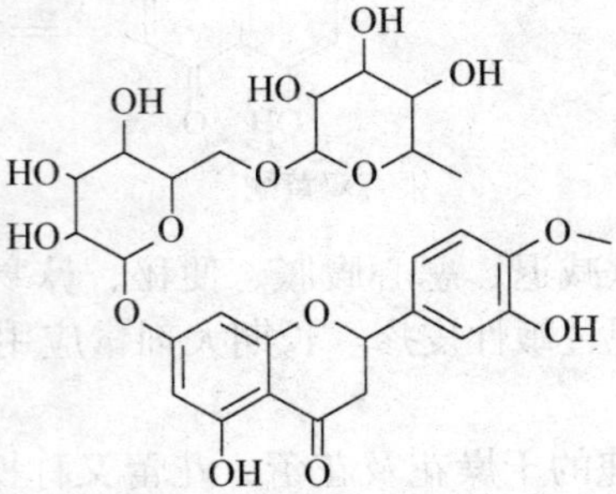

橙皮苷

6. 满山红　满山红为杜鹃花科兴安杜鹃的干燥叶。已从满山红的叶中分离出杜鹃素、8-去甲基杜鹃素、山柰酚、槲皮素、杨梅素、金丝桃苷、异金丝桃苷以及莨菪亭、伞形酮、木毒素、牻牛儿酮、薄荷醇、杜松脑和 α-桉叶醇、β-桉叶醇、γ-桉叶醇等。其中杜鹃素是祛痰成分，临床用于治疗慢性支气管炎。《中国药典》以杜鹃素为对照品对满山红进行含量测定，规定杜鹃素（$C_{17}H_{16}O_5$）含量不少于0.08%。

杜鹃素为淡黄色片状结晶 mp229～232℃，$[a]_D^{18}0°$（C = 0.01，EtOH）。杜鹃素可溶于甲醇、乙醚和稀碱液，难溶于水。杜鹃素与盐酸-镁粉反应呈粉红色，加热后变为玫瑰红色，与$FeCl_3$反应呈草绿色。

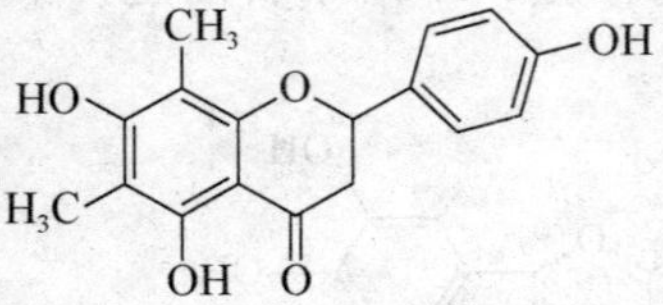

杜鹃素 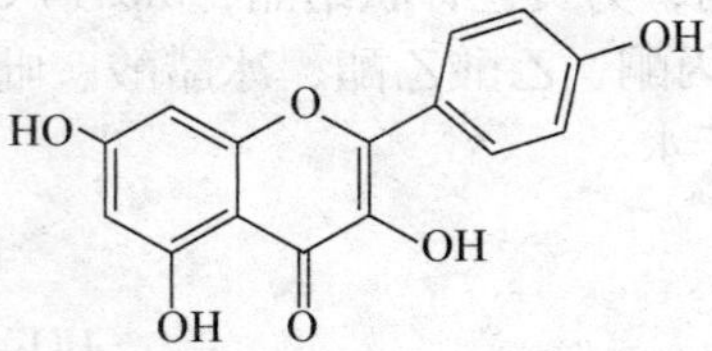　　　　　　　　　　　山柰酚 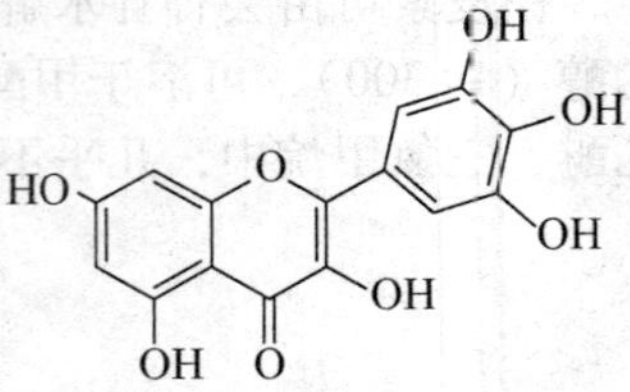　　　　　　　　　　　杨梅素

临床上服用满山红水溶性粗提物有轻度短时降压作用，部分患者服用后，可引起心率减慢，使用时应该注意。

因上述中药中均含黄酮类化合物，故在贮存保管中应该注意干燥通风、防潮、防霉、防蛀、防止药物变质。

【同步练习】

一、A 型题（最佳选择题）

1. 《中国药典》规定，以总黄酮为含量测定成分的中药是

A. 三七　　　　　　　B. 槐花　　　　　　　C. 五味子　　　　　　D. 细辛

E. 天仙子

本题考点：《中国药典》（2015 版）规定，按干燥品计算，含总黄酮以芦丁计，槐花不得少 8.0%，槐米不得少于 20.0%。

2. 因保存或炮制不当，有效成分水解、氧化、变质的药材是

A. 黄芩　　　　　　　B. 黄连　　　　　　　C. 姜黄　　　　　　　D. 黄柏

E. 黄芪

本题考点：黄芩水解后生成的苷元黄芩素分子中具有邻三酚羟基，易被氧化转为醌类衍生物而显绿色，所以这是黄芩因保存或炮制不当变绿色而失效的原因。

3. 黄酮类化合物的基本碳架是

A. C6 – C1 – C6　　　B. C6 – C2 – C6　　　C. C6 – C3 – C6　　　D. C6 – C4 – C6

E. C6 – C5 – C6

本题考点：黄酮类化合物的基本碳架为 C6 – C3 – C6。

二、B 型题（配伍选择题）

（4—6 题共用备选答案）

A. 二氢黄酮　　　　　B. 异黄酮　　　　　　C. 黄酮醇　　　　　　D. 查耳酮

E. 二氢黄酮醇

4. 2，3 位无双键，3 位连有羟基的黄酮类化合物是

5. 2，3 位有双键，3 位连有羟基的黄酮类化合物是

6. 2，3 位无双键，3 位没有羟基的黄酮类化合物是

本题考点：黄酮类化合物结构类型的特点。

三、X 型题（多项选择题）

7. 黄酮类化合物主要的结构类型有

A. 二氢查耳酮类　　　B. 蒽酮类　　　　　　C. 二氢黄酮类　　　　D. 查耳酮类

E. 花色素类

本题考点：黄酮类化合物的分类。

参考答案： 1. B　2. A　3. C　4. E　5. C　6. A　7. ACDE

七、萜类和挥发油

【复习指导】本部分内容复杂，历年常考，主要掌握萜类化合物的分类和各类型的特点及代表化合物，掌握萜类常用中药和含挥发油中药的结构类型，熟悉挥发油的物理性质。

萜类化合物种类繁多、骨架庞杂、分布广泛，主要分布于裸子植物及被子植物中，藻类、菌类、蕨类、苔藓类等植物中也有萜类化合物的存在。单萜类大多存在于伞形科、唇形科、松科及樟科的油室、腺体及树脂道内；倍半萜类数量最多，主要存在于芸香目、木兰目、山茱萸目及菊目中，目前在毛茛目植物中还未见到倍半萜类化合物。二萜类分布较多的

科属有五加科、菊科、马兜铃科、橄榄科、杜鹃花科、大戟科、唇形科、豆科和茜草科。二倍半萜数量较少，存在于羊齿植物、地衣类、菌类、海洋生物及昆虫的分泌物中。

萜类化合物还具有多方面的生物活性，其中不少化合物是一些中药的有效成分。现将萜类较为重要的生物活性介绍如下。

1. **循环系统作用**　多数萜类具有扩张心脑血管、抗血小板聚集、增加心脑血管血流量以及降血压、调整心率、调节血脂、改善微循环等作用。如芍药苷具有扩张血管的作用；银杏内酯是血小板活化因子拮抗剂等。

2. **消化系统作用**　如齐墩果酸、甘草次酸及环烯醚萜等萜类具有保肝降酶、利胆健胃、抗胃溃疡等作用。

3. **呼吸系统作用**　如穿心莲内酯有一定的抗上呼吸道感染作用；辣薄荷酮有镇咳、祛痰、平喘的活性。

4. **抗病原微生物作用**　如臭蚁内酯有抑菌活性；穿心莲内酯可治疗钩端螺旋体病；鸡蛋花苷有抗结核杆菌活性。

5. **神经系统作用**　萜类对神经系统有镇静、镇痛、局部麻醉、兴奋中枢、治疗神经分裂症等作用。如缬草环氧三酯、高乌头碱及龙脑等。

6. **抗肿瘤作用**　如紫杉醇对乳腺癌、卵巢癌都有良好的疗效。具有抗肿瘤作用的主要为二萜。

7. **抗生育作用**　如 16 - 羟基雷公藤内酯醇及棉酚有雄性抗生育活性作用；芫花酯甲和芫花酯乙有引产的作用。

8. **抗疟作用**　如青蒿素及鹰爪甲素分别有很强的抗疟疾活性。

9. **杀虫驱虫作用**　如川楝素有杀血吸虫的作用。

10. **甜味剂作用**　如甜菊苷等，其甜味均为蔗糖的数百倍以上。此外，萜类化合物还具有许多其他生物活性，如 juvabione 具昆虫保幼激素作用，二萜醛、瑞香毒素均具有较强的毒鱼活性。香叶醇、橙花醇及柠檬醛等还是许多香料及化妆品制造业的重要原料。

（一）萜类化合物的分类

萜类化合物是由甲戊二羟酸衍生而成的，其基本碳架大多是具有 2 个或 2 个以上异戊二烯单位（C5 单位）结构特征的化合物。

萜类化合物的分类依据是经典的 Wallach 异戊二烯法则，按萜类化合物分子中异戊二烯的单位数进行分类，见表 3 - 4。

表 3 - 4　萜类化合物分子中异戊二烯数量

类别	碳原子数	通式（C_5H_8）$_n$	分布
半萜	5	$n = 1$	植物叶
单萜	10	$n = 2$	挥发油
倍半萜	15	$n = 3$	挥发油
二萜	20	$n = 4$	树脂、苦味素、植物醇、叶绿素
二倍半萜	25	$n = 5$	海绵、植物病菌、昆虫代谢物
三萜	30	$n = 6$	皂苷、树脂、植物乳汁
四萜	40	$n = 8$	植物胡萝卜素
多萜	> 40	$n > 8$	橡胶、硬橡胶

1. 单萜　单萜类化合物基本碳架由 2 个异戊二烯单位，即 10 个碳原子构成，多是挥发油的组成成分（单萜苷类没有随水蒸气蒸馏的性质），常存在于高等植物的腺体、油室及树脂道等分泌组织中，还存在于昆虫和微生物的代谢产物，以及海洋生物中。单萜大多具有较强的香气和生物活性。

（1）无环（链状）单萜中含氧衍生物类化合物多具有较强的生理活性和香气，是医药、化妆品和食品工业的重要原料，无环单萜还有香叶醇、香橙醇、柠檬醛、蒿酮等。香叶醇（习称牻牛儿醇），具玫瑰香气，是重要的玫瑰香料成分。香橙醇与香叶醇互为顺反异构体，有柠檬香气，也是重要香料。

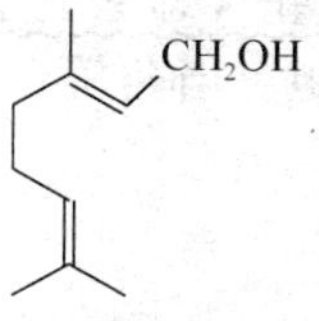

香叶醇 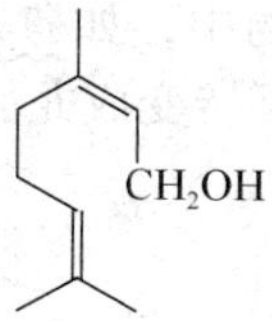　　　　　　　　　　　　香橙醇

（2）单环单萜常见的如薄荷醇（薄荷脑），是薄荷挥发油的代表性成分；西红花醛具有西红花特有的香气，可用柠檬醛合成得到；α-崖柏素存在于欧洲产的崖柏、罗汉柏中，属䓖酚酮型，此类型化合物的碳架不符合经验异戊二烯法则，且具芳香族化合物的性质。单环单萜还有斑蝥素、桉精油、胡椒酮等。

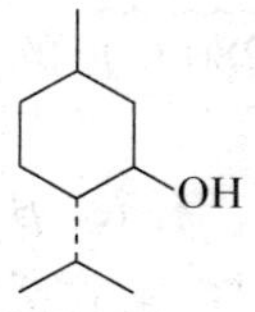

L-薄荷醇　　　　　　　　　　α-崖柏素

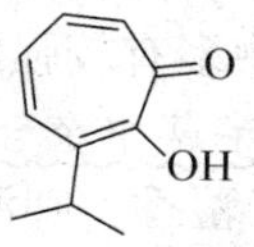

（3）双环单萜中的龙脑又称樟醇，具有像胡椒又像薄荷的香气，其左旋体主要存在于艾纳香叶子的挥发油中，右旋体主要存在于龙脑香树的挥发油中，现主要用于合成龙脑，《中国药典》称为"冰片"；樟脑习称辣薄荷酮，为白色结晶性固体，存在于樟树的挥发油中，在医药上主要用作皮肤刺激剂，用于神经痛和跌打损伤，并可作为强心剂，现主要由人工合成，是重要的工业原料。

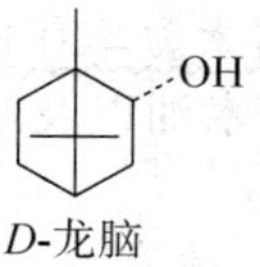

D-龙脑 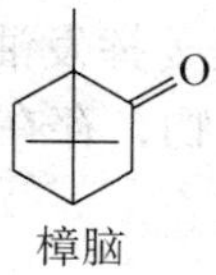　　　　　　　　　　　樟脑

（4）三环单萜化合物较少，主要有三环白檀醇，存在于檀香木部挥发油中。还有香芹樟脑。

三环白檀醇

（5）环烯醚萜类是一种结构特殊的单萜类化合物，结构类型分为环烯醚萜（苷）和裂环烯醚萜（苷）两种。结构特点是环内的 C_3 和 C_4 间连有双键，C_2 氧为醚键，C_1 位多连有 – OH（半缩醛羟基），该羟基常与葡萄糖结合成苷的形式存在。

环烯醚萜根据其结构上 C_4 位取代基的有无又可分为 C_4 位有取代的环烯醚萜苷和 C_4 位无取代的 4 – 去甲基环烯醚萜苷（基本母核只有 9 个碳原子，是由于其 C_4 – COOH 在植物体内生物合成过程中脱羧所致）。栀子果仁中的主要成分栀子苷、羟异栀子苷，是 C_4 位有取代的环烯醚萜，具有泻下和利胆作用；地黄中的梓醇，是 C_4 位无取代的环烯醚萜苷，是地黄降血糖的有效成分，并有很好的利尿作用和迟发性缓下功能。

裂环环烯醚萜类可看成是环烯醚萜及其苷在 C_7 – C_8 位断键开环衍变而成。主要存在龙胆科龙胆属和獐牙菜属植物中，如獐牙菜中的獐牙菜苷（即当药苷）和龙胆中的龙胆苦苷等。龙胆苦苷在氨作用下可转变成龙胆碱，故中药龙胆、当药等在提取过程中加氨碱化，再加酸水解可得龙胆碱。

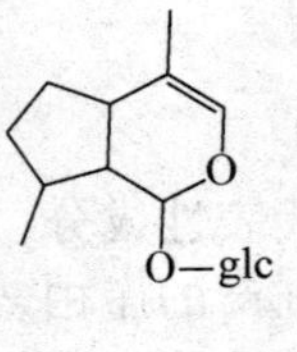

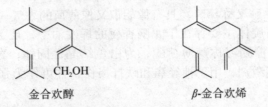

环烯醚萜苷 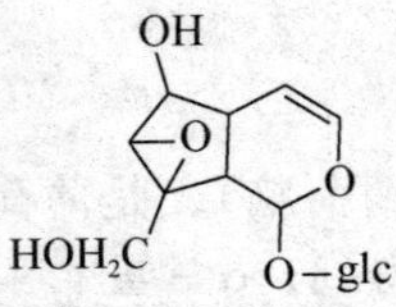　　　　　　　　梓醇 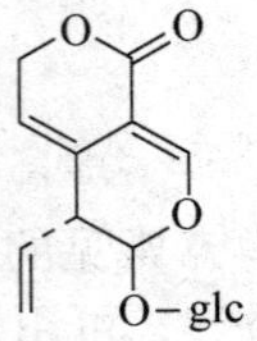　　　　　　　　龙胆苦苷

2. 倍半萜类　倍半萜类的基本碳架是由 3 个异戊二烯单位，即 15 个碳原子构成，多与单萜类共存于植物挥发油中，是挥发油高沸程（250 ~ 280℃）的主要组分，也有低熔点的固体。倍半萜的含氧衍生物多有较强的香气和生物活性。

（1）无环（链状）倍半萜中金合欢烯又称麝子油烯，有 α、β 两种异构体，同存于枇杷叶的挥发油中，β 式存在于藿香、啤酒花、生姜挥发油中；金合欢醇又称麝子油醇，存在于豆科植物合欢干燥花序的挥发油中，是重要的高级香料原料。

金合欢醇　　　　　　　　　　β-金合欢烯

（2）环状倍半萜中姜烯是姜挥发油的成分；青蒿素为单环倍半萜，存在于黄花蒿中；桉叶醇为双环倍半萜的含氧衍生物，存在于桉叶油、苍术油以及厚朴油等挥发油中，用于香精生产。

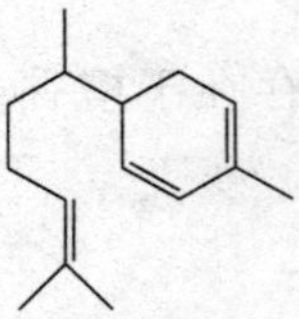

姜烯 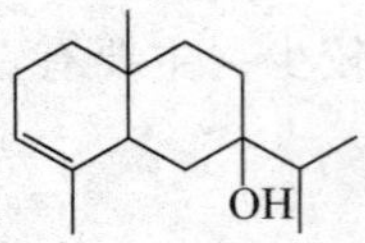　　　　　　　　　　　α-桉叶醇

（3）薁类化合物是由五元环和七元环骈合而成，属非苯型芳香烃类化合物，具有美丽的颜色。愈创木薁、洋甘菊薁（$C_{14}H_{16}$）均为蓝色。但自然存在于植物挥发油中的薁类倍半黏

化合物往往为其氢化物，既无芳香性，也无颜色，在挥发油分馏过程中，因高温氧化脱氢而显色，使挥发油出现美丽的颜色，如具有抗肿瘤活性的莪术醇。

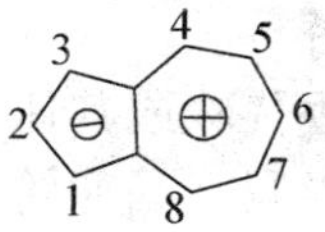

薁 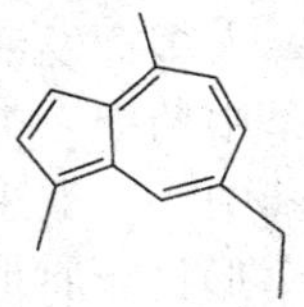　　　　　　　　　　　洋甘菊薁

3. 二萜类　二萜类的基本碳架是由 4 个异戊二烯单位，即 20 个碳原子构成，绝大多数不能随水蒸气蒸馏。二萜类在自然界分布较广，一般以树脂、类脂和苷的形式存在，不少二萜含氧衍生物有很好的生物活性，如穿心莲内酯、芫花酯甲、雷公藤内酯、银杏内酯、紫杉醇等，有的已成为临床常用的药物。

二萜类的结构分为无环（链状）、单环、二环、三环、四环、五环等类型。无环（链状）二萜有植物醇；单环二萜有维生素 A；二环二萜有穿心莲内酯、银杏内酯、防己内酯等；三环二萜有甜菊苷、松香酸、紫杉烷、雷公藤甲素等。

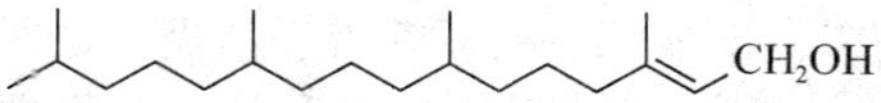

植物醇　　　　　　　　　　　　　　　　防己内酯 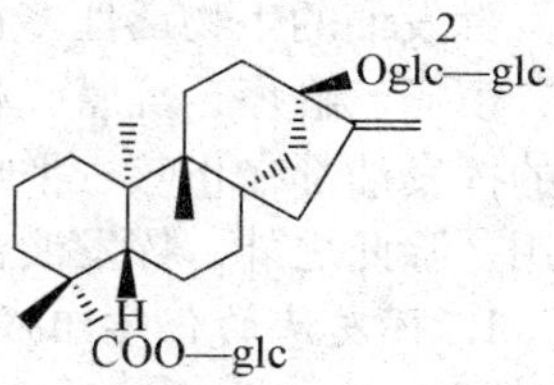　　　　　甜菊苷

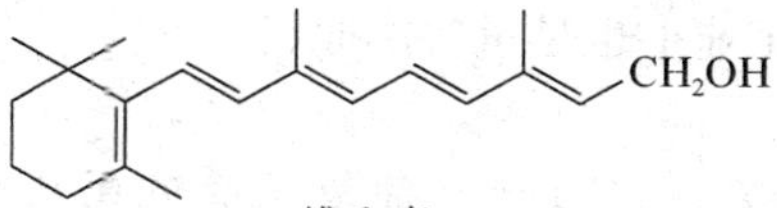

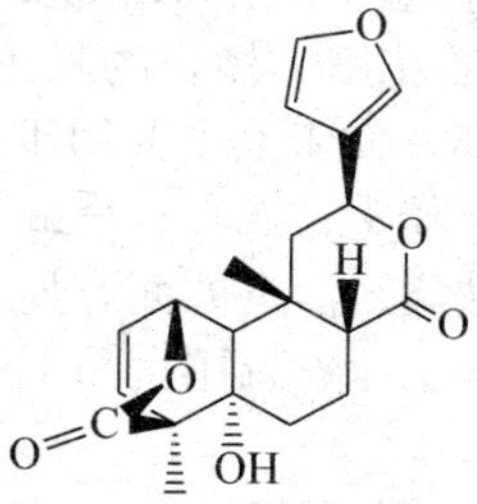

维生素A

4. 二倍半萜类　二倍半萜类的基本碳架是由 5 个异戊二烯单位 2，即 25 个碳原子构成。二倍半萜类化合物的生物合成前体是焦磷酸香叶基金合欢酯（GFPP），是萜类家族中最少的一员，分为无环、单环、二环、三环、四环及五环 6 种类型。

5. 三萜、四萜和多萜类　三萜类化合物的基本骨架是由 6 个异戊二烯单位，即 30 个碳原子组成。四萜类化合物的基本骨架由 8 个异戊二烯单位组成，结构上左右对称或近似对称，在植物体内通常是数种同类物质混合存在。异戊二烯单位大于 8 的萜类化合物称为多萜。

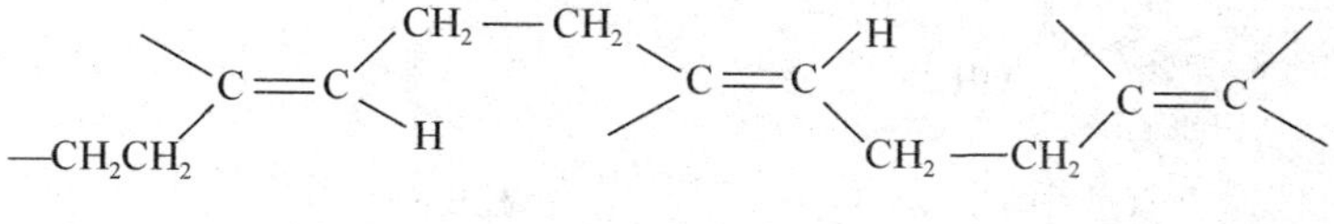

杜仲胶

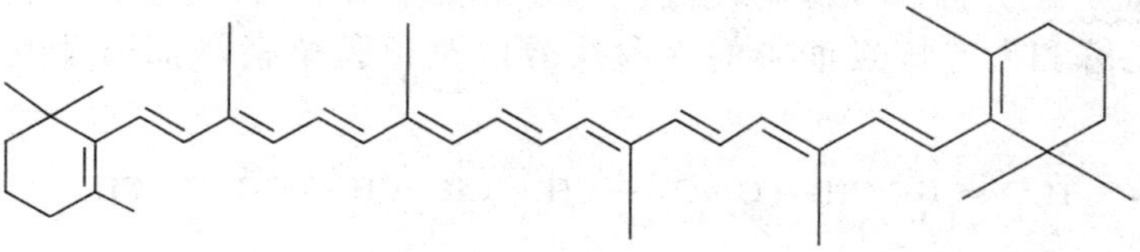

β-胡萝卜素

（二）挥发油的组成和理化性质

挥发油又称精油，是存在于植物中的一种油状液体的总称，具有挥发性、可随水蒸气蒸馏、与水不相混溶的性质。大多挥发油具有芳香气味，因此又称为芳香油。挥发油大多具有多方面较强的生物活性，是中药中一类重要的化学成分。

挥发油存在于很多中药中，一般来说，凡具有芳香气味或其他特殊气味的中药都含有挥发油。如菊科、芸香科、伞形科、唇形科、樟科、木兰科、马兜铃科、姜科、桃金娘科等植物中都含有挥发油。

挥发油存在于植物不同的组织和器官中，如薄荷叶的腺鳞中含有薄荷油，桉叶的油腔中含有桉叶油，小茴香果实的油管中含有茴香油，玫瑰花瓣表皮分泌细胞中含有玫瑰油，生姜根茎的油细胞中含有姜油，松树的树脂道中含有松节油等。大多数成油滴存在，也有与树脂、黏液质共存者，还有少数以苷的形式存在，如冬绿苷。

植物中挥发油的含量会随品种的不同，存在部位、生长环境、产地或采收季节的不同，而差异较大，一般在1%以下，也有少数含量高达10%以上，如丁香含挥发油达14%以上。全草类药材一般以开花前期或含苞待放时含油量最高，而根茎类药材则以秋天成熟后采集为宜。同一植物的不同部位，挥发油的含量也不相同，如艾全株、当归的根、姜的根茎、檀香的木材、薄荷的叶、丁香的花蕾、玫瑰的花瓣、橘类的果皮、茴香的果实等都含有较多量挥发油。

挥发油的生物活性多种多样，临床上主要用于祛痰、止咳、平喘、健胃、消炎、祛风、解热、镇痛、解痉、抗癌、利尿、降压、强心、杀虫等。如芸香油、满山红油和从小叶枇杷中提得的挥发油都在止咳、平喘、祛痰、消炎方面有显著疗效；薄荷油有清凉、祛风、消炎、局麻作用；除此之外，挥发油在香料工业、日用食品工业及化学工业上也是重要的原料。

1. 挥发油的化学组成

（1）萜类化合物：萜类化合物是挥发油中存在最多的成分，是挥发油最主要的组成成分，主要是单萜、倍半萜及其含氧衍生物，如醇、酚、醚、醛、酮等。其含氧衍生物多是该油中生物活性较强或具芳香气味的主要成分。如薄荷油含薄荷醇80%左右，山苍子泊含柠檬醛80%。

（2）芳香族化合物：挥发油含量仅次于萜类，大多是小分子的芳香成分，多为苯丙素类衍生物，其结构多具有 $C_6 - C_3$ 骨架，如丁香油中约含85%的丁香酚；茴香油、小茴香油、八角茴香油中含50%～80%的茴香脑。有些是萜源化合物，如百里香酚。

百里香酚 桂皮醛

（3）脂肪族化合物：含量和作用较低，一般为少于15个碳的小分子化合物。如鱼腥草挥发油中的癸酰乙醛和人参挥发油中的人参炔醇以及鱼腥草素等都属挥发油中的脂肪族化合物。

$$H_2C=CH-CH-(C\equiv C)_2-CH_2-CH=CH-(CH_2)_6-CH_3$$
$$OH$$

人参炔醇

$$CH_3-(CH_2)_8\overset{\overset{\displaystyle O}{\|}}{C}-CH_2CHO$$

鱼腥草素

（4）其他类化合物：除以上三类化合物外，有些中药经过水蒸气蒸馏能分解出挥发性成分。如蒜、洋葱中含有一些双硫键的挥发性物质，具有抑菌作用等多种药理作用；芥子油中的异硫氰酸烯丙酯具有特殊气味，有抗菌和抑制肿瘤细胞增长的作用；川芎嗪和烟碱属于挥发性小分子生物碱。

$$CH_2=CH-CH_2-N=C=S$$

异硫氰酸烯丙酯　　　　　　　　　　　川芎嗪

2. 挥发油的理化性质

（1）性状

①形态：大多数挥发油常温下为透明油状液体，而在低温下有些挥发油会有结晶或固体析出，这种析出物俗称"脑"，如薄荷脑（薄荷醇）、樟脑（莰酮）等。滤去脑的挥发油称为"脱脑油"或"素油"，例如薄荷油的脱脑油习称薄荷素油，但其中仍含有约 50% 的薄荷醇。

②颜色：挥发油在常温下多为无色或微带淡黄色，有些挥发油含有薁类成分，有色素而显特殊颜色。如洋甘菊油显蓝色、艾叶油显蓝绿色、麝香草油显红色、桂油显棕色或黄棕色、佛手油显绿色。

③气味：大多数挥发油具有强烈的芳香气味，少数具有其他特殊气味，如肉桂油具有辣味，土荆芥油具有臭味，鱼腥草油具有腥味。

④挥发性：挥发油在常温下可自然挥发，如滴在纸片上可自行挥发，且不留下持久性的油斑，借此可与脂肪油相区别。

（2）溶解性：因挥发油亲脂性较强，易溶于各种有机溶剂，而不溶于水，如石油醚、乙醚、苯、三氯甲烷及无水乙醇，可溶于高浓度乙醇和甲醇。挥发油中极性大的含氧衍生物能微溶于水，如薄荷醇在水中的溶解度为 1%。挥发油的饱和水溶液称为芳香水剂，在药物制剂中可作为矫味剂，如薄荷水。

（3）物理常数：折光率、比旋度、相对密度等物理常数是检查挥发油的重要依据。挥发油多具有强的折光性，折光率一般在 $1.43\sim1.61$，挥发油几乎均有光学活性，比旋度在 $97°\sim177°$，相对密度在 $0.850\sim1.065$。挥发油多数比水轻，也有的比水重（如丁香油、桂皮油）。因每种挥发油是由多种成分组成的混合物，故无确定的沸点，通常其沸点在 $70\sim300℃$。

（4）稳定性：光线、空气和温度等都可加快挥发油氧化变质，使挥发油颜色变深，相对密度增大，还会失去原有的香气，并逐渐聚合成树脂样物质，不能随水蒸气蒸馏出来。所以，制备挥发油时要选择合适的方法，制备好的产品应贮于棕色瓶内（必要时用氮气或二氧化碳气体驱除瓶中剩余空气，密塞并在低温阴凉处保存）。

另外，因挥发油组成成分中常含有双键、醇羟基、醛、酮、酸性基团、内酯等结构，所以相应地能与溴及亚硫酸氢钠发生加成反应、与肼类产生缩合反应，并有银镜反应、异羟肟酸铁反应、皂化反应及遇碱成盐反应等。

3. 挥发油的化学常数

（1）酸值：中和 1g 挥发油中游离羧酸或酚类所消耗氢氧化钾的毫克数，代表挥发油中游离羧酸或酚类成分的含量高低。酸值越大，表示挥发油中酸性成分含量越高。

（2）酯值：1g 挥发油中酯类化合物完全水解所消耗氢氧化钾的毫克数，代表挥发油中酯类成分的含量高低。酯值越大，表示挥发油中酯类成分含量越高。

（3）皂化值：皂化 1g 挥发油所消耗氢氧化钾的毫克数，实际上为酸值与酯值之和，代表挥发油中以上两类成分的含量总和。

（三）含萜类化合物的常用中药

1. 穿心莲 穿心莲是爵床科植物穿心莲的干燥地上部分，又名榄核莲，为一年生草本植物。性苦寒，归心、肺、大肠、膀胱经。具有清热解毒、凉血、消肿的功效，临床用于治疗感冒发热、咽喉肿痛、口舌生疮、泄泻痢疾、肠炎、疮疖肿毒及外伤感染。

穿心莲中含有多种二萜内酯类化合物。目前，已经从穿心莲中分离出的二萜内酯类化合物，主要有穿心莲内酯、新穿心莲内酯、去氧穿心莲内酯、脱水穿心莲内酯等，其中以穿心莲内酯的含量最高，为其活性成分。《中国药典》规定穿心莲药材含叶不得少于 30%，含穿心莲内酯和脱水穿心莲内酯的总量均不得少于 0.80%。

穿心莲内酯是抗菌和抗钩端螺旋体的有效成分。穿心莲内酯又称穿心莲乙素，是无色方形或长方形结晶，味极苦。难溶于水、石油醚、苯；微溶于氯仿、乙醚；易溶于甲醇、乙醇、丙酮等。具有内酯的通性，遇碱加热，内酯可开环成穿心莲酸盐，遇酸则闭环恢复成穿心莲内酯，对酸碱不稳定，pH > 10 时，内酯开环，并且可以产生双键位移等结构改变。内酯环具有活性亚甲基反应，可与 Legal 试剂、Kedde 试剂等反应显紫红色。

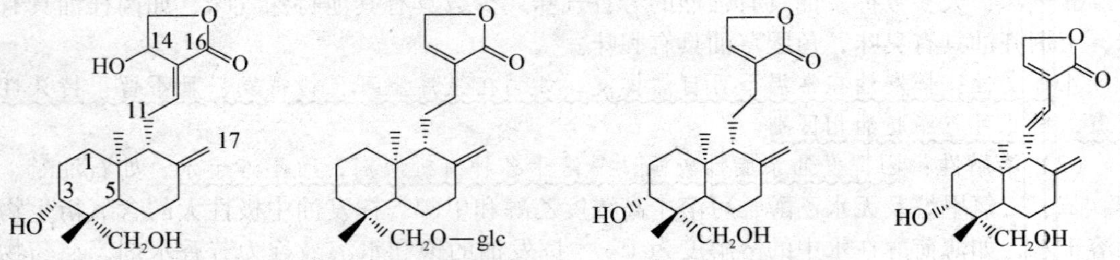

穿心莲内酯　　　　　新穿心莲内酯　　　　14-去氧穿莲内酯　　　脱水穿心莲内酯

因穿心莲内酯难溶于水，不易制成注射剂，临床应用受到限制，故常将其与丁二酸酐在无水吡啶中作用，制成丁二酸半酯的钾盐或与亚硫酸钠在酸性条件下可制成穿心莲内酯磺酸钠，而成为水溶性化合物，用于配制较高浓度的注射剂。

2. 青蒿 青蒿为菊科植物黄花蒿的干燥地上部分。味苦辛，性寒，归肝、胆经。具有清虚热，除骨蒸，解暑热，截疟，退黄的功效，临床常用于温邪伤阴，夜热早凉，阴虚发热，骨蒸劳热，疟疾寒热，湿热黄疸等。

青蒿所含单萜类化合物有蒿酮、异蒿酮、桉油精、樟脑等，含倍半萜类化合物有青蒿素、青蒿甲素、青蒿乙素、青蒿丙素、青蒿酸等，含三萜类化合物有 β - 香树脂醋酸酯等，其中倍半萜内酯化合物研究得最为深入。除萜类化合物外，青蒿还含黄酮、香豆素和植物甾醇类成分。

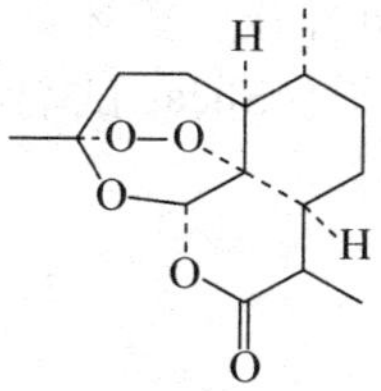

青蒿素 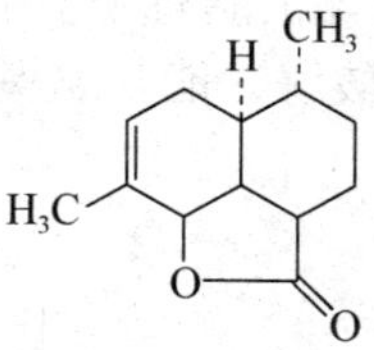　　　　青蒿甲素 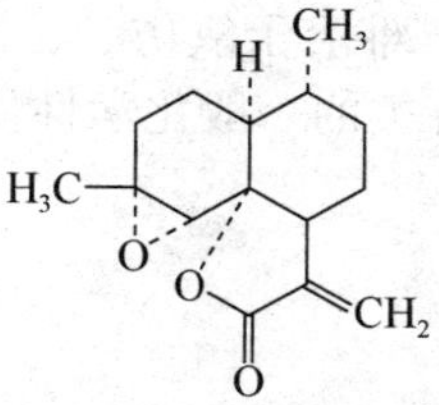　　　　青蒿乙素

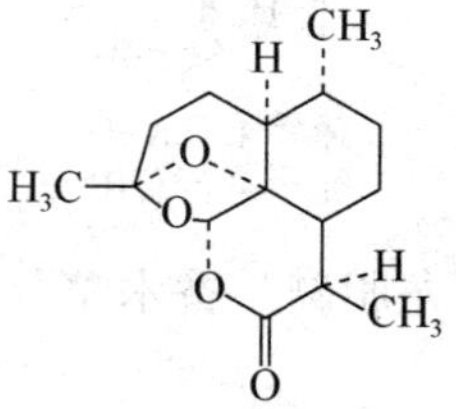

青蒿丙素 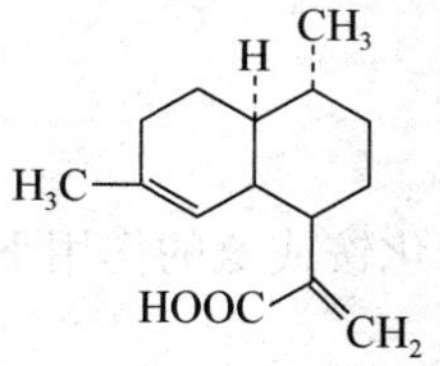　　　　青蒿酸

在青蒿所含化学成分中，青蒿素是主要抗疟有效成分，而过氧基团是青蒿素分子中抗疟主要有效基团。若氢化消除此基团，则活性消失；若保留过氧基，将内酯环上的羰基还原成羟基则可增强抗疟活性，若继续再转成烷化还原青蒿素，活性可增强 14 倍；若转化成烷氧酰化还原青蒿素，则活性可提高 28 倍，转化成酰化还原青蒿素抗疟最强，较之原来提高 31 倍。

由于青蒿素的水溶性和烷氧甲酰化还原青蒿素的油溶性都很差，通过结构修饰后，得到了抗疟效价更高的水溶性青蒿琥酯及油溶性好的蒿甲醚。青蒿琥酯钠可供静脉注射以抢救血栓型恶性疟疾，蒿甲醚不仅是一种高效的抗疟药，还对急性上感高热有较好的退热作用。我国已先后批准青蒿素、青蒿素栓、蒿甲醚、蒿甲醚注射液、青蒿琥酯、注射用青蒿琥酯钠为一类中药新药，青蒿琥酯片为 1988 年批准的四类新药。

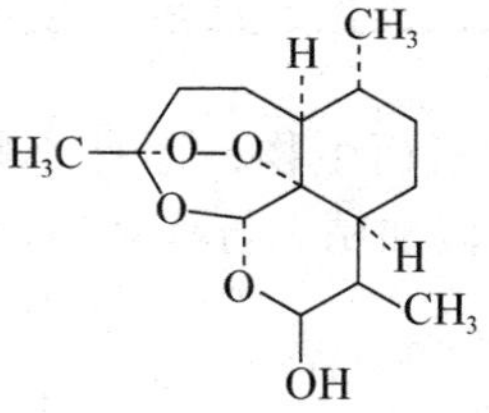

双氢青蒿素 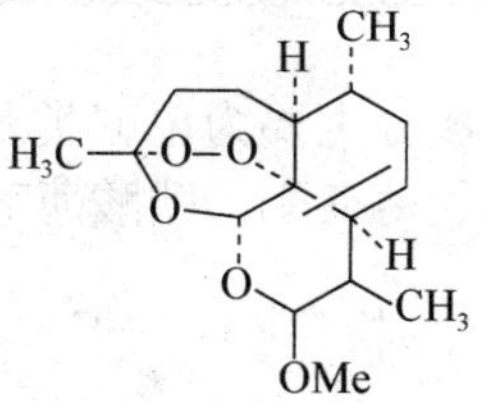　　　　蒿甲醚 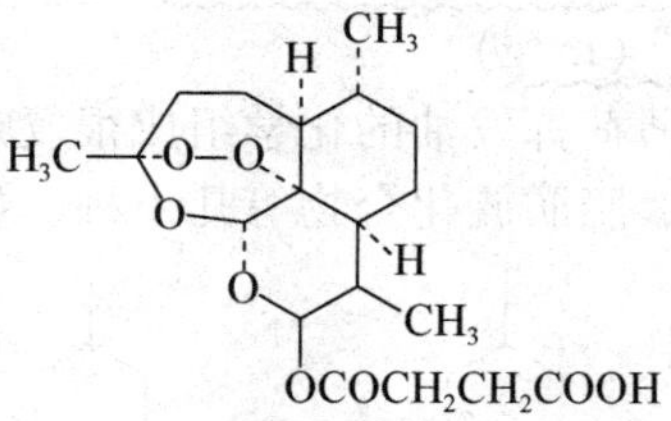　　　　青蒿琥酯

3. 龙胆　龙胆为龙胆科植物龙胆、条叶龙胆、三花龙胆或滇龙胆的干燥根及根茎。前三种习称"龙胆"，后一种习称"坚龙胆"。味苦，性寒。归肝、胆经。具有清热燥湿，泻肝胆火的功效，临床常用于湿热黄疸，阴肿阴痒，带下，湿疹瘙痒，肝火目赤，耳鸣耳聋，胁痛口苦，强中，惊风抽搐。

龙胆中主要含环烯醚萜类成分为龙胆苦苷、苦龙胆酯苷、獐牙菜苦苷、獐牙菜苷、苦当药酯苷、三花苷、粗潘宁等，其中具代表性的成分为龙胆苦苷、獐牙菜苷和獐牙菜苦苷。龙胆的生物活性成分是龙胆苦苷。《中国药典》规定龙胆含龙胆苦苷（$C_{16}H_{20}O_9$）不得少于 3.0%，坚龙胆含龙胆苦苷（$C_{16}H_{20}O_9$）不得少于 1.5%。

这类化合物为亲水性化合物，易溶于水，可溶于甲醇、乙醇、丙酮、正丁醇等亲水性有机溶剂，难溶于氯仿、乙醚、石油醚等亲脂性有机溶剂。龙胆苦苷、獐牙菜苦苷等具有环烯醚萜苷类的一般化学性质，如易被酸解，能与氨基酸、铜离子、Shear 试剂等产生颜色反应。

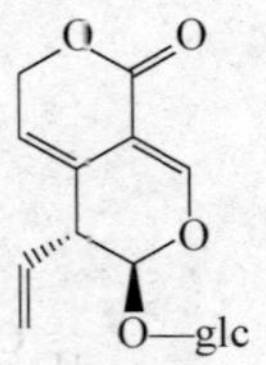

龙胆苦苷 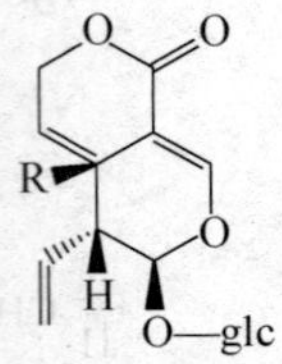　　　　　　　　獐牙菜苷 R=H
　　　　　　　　　　　　獐牙菜苦苷 R=OH

龙胆苦苷在氢氧化铵或氨的作用下能转变成龙胆碱。番木鳖苷在 C－7 和 C－8 处开环则形成龙胆苦苷。

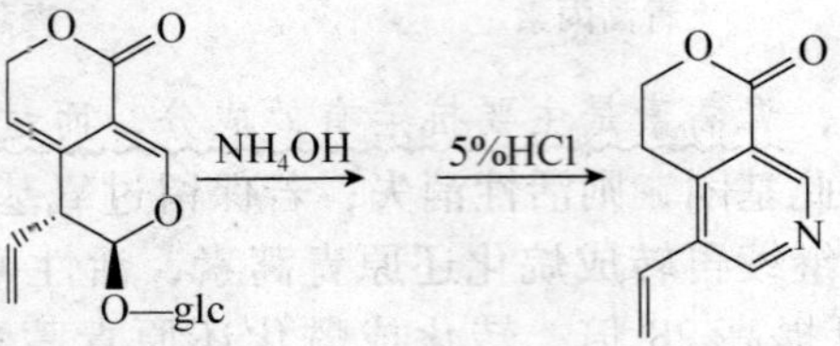

龙胆苦苷　　　　　　　　龙胆碱

（四）含挥发油类化合物的常用中药

1. 薄荷　薄荷为唇形科植物薄荷的干燥地上部分，味辛性凉，归肺、肝经。具有疏散风热、清利头目、利咽、透疹、疏肝行气的功效，临床常用于风热感冒，风温初起，头痛，目赤，喉痹，口疮，风疹，麻疹，胸肋胀闷。全草含挥发油 1% 以上，其油（薄荷素油）和脑（薄荷醇）为芳香药、调味品及祛风药，并广泛用于日用化工和食品工业。《中国药典》规定薄荷药材含叶不得少于 30%，含挥发油不得少于 0.8%（ml/g），饮片含挥发油不得少于 0.4%（m/g）。

薄荷挥发油的化学组成很复杂，油中成分主要为单萜类及其含氧衍生物，还有非萜类芳香族、脂肪族化合物等几十种，如薄荷醇、薄荷酮、醋酸薄荷酯、桉油精、柠檬烯等。

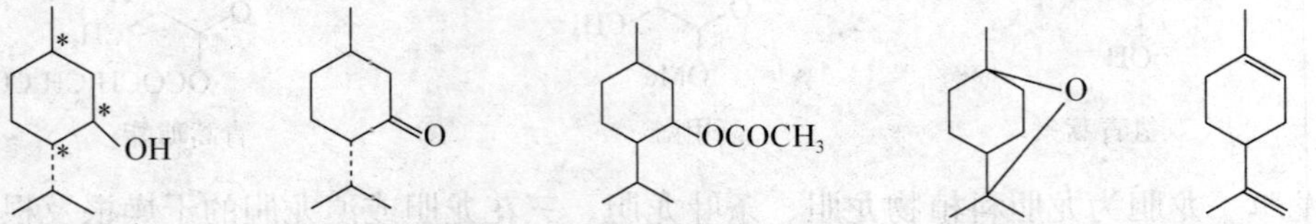

薄荷醇　　　　　薄荷酮　　　　　醋酸薄荷酯　　　　　桉叶素　　　　　柠檬烯

薄荷素油为无色或淡黄色澄清液体，有特殊清凉香气，与乙醇、乙醚等能任意混合，相对密度 0.888～0.908，$[\alpha]_D^{35} -17～24℃$，$n_D^{20}1.456～1.466$。

薄荷醇（薄荷脑）含量的高低是判断薄荷油质量优劣的主要依据。薄荷醇为无色针状或棱柱状结晶，或白色结晶状粉末，mp42～44℃，$[\alpha]_D^{20} -50～-49℃$。薄荷醇微溶于水，易溶于乙醇、氯仿、乙醚和液状石蜡等，薄荷醇是薄荷挥发油的主要成分，一般含量占 50% 以上，最高可达 85%。薄荷醇可作为调味、芳香及祛风药的原料。

薄荷醇有 3 个手性碳原子，应有 8 种立体异构体，即（－）薄荷醇、（－）异薄荷醇、

（＋）新薄荷醇、（＋）新异薄荷醇及其各自的对映体，却只有（－）薄荷醇和（＋）新薄荷醇存在薄荷油中，其他为合成品。

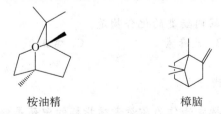

（－）薄荷醇　　　　　　　　　　　　（＋）新薄荷醇
（＋）薄荷醇　　　　　　　　　　　　（－）新薄荷醇

2. 莪术　莪术为姜科植物蓬莪术、广西莪术或温郁金的干燥根茎。后者习称"温莪术"。味辛、苦，性温，归肝、脾经。具有行气破血，消积止痛的功效，临床常用于癥瘕痞块，瘀血经闭，胸痹心痛，食积胀痛。

莪术油中主要含多种单萜和倍半萜化合物，如吉马酮（即牻牛儿酮）、莪术醇、莪术二酮、姜黄酮和桉油精等。蓬莪术挥发油中还含有莪术呋喃烯酮、龙脑、芳姜黄酮等。温莪术挥发油中还含有莪术呋喃烯酮、呋喃二烯、龙脑、吉马烯等。广西莪术挥发油中含樟脑、β及α-榄香烯芳姜黄酮等。其中莪术醇、莪术二酮、β-榄香烯为抗癌有效成分。《中国药典》规定莪术药材含挥发油不得少于1.5%（ml/g），饮片含挥发油不得少于1.0%（ml/g）。

莪术酮　　　　　　　　　　莪术醇　　　　　　　　　　莪术二酮

3. 艾叶　艾叶为菊科植物艾的干燥叶。味辛、苦，性温，有小毒，归肝、脾、肾经。具有温经止血，散寒止痛；外用祛湿止痒的功效，临床常用于治疗吐血，衄血，崩漏，月经过多，胎漏下血，少腹冷痛，经寒不调，宫冷不孕；外治皮肤瘙痒。醋艾炭温经止血，用于虚寒性出血。

艾叶化学成分主要有：①挥发油，油中含1，8-桉油精、松油烯-4-醇、水芹烯、杜松烯、樟脑、龙脑、α-松油醇芳樟醇、蒿醇、乙酸龙脑酯、榄香醇、异龙脑、香芹酮等。②尚含黄酮类物质。《中国药典》规定艾叶药材含桉油精不得少于0.050%。

桉油精　　　　　　　　　　　　樟脑

4. 肉桂　为樟科植物肉桂的干燥树皮。味辛甘，性大寒，归肾、脾、心、肝经。具有补火助阳，引火归元，散寒止痛，温通经脉的功效，临床常用于阳痿宫冷，腰膝冷痛，肾虚作喘，虚阳上浮，眩晕目赤，心腹冷痛，虚寒吐泻，寒疝腹痛，痛经经闭。《中国药典》规定含桂皮醛（C_9H_8O）不得少于1.5%。

肉桂主要化学成分有①挥发油1%～2%，油中主成分为桂皮醛，最高可达90%，以及醋酸桂皮酯，少量的苯甲醛、桂皮酸、水杨酸、苯甲酸、香兰素、乙酸苯内酯等。②鞣质类。③黏液质等。

桂皮醛是肉桂镇静镇痛解热作用的有效成分。

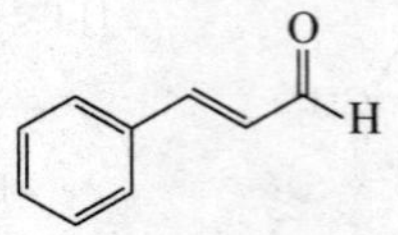

桂皮醛

【同步练习】

一、A 型题（最佳选择题）

1. 莪术醇为莪术挥发油的主要成分之一，其结构类型是
A. 倍半萜　　　　　B. 半萜　　　　　C. 单萜　　　　　D. 二萜
E. 二倍半萜
本题考点： 萜类化合物常用中药莪术中莪术醇的结构类型。莪术醇的结构类型是倍半萜。

2. 栀子中含有的栀子苷，其结构类型是
A. 黄酮苷　　　　　B. 环烯醚萜苷　　　　　C. 三萜皂苷　　　　　D. 强心苷
E. 甾体皂苷
本题考点： 栀子苷的结构类型属于环烯醚萜苷。

3. 《中国药典》规定，薄荷药材含叶量不得少于
A. 25%　　　　　B. 15%　　　　　C. 30%　　　　　D. 35%
E. 20%
本题考点：《中国药典》对薄荷药材要求叶量不得少于30%。

4. 《中国药典》规定，穿心莲药材叶含量不得少于
A. 25%　　　　　B. 15%　　　　　C. 30%　　　　　D. 35%
E. 20%
本题考点：《中国药典》对穿心莲药材要求叶量不得少于30%。

5. 具过氧桥结构属倍半萜内酯类的化合物是
A. 青蒿碱　　　　　B. 天麻素　　　　　C. 常山碱　　　　　D. 小檗碱
E. 青蒿素
本题考点： 青蒿素的结构特点。

6. 《中国药典》中，以挥发油作为质量考核指标的中药是
A. 龙胆　　　　　B. 穿心莲　　　　　C. 黄芪　　　　　D. 薄荷
E. 黄柏
本题考点： 薄荷主要含挥发油，其成分为单萜类薄荷醇。

7. 区别挥发油与油脂常用的方法是

A. 相对密度　　　　B. 溶解性　　　　C. 皂化值　　　　D. 油迹实验

E. 比旋度

本题考点： 挥发油在常温下可自然挥发，如将挥发油涂在纸片上，较长时间放置后，挥发油因挥发而不留油迹，脂肪油则留下永久油迹。

8. 酯值是挥发油中的

A. 酸值加皂化值　　　　　　　　　　B. 皂化值减酸值

C. 酸值减皂化值　　　　　　　　　　D. 羧酸和酚类成分总和

E. 酸值与酯值之和

本题考点： 挥发油的化学常数。皂化值是酸值和酯值的总和。

二、B 型题（配伍选择题）

（9—11 题共用备选答案）

A. 单萜　　　　　B. 倍半萜　　　　C. 二倍半萜　　　　D. 三萜

E. 四萜

9. 穿心莲内酯属于

10. 齐墩果酸属于

11. 薄荷醇属于

本题考点： 萜类化合物结构类型。各类型的代表。

三、X 型题（多项选择题）

12. 评价挥发油质量的物理常数有

A. 比旋度　　　　B. 折光率　　　　C. 相对密度　　　　D. 熔点

E. 闪点

本题考点： 评价挥发油质量的物理常数有比旋度、折光率、相对密度。

13. 中药挥发油中萜类化合物的结构类型主要有

A. 单萜　　　　　B. 倍半萜　　　　C. 二倍半萜　　　　D. 三萜

E. 四萜

本题考点： 萜类化合物是挥发油的最主要组成成分，主要是单萜、倍半萜及其含氧衍生物。

14. 环烯醚萜类化合物的化合物有

A. 龙胆苦苷　　　　B. 栀子苷　　　　C. 苦杏仁苷　　　　D. 甜菊苷

E. 京尼平苷

本题考点： 环烯醚萜类化合物有①环烯醚萜苷类，如栀子苷、京尼平苷、梓醇、梓苷等；②裂环烯醚萜苷，如龙胆苦苷、獐牙菜苷等。

15. 挥发油的组成成分有

A. 单萜的含氧衍生物　　　　　　　　B. 倍半萜的含氧衍生物

C. 小分子的苯丙素衍生物　　　　　　D. 三萜的含氧衍生物

E. 二萜的含氧衍生物

本题考点：挥发油的组成成分主要有：①萜类化合物主要是单萜、倍半萜及其含氧衍生物；②芳香族化合物挥发油中的芳香族化合物，多为小分子的苯丙素类衍生物；③脂肪族化合物；④其他类。

参考答案：1. A 2. B 3. C 4. C 5. E 6. D 7. D 8. B 9. C 10. D 11. A 12. ABC 13. AB 14. ABE 15. ABC

八、皂苷类

【复习指导】重点掌握皂苷的理化性质，常用中药的化学结构及质量控制成分。

（一）皂苷的特点与分类

1. 皂苷的特点　皂苷是一类结构复杂的螺甾烷及其相似生源的甾体化合物的低聚糖苷以及三萜类化合物的低聚糖苷，可溶于水，其水溶液经振摇能产生大量持久性肥皂样泡沫因而称为皂苷。

2. 皂苷的分类　皂苷是由**皂苷元和糖**组成，依据苷元的结构将皂苷划分为两大类：**甾体皂苷和三萜皂苷**。

（1）甾体皂苷：甾体皂苷是由甾体皂苷元和糖组成。甾体皂苷元由 27 个碳原子组成，基本碳架为螺甾烷的衍生物。共有 A、B、C、D、E 和 F 六个环，A、B、C、D 环为甾体母核，E、F 环以螺缩酮形式与 D 环骈合。甾体皂苷元 A/B 有顺、反两种稠合方式，B/C、C/D 为反式稠合。E 环、F 环中有 C_{20}、C_{22} 和 C_{25} 三个手性碳原子。皂苷元的分子中常见的取代基有羟基（C_3 位），且多为 β 取向；羰基（C_{12} 位）和双键（C_5、C_9 位）。组成甾体皂苷的糖多为 α - 含氧糖，糖数 2～4 个，糖与苷元的连接可形成单糖链皂苷或双糖链皂苷。甾体皂苷结构中大多不含羧基，呈中性，故多数为中性皂苷。

根据甾体皂苷元 F 环的状态，甾体皂苷分为螺甾烷醇类、呋甾烷醇类和呋喃螺甾醇类（又叫变形螺甾烷醇类），螺甾烷醇型有螺甾烷醇类（$C_{25}S$）和异螺甾烷醇类（$C_{25}R$）两种互为异构体。

①螺甾烷醇类：是由螺甾烷衍生的皂苷，大多数甾体皂苷属于这一类型。如中药知母中分得的知母皂苷 A－Ⅲ，其皂苷元是菝葜皂苷元，化学名为 5β，$20β_F$，$22α_F$，$25β_F$ 螺旋甾 - 3β - 醇，简称螺旋甾 - 3β - 醇。

②异螺甾烷醇类：由异螺甾烷衍生的皂苷，如从薯蓣科薯蓣属植物根茎中分得的薯蓣皂苷，其水解产物为薯蓣皂苷元，化学名为 $△^5$ - $20β_F$，$22α_F$，$25α_F$ 螺旋甾烯 38 - 醇，简称 $△^5$ - 异螺旋烯 - 3β - 醇，是合成甾体激素类药物和甾体避孕药的重要原料。

③呋甾烷醇类：由 F 环裂环而衍生的皂苷。呋甾烷醇型皂苷中除 C3 位或其他位可以成苷外，C_{26} - OH 上多与葡萄糖成苷，苷键易被酶解。在 C2 位上的糖链被水解下来的同时 F 环也随之环合，成为具有相应螺烷或异螺甾烷侧链的单糖链皂苷。例如菝葜的菝葜皂苷，属于螺烷醇型的单糖链皂苷。与菝葜皂苷伴存的原菝葜皂苷，是 F 环开裂的呋甾烷醇型双糖链皂苷，易被 β - 葡萄糖苷酶酶解，失去 C2 位上的葡萄糖，同时 F 环重新环合，转为具有螺甾烷侧链的菝葜皂苷。

④变形螺甾烷醇类：F 环为呋喃环的螺甾烷衍生的皂苷。其 C_{26} - OH 为伯醇基，与葡萄糖成苷。在酸水解除去此葡萄糖的同时，F 环迅速重排为六元吡喃环，转为具有相应螺甾烷或异螺甾烷侧链的化合物。如从新鲜茄属植物中分得的 aculeatiside A，是纽替皂苷元的双糖链皂苷，用酸水解时，得到纽替皂苷元和异纽替皂苷元。

（2）三萜皂苷：三萜类化合物是一类基本母核由 30 个碳原子组成的萜类化合物，为六个异戊二烯单位聚合而成，三萜苷类化合物多数可溶于水，其水溶液振摇后能产生大量持久性肥皂样泡沫，故被称为**三萜皂苷**，多具有羧基，又常被称为酸性皂苷。根据化合物是否成环以及成环的数目，分为链状三萜、单环三萜、双环三萜、三环三萜、四环三萜和五环三萜等，多数为四环三萜和五环三萜，且多数以与糖成苷的形式存在。

①四环三萜：具有环戊烷骈多氢菲的基本母核，母核 17 位上有一个由 8 个碳原子组成的侧链，但棟烷型为 4 个碳侧链。C_4 为偕二甲基，C_{10}、C_{14} 各有一个甲基，C_{13} 或 C_8 连有一个甲基。四环三萜主要类型有：羊毛脂甾烷型、达玛烷型、大戟烷型等。

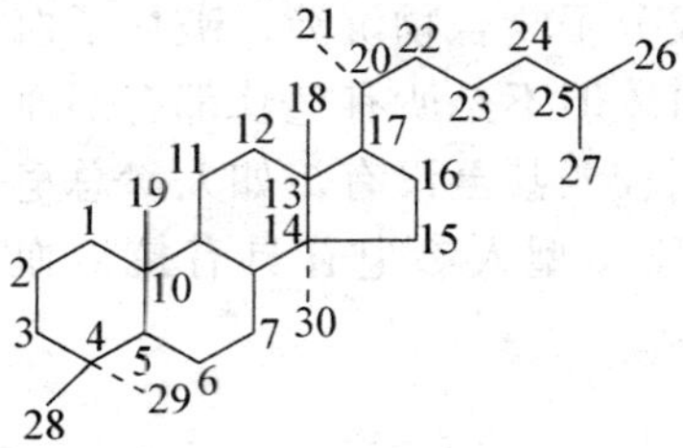

羊毛脂甾烷 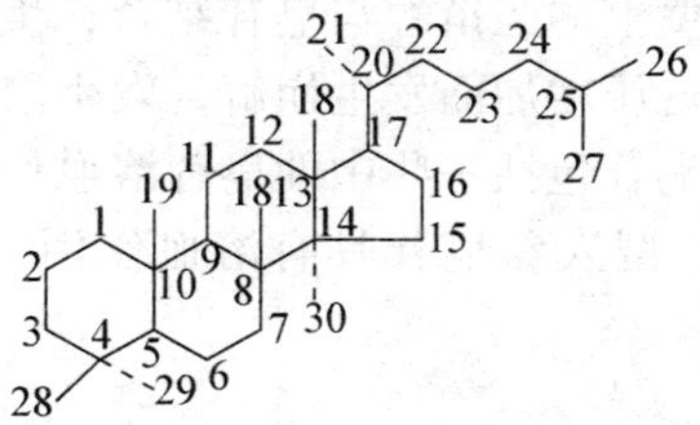　　　　　　　　达玛烷 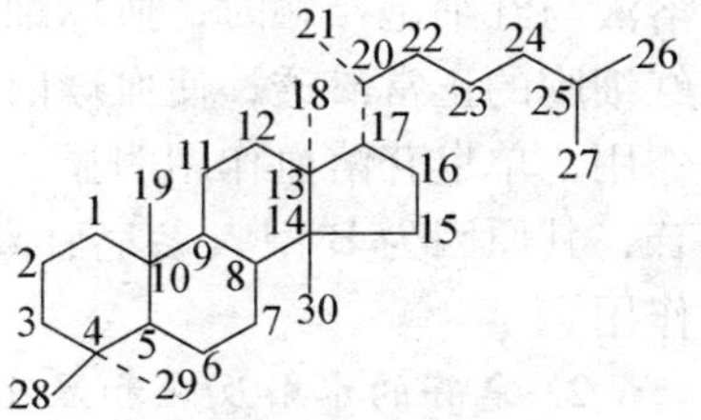　　　　　　　　大戟烷

②五环三萜：在中草药中较为常见，其结构保留了四环三萜基本母核，常被认为是四环三萜的 17 位侧链环含衍生物。其基本母核中含有 A、B、C、D、E 五个环，其中 A/B、B/C、C/D 为反式，D/E 为顺式。双键多在 C_{11} 或 C_{12} 上，可能具有羟基取代。主要的结构类型有：齐墩果烷型、乌苏烷型、羽扇豆烷型和木栓烷型。

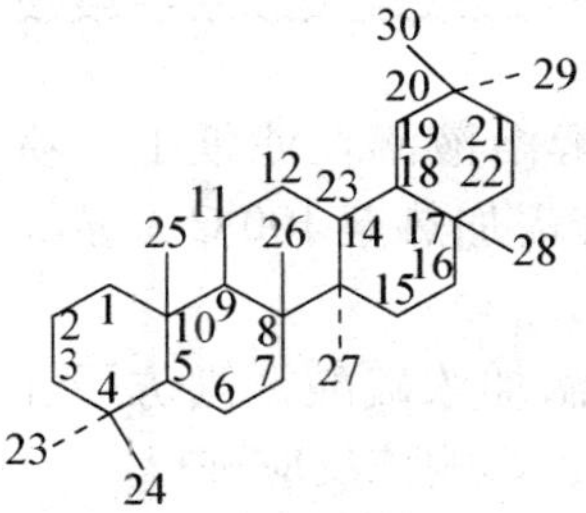

齐墩果烷 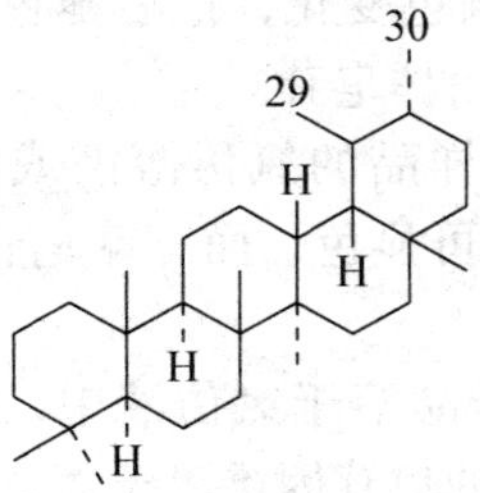　　　　　乌苏烷 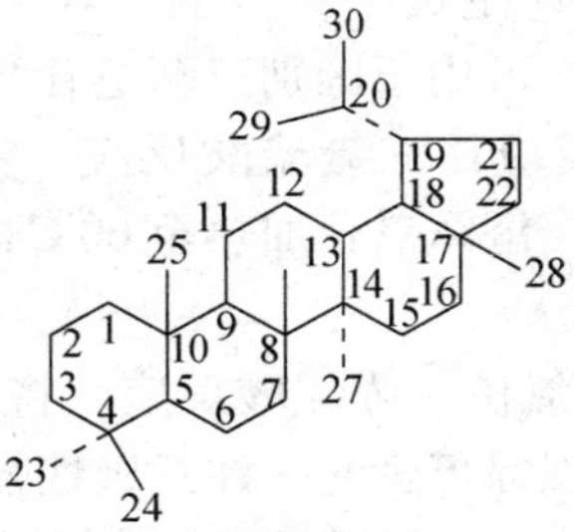　　　　　　羽扇豆烷 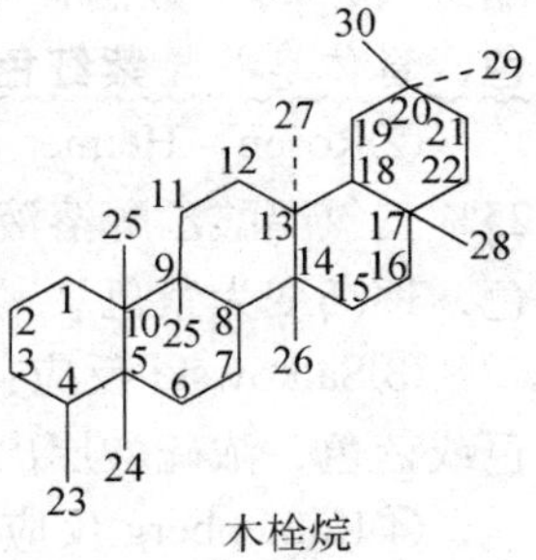　　　　　木栓烷

（二）皂苷的理化性质

1. 皂苷的性状、溶解性、发泡性和溶血性

（1）皂苷的性状：皂苷因分子量大，多为无定型形粉末，不易结晶，大多数游离三萜类化合物或皂苷元有完好结晶，糖数目较多的皂苷极性较大，具有吸湿性；多数皂苷味苦，具辛辣味，且对人体黏膜有强烈刺激性；游离三萜类化合物或皂苷元有固定的熔点，而且随极性取代基团的增加而升高。皂苷熔点较高，因在融熔之前已发生分解，因此常无明显的熔点，多数测得的是分解点。甾体皂苷大多为无色或白色无定形粉末，不易结晶，而甾体皂苷元多有较好的结晶形状。苷元的熔点常随羟基数目增加而升高。甾体皂苷和苷元均具有旋光性，且多为左旋。

（2）溶解性：大多数皂苷极性较大，可溶于水，易溶于热水、热甲醇、热乙醇和稀醇；皂苷元不溶于水，能溶于石油醚苯、乙醚、氯仿、醇等有机溶剂中。皂苷有助溶性，可以促进其他成分在水中的溶解。

（3）发泡性：皂苷的水溶液经振摇能产生持久性的泡沫，且不因加热而消失，这一特点是由于皂苷具有降低水溶液表面张力的缘故，有的皂苷可用作清洁剂、乳化剂。

（4）溶血性：皂苷的水溶液大多能破坏红细胞而有**溶血作用**，皂苷的水溶液注射入静脉中，毒性极大，肌内注射也易引起组织坏死，在胃肠道不被吸收，口服则无溶血作用。各类皂苷的溶血作用强弱不同，可用**溶血指数**表示，溶血指数是指在一定条件下能使血液中红细胞完全溶解的最低溶血浓度。如薯蓣皂苷的溶血指数是 1∶400 000，甘草皂苷的溶血指数是 1∶4000，利用溶血指数可以粗略地计算皂苷的含量。

皂苷能溶血，是因为多数皂苷可以与胆甾醇结合生成不溶于水的分子复合物，当皂苷水溶液与红细胞接触时，血球组胞壁上的胆甾醇与皂苷结合，生成分子复合物沉淀，破坏了血红细胞的正常渗透，使血球内渗透压增加而发生崩解，发生溶血。但不是所有皂苷都有溶血作用，单皂苷溶血作用明显，双皂苷包括一些中性皂苷溶血作用较弱甚至没有，如人参总皂苷，其原因为 B 型人参皂苷及 C 型人参皂苷具有溶血作用，但 A 型人参皂苷具有抗溶血作用。

2. 皂苷的水解反应和显色反应

（1）皂苷的水解：皂苷可采用酶水解、酸水解、乙酰解、Smith 降解等方法进行水解，得到皂苷苷元或次生皂苷，也可用于皂苷的结构研究。除此之外，还可以用光分解法、土壤微生物分解法等。

（2）皂苷的显色反应

①Liebermann – Burchard 反应：醋酐 – 浓硫酸反应，将样品溶解在醋酐中，加浓硫酸 – 醋酐（1∶20）数滴，可产生黄→红→紫→蓝等颜色变化，最后褪色，三萜皂苷最后**蓝绿色**，甾体皂苷显**紫红色**。可用于区别三萜皂苷与甾体皂苷。

②Rosen – Heimer 反应：三氯醋酸反应，将样品的氯仿溶液或醇溶液滴在滤纸上，喷 25% 三氯醋酸乙醇溶液，甾体皂苷加热至 60℃ 即可显色，而三萜皂苷需加热至 100℃，显红色，逐渐变为紫色。

③Salkowski 反应：氯仿 – 浓硫酸反应，将样品溶于氯仿液中，滴加浓硫酸，氯仿层红色或蓝色，浓硫酸层出现绿色荧光。注意极性强的皂苷因难溶于氯仿，影响该反应进行。

④Kahlenberg 反应：五氯化锑反应，将样品的氯仿溶液或醇溶液滴在滤纸上，喷 20% 五氯化锑氯仿溶液（或三氯化锑饱和的氯仿溶液），干燥后 60～70℃ 加热，显蓝、灰蓝、灰紫等多种颜色。

⑤Tschugaeff 反应：冰醋酸 – 乙酰氯反应，将样品溶解在冰醋酸中，加乙酰氯数滴及氯化锌结晶数粒，稍加热，呈现淡（或紫）红色。

以上颜色反应用于三萜类化合物的鉴别。

（三）含三萜皂苷类化合物的常用中药

1. 人参　人参为五加科植物人参的干燥根。人参具有大补元气、复脉固脱、补脾益肺、生津、安神的功效，用于体虚欲脱、肢冷脉微、脾虚食少、肺虚喘咳、津伤口渴、内热消渴、久病虚羸、惊悸失眠、阳痿宫冷、心力衰竭、心源性休克等的治疗。

主要化学成分有皂苷、多糖、聚炔醇、挥发油、蛋白质、多肽、氨基酸、有机酸、维生素、微量元素等。人参皂苷为人参的主要有效成分，它具有人参的主要生理活性，其化学结构：人参皂苷 Ro、Ra$_1$、Ra$_2$、Rb$_1$、Rb$_2$、Rb$_2$、Rc、Rd、Re、Rf、Rg$_1$、Rg$_2$、Rg$_3$、Rh$_1$、

Rh$_2$ 及 Rh$_3$ 等 30 多种，根据皂苷元的结构可分为 A、B、C 三种类型。

①人参二醇型——A 型：人参皂苷 Ra$_1$、Ra$_2$、Rb$_1$、Rb$_2$、Rb$_2$、Rc、Rd 等。

②人参三醇型——B 型：人参皂苷 Re、Rf、Rg$_1$、Rg$_2$、Rg$_3$、Rh$_1$、Rh$_2$、Rh$_3$ 等。

③齐墩果酸型——C 型：人参皂苷 Ro 等。

人参皂苷二醇(A)型　　　　　人参皂苷三醇(B)型　　　　　齐墩果酸(C)型

A 型和 B 型人参皂苷元均属于达玛烷型四环三萜皂苷，在达玛烷骨架的 3 位和 12 位均有羟基取代，C$_8$ 上有一角甲基，C$_{13}$ 是 β – H，C – 20 为 S 构型。两者的区别在于 6 位碳上是否有羟基取代，6 位碳无羟基取代者为人参二醇型皂苷，其苷元为 20（S）– 原人参二醇 20（S）；6 位碳有羟基取代者为人参三醇型皂苷，其苷元为 20（S）– 原人参三醇 20（S）。C 型皂苷则是齐墩果烷型五环三萜衍生物，其皂苷元是齐墩果酸。

质量控制成分：本品按干燥品计算，含人参皂苷 Rg 和人参皂苷 Re 的总量不得少于0.30%，人参皂苷 Rb$_1$ 不得少于 0.20%。

2. 三七　三七为五加科植物三七的干燥根和根茎。具有散瘀止血，消肿定痛的功效。用于咯血，吐血，衄血，便血，崩漏，外伤出血，胸腹刺痛，跌扑肿痛。

主要成分：主含皂苷类成分。从三七中分离出皂苷类成分 26 种，其中 20（S）原人参二醇型有人参皂苷 Rb$_1$、Rb$_2$、Rb$_3$、Rc、Rd、F$_2$，丝石竹皂苷Ⅸ、Ⅹ、Ⅶ，三七人参皂苷Fa、Fc、Fe、F$_1$ 及 F$_4$ 等 13 种，20（S）原人参三醇型有人参皂苷 Re、Rg$_2$、Rh$_1$、20（S）– 葡萄糖 – 人参皂苷 R，三七人参皂苷 R$_1$、R$_2$、R$_3$、R$_4$、R$_6$、F$_8$ 共 10 种，齐墩果酸型皂苷有竹节人参皂苷Ⅴ、Ⅳ和阿拉伯呋喃糖竹节人参皂苷Ⅳ等 3 种。还含有挥发油类、黄酮苷类、三七多糖 A、β – 谷甾醇、β – 谷甾醇 – D – 葡萄糖苷（又名胡萝卜苷）、氨基酸类、多糖、无机盐、丰富的钙离子及多种无机元素。三七素（止血活性最强的成分），其化学名为 β – N – 乙二酸酰基 – L – α – β – 二氨基丙酸。

三七皂苷R$_1$

质量控制成分：本品按干燥品计算，含人参皂苷 Rg$_1$（C$_{42}$H$_{72}$O$_{14}$）、人参皂苷 Rb$_1$（C$_{54}$H$_{92}$O$_{23}$）及三七皂苷 R$_1$（C$_{47}$H$_{80}$O$_{18}$）的总量不得少于 5.0%。

3. 甘草 甘草为豆科植物甘草、胀果甘草或光果甘草的干燥根及根茎。甘草具有补脾益气、清热解毒、祛痰止咳、缓急止痛、调和诸药的功效。用于脾胃虚弱、倦怠乏力、心悸气短、咳嗽痰多、痈肿疮毒等症。

主要成分：甘草的主要成分是甘草皂苷，又称甘草酸，由于有甜味，又称为甘草甜素。甘草皂苷是由皂苷元 $18-\beta-$ 甘草次酸和 2 分子葡萄糖醛酸组成，由冰乙酸中结晶出的甘草皂苷为无色柱状结晶，mp 约220℃分解，$[\alpha]_D^{27}+46.2℃$，易溶于热稀乙醇，不溶于无水乙醇或乙醚，又极易溶于稀氨水中，水溶液有微弱的起泡性及溶血性。

甘草皂苷与5%稀 H_2SO_4 在加压下，110～120℃进行水解，生成2分子葡萄糖醛酸及1分子的甘草次酸。甘草次酸有两种类型：D/E 环为顺式（$18\beta-H$ 甘草次酸），针状结晶，mp256℃，$[\alpha]_D^{20}+86℃$（乙醇）；及异构体 D/E 环反式（$18\alpha-H$ 甘草次酸），呈小片状结晶，mp283℃，$[\alpha]_D^{20}+140℃$（乙醇）。两种结晶均易溶于乙醇或氯仿。

甘草苷   甘草酸

甘草酸和甘草次酸都有促肾上腺皮质激素（ACTH）样的生物活性，用于胃溃疡病的治疗时，$18\beta-H$ 型的甘草次酸才具有 ACTH 样作用，$18\alpha-H$ 型没有此种生物活性。

质量控制成分：对甘草及炙甘草含量的规定：本品按干燥品计算，含甘草苷（$C_{21}H_{22}O_9$）不得少于0.50%，甘草酸（$C_{42}H_{62}O_{16}$）不得少于2.0%。

4. 黄芪 为豆科植物蒙古黄芪或膜荚黄芪的干燥根。具有补气固表，利尿托毒，排脓，敛疮生肌的功效。用于气虚乏力，食少便溏，中气下陷，久泻脱肛，便血崩漏，表虚自汗，气虚水肿，内热消渴，血虚萎黄，半身不遂，痹痛麻木，痈疽难溃，久溃不敛。

黄芪的主要成分是皂苷、黄酮及多糖。黄芪苷Ⅰ～Ⅶ、异黄芪苷Ⅰ～Ⅲ、豆皂苷Ⅰ等；黄酮类，如槲皮素、羟基异黄酮、异黄烷、芦丁、芒柄花素、毛蕊异黄酮等30余种；$\gamma-$氨基丁酸、天冬酰胺、天门冬氨酸等25种氨基酸。还含有微量元素、甾醇类物质、叶酸、亚麻酸、亚油酸、甜菜碱、胆碱、咖啡酸、香豆素、尼克酸、核黄素、维生素 P、淀粉 E 等。

质量控制成分：本品按干燥品计算，黄芪含黄芪甲苷（$C_{41}H_{68}O_{14}$）不得少于0.040%，炙黄芪含黄芪甲苷（$C_{41}H_{68}O_{14}$）不得少于0.030%，黄芪和炙黄芪含毛蕊异黄酮葡萄糖苷（$C_{22}H_{22}O_{10}$）不得少于0.020%。

5. 合欢皮 本品为豆科植物合欢的干燥树皮。具有解郁安神，活血消肿的功效。用于心神不安，忧郁失眠，肺痈，疮肿，跌扑伤痛。

主要成分：含皂苷、鞣质等。在甲醇提取物的乙酸乙酯溶解部分有 3′，4′，7 - Trihydroxyflavone 和 $\alpha-$ Spinasterl $-D-$ glucoside，以及4种五环三萜类化合物和1种新皂苷。

质量控制成分：按干燥品计算，含（-）- 丁香树脂酚 - 4 - O - $\beta-D-$ 呋喃芹糖基 -

（1→2）$\beta - D -$ 吡喃葡萄糖苷（$C_{33}H_{44}O_{17}$）不得少于 0.030%。

6. 商陆　商陆为商陆科植物商陆或垂序商陆的干燥根。

主要成分结构　商陆主要含商陆酸、商陆苷、2 - 羟基商陆酸及商陆多糖 - Ⅰ（PAP - Ⅰ）、商陆多糖 - Ⅱ、氨基酸、微量元素和 y - 氨基丁酸（降压成分）、α - 菠菜甾醇等。垂序商陆主要有商陆毒素、商陆皂苷元、商陆酸及加利果酸、组胺、有丝分裂原、美洲商陆抗病毒蛋白等。

质量控制成分：商陆按干燥品计算，药材含商陆皂苷甲（$C_{42}H_{66}O_{16}$）不得少于 0.15%；饮片含商陆皂苷甲（$C_{42}H_{66}O_{16}$）不得少于 0.20%。

7. 柴胡　柴胡为伞形科植物柴胡或狭叶柴胡的干燥根。按性状不同，分别习称"北柴胡"和"南柴胡"。柴胡具有解表退热、疏肝解郁之功能，临床上用于治疗感冒发热、疟疾和病毒性肝炎。

主要成分结构柴胡含有皂苷、挥发油及多糖类成分，其有效成分是柴胡总皂苷，含量为 1.6%～3.8%，均属于三萜皂苷，其苷元为齐墩果烷衍生物，根据双键的位置可分为 5 种：ⅠΔ^{12} - 齐墩果烯型，如柴胡皂苷 a、c、d、e；Ⅱ13 - OCH_3，Δ^{12} - 齐墩果烯型，如柴胡皂苷 b_1、b_2；Ⅲ$\Delta^{9(11),12}$ - 齐墩果二烯型（同环双烯），如柴胡皂苷 b_3、b_4；Ⅳ$\Delta^{11,13(18)}$ - 齐墩果二烯型（异环双烯），如柴胡皂苷 g；ⅤΔ^{11-13}，28 - 环氧齐墩果烯型。柴胡皂苷 a 和柴胡皂苷 d 等是柴胡的主要成分。

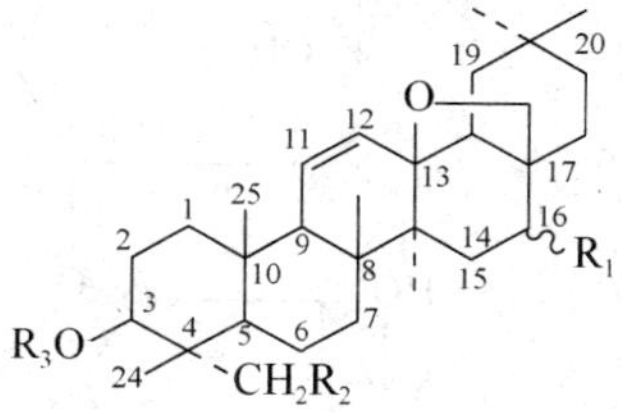

柴胡Ⅰ 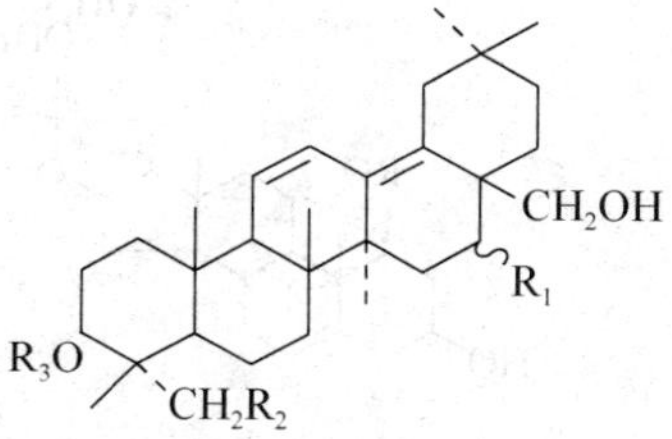　　　柴胡Ⅱ 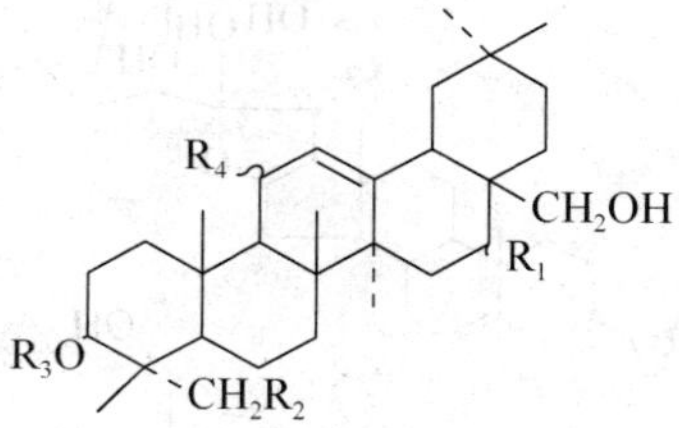　　　柴胡Ⅲ

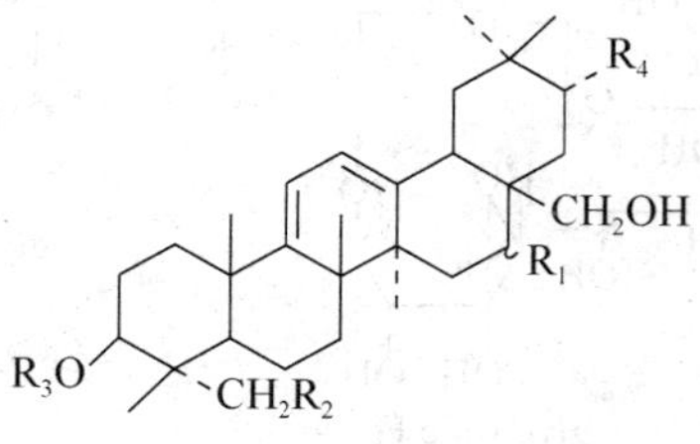

柴胡Ⅳ 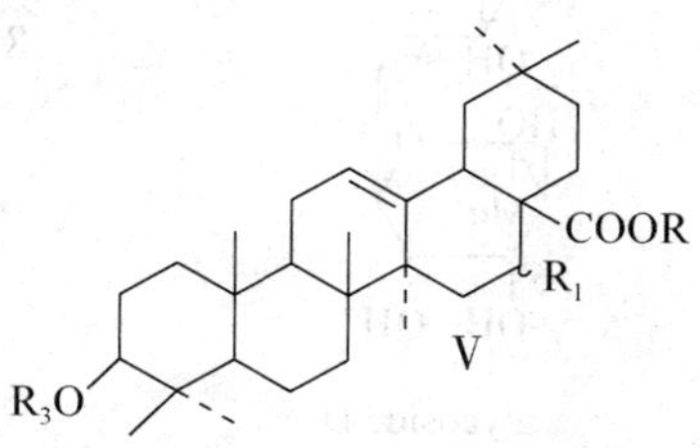　　　齐墩果酸衍生物

质量控制成分：本品按干燥品计算，含柴胡皂苷 a（$C_{42}H_{68}O_{13}$）和柴胡皂苷 d（$C_{42}H_{68}O_{13}$）的总量不得少于 0.30%。

（四）含甾体皂苷类化合物

麦冬和知母中主要甾体皂苷成分的化学结构类型及质量控制成分。

1. 麦冬　为百合科植物麦冬的干燥块根。麦冬有养阴生津，润肺清心，能提高动物的耐缺氧能力，改善冠脉微循环的功效。麦冬的主要有效成分是皂苷、多糖和黄酮类化合物。

主要成分结构是甾体皂苷，如麦冬皂苷 B、C、D、E、F、G，其苷元有鲁斯可皂苷元、薯蓣皂苷元等，皂苷 D、F、G 为呋甾烷醇型甾体皂苷。皂苷中的糖主要有夫糖、鼠李糖、木糖、阿拉伯糖等，有的有磺酸取代基。

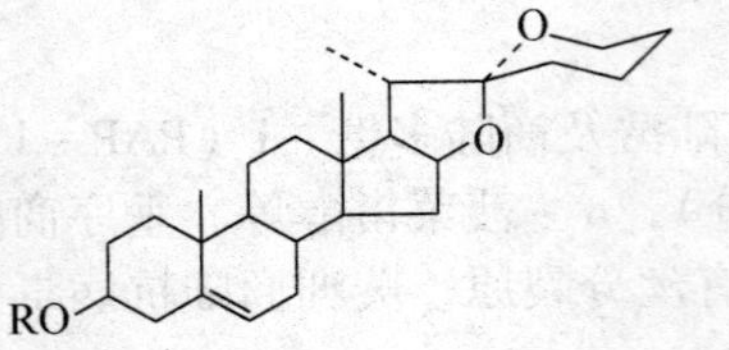

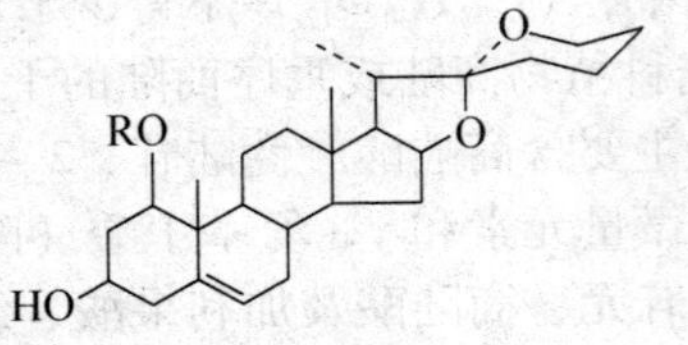

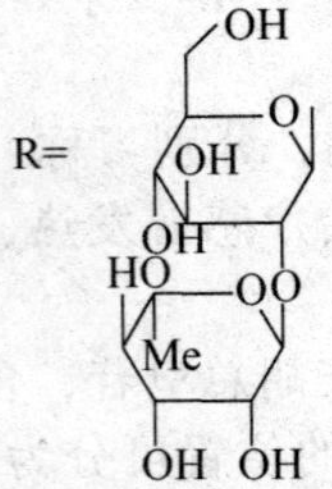

glycoside B

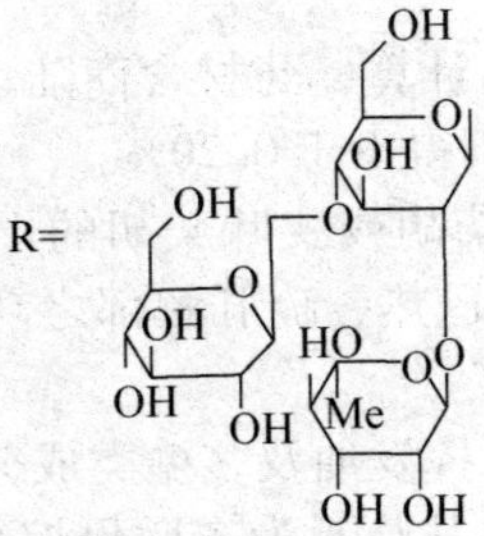

glycoside C

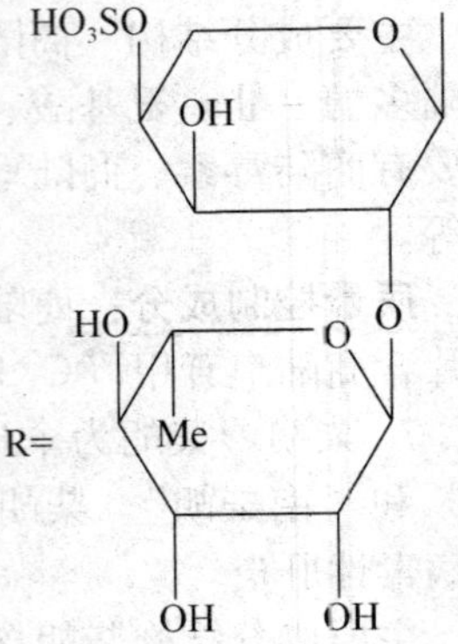

glycoside E

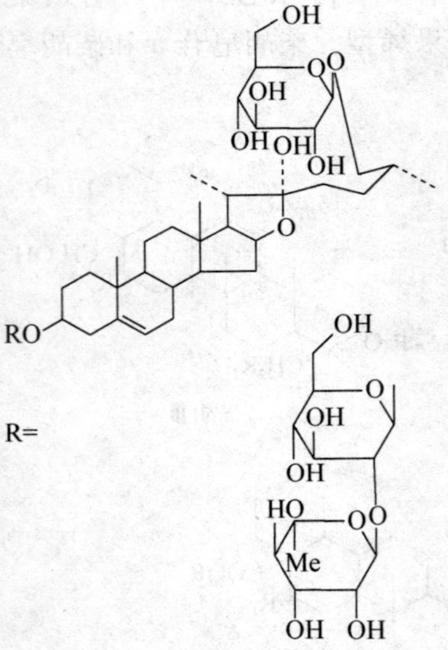

glycoside D

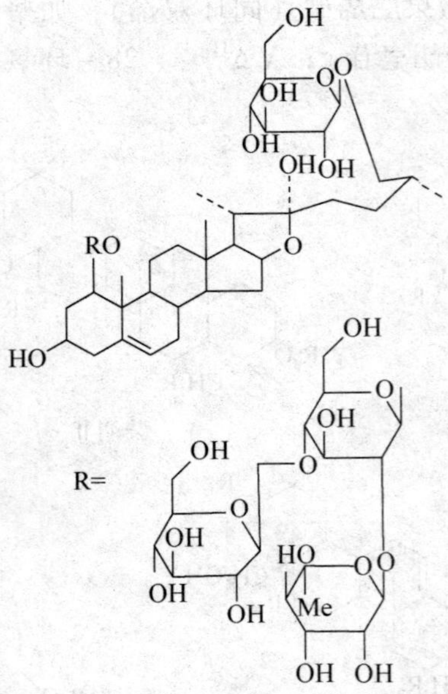

glycoside F

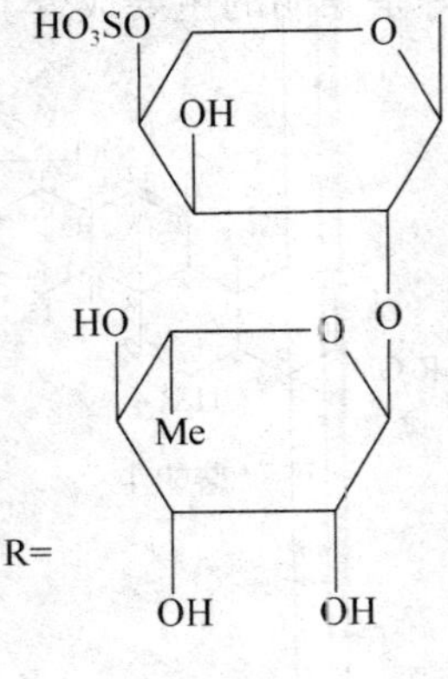

glycoside G

质量控制成分：本品按干燥品计算，含麦冬总皂苷以鲁斯可皂苷元（$C_{27}H_{42}O_4$）计，不得少于 0.12%。

2. *知母*　为百合科植物知母的根茎。清热泻火，滋阴润燥。用于外感热病，高热烦渴，肺热燥咳，骨蒸潮热，内热消渴，肠燥便秘。

主要成分结构知母含多种甾体皂苷：知母皂苷 A-Ⅰ、A-Ⅱ、A-Ⅲ、A-Ⅳ、B-Ⅰ、B-Ⅱ，及芒果苷、异芒果苷、烟酸胆碱和大量黏液质、鞣质等。

质量控制成分：按干燥品计算，药材知母中含芒果苷（$C_{19}H_{18}O_{11}$）不得少于 0.70%，含知母皂苷 B-Ⅱ（$C_{45}H_{76}O_{19}$）不得少于 3.0%；饮片知母、盐知母中含芒果苷（$C_{19}H_{18}O_{11}$）不得少于 0.50%，含知母皂苷 B-Ⅱ（$C_{45}H_{76}O_{19}$）不得少于 3.0%。

【同步练习】

一、A 型题（最佳选择题）

1. 处方中含有三萜皂苷类成分，且具有解热、抗炎、抗病毒和保肝作用的饮片是

A. 柴胡　　　　　　B. 葛根　　　　　　C. 桔梗　　　　　　D. 羌活

E. 白芷

本题考点：含三萜皂苷类成分的中药饮片。

2. 柴胡皂苷 a 的结构类型是

A. 乌苏烷型　　　　B. 羊毛甾烷型　　　C. 齐墩果烷型　　　D. 达玛烷型

E. 羽扇豆烷型

本题考点：柴胡皂苷元为齐墩果烷衍生物。

3. 熊果酸的结构类型是

A. 乌苏烷型　　　　B. 羊毛甾烷型　　　C. 齐墩果烷型　　　D. 达玛烷型

E. 羽扇豆烷型

本题考点：乌苏烷型又称 α-香树脂烷型或熊果烷型，此类三萜大多是乌苏酸（又称熊果酸）的衍生物。

二、B 型题（配伍选择题）

（4—6 题共用备选答案）

A. 四环三萜皂苷　　　　　　　　　B. 五环三萜皂苷

C. 甾体皂苷　　　　　　　　　　　D. 强心苷

E. 氰苷

4. 甘草酸属于

5. 知母皂苷属于

6. 人参皂苷 Rb_1 属于

本题考点：甘草所含的三萜皂苷为甘草皂苷，又称甘草酸，为五环三萜齐墩果烷型化合物。知母中的化学成分主要为甾体皂苷和芒果苷。人参皂苷二醇型包括人参皂苷 Rb_1、人参皂苷 Rc 和人参皂苷 Rd，属于四环三萜。

（7—8 题共用备选答案）

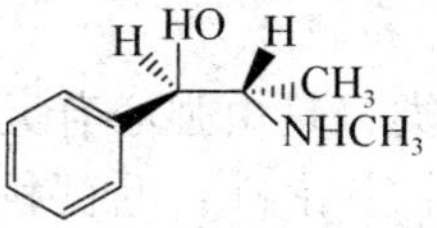

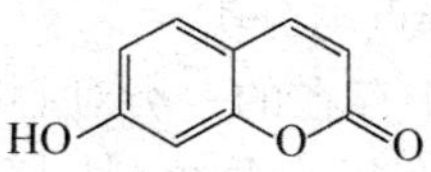

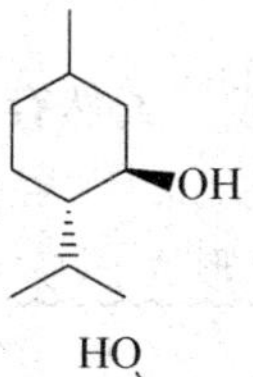

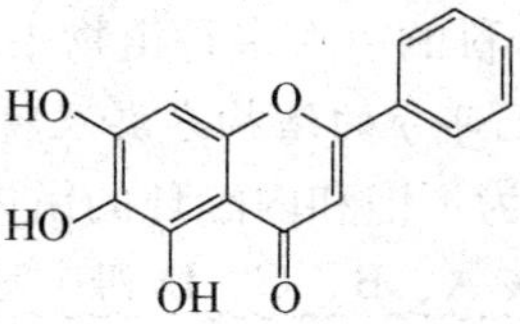

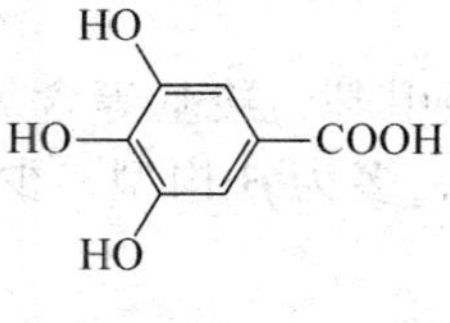

7. 麻黄的主要化学成分是

8. 黄芪苷的苷元结构是

本题考点：麻黄与黄芪的化学结构式。

（9—11 题共用备选答案）

A. 0.3%　　　　　B. 0.7%　　　　　C. 0.4%　　　　　D. 3.0%

E. 2.0%

9. 药材知母中含芒果苷（$C_{19}H_{18}O_{11}$）不得少于

10. 饮片知母、盐知母中含芒果苷（$C_{19}H_{18}O_{11}$）不得少于

11. 柴胡含柴胡皂苷 a 和 d 的总量不得少于

本题考点：知母与柴胡的质量控制。

三、X 型题（多项选择题）

12. 关于皂苷性质的说法正确的有

A. 气味芳香　　　　　　　　　　　　B. 易溶于水

C. 对黏膜有强烈的刺激性　　　　　　D. 多数具有苦而辛辣味

E. 水溶液强烈振荡产生持久性泡沫

本题考点：大多数皂苷极性较大，可溶于水，味苦，具辛辣味，且对人体黏膜有强烈刺激性；皂苷水溶液经振摇能产生持久性的泡沫。

13. 主要化学成分为皂苷的中药有

A. 甘草　　　　　B. 黄芪　　　　　C. 人参　　　　　D. 三七

E. 合欢皮

本题考点：甘草、黄芪、三七、人参和合欢皮中所含主要成分为皂苷类化合物。

参考答案：1. A　2. C　3. A　4. B　5. C　6. A　7. A　8. D　9. B　10. C　11. A
12. BCDE　13. ABCDE

九、强心苷

【复习指导】重点掌握强心苷的结构与分类；重要的理化性质水解反应、显色反应。

（一）强心苷的特点与分类

强心苷是生物界中存在的一类对心脏有显著生理活性的甾体苷类，是由强心苷元与糖缩合的一类苷。主要分布于夹竹桃科、玄参科、百合科、萝摩科、十字花科、毛茛科、卫矛科、桑科等十几个科的一百多种植物中。

1. 强心苷苷元部分的结构分类及特征　强心苷由强心苷元与糖缩合而成。天然存在的强心苷元是 C_{17} 侧链为不饱和内酯环的甾体化合物。其结构特点：

（1）甾体母核 A、B、C、D 四个环的稠合方式为 A/B 环有顺、反两种形式，多为顺式；B/C 环反式；C/D 环顺式。

（2）C_{10}、C_{13}、C_{17} 的取代基均为 β 型。C_{10} 为甲基或醛基、羟甲基、羧基等含氧基团，C_{13} 为甲基取代，C_{17} 为不饱和内酯环取代。C_3、C_{14} 位有羟基取代，多为 β 构型，少数是 α 构型。

（3）母核其他位置也可能有羟基取代，有的母核含有双键，双键常在 C_4、C_5 位或 C_5、C_6 位。

2. 分类　根据 C_{17} 不饱和内酯环的不同，强心苷元可分为两类。

（1）甲型强心苷元：以强心甾为母核命名，C_{17} 侧链为五元不饱和内酯环（$\triangle^{\alpha\beta}-\gamma-$内酯），称强心甾烯类，强心苷元中大多数属于此类。例如，洋地黄毒苷元的化学名为 3β，$14\beta-$二羟基强心甾 -20（22）$-$烯。

（2）乙型强心苷元：以海葱甾或蟾酥甾为母核命名，C_{17} 侧链为六元不饱和内酯环（$\triangle^{\alpha\beta,\gamma\delta}-\delta-$内酯），称海葱甾二烯类或蟾蜍甾二烯类。例如，绿海葱苷元的化学名为 3β，$14\beta-$二羟基$-19-$醛基海葱甾 4，20，22$-$三烯。仅少数苷元属此类，如中药蟾酥中的强心成分蟾毒配基类。

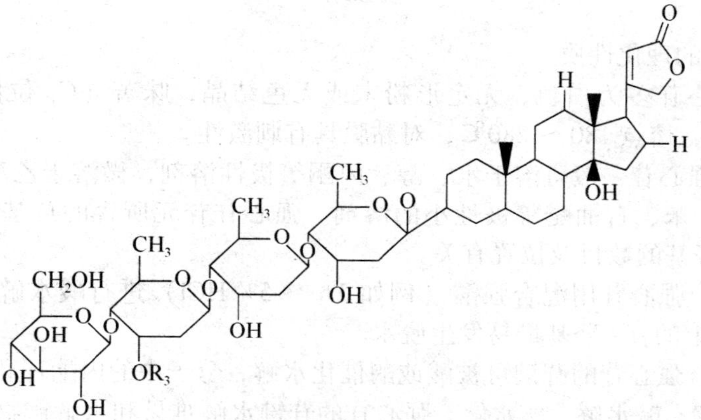

洋地黄苷元

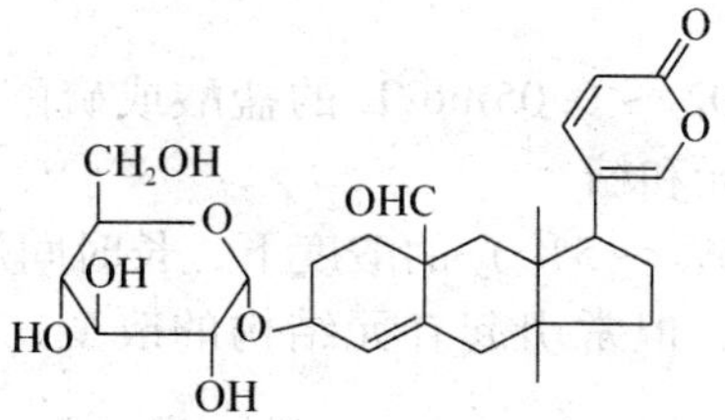

绿草葱苷

3. 强心苷苷元与糖的连接方式　强心苷中的糖均是与 C_3 羟基缩合形成苷。大多是低聚糖苷，少数是单糖苷或双糖苷。通常按糖的种类以及和苷元的连接方式，可分为以下三种类型。

Ⅰ型：苷元 C_3-（2，6$-$去氧糖）$_x-$（D$-$葡萄糖）$_y$，如紫花洋地黄苷 A。

Ⅱ型：苷元 C_3-（6$-$去氧糖）$_x-$（D$-$葡萄糖）$_y$，如黄夹苷甲。

Ⅲ型：苷元 C_3-（D$-$葡萄糖）$_x$，如绿海葱苷。

植物界存在的强心苷，以Ⅰ、Ⅱ型较多，Ⅲ型较少。

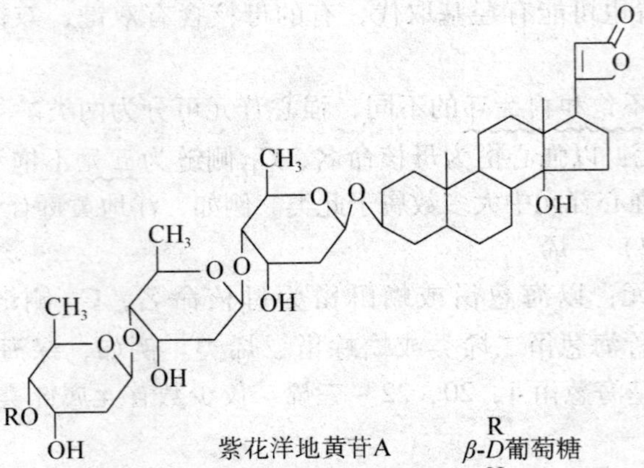

紫花洋地黄苷A   R
洋地黄毒苷   β-D葡萄糖
               H

（二）强心苷的理化性质

1. 性状　强心苷多为白色、无定形粉末或无色结晶，味苦（C_{17}位侧链为β构型者味苦），具有旋光性，熔点180～280℃，对黏膜具有刺激性。

2. 溶解性　强心苷一般可溶于水、醇、丙酮等极性溶剂，微溶于乙酸乙酯、含醇氯仿，几乎不溶于乙醚、苯、石油醚等极性小的溶剂。强心苷苷元所含的羟基数溶解性与糖的类型、糖和苷元上羟基的数目及位置有关。

3. 脱水反应　强心苷用混合强酸（例如3%～5% HCl）进行酸水解时，苷元发生脱水反应。C_4、C_3位上的β-羟基最易发生脱水。

4. 水解反应　强心苷的苷键可被酸或酶催化水解，分子中的内酯环和其他酯键能被碱水解。主要有酸水解、碱水解、酶水解。强心苷的苷键水解难易和水解产物因组成糖的不同而有所差异。

（1）酸水解

①弱酸水解：用稀酸（0.02～0.05mo/L的盐酸或硫酸）在含水醇中经短时间加热回流，可使Ⅰ型强心苷水解为苷元和糖。

②强烈酸水解：高浓度（3%～5%）的酸度下，长时间加热，才能使Ⅱ型和Ⅲ型强心苷中α-羟基糖定量地水解下来，但常引起苷元结构的改变，失去分子或数分子水形成脱水苷元。

③氯化氢丙酮法：将强心苷置于含1%氯化氢的丙酮溶液中，放置两周。因糖分子中C_2羟基和C_3羟基与丙酮反应，生成丙酮化物，进而水解，可得到原生苷元和糖衍生物。本法适合于多数Ⅱ型强心苷的水解。

（2）酶水解：酶水解有一定的专属性。不同性质的酶，作用于不同性质的苷键。在含强心苷的植物中，有水解葡萄糖的酶，但无水解α-去氧糖的酶，可以水解除去分子中的葡萄糖，保留α-去氧糖而生成次级苷。苷元类型不同，被酶解难易程度不同，乙型强心苷较甲型强心苷易被酶水解。

（3）碱水解：强心苷的苷键不被碱水解，但分子中的酰基、内酯环会受碱的影响，发生水解或裂解、双键移位、苷元异构化等反应。

5. 强心苷的显色反应　强心苷的显色反应可由甾体母核、不饱和内酯环和α-去氧糖产生。

（1）C_{17} 位上不饱和内酯环的反应：甲型强心苷在碱性醇溶液中，五元不饱和内酯环上的双键移位产生 C_{22} 活性亚甲基，能与活性亚甲基试剂作用而显色。乙型强心苷无此类反应。

①Legal 反应（亚硝酰铁氰化钠试剂反应）：反应液呈深红色，久置褪色。

②Raymond 反应（间二硝基苯试剂反应）：呈紫红色。

③Kedde 反应（3，5-二硝基苯甲酸试剂反应）：产生红色或紫红色。

④Baljet 反应（碱性苦味酸试剂反应）：放置 15 分钟以后，呈现橙色或橙红色。

（2）α -去氧糖反应

①Keller - Kiliani（K - K）反应：乙酸层显蓝色，界面可显红色、绿色、黄色等，其显色随苷元羟基、双键的位置和数目不同而异，久置后均转为暗色。此反应只对游离的 α -去氧糖或 α -去氧糖与苷元连接的苷显色。

②咕吨氢醇反应：分子中有 α -去氧糖即显红色。分子中的 α -去氧糖可定量地发生反应，用于定量分析。

③对 -二甲氨基苯甲醛反应：分子中有 α -去氧糖可显灰红色斑点。

④过碘酸 -对硝基苯胺反应：出现深黄色斑点，置紫外灯下出现黄色荧光斑点，喷 5% 氢氧化钠甲醇溶液，斑点转为绿色。

（三）含强心苷的常用中药

1. 香加皮　为萝摩科植物杠柳的干燥根皮。具有利水消肿，祛风湿，强筋骨的功效。用于下肢水肿，心悸气短，风寒湿痹，腰膝酸软。

主要成分为强心苷及 C_{21} 甾苷、萜类、醛类、有机酸等。含北五加皮苷 A、B、C、D 等，杠柳苷 G、K、H_1，α -香树脂醇乙酸酯，羽扇豆醇乙酸酯，东莨菪内酯；杠柳苷元含对甲氧基水杨醛，α、β -香树脂醇，β -谷甾醇及其葡萄糖苷、胡萝卜甾醇等。

强心苷分杠柳毒苷及杠柳次苷，具有强心作用的是杠柳毒苷。

①毒性表现：杠柳毒苷与毒毛花苷毒性相似，中毒后血压先升而后下降，心收缩力增强，继而减弱，心律不齐，乃至心肌纤颤而死亡。杠柳酊和杠柳液中毒时，先出现震颤，后麻痹，心肌先兴奋后心脏停止于收缩期，故不能超剂量服用，不能久服。

②质量控制成分：本品于 60℃ 干燥 4 小时，含 4 -甲氧基水杨醛（$C_8H_8O_3$）不得少于 0.20%。

2. 罗布麻叶　为夹竹桃科植物罗布麻的干燥叶。具有平肝安神，清热利水的功效。用于肝阳眩晕，心悸失眠，水肿尿少。

主要成分叶含芦丁、儿茶素、蒽醌、谷氨酸、丙氨酸、缬氨酸、氯化钾、多糖等，还含槲皮素（罗布麻乙素）和异槲皮苷（罗布麻甲素）。根含强心苷类：罗布麻苷 A、B、C、D。苷 A 为西麻苷，苷 B 为毒毛旋花子苷，苷 C 为 K -毒毛旋花子次苷 -β。

①毒性表现：本品毒性很小，长期毒性试验未见有明显毒性反应。临床应用主要不良反应有恶心、腹泻、肠鸣、口干、口苦、食欲减退、心动过缓、期前收缩、过敏性休克、血小板减少性紫癜。个别患者可有气喘或肝痛。实验表明，罗布麻叶煎剂小鼠腹腔注射，其 LD_{50} 为 10.6g/kg，口服为 66.9g/kg。

②质量控制成分：本品按干燥品计算，含金丝桃苷（$C_{21}H_{20}O_{12}$）不得少于 0.30%。

【同步练习】

一、A 型题（最佳选择题）

1. 含有强心苷的中药是

A. 知母　　　　　　B. 香加皮　　　　　　C. 白术　　　　　　D. 淫羊藿

E. 合欢皮

本题考点：香加皮、罗布麻叶主要含强心苷类化合物。

2. 罗布麻叶的质量控制成分中，含金丝桃苷（$C_{21}H_{20}O_{12}$）不得少于

A. 3.0%　　　　　　B. 0.50%　　　　　　C. 0.30%　　　　　　D. 1.00%

E. 1.50%

本题考点：罗布麻叶的质量控制。

二、B 型题（配伍选择题）

（3—5 题共用备选答案）

A. Keller – Kiliani（K - K）反应　　　　　　B. Kahlenberg 反应（五氯化锑反应）

C. Legal 反应（亚硝酰铁氰化钠试剂反应）　　D. 醋酐浓硫酸反应

E. FeCl₃ 反应

3. α – 去氧糖反应为

4. C_{17} 位上不饱和内酯环的反应为

5. 三萜类化合物可产生

本题考点：强心苷的显色反应。

三、X 型题（多项选择题）

6. 因含有强心苷若使用不慎容易引起不良反应的中药有

A. 麦冬　　　　　　B. 罗布麻叶　　　　　　C. 香加皮　　　　　　D. 地骨皮

E. 地骨皮

本题考点：含强心苷中药的不良反应。

7. 关于香加皮的说法正确的是

A. 具有强心作用的是杠柳毒苷

B. 杠柳苷中毒后血压先升而后下降

C. 杠柳苷中毒后心收缩力增强，继而减弱，心律不齐至心肌纤颤而死亡

D. 杠柳酊和杠柳液中毒时，先出现震颤，后麻痹，心肌先兴奋后心脏停止于收缩期

E. 不能超剂量服用，不能久服

本题考点：香加皮的不良反应。

参考答案：1. B　2. C　3. A　4. C　5. B　6. BC　7. ABCDE

十、主要动物化学成分

【复习指导】本部分内容较简单，历年偶考。需重点掌握胆汁酸显色反应，常用动物药的化学结构及质量控制成分。

动物药在我国的用药史中应用较长，在历代的中药书籍之中均有记载，据统计约有 600 余种。《神农本草经》中就有麝香、僵蚕、羚羊角等动物药收录。由于动物药中的化学成分

与人体中的物质成分结构具有相似性，因而可用于改善和调节人体的生理功能，治疗疾病常有特效。如水蛭中的化学成分水蛭素具有高效的抗凝抗栓的作用，可治疗各种血栓性疾病；斑蝥中含有的斑蝥素具有治疗病毒性肝癌和原发性肝癌等疾病的功效。但需要值得注意的是，牛黄、麝香、鹿茸、熊胆等动物药虽然疗效显著，但都必须从珍稀动物中获取，致使这些动物濒临灭亡。因此，需要积极寻找此类药物的替代品，从而增加此类中药的来源。如使用现代生物技术，用基因工程技术或细胞工程技术来生产这类药物中有效成分的替代品，如熊去氧胆酸、鹅去氧胆酸。

（一）含胆汁酸类成分的常用动物药

1. 胆汁酸类成分的化学结构特点　　胆汁酸是胆甾酸的衍生物，在动物胆汁中常为 24 个碳原子的胆甾酸衍生物，侧链羧基常与甘氨酸或牛黄酸结合成甘氨胆汁酸或牛黄胆汁酸，并以钠盐的形式存在，最常见的有胆酸、去氧胆酸、熊去氧胆酸与鹅去氧胆酸等。

（二）胆汁酸结构特点：胆酸甾核四个环的稠合方式与植物甾醇相同。在甾核的 3、6、7、12 等位都可以有羟基或羰基取代，各种动物胆汁中胆汁酸的区别，主要在于羟基数目、位置及构型的区别。胆汁酸在动物胆汁中通常以侧链的羧基与甘氨酸或牛黄酸结合成甘氨胆酸或牛黄胆汁酸，并以钠盐的形式存在，如牛黄胆酸等。

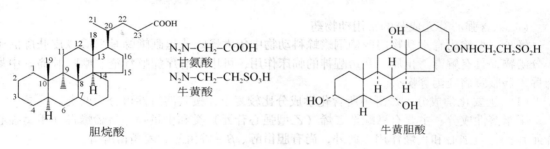

胆烷酸　　　　　　　　　　　　　　　　　　牛黄胆酸

（2）胆汁酸的鉴别

① Pettenkofer 反应：取胆汁 1 滴，加蒸馏水 4 滴及 10% 蔗糖溶液 1 滴，摇匀，倾斜试管，沿管壁加入浓硫酸 5 滴，置冷水中冷却，则在两液分界处出现紫色环。其原理是蔗糖经浓硫酸作用生成羟甲基糠醛，后者可与胆汁酸结合成紫色物质。

② Gregory Pascoe 反应：取胆汁 1ml，加 45% 硫酸 6ml 及 0.3% 糠醛 1ml，塞紧振摇后，在 65℃水浴中放置 30 分钟，胆酸存在的溶液显蓝色。本反应可用于胆酸的定量分析。

③ Hammarsten 反应：取少量样品，用 20% 铬酸溶液（20g CrO_3 在少量水中，用乙酸加至 100ml）溶解，温热，胆酸为紫色，鹅去氧胆酸不显色。该反应可区别胆酸类化合物。

2. 常用动物药

（1）牛黄：牛黄为牛科动物牛干燥的胆结石。具有清心，豁痰，开窍，凉肝，息风，解毒的功效，临床上可用于治疗热病神昏，中风痰迷，惊痫抽搐，癫痫发狂，咽喉肿痛，口舌生疮，痈肿疔疮等疾病。

①主要化学成分：牛黄中的化学成分主要有胆红素、胆绿素，胆汁酸类、胆固醇类、酸性肽和多种氨基酸等。

②生物活性：胆红素具解热、抗病原微生物等作用；胆酸、去氧胆酸具利胆、镇咳祛痰、抗炎等作用；牛黄酸具有镇静、抗惊厥、解热、降压等作用。酸性肽类成分，为平滑肌收缩物质。

由于天然牛黄来源有限，不能满足医疗需求，我国现已研制成功人工牛黄，并制定了统一配方及主要原料的质量规格。《中国药典》（2015版）规定人工牛黄由牛胆粉、胆酸、猪去氧胆酸、牛黄酸、胆红素、胆固醇、微量元素等参照天然牛黄的已知成分配制而成。

③质量控制成分：在2015版的《中国药典》（一部）中规定，人工牛黄按干燥品计算，含胆红素（$C_{33}H_{36}N_4O_6$）不得少于25.0%，含胆酸（$C_{24}H_{40}O_5$）不得少4.0%。

（2）熊胆：熊胆为熊科动物黑熊或棕熊引流胆汁的干燥品。

①主要化学成分：胆汁酸类的牛磺熊去氧胆酸、去氧胆酸、牛黄胆酸、鹅去氧胆酸、熊去氧胆酸等。

②生物活性：熊去氧胆酸具有解痉作用，其解痉作用原理与罂粟碱作用相似。

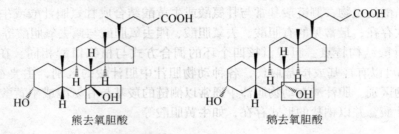

熊去氧胆酸　　　　　　　　　　　鹅去氧胆酸

（二）含强心苷元成分的常用动物药

蟾蜍　蟾蜍为脊索动物门两栖纲蟾蜍科动物中华大蟾蜍或黑眶蟾蜍耳后腺或皮肤腺的干燥分泌物，具有解毒、止痛、开窍醒神的临床作用，可用于治疗痈疽疔疮、咽喉肿痛、中暑神昏、痧胀腹痛吐泻等疾病。

（1）主要化学成分：蟾酥中所含化学成分比较复杂，按其溶解性可分为两类。

①脂溶性成分：主要有蟾蜍甾二烯（乙型强心苷元）类和少量强心甾烯蟾毒（甲型强心苷元）类，具强心和止痛作用。此外，尚有胆甾醇、β-谷甾醇、麦角甾醇等。

②水溶性成分：此类成分多为吲哚类生物碱，已分离出蟾酥碱、蟾酥甲碱、5-羟色胺近10种吲哚类衍生物。此外，尚含有氨基酸、多糖、肾上腺素等。

（2）生物活性：脂蟾毒配基、蟾毒灵等具有显著兴奋呼吸和升压作用，临床作升压、呼吸兴奋剂。蟾毒灵具有较强的局部麻醉作用。

（3）质量控制成分：在2015版的《中国药典》（一部）中规定，本品按干燥品计算，含华蟾酥毒基（$C_{26}H_{34}O_6$）和脂蟾毒配基（$C_{24}H_{32}O_4$）的总量不得少于6.0%。

（三）含其他成分的常用动物药

1. 麝香　麝香是鹿科动物马麝、林麝和原麝的雄体香腺囊中的分泌物。麝香具有开窍醒神，活血通经，消肿止痛的作用。临床可用于热病神昏，中风痰厥，气郁暴厥，中恶昏迷，经闭，癥瘕，难产死胎，胸痹心痛，心腹暴痛，跌扑伤痛，痹痛麻木，痈肿瘰疬，咽喉肿痛等疾病的治疗。

（1）主要化学成分

①大环化合物：主要有麝香酮、麝香醇、降麝香酮、麝香吡啶、麝香吡喃等。

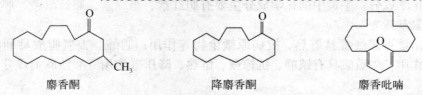

麝香酮　　　　　　　　　　降麝香酮　　　　　　　　麝香吡喃

②蛋白质、多肽和氨基酸：为麝香的主要有效部位，其中蛋白质含量约为 25%。MP 是分子量为 1000 的多肽，有很强的抗炎活性，至少为氢化可的松的 40 倍；麝香 65 是分子量为 5000～6000 的多肽，其抗炎活性为氢化可的松的 20 倍，水解后检出 15 种氨基酸，主要是甘氨酸、丝氨酸、谷氨酸、缬氨酸和天冬氨酸。

（2）生物活性：具有特异强烈香气的麝香酮，是麝香中的主要化学活性成分，具有强心作用。多肽是麝香的抗炎活性成分。

（3）质量控制成分：在 2015 版的《中国药典》（一部）中规定，本品按干燥品计算，含麝香酮（$C_{16}H_{30}O$）不得少于 2.0%。

2. 斑蝥　斑蝥为节肢动物门昆虫纲芜青科昆虫南方大斑蝥或黄黑小斑蝥的干燥体。其主要临床功效是破血逐瘀，散结消癥，攻毒蚀疮，可用于治疗癥瘕，经闭，顽癣，瘰疬，赘疣，痈疽不溃，恶疮死肌等症状。

（1）主要化学成分：斑蝥素是斑蝥的主要有效化学成分，此外还含有无机元素（K、Mg、Ca、Fe、Zn、Cu、Mn）等，以 K 的含量最高。而南方大斑蝥还含有含羟基斑蝥素、蚁酸、树脂等。

（2）生物活性：斑蝥素结构改造后的衍生物如羟基斑蝥胺、斑蝥酸钠甲基斑蝥素、去甲斑蝥素等抗肿瘤作用与斑蝥素类似。去甲斑蝥素临床用于治疗原发性肝癌、食管癌、胃癌等以及白细胞低下症。

（3）质量控制成分：在 2015 版的《中国药典》（一部）中规定，本品按干燥品计算，含斑蝥素（$C_{10}H_{12}O_4$）不得少于 0.35%。

3. 水蛭　水蛭为环节动物门水蛭科动物蚂蟥、水蛭或柳叶蚂蟥的干燥体。水蛭具有破血通经，逐淤消癥等功效。临床上可用于治疗血瘀经闭，癥瘕痞块，中风偏瘫，跌扑损伤等疾病。

（1）主要化学成分：水蛭中主含蛋白质，含有 17 种氨基酸，包括人体的 8 种必需氨基酸。此外，还含有 Zn、Mn、Co、Ni、Mo、Se、Cr 等 14 种微量元素。水蛭中的主要化学成分主要的药用作用为抗凝作用。

（2）生物活性：水蛭中含有的水蛭素、肝素、抗凝血酶等化学成分是抗凝血物质。据报道，水蛭素是迄今发现的最强抗凝剂，此外，还能治疗各种血栓病。但水蛭素需在 70℃ 以下保存，否则失去活性。因此，干燥药材中的水蛭素多已失去活性而无法起到抗凝作用。

（3）质量控制成分：在 2015 版的《中国药典》（一部）中规定，本品每 1g 含抗凝血酶活性水蛭应不低于 16.0U；蚂蟥、柳叶蚂蟥应不低于 3.0U。

【同步练习】

一、A 型题（最佳选择题）

1. 强心甾烯蟾毒类与强心苷类的不同之处在于，强心苷甾体母核 C-3 位羟基连接的

A. 糖链　　　　　　　　　　　　B. 乙酸酯类

C. 脂肪酸氨基酸酯　　　　　　　D. 脂肪酸酯类

E. 硫酸酯类

本题考点：强心甾烯蟾毒类与强心苷类的不同之处在于前者甾体母核，C_3 位 -OH 连接的是辛二酸精氨酸酯、硫酸酯或脂肪酸酯，而后者 C_3 位 -OH 连接的是糖链。

2. 下列胆汁酸的鉴别反应中可以用于胆酸的含量测定的是

A. Pettenkofer 反应

B. Gregory Pascoe 反应

C. Hammarsten 反应

D. Millon 反应

E. Dansvl 反应

本题考点：胆汁酸显色反应。

3. 麝香的主要成分为

A.（牛黄）熊去氧胆酸、胆酸、去氧胆酸、鹅去胆酸及胆甾醇和胆红素

B. 去氧胆酸

C. 胆酸、去氧胆酸、石胆酸、胆固醇、胆红素等

D. 27 个或 28 个原子的胆汁

E. 降麝香酮、麝香吡啶、羟基麝香吡啶 A、B 及雄甾烷类

本题考点：麝香含有的主要成分是麝香酮、降麝香酮、麝香吡啶、羟基麝香吡啶 A、B 及雄甾烷类等。

二、B 型题（配伍选择题）

（4—5 题共用备选答案）

A. 雄甾烷类

B. 麝香酮

C. 去氧胆酸

D. 蟾蜍甾二烯和强心甾烯蟾毒素

E. 熊去氧胆酸

4. 蟾蜍的强心成分为

5. 熊胆的解痉活性成分为

6. 牛黄的解痉活性成分为

本题考点：主要动物药化学成分的知识点。

三、X 型题（多项选择题）

7. 熊胆的主要化学成分是

A. 鹅去氧胆酸

B. 胆红素

C. 胆甾醇

D. 丁醇衍生物

E. 乙醇衍生物

本题考点：熊胆的主要成分有牛黄熊去氧胆酸、鹅去氧胆酸、胆酸、去氧胆酸及胆甾醇和胆红素等。

8. 蟾酥的强心成分为两大类，其结构特点是

A. 第一类为蟾蜍甾二烯，和乙型强心苷元结构相同，和糖成苷

B. 第二类为强心甾烯蟾毒类，与甲型强心苷苷元相似，3 位与糖成苷

C. 第一类为游离蟾蜍甾二烯，或 3 位和脂肪酸、辛二酸精氨酸、硫酸等成酯

D. 第二类为强心甾烯蟾毒类，结构与甲型强心苷苷元相似，但 3 位常与脂肪酸、辛二酸精氨酸、硫酸等成酯

E. 胆烷酸类

本题考点：蟾酥的强心成分有两大类：第一类为蟾蜍甾二烯类，结构和乙型强心苷元结构相同；第二类为强心甾烯蟾毒类，结构与甲型强心苷苷元相似。

参考答案：1. A 2. B 3. E 4. D 5. E 6. C 7. ABC 8. CD

十一、其他成分

【复习指导】本部分内容较简单，历年偶考。需掌握重点常用动物药的化学结构及质量控制成分。

中药中除了含有生物碱类、苷类、蒽醌类、木脂类、香豆素类、皂苷类等化学成分外，还广泛存在着有蛋白质、多糖、有机酸、鞣质等其他活性化学成分，是中药中的有效物质。如鸦胆子中的油酸具有抗癌作用；咖啡酸具有镇咳祛痰、止血的作用；许多水果中含有的抗坏血酸（维生素 C）可作用于中枢神经。

（一）有机酸

除了氨基酸类化合物，一般含羧基的化合物都统称为有机酸。有机酸广泛分布于自然界中，植物的花、叶、果、茎、根等部位都含有有机酸，且大多可与生物碱或钠、钾、镁、钙等金属离子结合成为盐，也有部分以结合成脂肪或酯等状态存在。据研究表明，有机酸类化合物营常作为中药的有效成分。

1. 结构和分类　有机酸类化合物可分为芳香族有机酸和脂肪族有机酸两类。

（1）芳香族有机酸：桂皮酸类衍生物的结构特点是：基本结构为苯丙胺，取代基多为羟基、甲氧基等。部分桂皮酸衍生物以酯的形式存在于植物中，如茵陈利胆有效成分和金银花抗菌有效成分，即为咖啡酸与奎宁酸结合成的酯，3 - 咖啡酰奎宁酸（又称绿原酸）和 3，4 - 二咖啡酰奎宁酸。但有少数芳香族有机酸具有一定毒性，如在马兜铃、防己、细辛、关木通、天仙藤中都能提取得到的马兜铃酸，具有肾毒性和致癌作用，在实际应用中应予以足够重视。

（2）脂肪族有机酸：脂肪酸，如柠檬酸、琥珀酸、酒石酸、苹果酸等都普遍存在于中药中。

2. 含有机酸的常用中药

（1）金银花：金银花为忍冬藤植物忍冬的干燥花蕾或带初开的花。金银花具有清热解毒、疏散风热的作用，临床上可用于治疗痈肿疔疮，喉痹，丹毒，热毒血痢，风热感冒，温病发热。

①主要化学成分：含有机酸、鞣质、黄酮、挥发油、三萜皂苷、环烯醚萜等成分。如绿原酸为奎宁酸与咖啡酸按 1:1 的比例结合而成的酯，即 3 - 咖啡酰奎宁酸；异绿原酸与绿原酸互为同分异构体，其化学名为 5 - 咖啡酰奎宁酸。3，4 - 、3，5 - 、4，5 - 二咖啡酰奎宁酸则均为咖啡酸与奎宁酸按 2:1 的比例结合而成。

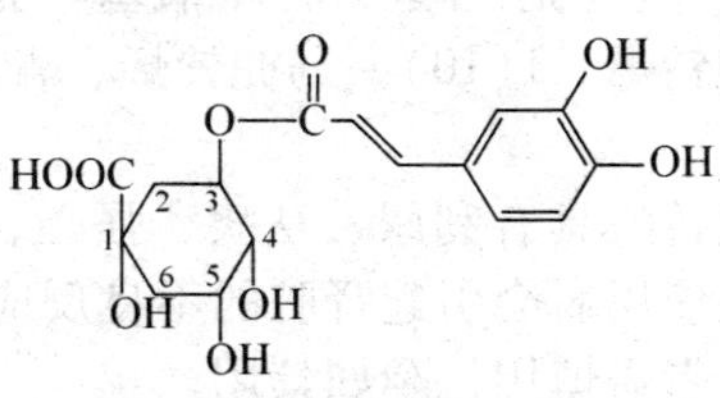

绿原酸(3-咖啡酰奎宁酸)

②生物活性：金银花具有抗菌、抗病毒、止血、抗炎、抗氧化、抗肿瘤、抑突变和保肝等作用。其中绿原酸为抗菌的主要有效成分，但有报道称，绿原酸和异绿原酸具有致敏作用。

③质量控制成分：在 2015 版的《中国药典》（一部）中规定，本品按干燥品计算，金银

花中含绿原酸不得少于 1.5% ，含木犀草苷不得少于 0.050% 。

（2）当归：当归为伞形科植物当归的干燥根。具有补血活血，调经止痛，润肠通便的功效，可用于治疗血虚萎黄，眩晕心悸，月经不调，经闭痛经，虚寒腹痛，风湿痹痛，跌打损伤，痈疽疮疡，肠燥便秘等疾病。

①主要化学成分：当归中含有藁本内酯、倍半萜 A/B、香荆芥粉、当归芳酮、对聚伞花素等挥发油成分；阿魏酸、烟酸、丁二酸、棕榈酸等有机酸成分；含有 17 种氨基酸，包括 7 种为人体必需氨基酸，如天门冬氨基酸、缬氨酸、蛋氨酸、组氨酸等；蔗糖、果糖、葡萄糖和阿拉伯糖等糖类化合物；还有钾、钠、钙、镁、硅、铜、磷、铁、硒等 16 种微量元素。其中当归的归头中微量元素铜和锌的量比归身、归尾高，而归尾中铁的含量比归头、归身高。

②生物活性：挥发油中内酯化合物为当归解痉、镇痛主要活性成分。阿魏酸和当归多糖有增强免疫作用，并能提高造血功能和抗氢氧自由基作用。

③质量控制成分：在 2015 版的《中国药典》（一部）中规定，本品按干燥品计算，含阿魏酸（$H_{10}H_{10}O_4$）不得少于 0.050% 。

（3）丹参：丹参为唇形科植物丹参的干燥根及根茎。丹参具有活血祛瘀，通经止痛，清心除烦，凉血消痈的作用。临床上可用于治疗胸痹心痛，脘腹胁痛，癥瘕积聚，热痹疼痛，心烦不眠，月经不调，痛经经闭，疮疡肿痛。

①主要化学成分：丹参中的脂溶性菲醌色素类化合物，如丹参酮 Ⅰ 、Ⅱ$_A$、Ⅱ$_B$、隐丹参酮、羟基丹参酮、丹参酸甲酯等。此外还含有水溶性的酚酸类成分，如丹参酸 A、B、C，原儿茶醛，迷迭香酸等。

②生物活性：菲醌类成分具有抗菌、抗炎、治疗冠心病等疗效，隐丹参酮是抗菌的主要成分。酚酸类成分具有治疗冠心病和抗氧化等作用。

③质量控制成分：在 2015 版的《中国药典》（一部）中规定，本品按干燥品计算，含丹酚酸 B（$C_{36}H_{30}O_{16}$）不得少于 3.0% ，含丹参酮 Ⅱ$_A$（$C_{19}H_{18}O_3$）、隐丹参酮（$C_{19}H_{20}O_3$）和丹参酮 Ⅰ（$C_{18}H_{12}O_3$）的总量不得少于 0.25% 。

（4）马兜铃：马兜铃为马兜铃植物北马兜铃或马兜铃的干燥成熟果实。马兜铃具有清肺降气、止咳平喘、清肠消痔等功效，可用于肺热咳喘、痰中带血、肠热痔血、痔疮肿痛等疾病的治疗。

①主要化学成分：马兜铃中主要含马兜铃酸类成分：马兜铃酸 A～E、7 - 甲氧基 - 8 - 羟基马兜铃酸、青木香酸、7 - 羟基马兜铃酸、7 - 甲氧基马兜铃酸；生物碱类成分：木兰花碱、轮环藤酚碱；挥发油：马兜铃烯、1（10）- 马兜铃烯、青木香酮、马兜铃酮、9 - 马兜铃酮等。

②活性成分及其毒性：马兜铃酸具有利尿、祛痰、强心、降压、抗心律失常等作用。但随着使用的增加，发现马兜铃酸使用后会引起肾脏的不良反应，以及最近有报道称马兜铃酸还具有致癌性，因此幼儿及年老者需慎用，孕妇禁用。

（二）鞣质

鞣质是植物界中一类结构较复杂的多元酚类化合物，又称为鞣酸或单宁。这类化合物在分子结构中存在大量羧基或酚羟基，能与蛋白质结合生成不溶于水的沉淀，可用于鞣质皮革，故被称为鞣质。

鞣质广泛存在于植物界，约 70% 以上的生物中含有鞣质类化合物，以蔷薇科、茜草科、大戟科、蓼科植物中最为多见，如地榆、大黄、虎杖、仙鹤草、老鹳草、白芍、石榴皮、诃子、麻黄等均含有大量鞣质。某些虫瘿中含量特别多，如五倍子中所含鞣质的量可高达70%以上。鞣质存在于植物的皮、木、叶、根、果实等部位，树皮中尤为常见，其大多呈游离状态存在，部分与其他物质（如生物碱类）结合而存在。

1. **鞣质的结构与分类**　根据鞣质的水解情况和结构复杂程度，将鞣质分为可水解鞣质、缩合鞣质和复合鞣质三大类。

（1）可水解鞣质类：可水解鞣质是酚酯和多元醇通过酯键和苷键结合而成的化合物，可被酸、碱、酶特别是鞣质酶或苦杏仁酶水解。根据水解的主要产物酚酸的不同，又可分为没食子鞣质、逆没食子鞣质（鞣花鞣质）及其低聚体、C-苷鞣质和咖啡鞣质等。

①没食子鞣质：此类鞣质的糖或多元醇部分的羟基全部或部分地被酚酸或缩酚酸所酯化，水解后能生成没食子酸、糖或多元醇等物质。其中最常见的糖及多元醇部分为葡萄糖，此外还有D-金缕梅糖、原栎醇、奎宁酸等。

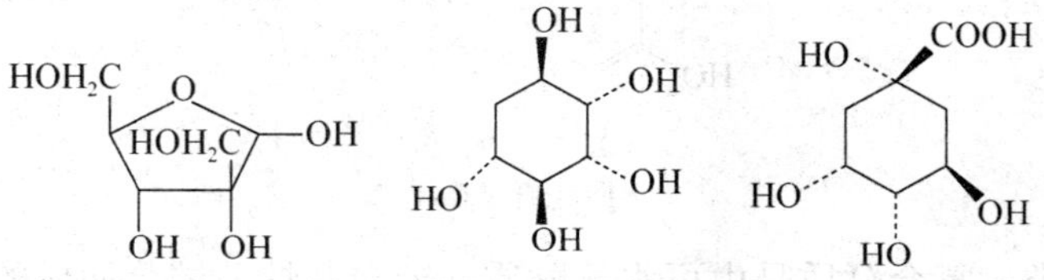

D-金缕海棠　　　　　原栎醇　　　　　奎宁酸

②逆没食子鞣质：逆没食子酸鞣质这类鞣质水解后可产生逆没食子酸和糖，或同时产生没食子酸等其他酸。但部分逆没食子酸鞣质不是由逆没食子酸构成，其逆没食子酸是由鞣质水解后产生的黄没食子酸或六羟基联苯二甲酸脱水而成。

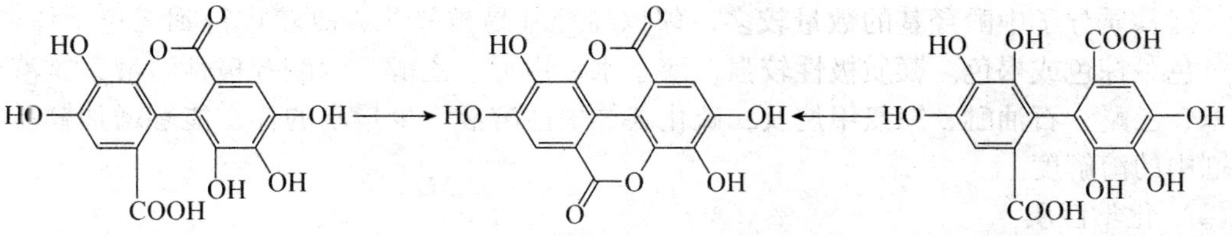

黄没食子酸　　　　　逆没食子酸　　　　　六羟基联苯二甲酸

（2）缩合鞣质类：缩合鞣质类化合物在烯酸、碱和酶的作用下不会发生水解反应，但可缩合成不溶于水的高分子化合物"鞣红"。鞣质的结构较复杂，一般是由（+）儿茶素、（-）表儿茶素等黄烷-3-醇或黄烷-3，4-二醇以C-C键缩合而成的。缩合鞣质中黄烷醇的B环有两个羟基（3′，4′）的称为原花青定型，B环有一个4′-羟基的称为原花葵素型，代表水解后产生的黄烷醇单元的不同。

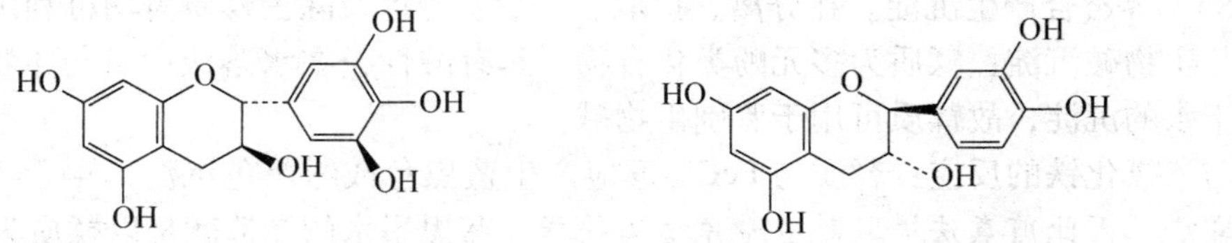

(+)-儿茶素(2R,3S)　　　　　(-)-儿茶素(2S,3R)

缩合鞣质由于缩合度大，结构内不同单量体间4，8-及4，6-位结合可能同时存在，且 C$_3$-OH 又多数与没食子酰基结合，同时类似化合物往往存在于一种植物中，因此会形成复杂混合体，导致缩合鞣质的分离、精制和结构测定等变得十分困难。目前从中药中分离得到的缩合鞣质主要有二聚体、三聚体和四聚体等，例如原花青素 B-1 为二聚体，原花青素 B-5、A-2 为三聚体，原花青素 C-1 为三聚体，从长节珠树皮中的 parameritannin A-1 和 parameritannin A-2 均属于原花青素四聚体。

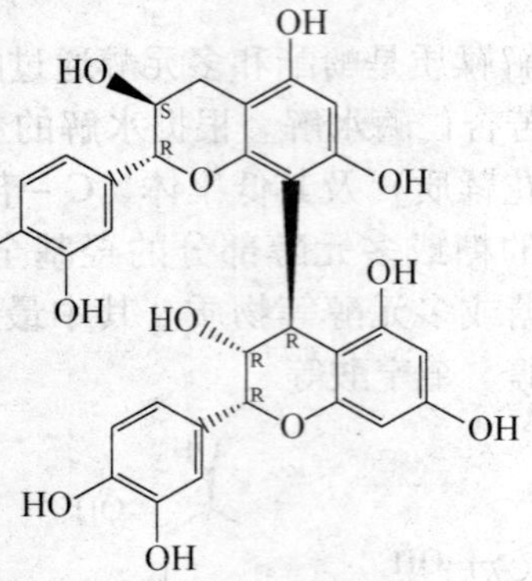

原花青素B-1

（3）复合鞣质类：复合鞣质是由可水解鞣质部分与黄烷醇缩合而成的一类鞣质。它们的分子结构由逆没食子鞣质部分与黄烷醇部分结合组成，具有可水解鞣质与缩合鞣质的一切特征。例如，近年来陆续从山茶及番石榴属中分离出的山茶素 B 及番石榴素 A、C 等。

2. 鞣质的理化性质

（1）物理性质：除少数为结晶，大多鞣质为无定形粉末，味道多苦涩，具有收敛性和吸湿性。因鞣质分子中酚羟基的数量较多，邻位酚羟基易被氧化，故较难得到无色单体鞣质，多为黄色、棕色或褐色。鞣质极性较强，溶于水、甲醇、乙醇、丙酮等极性溶液，难溶或不溶于苯、乙醚、石油醚、三氯甲烷及二硫化碳等中性溶液。少量水的存在能够增加鞣质在有机溶剂中的溶解度。

（2）化学性质

①还原性：鞣质含有很多酚羟基，为强还原剂，能使高锰酸钾溶液退色，使斐林试剂产生砖红色沉淀。

②与蛋白质沉淀：鞣质能与蛋白质结合产生不溶于水的沉淀，这种性质可作为提纯和鉴别鞣质的方法，也可在工业上用于鞣革。鞣质与蛋白质的沉淀反应在一定条件下为可逆反应，将所得沉淀与丙酮回流，溶质可溶于丙酮而与蛋白质分离。

③与重金属盐沉淀：鞣质分子具有邻位酚羟基，可与多种金属离子如 K$^+$、Pb$^+$、Cu^{2+}、Ca^{2+}、Sn^{2+} 等螯合产生沉淀。在分离、提取、定量、定性及除去鞣质时均可利用该性质。

④与生物碱沉淀：鞣质为多元酚类化合物，具有酸性，在水溶液中可与生物碱生成难溶或不溶于水的沉淀，故鞣质可用于鉴别生物碱。

⑤与三氯化铁的反应：鞣质与 FeCl$_3$ 反应产生蓝黑色或绿黑色沉淀，由于大多数植物药材含有鞣质，因此煎煮法提取时应避免适用铁器。蓝黑墨水的制造就是以鞣质为原料。

⑥与铁氰化钾氨溶液的作用：鞣质与铁氰化钾氨溶液反应显深红色，后很快转变为棕色。

3. 除去鞣质的主要方法　　在提取中药成分的过程中，鞣质常作为杂质而需被去除，特别是对中药注射剂而言，鞣质能与蛋白质结合生成水不溶性的鞣酸蛋白，若中药注射剂中含有鞣质，用于肌内注射会引起局部硬结和疼痛；鞣质还具有强还原性，尤其在水溶液中性质多不稳定，致使中药注射剂易于变色混浊或沉淀。所以在中药注射剂制备过程中需除尽鞣质，除去方法常有以下几种。

（1）两次灭菌法：在水溶液中，鞣质为胶体状态，高温可破坏胶体的稳定性，低温又可使之沉淀。如中药注射剂，可将装封了药液的输液瓶于 100℃ 下加热 30 分钟，再冷藏 24 小时，过滤，滤液再次封于输液瓶中进行加热灭菌。

（2）石灰法：利用鞣质与钙离子在水溶液中结合生成不溶性沉淀，故可在中药的水提液中加入氢氧化钙，使鞣质沉淀析出分离；或在中药原料中拌入石灰乳，使鞣质与钙离子结合生成水不溶物，使之与其他成分分离。

（3）铅盐法：在中药的水提液中加入饱和的乙酸铅或碱式乙酸铅溶液，可使鞣质沉淀而被除去，然后按常规方法除去滤液中多余的铅盐。

（4）明胶法：在中药的水提液中，加入适量 4% 明胶溶液，使鞣质沉淀完全，滤除沉淀，滤液减压浓缩至小体积，加入 3～5 倍量的乙醇，以沉淀过剩的明胶。

（5）聚酰胺吸附法：将中药的水提液通过聚酰胺柱，鞣质与聚酰胺以氢键结合而牢牢吸附在聚酰胺柱上，80% 乙醇亦难以洗脱，而中药中其他成分大部分可被 80% 乙醇洗脱下来，从而达到除去鞣质的目的。

（6）溶剂法：利用鞣质与碱成盐后难溶于醇的性质，在乙醇溶液中用 40% 氢氧化钠调至 pH 值为 9～10，可使鞣质沉淀，再过滤除去。

4. 含水解鞣质的中药

五倍子：五倍子为漆树科盐肤木、青麸杨或红麸杨叶上的虫瘿，主要由五倍子蚜寄生而形成。五倍子具有敛肺降火，涩肠止泻，敛汗，止血，收湿敛疮的临床功效，可用于治疗肺虚久咳，肺热痰嗽，久泻久痢，自汗盗汗，消渴，便血痔血，外伤出血，痈肿疮毒，皮肤湿烂等症状。

①主要化学成分：五倍子中的主要有效成分为五倍子鞣质，又可称为五倍子鞣酸。五倍子鞣质是倍酰葡萄糖的混合物，即葡萄糖上的羟基与没食子酸上的羧基脱水缩合所形成的酯类化合物的混合物，属水解类鞣质。目前普遍认为药用五倍子鞣质的代表结构可以表示为：

五倍子鞣质　　　　　　　　　　　　　　R

②活性成分：五倍子中的主要化学成分为五倍子鞣质，具有抗菌、收敛、止血、止泻的作用，临床上常用其制剂治疗腹泻。

③质量控制成分：在 2015 版的《中国药典》（一部）中规定，本品按干燥品计算，含鞣质以水解的没食子酸（$C_7H_6O_5$）计不得少于 50.0% 。

（三）蜕皮激素

蜕皮激素属甾醇类衍生物，具有强蜕皮活性，可促进细胞生长，刺激真皮细胞分裂，产生新的表皮而使昆虫蜕皮，它能促进人体蛋白质合成。20 世纪 60 年代后从植物界也逐渐分离得到蜕皮类化合物，发现许多羊齿类植物和不少高等植物的根、叶等提取物具有此活性并自其中分离出结晶形激素。如从牛膝中分离得的蜕皮甾酮、牛膝甾酮；桑树叶也含有川牛膝甾酮和蜕皮甾酮。

牛膝：牛膝为苋科植物牛膝的干燥根，属于"四大怀药"之一。牛膝具有逐淤通经，补肝肾，强筋骨，利尿通淋，引血下行的功效，可用于经闭，通经，腰膝酸痛，筋骨无力，淋症，水肿，头痛眩晕，牙痛，口疮，吐血等疾病的治疗。

（1）主要化学成分：牛膝含有甾体化合物，包括蜕皮激素和植物甾醇等，蜕皮激素主要为羟基促蜕皮甾酮和牛膝甾酮。《中国药典》以 B 蜕皮甾酮为指标成分进行含量测定，要求其含量不得少于 0.03%。蜕皮激素的主要结构特点是甾核上 C_7 位双键和 C_6 位羰基，C_{17} 侧链上为 8～10 个多元醇，因此其在水中溶解度较大。

（2）生物活性：现代临床及药理学研究表明，牛膝具有抗凝血、延缓衰老、调脂、增强免疫、抗肿瘤等作用，同时对生殖系统有影响，怀牛膝水煎液灌胃，可降低小白鼠胚泡着床率，并使子宫内肥大细胞数量显著增多。

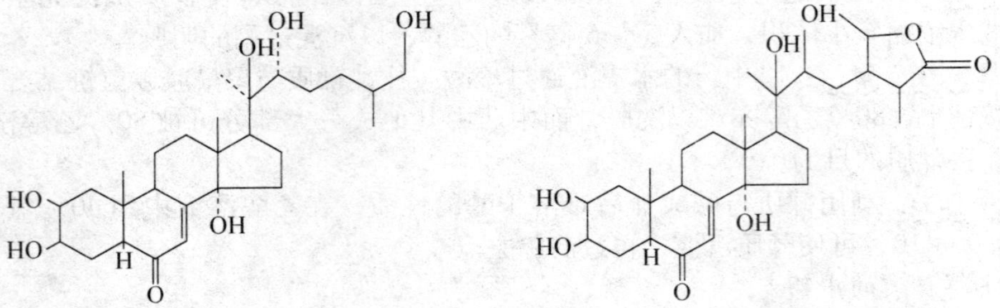

牛膝甾酮   川牛膝甾酮

（3）质量控制成分：在 2015 版的《中国药典》（一部）中规定，本品按干燥品计算，含 β-蜕皮甾酮（$C_{27}H_{44}O_7$）不得少于 0.30%。

【同步练习】

一、A 型题（最佳选择题）

1. 《中国药典》中，丹参的含量测定成分之一是

A. 丹酚酸 A   B. 丹酚酸 B   C. 白桦酸   D. 没食子酸

E. 马兜铃酸

本题考点：《中国药典》要求测定丹参中丹参酮和丹酚酸 B 的含量。

2. 普遍认为，组成缩合鞣质的基本单元是

A. 酚羟基   B. 环己烷   C. 苯环   D. 黄烷-3-醇

E. 邻二羟基

本题考点：缩合鞣质的化学结构复杂，通常认为，组成缩合鞣质的基本结构单元是黄烷-3-醇，最常见的是儿茶素。

3.6 位有酮基，7 位有双键的甾体化合物是

A. 咖啡酸   B. 阿魏酸   C. 丹酚酸 B   D. 没食子酸

E. 蜕皮激素

本题考点：蜕皮激素的主要结构特点是甾核上 C_7 位双键和 C_6 位羰基，C_{17} 侧链上为 8～10 个多元醇，因此其在水中溶解度较大。

二、B 型题（配伍选择题）

（4—7 题共用备选答案）

A. β -（3，4 - 二羟基苯基）与 3，4 - 二羟基桂皮酸缩合

B. 3 - 甲氧基 -4 - 羟基桂皮酸

C. 3，4 - 二羟基桂皮酸

D. 4 - 羟基桂皮酸

E. 硝基菲羟酸

4. 对羟基桂皮酸的结构为

5. 阿魏酸的结构为

6. 丹酚酸的结构为

7. 马兜铃酸的结构为

本题考点：该题针对"常见有机酸的结构"知识点进行考核。

三、X 型题（多项选择题）

8. 绿原酸具有以下哪些性质

A. 碱性

B. 易溶于水、甲醇、乙醇、丙酮

C. 酸性

D. 易溶于乙醚、三氯甲烷等

E. 结构中有酯键，易被碱水解

本题考点：绿原酸分子中含有羟基和酚羟基，故显酸性；分子中含有羧基和多个羟基，故可溶于亲水性的溶剂，不溶于亲脂性的溶剂；分子中含有酯键，且在 β 位上有双键，故不但可发生酸水解，也可以发生碱水解。

参考答案：1. B.　2. D　3. E　4. D　5. B　6. A　7. E　8. BCE

第4章 中药炮制与饮片质量

在中医药理论基础以及临床辨证用药的基础上，制药者对药物自身的性质进行了解、分析，从而根据不同的治疗需求，对各种药材进行组合配制，从而制作成为中药饮片，这种制药技术便被称为中药炮制。炮制是我国医药学特有的制药术语，也是我国传统制药技术。在医药典籍文献中曾被称为"炮炙""修治""修制""修事"等不同名称。最早有"炮炙"一词出现在张仲景的《金匮玉寒经》；此后在南北朝时期，刘宋时已经以炮炙作为书名进行著书，而且在书作中多次使用到"修事"来对炮制进行描述；发展到明代，在李时珍的《本草纲目》中已经开始"修治"一词，来对炮制方法进行阐述；发展到清代，张仲岩著作了《修事指南》，直接在书名中使用"修事"，在正文的写作中则是使用"炮制"。因此，在各项资料的记载中显示，虽然各炮制技术所用名称不同，但表述内容大致相同，"炮制""炮炙"使用的频率最高。现在对"炮制"一词进行了规范化，"炮"表示各种与火相关的加工处理技术，"制"则表示各种更广泛的炮制方法。

中药炮制已经发展成为一门科学，一门中药技术，包含了中药炮制的理论、工艺、规格以及质量监管，甚至是饮片的生产和饮片在使用中会出现的临床反应等都进行记录的学科。在中医的发展中，中药炮制是一门具有特色的技术，是保证饮片质量的主要技术，而且可操作性强、包含了较多的知识点，是一项传统的中药技术，同时又在当代得到了广泛的应用、发展。对药材进行特殊的炮制，是一种可使中药从药材状态到直接应用于临床的必经步骤，也是中医学的一大特色。

中药饮片将在以下两个方向取得重大发展。第一个方向是种植、加工以及研发的全产业链模式。在这种模式中，中药饮片需要有专门建设的药材种植基地，并且对基地中生产的药材进行专门的加工、研发，从而保证药材来源的可靠性，以及药材的安全性，不断开发提取、萃取中药材有效成分的新技术。在这种模式下，可以保证整个产业链生产的规范化，从而让药材品质有更高的保障，而且可以让中药材的多样性得到充分的发挥。第二种是"互联网＋医院终端服务"延伸。利用互联网平台，让传统的药物销售渠道走向网络，借助物联网的平台，为药物带来更加广泛的流通渠道，从而让患者能够更加直接便利地获取高效的服务。在这样的服务平台中，用户可以享受到中药代煎、膏方熬制等中药加工技术，并且能够实现送药上门，为用户带来更多便利的同时，让中药得到更好的推广。近年来，中药饮片代煎服务在许多一线城市已经得到了有效的发展，这种新型的服务模式正逐步被大众所认可，并且在未来发展势头强劲。

【复习指导】本部分内容较简单，历年偶考。需掌握中药炮制的目的、炮制与药物成分及炮制常用药，多以多选题形式出现。

（一）炮制的目的

中药来源于植物、动物、矿物，野生及家种（养殖）。这些原药材在采收时，虽然已经得到了一些基本的处理，但是也会出现一些药材过大、包含泥沙杂质及非药用部位，或具有较大的不良反应，临床一般不可直接使用，需加工炮制为饮片后才能应用。另外，中药成分复杂，性味多有偏颇，且一药多效，经加工炮制后，可降低毒性、调整药性，使其适于临床需要，因此中药炮制的目的主要是"解毒""增效"，兼能保证临床用药准确、利于贮藏和保存药效等。中药材根据不同炮制方法炮制后其炮制作用各不相同，主要的原因有以下几种。

1. 降低或消除药物的毒性或副作用　通过中药炮制可以降低中药中存在的毒性以及副作用。一些药材在治疗某项疾病有着较好的疗效，但是会存在一些其他的副作用，在临床中存在着一些危害，因此必须通过特殊的炮制手段来降低药物的毒性。《中国药典》2015 年收载的有毒中药，其中有大毒者 10 种，有毒者 42 种，有小毒者 30 种。历代医家对有毒中药的炮制都很重视，品种也比较集中，如川乌、草乌、附子、半夏、大戟、天南星、马钱子、甘遂、斑蝥等。对这些中药的炮制，历代都有许多方法，浸渍、漂洗、清蒸、单煮，或加入辅料共同浸渍、蒸、煮、炒等用于解毒。现代研究表明乌头中的乌头类等生物碱具有强心、解热、镇痛等作用，用浸、漂、蒸、煮、加辅料制等炮制方法，炮制后即可保证其临床疗效，能够让毒性得到显著的减少。比如在相思子、苍耳子等一些药物中会存在着有毒性的蛋白质，这些药材必须要通过高温的处理，在高温炮制之后，这些毒性蛋白会发生质变从而使其毒性减少。甘遂、京大戟、芫花、商陆醋炙以解毒等。

中药炮制还可以将药物的副作用有效降低、缓解。张仲景曾经说过：麻黄"生则令人烦，汗出不可止"。因此可见生麻黄是会让人出现"心烦""出汗"等副作用的。如果在使用之前想进行烹煮便会让副作用有效缓解。其次，柏子仁在临床上具有宁神的功能，但是它也具有副作用，会让使用者出现腹泻的问题，如果对柏子仁进行压制，去除其油脂从而制作为霜，便会让副作用消除。

2. 改变或缓和药物的性能　中医采用"寒、热、温、凉"和"辛、甘、酸、苦、咸"来对中药的不同性能进行表示。而一些性味偏盛的药物在临床上通常会存在一些副作用。比如药性过寒会伤阳，太热则会伤阴，过酸则会伤筋等。因此，在用药之前必须对患者的自身情况有一定的了解，并且熟知各种药物的药性，从而更好地选择合适的药材，对药材进行正确的炮制，让药材既能够为患者带来疗效，同时又可以尽可能减少药材给患者带来的副作用，让药材真正发挥作用。比如可以通过性味能够相互弥补的药材配合、通过合适的炮制手段来降低药物的热性、寒性、酸性等。孙思邈曾经提到桂枝在使用中应该是生用，但是生桂枝会对孕妇的胎气有所影响，因此需要对该药材进行热炒方可使用。明代的罗周彦也曾经指出枳壳"消食去积滞用麸炒，不尔气刚，恐伤元气也"。在中药的炮制过程中常常会通过不同的炮制手段来降低药物的一些性能，从而缓解药物可能产生的副作用。

3. 增强药物疗效　在中药的炮制作用中，除了降低药材的副作用，提升药物自身的效果也是一个重要的目的。在重要组合中，每一味中药的加入都有其独特的作用，有些药材的药效通过特殊炮制可以得到更好的发挥。在药材的炮制中，可以让药物中包含的活性物质发挥出更大的作用，而且更加有利于使用者吸收。《医宗粹言》中指出："决明子、莱菔子、芥子、苏子、青葙子，凡药用子者俱要炒过，入药方得出味"。这也是在当代的应用中出现了"逢子必炒"的原因。许多种子类药材都有种皮，疏水性强，在煎煮过程中影响溶剂的浸润和渗透，造成药效成分不易被煎出，经加热炮制后种皮爆裂，质地变疏松，增加了与溶剂的接触面积，有利于成分的解吸与溶解，从而便于成分煎出。

在中药的炮制过程中通常会加入一些辅料来增加药物的疗效，这样可以让药物和辅料共同发挥作用。比如在款冬花的炮制过程中可以通过蜜炙的炮制手段来增加其润肺功能。在天南星的炮制过程中采用胆汁制法来增强镇痉作用，甘草制黄连可以增强黄连的抑菌效力。

4. 便于调剂和制剂　对植物的根茎以及果实类的药材进行炮制的主要原因是能够让这些形状各异的药材成为规格统一的饮片，不仅便于食用，同时更加方便进行剂量划分。一些矿物类、贝壳类以及动物骨甲类的药物，因为比较坚硬，粉碎较为困难，所以在煎制过程中难以让药效得到发挥，所以必须要进行特殊的炮制处理，从而使其更加容易在短时间内发挥出应有的药效，提高生物利用度。

5. 改变或增强药物作用的部位和趋势　在中医的治疗中，药物作用的部位和趋势用升降浮沉来表示。如莱菔子味辛、甘，性平偏温，作用升浮，但为种子，质重沉降，古人认为该药物能升能降。而类似于生莱菔子的药物，则是升多于降，用于涌吐风痰；炒莱菔子，降多于升，用于降气化痰，消食除胀。对药物的炮制能够让药物的趋向发生改变，并且让药物的作用发挥部位也出现一些变化。比如大黄性味苦寒，沉而不浮，如果通过酒制便能够让药效上行，能在上焦产生清降热邪的作用，并且能够治疗一些因为上焦热引起的牙痛症状。

6. 纯洁药物，保证质量　中药材的采集、运输以及保管都有着一定的要求，因为许多药材为土生土长，难免在药材中混有泥沙，而且在保存运输过程中会出现一些发霉变质的情况，因此就必须要进行严格的净制，从而让药材中的非药用部位得到处理，保证药材的安全性。比如某些带有根茎类药材的根茎不仅无用而且会存有泥沙，某些动物类药材的头、足、翅等。某些药材属于同一植物、同一动物，但是在不同部位会有不同的药效，因此在制作过程中一定要对这些部位进行区分处理，分别入药。比如麻黄茎发汗、根止汗，需要分开入药，以满足临床需要。

7. 矫味矫臭，便于服用　一些药物自身会带有一些特殊气味，如部分动物药、树脂类中药，让病人难以接受，难以服用，因此必须要进行炮制处理，减少病人的厌恶程度。而且为了食用方便，通常会采取蜜炙、酒炙、醋炙、水漂、麸炒等处理办法，能起到矫臭矫味的效果，便于服用。比如乌梢蛇、紫河车等需要进行酒炙。

8. 炮制新品种，扩大用药范围　中药发芽、发酵，同种药物不同配伍炮制或不同方法炮制，均可制成新的炮制品（饮片），扩大其临床适应范围。如谷芽、麦芽、豆卷、神曲、四制香附、七制香附、九制陈皮等。

9. 利于贮藏，保存药效　药物经干热或湿热等法炮制，可进一步洁净干燥，杀死虫卵、微生物、酶，利于贮藏，保存药效。如桑螵蛸蒸制可除去其生品致泻的不良反应，杀死虫卵，便于贮存。含苷类药材加热炮制可破酶保苷，增强疗效等。

（二）炮制对药物成分的影响

中药包含的化学成分较为复杂，因此中药药效的发挥是多种成分的共同作用，如果对药材进行加热、水浸以及酒、蜜、盐等处理之后会让药材中的化学成分发生变化，从而改变一些药效。所以，必须要对中药不同炮制方法所导致的药材成分变化进行研究了解，对这些原理的了解是正确使用药材的必经之路。在中药的炮制手段中会出现的化学成分变化主要有以下几个方面：

1. 中药炮制对含生物碱类药物的影响　生物碱是一类存在于生物体内含氮有机化合物，这些生物碱的性质和碱较为类似，会有显著的生理活性，在植物以及动物类的药材中都会存在生物碱。

净制：主要目的是除去含有泥土部位以及无效部位，比如在植物体内含有生物碱的部位各不相同，在净选时，除去不含生物碱或生物碱含量较少的部位，使其与具有药理性的部位有所区分。比如黄柏中的韧皮部，而在木质部则含量较少，故须将其去除。麻黄茎部有较多麻黄碱，会让血压升高，在根部所包含的大环精胺等会降低血压，故须对其不同部位进行分别处理，从而使其发挥出应有的功效。

水处理：植物体内以游离状态存在的生物碱大多不溶于水，只有部分亲水性生物碱可溶于水，因此含该类生物碱的药材经水洗、水浸等炮制操作时，必须要"少泡多润"，才可减少药材中生物碱在水分中的流失，避免疗效减弱。如陈皮苷易溶于水，故陈皮多用抢水洗。

酒炙：游离生物碱能溶于乙醇、氯仿等有机溶剂，不论生物碱是处在游离状态还是盐类的都可以溶解。因此，这些药物通过酒炙的处理可以让生物碱有更高的溶出率，让药物发挥更高的疗效。比如酒黄连可以提升小檗碱的溶出率。

醋炙：游离的生物碱在酸水中会成盐溶解，因此醋炙的手段可增加有效成分的溶出率，使药材疗效显著。比如用醋炙延胡索，可以提升延胡索乙素等成分的溶出率，从而具有更好的止痛功能。

加热炮制：药材中所包含生物碱有不同的耐热性，故药材不同，加热炮制设定的温度和时长亦不同。如川乌的加热炮制目的是降低毒性，经过高温处理后川乌中的毒性物质如乌头碱、次乌头碱和美沙乌头碱得到分解，从而让药材在发挥治疗功效的同时，毒性作用亦被削弱。士的宁和马钱子碱为马钱子的有效成分和毒性成分，经过加热处理后，毒性较大且疗效差的马钱子碱含量下降明显，使马钱子在临床中可安全使用。

2. 炮制对含苷类药物成分的影响　苷类是糖或糖的衍生物与另一非糖物质（苷元）通过糖的端基碳原子连接而成的一类化合物，又称配糖体。在自然界中有许多苷类，而且在高等植物中较为丰富，特别是在果实以及树皮等部位较多，苷的溶解性没有特别明显的规律，通常是可以在水以及乙醇中相溶，在乙醚和苯中较难溶解。而且这些成分的溶解还会受到极性基团的影响，如果成分中的糖分子较多，那么其亲水性就较强，溶解更好。

酒炙：在中药炮制中经常使用酒作为炮制材料，酒的加入可以让含有苷的药物更好地溶解，从而药效更强。

水处理：大部分苷类成分在水中都具有易溶性，因此必须要尽可能的采取少泡多润的处理手段，从而减少有效成分的流失。

加热处理：含苷类成分常与酶共存于植物体中，在植物细胞中会存在一些分解酶，在一定的温度以及湿度环境中会将苷分解，降低药物的疗效。黄酮类化合物多以苷类形式存在，比如槐花以及苦杏仁等药物经过长期的存放，其中所包含的一些酶类便会将其中蕴含的苦杏仁苷以及芦丁等进行分解，让药物的有效成分流失。在花类药物中常常存在着一些花色苷，这些苷会在酶的作用下失去其颜色，因此在对含苷类的药物进行炒、烘以及暴晒等方法能够将其酶的活性降低，让药物作用发挥得更好。

3. 炮制对含挥发油类药物成分的影响　挥发油是在植物体内包含的一种极具挥发性、可随水蒸气蒸馏、与水不相溶的油状液体，通常也是其有效成分，这些挥发油会具有芳香性，能够在常温水平下挥发，多数比水轻，在脂肪油以及有机溶剂中相溶，如果乙醇含量超过70% 会全溶，在水中溶解度较低。

水处理：含挥发性的药材应及时加工处理，加水处理宜"抢水洗"。挥发油在植物体内若是游离的状态，那么在采集之后最好是迅速进行加工处理，不可在水中存放太久，以免其中的成分发生改变，影响了药材的质量。如果在植物体内的挥发油是以一种结合的状态存在，如厚朴，则需经堆积"发汗"后香气才能够得到发挥。

加热炮制：如果使用加热处理就需要使用低温处理，如果是干燥处理则需要采取阴干法，避免其中挥发油的大量减少。如果药材中的挥发油本身存在着治疗作用，就必须要尽可能地避免进行加热处理，这样才能够保证药效，需要在60℃以下进行烘干。而在有些药材中的挥发油则有一定的毒性，在处理过程中需要通过技术使其含量降低。在中医学中认为生用辛温苦燥，具刺激性，苍术通过炮制后，挥发油含量明显降低，达到了去油、缓和燥性的目的。麻黄为解表发汗、平喘止咳代表药。止咳平喘采用蜜炙，可缓和辛散作用，不致多汗亡阳，同时蜜炙后，润肺宁咳的蜂蜜和麻黄起协同作用，增强麻黄止咳平喘的功效。实验表明，麻黄所含麻黄碱能松弛支气管平滑肌，具有平喘作用，而其所含挥发油能兴奋汗腺，有发汗作用，蜜炙后，其挥发油含量减少1/2，而麻黄碱减少甚微。乳香、没药为活血止痛、消肿生肌的药物，生用气味辛烈，对胃的刺激性较强，易引起呕吐，经炮制后，其挥发油减少而降低了呕吐不良反应。

含有挥发油的中药经过炮制，会使其含量降低，同时会让药物的性质发生改变，甚至会出现新的物质。白术炒制后挥发油中白术内酯类成分含量增加。荆芥生品发汗解表，炒炭止血。经研究，荆芥中主含挥发油，炒炭后挥发油的质和量均产生了变化，并生成9种新成分。进一步研究表明，前者无止血效果，后者则止血效果明显。

4. 对含鞣质类药物的影响　鞣质也被称为单宁或鞣酸，是一类分子较大的复合物，属于酚类。按性质分为可水解鞣质和缩合鞣质两大类。

水处理：鞣质具有水溶性，尤其是在热水中其溶性更强。因此在地榆、石榴皮等鞣质含量较高的药物中，应该要进行水处理，并且需要采取少泡多润的手段，从而减少其中有效成分的减少。

加热炮制：缩合鞣质水解难度较大，但是在水中会发生改变成为一种不溶于水的高分子，即"鞣红"。在和空气接触的过程中会受到酶的作用，从而出现氧化、缩合等作用最终成为鞣红沉淀，在与酸或碱的作用过程中形成更快。与可水解鞣质比耐高温，在一些实验研究中发现，大黄以及槐米等在炒炭之后含量不会下降反而增高，因此则说明在炮制中会出现一些有机物的破坏。比如对槐米进行炒炭之后，其中的鞣质含量会增加4～6倍，这是因为作用过程中芦丁成分会出现质变。鞣质和高价铁之间会出现化学反应，从而出现一些黑绿色的沉淀。因此在传统炮制过程中会使用木盆进行洗药处理，并且对药材进行切片，用砂锅煎制，必须要避免铁器。

【同步练习】

一、A型题（最佳选择题）

1. 醋制后可增加有效成分的溶出，提高疗效的是
A. 挥发油　　　　B. 生物碱　　　　C. 苷类　　　　D. 有机酸
E. 鞣质
本题考点： 一些游离生物碱都是可以在酸水中相溶，并且形成盐的，因此经常使用醋来进行炮制，从而让其疗效更高。

2. 应尽快进行加工，并且阴干，用水处理的是
A. 挥发油　　　　B. 鞣质　　　　C. 苷类　　　　D. 有机酸
E. 生物碱
本题考点： 含挥发性的药材应及时加工处理，加水处理宜"抢水洗"。

3. 常采用炒、蒸、烘等方法破坏酶的活性，以免有效成分损失的是

A. 挥发油 B. 生物碱 C. 苷类 D. 有机酸

E. 鞣质

本题考点： 在花类药物中通常含有一些花色苷，这些苷会因为酶的作用而使花瓣脱色，从而要使用炒、烘以及蒸的手段进行处理，从而降低酶的活性，保持有效成分的活性，确保饮片质量和药效。

4. 下列不适合用含苷中药的炮制方法是

A. 炮制辅料常用酒 B. 水制时宜少泡多润

C. 少用醋炮制 D. 忌铁器

E. 可采用烘、晒、炒法破坏或抑制酶的活性

本题考点： 酒在药材炮制中经常被使用，主要是为了提升含苷类药物的溶解度，从而让药材的疗效更好。因为苷类成分容易在水中溶解，因此必须要尽可能地少泡、多润，从而保持更多的苷类成分在药材中。苷类在许多药材中是有效成分，如果没有专业医疗需求，必须要尽可能少地进行醋处理。含苷类药物常用烘、晒、炒法破坏或抑制酶的活性，以免有效成分酶解，保证饮片质量和药效。

二、B 型题（配伍选择题）

（5—8 题共用备选答案）

A. 莱菔子 B. 地黄 C. 决明子 D. 阿胶

E. 甘遂

5. 经炮制能降低毒性或副作用的是

6. 经炮制能改变或缓和药性的是

7. 经炮制能增强疗效的是

8. 经炮制能改变作用趋向的是

本题考点： 炮制对药物的影响。

三、X 型题（多项选择题）

9. 关于炮制目的的说法，正确选项有

A. 降低或消除药物的毒性及副作用 B. 增强药物疗效

C. 便于调剂和制剂 D. 改变或缓和药物的性能

E. 改变或增强药物作用的部位和趋向

本题考点： 炮制的目的有①降低或消除药物的毒性或副作用；②增强药物疗效；③便于调剂和制剂；④改变或缓和药物的性能；⑤改变或增强药物作用的部位和趋向。

参考答案： 1. B 2. A 3. C 4. D 5. E 6. B 7. C 8. A 9. ABCDE

一、炮制的辅料及饮片的质量

【复习指导】本部分内容历年常考，掌握液体、固体辅料的作用及加入辅料与药物共制的目的，常用炮制的药物。本部分内容主要掌握炮制品净度、片型、色泽、气味的要求；一般饮片含水量及其他炮制品的含水量。了解炮制品杂质检查及限量检查的各项规定。

（一）炮制常用辅料及作用

炮制辅料是指那些在药材炮制过程中使用的一些具有辅助作用的炮制药材，这些辅助材料可以帮助药材达到最终所需的炮制目的。在炮制过程中辅料可协同、拮抗或调整所炮制药物某一方面的作用，比如起到增强药物疗效、减少药物副作用、降低药物毒性等效果。

应用辅料炮制药物，早在《雷公炮炙论》以前即开始应用。陈嘉谟在《本草蒙筌》中已经提到了药物炮制的一些原理，并且对其做出了如下的论述，"酒制升提，姜制发散，入盐走肾脏，仍仗软坚，用醋注肝经……"由此可见，人们在自己过往不断服药的过程中便逐渐积累出了一定的经验，再结合药性对药物选择恰当的炮制手段进行处理，从而可以让药效得到更好的发挥，最终达到治病的目的。

在中药炮制过程中常用到的炮制辅料，一般可分为液体辅料和固体辅料两大类。

1. 液体辅料及其作用

（1）酒：传统上称为酿、醇、醋、醍、清酒、美酒以及有灰酒、无灰酒等。

在中药炮制过程中所用到的酒主要分为两大类，即白酒和黄酒，其主要成分是乙醇、有机酸以及酯类等，其中黄酒的主要酿造成分是麦、米以及曲酿等。乙醇含量为15%～20%，尚含酯类、有机酸类、糖类、微量元素等成分。比重约0.98，一般为淡黄色透明液体，气味醇香特异。以透明、无沉淀、无杂质、无异味、具酒香味为佳。总糖、非糖固形物、酒精度、总酸、氨基酸态氮、pH、氧化钙、β-苯乙醇等应符合《中华人民共和国国家标准-黄酒》（GB/T 13662—2008）标示含量。

白酒的酿造需要有米、麦、高粱以及曲酿等材料，通过酿制并且蒸馏而形成。其中乙醇含量在50%～60%，通常形态成纤维无色透明液体，乙醇气味较为明显，刺激性、挥发性强。酒精度、总酸、总酯、乙酸乙酯、固形物含量等应符合《中华人民共和国国家标准-白酒》（GB/T 10781.1—2006）标示含量。

酒味为甘、辛，且酒性较热。具有活血通络、祛风散寒、矫臭矫味等功效。同时酒也是一种有机溶媒，在中药材中的许多成分都可以在酒中相溶，所以时常会选择酒作为炮制辅料，通过酒的处理让药物的疗效得到加强，色泽更加鲜艳。通常炙药多用黄酒，浸药多用白酒。

黄连、川芎、常山、大黄以及白花蛇等药材通常会使用酒制的方法进行炮制。

（2）醋：也被称为陈醋、苦酒等，日常被称作米醋。

米醋是以米、麦、高粱以及酒糟等酿制而成。含乙酸4%～6%。尚含酯类、氨基酸、糖类、微生物等成分。一般为淡棕色至深棕色澄明液体，气香特异，以澄明液体、无混浊、无沉淀、具醋香味为佳。醋中不挥发酸、可溶性无机盐、固形物、砷、铅、黄曲霉毒素、菌落总数、大肠菌群等应符合SB/T 10303—1999质量标准。

米醋性味酸苦、温。具有引药入肝、散瘀止痛、理气、行水、解毒、矫臭矫味等功效。同时也是良好的有机溶媒，醋能使药物中游离生物碱成盐，增加其溶解度，提高有效成分的煎出率，从而增强疗效，并可消除药物的腥臭味，降低药物的毒副作用等。

常用醋制的药物有柴胡、延胡索、京大戟、芫花、乳香、没药等。

（3）蜂蜜：蜂蜜为蜜蜂采集花粉酿制，经过煮沸、过滤、去沫及除去杂质，再适当浓缩炼制而成。其中葡萄糖和果糖是最为重要的成分，两者相加占据了70%～80%的比例，而且还包含了酶类以及麦芽糖、蔗糖、微生物、生物活素、微量元素等成分。比重为1.349以上，含水量为14%～20%。蜂蜜的外观呈现为半透明状态，是一种浓稠的液体，颜色透明、淡黄或者黄褐色，放置时间过久之后会出现白色颗粒状结晶。5 - 羟甲基糠醛符合 2015 版《中国药典》的要求，还原糖不得少于 64.0%，铅、锌、菌落总数、大肠菌群、致病菌、霉菌总数等应符合 GB 14963—1994 蜂蜜卫生标准。

蜂蜜是一种性味甘平的物质。具有补中润燥、止痛、解毒、矫臭矫味等功效。可与药物共同发挥作用，增加药效，更好地治疗疾病。需要使用蜂蜜进行炮制的药材通常有冬花、甘草、麻黄、马兜铃等。

（4）食盐水：食盐水是食盐在水中溶解之后，进行过滤处理最终得到的一种溶液。在食盐水中的主要成分是氯化钠，尚含少量的氯化镁、硫酸镁、硫酸钙、碘等成分。氯化钠含量不低于 96%，硫酸盐（以 SO_4^{2-} 计）不高于 2%，镁、钡、氟、砷、铅等应符合 GB 5461—2000 食用盐要求。

食盐性味咸、寒。具有解毒、防腐、强筋骨、清热、凉血等功效，同样也具有矫正气味的作用。通过用食盐水炮制药材可以引药入肾、改变药性、增强疗效。

使用食盐水进行炮制的药材通常有知母、杜仲、黄柏、巴戟天，以及车前子等。

（5）生姜汁：姜汁为姜科植物，也就是对鲜姜的根茎进行捣碎处理，或者在干姜中加入水分进行捣碎处理，最终得到的物质进行过滤，过滤之后得到的黄色液体便可进行留用。在生姜汁中主要的成分有挥发油、多种氨基酸以及姜辣素。

生姜汁味辛、温。具有解毒、降寒、止呕、开痰等功效，通过生姜汁处理过后的药物能够将自身寒性降低，从而让药效更好地发挥。

通常会采用生姜汁进行炮制的药材包含了黄连、厚朴、半夏、草果等。

（6）甘草汁：对甘草饮片进行煎煮，煎煮之后进行过滤，留下深棕色液体即甘草汁，在甘草汁中主要成分有甘草酸、甘草苷及黄酮类化合物等。

甘草性味甘、平。该药物的主要功效是对诸药进行调和、解毒、补脾等。通过甘草汁进行炮制的药物能够使毒性降低，并且药性最终得到缓和。

通常采用甘草汁炮制的药物有巴戟天、吴茱萸、远志、半夏等。

（7）黑豆汁：黑豆汁是黑豆加入水分进行煮制，将最终得到的液体过滤留用。在黑豆汁中包含的成分主要有淀粉、脂肪油、蛋白质以及维生素等。

（8）羊脂油：为牛科动物山羊等的脂肪经低温熬炼而成，主要成分为油脂，含饱和与不饱和脂肪酸等。

羊脂油味甘性温，具有补虚助阳、润燥、祛风、解毒的功效。与药物同制后能增强补虚助阳作用。

羊脂油多用作炙法的炮制辅料，淫羊藿常用羊脂油制。

（9）胆汁：是猪牛羊等新鲜的胆汁，通常颜色呈现为深浅不一的褐色，微透明。有轻微黏性，并且气味腥臭刺鼻。胆汁主要成分有脂类、胆红素、无机物等。

胆汁性味苦大寒，功效除了解毒之外，还可以清肝明目、润燥、消肿。通过胆汁炮制的药材毒性会有所下降，疗效增强。通常经胆汁炮制的药物有胆南星、胆黄连等。

2. 固体辅料及其作用

（1）麦麸：小麦的种皮，黄棕色。其主要成分有淀粉、蛋白质及维生素等。

麦麸味甘淡，性平。主要作用是益脾。与其他药材一起进行共同炮制能够降低药物中的燥性，让药物疗效更好的发挥。

通常需要使用麦麸进行炮制的药材有白术、苍术、枳壳、僵蚕等。

（2）河砂：炮制用河砂为除去杂质后所得中等粗细的河砂。一般作中间传热体，取其温度高受热均匀的特点，和药材进行共同处理之后可以让药物更加的酥脆，从而便于药物在后期进行粉碎处理，从而更好地获取药材中的成分；同时在这种方式下，药材经过了高温处理，其毒性成分急速下降，无效的成分得到消除。

常用砂炒的药材有穿山甲、马钱子、狗脊以及龟甲等。

（3）稻米：是稻子的种子，主要成分是淀粉、蛋白质、糖类以及脂肪等物质，并且还蕴含着一些矿物质、微量元素、有机酸等成分。

稻米味甘性平，具有健脾和胃、补中益气、除烦、止渴、止痢疾等功效。在与药物进行共同炮制之后能够将药物的刺激性以及毒性降低，并且能让药物的益气功效更为显著。在中药炮制中最常用到的稻米种类便是糯米和大米。

常用米制的药物有党参、斑蝥等。

（4）灶心土：在中药的炮制中会用到黄土、灶心土以及赤石脂等进行辅助。灶心土便是在灶炉内经过了长期熏烧之后的土，这种土是黑褐色的，有烟熏味。在这类土中的钙盐、硅酸盐以及碱性氧化物等含量较多。

灶心土的性味辛、温。对药物进行炮制之后可以让药物更加温和，并且实现止血、止呕的功效，增强药物的健脾止泻功效。

常用土制的药物有山药、当归、白术等。

（5）滑石粉：为单斜晶系滑石的矿石经粉碎或水飞得到的极细粉，为白色极细粉末，手捻有滑腻感。主含硅酸镁等成分。

滑石粉性味甘、寒。具有清热解暑的功效，并且可利水通淋。通常还可以传热，和药物一起炮制能够让药物材质更加的酥脆，同时矫其不良气味。

常用滑石粉制的药物有象皮、刺猬皮、水蛭等。

（6）蛤粉：是对蛤蜊贝壳进行碾压粉碎之后得到的粉末，主要含有氧化钙。

蛤粉性味咸寒。具有利湿、清热、化痰的功效。与其他药物进行炮制之后可去除其腥味，增强药效。通常阿胶等药物会和蛤蜊粉一起进行炮制。

（7）豆腐：即我们通常食用的豆腐，由食用豆类进行粉碎加工，最终成为白色固体。主要含有淀粉、蛋白质和维生素。

豆腐性味甘凉，具有补中益气、清热解毒及生津润燥的功效。在和药物一起进行炮制之后可去除污物，减少药物毒性。常用豆腐进行炮制的药材有硫黄、藤黄以及珍珠等。

（二）常用饮片的质量控制

饮片系药物在炮制之后可以直接在临床中使用的处方药，这些药品都是为了在中药制作以及临床药品制作作为原料进行使用。想要提升饮片的质量就必须要对药品原材料进行精挑细选，比如药材的原产地以及药材的加工、贮存等，这些都会直接影响到原材料的品质。

控制饮片的质量主要从两个方面来考量，即饮片的外观以及其内在品质。外观包含饮片的颜色、气味及干净度等；内在品质主要包括水分、有毒成分、灰分及其包装等。

检测方法也由传统方法向现代方法过渡，使饮片的质量逐步标准化、规范化、科学化、产业化、规模化。

1. 净度、片型、色泽、气味的要求

（1）净度：经净制后的药材称为"净药材"，药材的净制是根据具体情况，采用挑选、筛选或剪切、剔除等方法，清除杂质，分离或去除非药用部位。药材在切制、炮制或调配、制剂时，均应使用净药材。净度的质量标准主要包括：炮制品中应去除泥沙、灰屑等，如果有发霉的也需要去除；规定除去的枝梗、皮壳、核、芦头、头尾足翅、鳞片等非药用部位应除净；炮制中所用的辅料如米、麦麸、河砂、灶心土、滑石粉等均须筛除。应严格按照国家中医药管理局颁发的《中药饮片质量标准通则（试行）》进行。其中，果实种子类以及树脂等药品中不得有超过 3% 的杂质；根茎类、叶类、动物类、花类等不能有超过 2% 的杂质；而炒制品类药品对杂质的要求更高，不能超过 1%，比如米炒品等药物；对于炒焦品以及麸炒品等需要让杂质含量控制在 2% 以下；而土炒品以及炒炭品的杂质则需要控制在 3% 以下；炙制品中的盐炙品、醋炙品以及米泔炙等都需要让杂质保持在 1% 以下；在一些煮制的药品中，如药汁煮品以及豆腐煮品等需要让杂质保持在 2% 以下的水平；发芽制品以及发酵制品则需要让杂质以及药屑的含量都保持在 1% 以下；煅制品则需要让杂质以及药屑的含量保持在 3% 以下。

（2）片型：为了药品更加便于入药，会对药物进行处理，将其制作成为薄片或者厚片，甚至为了美观将其制作成为瓜子形状、马蹄形状的药片。不管哪种片型都要符合《中国药典》及《全国中药炮制规范》的规定。切片处理之后需要达到饮片形状厚度均匀、色泽鲜艳、无杂质、无污染，并且没有连刀以及翘边等现象。在中药饮片的规定中表明，在饮片中异性药片的含量不能多于 10%；对于一些极薄药片其厚度偏差不能超过 0.5mm，而薄片以及厚片、丝、块等都需要在标准水平的 1mm 误差范围内。

（3）色泽：炮制品均显其固有色泽。经净制、切制后的净药材，生片显现原药材固有的色泽，经炒、炙、煅、蒸、煮、燀等各种方法炮制后的成品，其色泽均应符合规定的程度标准。如炒炭应使药物表面呈黑色，内部焦黄或焦褐色，注意存性；牡蛎煅后应呈灰白色或灰黑色，若显黑色则已无存性。有的中药经辅料炮制后具辅料的色泽，以示鉴别。如白术土炒后显土色，麸炒后呈黄色或黄褐色；阿胶珠用蛤粉炒外表显灰白色或灰褐色，用蒲黄炒外表则呈棕褐色。

饮片的色泽还与切制前的水处理软化、切制后的干燥有关。软化时，水处理失当，如浸泡时间过长，不仅影响药效，还可使饮片色泽加深或变淡；润药不透，则会使饮片色泽不均。黄芩遇冷水发绿，是内在有效成分已发生了变异。干燥不及时或温度过高，也会使中药色泽加深，甚至影响药效。

关于炮制品的色泽要求，《中药饮片质量标准通则（试行）》中已经指出，各种炮制药品色泽应均匀，保存应妥当，而且经过各种炮制的药品都需要控制在一定火候之内，不能让糊片以及生片现象超出总含量的 2%；对于焦炒类的制品则需要让生片以及糊片的含量控制在 3% 以内；炒炭品需要让药品的生片以及完全炭化饮片含量保持在 5% 以内；蒸制品因为既要控制色泽还要控制其生熟，因此对品质的规定是让未熟透的以及色泽过黑的均控制在 3%；煮制品中未熟的含量应在总体含量的 2% 以内；煅制品中未熟透的药片含量需要控制在 5% 以内；对于煅制品应该让灰化饮片以及未熟透药片含量控制在 3% 以内。

（4）气味：中药所含的各种成分，构成了中药应有的气味，尤以含芳香挥发油的药物具香气，是中药产生功效的物质基础。炮制必然对药物的气味及功效产生影响，如炒制后的种子类药增加了香气；一些动物来源的中药具不良气味，经炮制后可矫味矫臭；酒、醋、蜜、姜、盐等辅料也会影响炮制品的气味。

2. 检查 检查的主要内容有对饮片中其他杂质的检查，以及对药片的水分含量、灰分含量，铅、镉、砷、汞、铜等重金属，酸败度，有害元素，农药残留量及微生物等方面的限度要求。

（1）水分检查：水分是控制中药材及其他炮制品质量的一个基本指标。在中药炮制中常用的有火制、水制以及水火共制，在这些操作中水制以及水火共制都会让药品中含有大量的水分，在这种处理中要注意控制饮片中所含水分，如果水分过多便极易引起药片发霉，难以贮存。所以，在对切片进行制作中，如果是蒸、煮的制品必须完全干燥。如果炮制品中含有多量水分，在这种情况下进行贮存容易使饮片出现发霉、溶解、腐烂等现象，使有效成分分解，失去其应有疗效，并且会是其质量发生变化，改变了在处方配制中含量的有效性。如果含水量低于安全范围，有些炮制品则出现风化、干枯、脆裂现象。

如果严格遵照药品的炮制办法，并且根据药物的自身特性，常见饮片的含水量要求维持在7%～13%。针对各种不同的药片，在炮制规定中有明确规定：蜜炙品的含水量应该控制在15%以内；对于姜炙品、醋炙品、蒸制品、盐炙品以及发芽制品等需要让其含水量控制在13%以内；在经过烫制之后的制品含水量则需要控制在10%以内。对于饮片中的含水量需要按照《中华人民共和国药典》收载的水分测定方法。

（2）灰分检查：灰分检查是对那些饮片或者药材在高温处理之后，对所留存残渣的重量检查。如果将一些没有灰尘的药品在高温水平下进行炮制、灼烧，最终得到的灰尘，则是生理灰分。如果是在稀盐酸的过滤处理下获得，则是酸不溶性灰分。两者都是控制中药材及其炮制品的基本指标。在检查炮制品的质量，特别是纯度方面，灰分是极其有用的指标。

炮制品的生理灰分应在一定范围内。如果测得的实际灰分数值高于正常范围，说明有泥土、砂石等其他无机物质掺杂；如果炮制品含水量过高，则测得的实际灰分数值必低于正常范围。因此，灰分的测定对于保证炮制品的纯度和质量的稳定具有重要意义。

（3）杂质检查：是对炮制品中杂质以及非药用部位进行检查。要让药品的杂质含量都保持在《中药饮片质量标准通则（试行）》的规定范围内：对于果实种子类，以及树脂类含药屑，其杂质含量需要维持在3%以内的水平；对于叶类、根类以及花类、皮类等需要让杂质含量控制在2%以内；饮片中的一些米炒制品、炒黄品则需要让杂质的含量控制在1%的水平内；而对于麸炒品和炒焦品需要让杂质含量控制在2%以内的水平；土炒品、炒炭品中所含的杂质不能多于3%；醋炙品以及姜炙品等包含的药屑、杂质等都需要控制在1%以内的水平；煅制品、药汁煮品等需要让杂质含量保持在2%以内的水平；发芽制品以及发酵制品的杂质需要维持在1%以内的水平。

（4）有害物质检查：对中药材中可能含有的有毒物质进行检测，通常指对农药残余、有害重金属等的检测。这些有害物质是影响中药材、中药饮片及中成药质量的重要因素，并直接影响中药的出口。对重金属进行检测控制不仅可以提高中药质量，保证临床用药安全，还可以推动中药国际贸易，促进中药现代化、标准化、国际化。

（5）微生物限度检查：中药材、中药饮片及其制剂均会受到杂菌的污染，因此为了保证其质量，必须检查细菌、霉菌及活螨等。主要有需氧菌总数、霉菌和酵母菌总数、控制菌及活螨等，控制菌主要包括检查大肠埃希菌、沙门杆菌等。

3. 含量测定 含量测定是指运用化学、物理或生物的方法，对中药材及其饮片所含有效成分进行检测。中药之所以有很好的疗效，主要是因为其具有治疗作用明显的有效成分。对药效中的有效成分进行检测，并且检测其具体含量，使含量控制在规定水平内。常用的含量测定方法有 HPLC 法、GC 法、UV－Vis 分光光度法、TLCS 法等。炮制品中有效成分的变化将成为解释炮制机制的依据。

4. **限量测定**　中药既含有效成分，也含有毒性成分。对毒性中药饮片应确定毒性成分的含量限度范围。除此之外，还需要加强中药材及饮片中具有潜在风险的残留物质的限度范围。中药炮制品最理想的目标是使有效成分增加，有毒成分降低，可概括为两大作用：减毒、增效。在制作过程中降低了中药中的有毒成分，甚至可以将一些有毒的成分转换成为无毒成分，从而达到安全有效，这将是中药炮制一个艰巨的任务。为保证饮片的质量，国家也已实行中药饮片批准文号的管理，规定不准随便生产，同时要明确地标明其中的有毒及有效成分含量。

《中国药典》中规定：在川乌中双酯型生物碱以乌头碱（$C_{34}H_{47}NO_{11}$）、次乌头碱（$C_{33}H_{45}NO_{13}$）及新乌头碱（$C_{33}H_{45}NO_{11}$）的总量计，必须控制在 0.050%～0.17% 以内；制川乌按干燥品计算，含苯甲酰乌头原碱（$C_{32}H_{45}NO_{10}$）、苯甲酰次乌头原碱（$C_{31}H_{43}NO_9$）及苯甲酰新乌头原碱（$C_{31}H_{43}NO_{10}$）的总含量需要保持在 0.070%～0.15% 的水平中。马钱子按干燥品计算，含士的宁（$C_{21}H_{22}N_2O_2$）应为 1.20%～2.20%，马钱子碱（$C_{23}H_{26}N_2O_4$）不得少于 0.80%。巴豆按干燥品计算，含脂肪油应为 22%，含巴豆苷（$C_{10}H_{13}N_5O_5$）不得少于 0.80% 等。

【同步练习】

一、A 型题（最佳选择题）

1. 宜采用酒制的药物是
A. 竹茹　　B. 延胡索　　C. 马兜铃　　D. 杜仲
E. 黄连
本题考点： 常用酒制的药物有黄连、大黄、川芎、当归、常山、白花蛇等。

2. 宜采用盐制的药物是
A. 竹茹　　B. 黄芪　　C. 马兜铃　　D. 杜仲
E. 当归
本题考点： 常用食盐水制的药物有杜仲、巴戟天、知母、黄柏、车前子等。

3. 限量测定中巴豆按干燥品计算，含脂肪油应为
A. 15.0%　　B. 7.0%～13.0%　　C. 20.0%　　D. 18.0%
E. 22.0%
本题解析： 巴豆按干燥品计算，含脂肪油应为 22.0%，含巴豆苷（$C_{10}H_{13}N_5O_5$）不得少于 0.80% 等。

4. 百部在炮制过程中应
A. 去心　　B. 去毛　　C. 去皮壳　　D. 去枝梗
E. 去残根
本题考点： 百部"心"所占比重虽不大，但无治疗作用，影响药物的纯净度，故要求除去。

5. 按照中药饮片净度要求，煅制品含药屑、杂质不得过
A. 3%　　B. 1%　　C. 2%　　D. 4%
E. 5%
本题考点： 中药饮片净度要求。

6. 一般炮制品的含水量宜控制在

A. 1%～3%　　　　B. 4%～7%　　　　C. 7%～13%　　　　D. 5%～9%

E. 7%～10%

本题考点： 一般炮制品的含水量宜控制在 7%～13%。

7. 饮片片形的规定：异形片不得超过

A. 1%　　　　B. 3%　　　　C. 5%　　　　D. 10%

E. 15%

本题考点：《中药饮片质量标准通则（试行）》规定：异形片的含量应该控制在 10% 以内；对于极薄的药片对厚度的误差要求为 0.5mm；薄片以及一些丝、块等厚度误差应该控制在 1mm 以内；段状的应该让厚度的误差保持在 2mm。

二、B 型题（配伍选择题）

（8—11 题共用备选答案）

A. 醋　　　　B. 盐水　　　　C. 姜汁　　　　D. 麦麸

E. 河砂

8. 能强筋骨、软坚散结并能矫味的辅料是

9. 使坚硬的药物经炮制后质地松脆，便于制剂的辅料是

10. 与药物共制能缓和药物的燥性，增强疗效，矫正气味的辅料是

11. 能使药物中的游离生物碱类成分结合成盐，增加溶解度的辅料是

本题考点： 中药炮制常用辅料的作用。

三、X 型题（多项选择题）

12. 可用于中药炮制的液体辅料

A. 吴茱萸汁　　　　B. 山羊血　　　　C. 黑豆汁　　　　D. 石灰水

E. 甘草汁

本题考点： 中药炮制液体辅料中主要包括：吴茱萸汁、山羊血、白萝卜汁、石灰水、羊脂油、石灰水、鳖血、甘草汁、黑豆汁及其他药汁等。

13. 关于炮制品的质量要求正确的是

A. 色泽（含光泽）　　　　　　　　B. 水分、气味

C. 净度、片型及粉碎的粒度　　　　D. 有毒成分的限量指标

E. 有效成分溶出度

本题考点： 中药炮制品的质量包括内在检测指标，如饮片的净度、水分、浸出物、有毒成分的限量、有效成分含量、有害物质和微生物限量等；外部感观判断，如饮片的质地、色、形、气味和包装等。

参考答案： 1. E　2. D　3. E　4. A　5. A　6. C　7. D　8. B　9. E　10. D　11. A　12. ABCDE　13. ABCD

二、常用饮片炮制方法及作用

【复习指导】本部分内容是属于高频考点，历年必考，应重点复习。在这一过程中需要对炒炭、米炒、炒焦以及清炒的手法有所了解，并且知道其目的、注意事项及辅料用量。掌握山

楂、栀子、苍术、白术、山药炮制方法及炮制作用。熟悉其他药物炮制方法、炮制作用。

（一）炒法

将净选或切制后的药物，放入能够加热的容器中，按照要求加入所需的辅料，再根据火候需求进行加热，在搅拌以及翻动过程中实现炮制，称为炒法。

炒法历史悠久，早在汉代《神农本草经》中即有露蜂房等药"火熬之良"的记载。《修事指南》称："炒者取芳香之性"。《寿世保元》称："炒以缓其性"。药物炒后理化性发生变化，散发出固有的香气，如麸炒米炒取甘香气，土炒取其土香气，顺应了脾胃生理特点，胃主受纳，脾主运化，又喜香恶臭，味香以诱发脾胃之所喜，改善胃的受纳功能，脾又将药物之性转输它脏，发挥治疗作用，所以药物炒制后可增强疗效，缓和或改变药性，降低毒性，这样可以减少药品的刺激性，让味道更容易接受，并且使药物的保存期更长。

而且因为各种药品甚至同一种药品对药性的要求不同，会有炒法火候的不同要求。炒法的关键是火候。火候，指火力与火色，有时单指其一，必须严格控制，方可保证质量。要做到"制药贵在适中"。一般来说，炒黄多用文火；炒焦多用中火；炒炭多用武火；加辅料炒多用中火或武火。在操作时，还要严格掌握火色，即炒的程度。操作程序分为 4 个步骤：即预热容器—投药—翻炒—出锅。

在实际应用中主要有传统的手工炒制和机械炒制两种。

炒药机是中药饮片加工中运用最为广泛的一类机械设备，主要有平锅式炒药机、滚筒式炒药机、中药程控炒药机。

平锅式炒药机主要由平底炒锅、加热装置、活动炒药桨及电机、吸风罩等组成。该机器适用于种子类药材，适合清炒、加辅料炒以及炙法类药材的炮制。

滚筒式炒药机主要由炒筒、进料与出料门、加热炉膛、机架、动力传动装置、机壳烟尘装置及控制箱组成。该机器对于大多数药物都是适用的。用油、煤或者电等进行加热，在滚筒内部有螺齿，在炒药过程中如果是正向翻炒则是在炒药，如果是反向翻转则是将药物取出，这样便于炒药的操作，同时又可以提升药物的质量。优点是炒制温度、时间、转速均可控，除清炒药物外，还适合加辅料炒制、炙制。

中药程控炒药机主体为平底炒药锅，炒药锅底部通过电或者燃油加热，顶部设有烘烤加热装置，双重加热。该机器的特点是采用底部加热和上方烘烤双重加热系统，缩短了炮制时间，并且可以使药品的整体质量保持统一，这样的锅底以及烘烤炉子同时加热的方式让药品在翻动过程中受热均匀，质量更高。适合手工操作或自动操作，可用于清炒、加辅料炒制以及炙制。根据不同医疗要求，结合药物自身的性质，炒法又分为清炒和辅料炒两类。而清炒包括炒黄、炒焦、炒炭三种方法。加辅料炒又包括固体辅料炒与液体辅料炒。

1. 炒黄 将药物容器进行洁净，然后将净制后的药物放入，使用文火进行翻炒，直至药物表面呈现为黄色或者比原有颜色更加深一些，或者是种皮爆裂，此时会透出一些药品的味道，这一过程就称为炒黄。

（1）目的

①增强药物疗效：炒黄多为果实或种子类药材，其种皮或果皮致密，炒后其种皮或果皮爆裂，利于粉碎和煎出有效成分，达到增强药效的目的，故有"逢子必炒"的经验，如王不留行、酸枣仁等。

②改变或缓和药性：某些果实或种子类药材生品有寒滑或峻猛之性，经炒黄后可改变或缓和其性能，如莱菔子、牛蒡子、葶苈子。

③降低毒副作用：某些药物具有小毒，有不同程度的毒副作用，经炒黄后可降低其毒副作用，如苍耳子等。

（2）注意事项

①炒制容器预热好后再投药，且投药量适当。

②火力要适当，控制火候，黄而不焦。

③搅拌要均匀，出锅要迅速。

牛蒡子

【来源】本品为菊科植物牛蒡的干燥成熟果实。

【炮制方法】

①牛蒡子：选取原材料，并且将其进行洁净，去除其中的杂质，再进行捣碎。

②炒牛蒡子：将净制的牛蒡子放入到热锅中，用文火进行翻炒，直至果实微微鼓起，并且有香味逸出，此时将药材取出，放凉，用时捣碎。

【炮制作用】牛蒡子味辛、苦，性寒。归肺、胃经。可疏散风热、清热解毒。生药材主疏散风热、解毒散结，用于疮腮肿痛等。炒牛蒡子寒性降低，可中和药性，加强宣散作用，长于解毒透疹、化痰止咳。

芥子

【来源】本品为十字花科植物白芥或芥子干燥成熟种子。前者通常称作"白芥子"，后者则称作"黄芥子"，多来自人工栽培。

【炮制方法】

①芥子：取原药材，洗净，干燥，用时捣碎。

②炒芥子：取净芥子，置热锅内用文火，炒至表面淡黄色至棕黄色（黄芥子），伴随着爆裂声以及香辣的气味发出，用时捣碎。

【炮制作用】芥子味辛性温，归肺经。具有温肺豁痰利气、散结通络止痛的功效。生用时辛散力较强，在通络止痛方面发挥奇效，主治胸闷、关节痛等。炒芥子辛燥之性得到缓和，有温化寒痰、降气消食之效，多用于痰涎壅肺，咳喘痰稀或食积成痞等症。

王不留行

【来源】本品为石竹科植物麦蓝菜的干燥成熟种子。

【炮制方法】

①王不留行：选原药材，将杂质去除，再洗净，进行干燥处理。

②炒王不留行：将干净的王不留行置热锅内，用中火炒至大多数爆裂成白花时，取出放凉。

【炮制作用】王不留行味甘苦，性平，归肝、胃经。具有活血通经、下乳消肿、利尿通淋的功效。生用辛散之力较甚，有消肿止痛之效，多用于乳痈初起，红肿疼痛。炒后爆裂发泡，易于粉碎和煎出有效物质，有活血通经、下乳、利尿之效，多用于血滞经闭，小腹疼痛，产后乳汁不下，或小便涩痛。

莱菔子

【来源】本品为十字花科植物萝卜的干燥成熟种子。

【炮制方法】

①莱菔子：选取原药材，将杂质去除，洗净并进行干燥处理，最后捣碎存放。

②炒莱菔子：选取干净的莱菔子于热锅内，用文火炒至微鼓起，表面浅黄色，有爆裂

声，富油性，手捻易碎，并有香气逸出时，取出放凉，用时捣碎。

【炮制作用】莱菔子味辛甘性平，归肺、脾、胃经。具有消食除胀、降气化痰的功效。生用能升能散，有涌吐风痰之效，多用于痰气互结，咳逆痰多，痰壅浮肿。莱菔子炒后药性缓和，同时便于煎出有效物质，有下气祛痰、消食除胀之效，多用于饮食停积，中焦气滞，脘腹胀闷，嗳气吞酸等。

苍耳子

【来源】本品为菊科植物苍耳的干燥成熟总苞果实。

【炮制方法】

①苍耳子：选取原药材并对杂质进行去除，用时捣碎。

②炒苍耳子：选取干净的苍耳子，放入锅中用文火来翻炒，直至药材呈黄褐色，将药材放凉，捣碎存放。

【炮制作用】苍耳子味辛苦性温，**有小毒**，归肺经。具有散风寒、通鼻窍、祛风湿功效。生品消风止痒强，多用于皮肤痒疹、疥癣等皮肤病。炒苍耳子可降低毒性，偏于通窍、祛风止痛，多用于鼻渊头痛、风湿痹痛。

2. 炒焦　将已经处理干净的药材放入到处理容器中，使用中火或武火对其进行加热、翻炒，直至药材表面为焦黄色，并且内部颜色有变深，此时伴随着香气，称为炒焦。

炒焦的主要目的：

①增强药物疗效：如山楂炒焦后不但减弱酸味，而且产生苦味，增强其消胀止泻的功能。

②缓和药性：如栀子炒焦后可缓其苦寒之性，免伤脾胃。

栀子

【来源】本品为茜草科植物栀子的干燥成熟果实。

【炮制方法】

①栀子：选择药材，并且将药材中的杂质去除，再碾碎放置。

②炒栀子：取碎栀子，置热锅内用中火炒至黄褐色，取出，放凉。

③栀子炭：取碎栀子，置热锅内用武火炒至黑褐色或焦褐色，喷淋少许清水熄灭火星，取出放凉。

【炮制作用】栀子味苦性寒，归心、肺、三焦经。具有泻火除烦、清热利尿、凉血解毒的功效。生栀子长于泻火利湿，凉血解毒，多用于温热病、热入心包而引起的高热烦躁，湿热黄疸，疮疡肿毒。炒栀子缓和其苦寒之性，免伤脾胃之阳，有清热除烦、宣散郁热之效，多用于温热病，邪热客心，心烦郁闷，烦躁不宁等。栀子炭增强凉血止血之效，多用于吐血、衄血、尿血、崩漏下血等。

山楂

【来源】本品为蔷薇科植物山楂或者山里红成熟的果实。

【炮制方法】

①生山楂：选取干净的药材，并且将多余部位去除，再将杂质去除。

②炒山楂：选取山楂，将其放入锅中进行翻炒，让药材的颜色加深，并且放凉，将其中杂屑去除。

③焦山楂：将山楂洁净，置热锅内用武火翻炒，直至其表面呈现焦黄色，再取出放凉，将杂屑去除。

④山楂炭：取净山楂，置热锅内用武火炒至表面焦黑色，内部焦褐色，取出放凉，筛去碎屑。

【炮制作用】生山楂味酸甘，性微温，归脾、胃、肝经。具有消食健胃、化浊降脂的效用。山楂长于活血化瘀，多用于血瘀经闭，产后瘀血腹痛，疝气偏坠胀痛等。炒山楂酸味减弱，药性缓和，能够消食，治疗食欲不振等症状。经过炒制的山楂能够降低其酸度，并增添了一些苦味，有消食、止泻痢的作用，多用于肉食积滞，泻痢不爽。山楂炭味微苦涩，具有收敛止血及止泻的疗效。

3. 炒炭　首先将药物进行洁净处理并且按要求进行切制，切制之后放入容器中进行加热、翻炒，翻炒至其表面呈现焦黑状，这样的处理过程称为炒炭。

（1）主要目的

①产生止血作用：如干姜、荆芥等。

②增强止血作用：如茜草、侧柏叶等。

（2）注意事项

①炒炭时宜大小分档，分别炒制。

②操作时要掌握好火候，要求"炒炭存性"。"炒炭存性"系指在药物的炒炭过程中只将药物的一部分进行炭化，而其他部分仍然保存了药材原有的性能，如水分、香气等进行保留，仍然可以分辨出其原有的形态。

③炒炭一般用武火，但应视具体药物灵活掌握，对质地疏松的花、花粉、叶以及全草类药物可以使用中火进行处理。

④当药物进行炒炭处理时，因为温度的原因药材表面会出现火星，这时必须对其进行熄灭，避免药材燃烧。

⑤炒到一定的火候就要立即取出，并且摊开放凉，之后确保没有余热，再进行贮存。

蒲黄

【来源】本品为香蒲科植物水烛香蒲、东方香蒲的干燥花粉。

【炮制方法】

①生蒲黄：选取药材，捣碎，将杂质去除。

②蒲黄炭：取洁净过的蒲黄，置热锅内用中火炒至棕褐色，喷洒适量清水，熄灭火星，取出，摊晾干燥。该药材是一种花粉类的药材，质地较为疏松，在炒药时避免火力过大，在翻炒到一定程度之后及时晾晒，等到彻底放凉之后再进行贮存。如果在翻炒中喷水较多，一定要确保干燥，避免药材发霉。

【炮制作用】生蒲黄味甘、性平。归肝、心包经。具有止血、化瘀、通淋的功效。多用于产后瘀滞，恶露不下，痛经或血淋涩痛等。蒲黄炭增强止血之效，多用于呕血、咯血、衄血、便血、崩漏出血等。

荆芥

【来源】本品为唇形科植物荆芥的干燥地上部分。

【炮制方法】

①荆芥：选取药材的原材料，将药材的杂质去除，淋水洁净，最后按照设定的温度进行烘干，烘干之后将其切段，晾干，去掉多余的杂屑。

②荆芥炭：选取洁净的荆芥段，并且在锅内用武火进行翻炒至表面焦黑，内部焦黄，翻

炒之后喷洒一些清水，及时扑灭火星，并将其晾干。

【炮制作用】荆芥味辛，性微温，归肺、肝经。具有解表散风、透疹的功效。生用善于疏散风热，多用于外感风热或风寒，咽喉不利，疮疡初起等。**炒炭后减弱其辛散之性，增加止血作用，多用于便血崩漏、产后血晕等。**

大蓟

【来源】本品为菊科植物蓟的干燥地上部分。

【炮制方法】

①大蓟：选取药用部分，去除杂质，洁净，切成药段并干燥处理。

②大蓟炭：取大蓟段，置热锅内用武火炒至表面焦黑色，喷淋少量清水，熄灭火星，取出晾干。

【炮制作用】大蓟味苦甘，性凉，归心、肝经。具有止血凉血的功效，并且可去除瘀毒。生大蓟主消肿祛毒，多用作热淋。经过炭制之后凉性有所下降，其止血功效便得到增强，通常用于咯血、吐血等情况。

4. 麸炒　将净选或切制后的药物与麦麸拌炒的方法称为麸炒。直接取中等粗细的麸称为清麸炒或净麸炒，用蜂蜜或红糖制过者称为蜜麸或糖麸炒。麦麸甘平，具有和中补脾作用。《本草蒙筌》有"麦麸炒抑酷性，勿伤上膈"的记载，故麦麸适用于补脾胃或用于作用强烈以及有腥味药物的炮制。

（1）主要目的

①增强疗效：具有补脾作用的药物，麸炒后可增强疗效，如山药、白术等。

②缓和药性：某些药物作用峻烈，有燥性，如枳实，麸炒后可缓和其破气作用，苍术药性燥烈，麸炒后缓和其辛燥之性。

③矫臭矫味：利用麦麸炒时的焦香气，可除去某些药物的不良气味，如僵蚕。

（2）操作方法：用武火进行处理，将锅烧热，当麦麸开始冒烟时将药材放入，进行翻炒，翻炒过程中注意翻炒力度以及受热均匀，直至药材表面呈现为深黄色或米黄色时可以取出药材，并且将药材中的一些麦麸筛选出去，最后将药物放凉。通常如果需要对 100kg 药材进行处理，则需要选择 10 ～ 15kg 的麦麸。

（3）注意事项

①辅料数量的控制：在炮制时如果麦麸数量过少则不能产生足够的烟气对药材进行熏炒。如果麦麸过多，则不利于翻炒，同时会造成浪费。

②炮制火力要准确把控：在麸炒过程中，一定要让锅预热，并且将火候精准控制，一般使用中火或武火，在放入药材之前可以先放入麦麸对温度进行试探，当麸下起烟便是可以放药材的时机。

③麦麸在锅内要分布均匀，并且起烟之后方可投放药材。

④炒过的药材一定要干燥处理，筛去麦麸，避免药物之间粘连。

⑤当药物炮制过后，立即出锅，从而尽可能地避免药材出现发黑等问题。

苍术

【来源】本品为菊科植物茅苍术或北苍术的根茎。

【炮制方法】

①苍术：取药材，除去杂质，在水中浸泡，洗净切片，最后凉置。

②麸炒苍术：将锅预热，放入麦麸，等到锅内麦麸冒烟之后将苍术放入，进行均匀翻动，确保苍术的受热均匀，直至其表面呈现深黄色，迅速取出并将麦麸筛去。

③焦苍术：将苍术放到锅中，用中火进行翻炒至焦褐色，翻炒中喷洒少量清水，再转至文火炒干，最终取出，除去杂屑。

【炮制作用】苍术味辛、苦，性温，归脾、胃、肝经。具有燥湿健脾、祛风散寒、明目的功效。生用性温燥而辛烈，有燥湿、发汗的功效，通常被用作治疗风湿痹痛，感冒夹湿，以及湿温引起的身体酸痛之症。对苍术进行麸炒处理，可以让其燥性得到缓和，并且香气更加浓郁，起到健脾和胃的功效，通常会用作治疗脾胃不和、雀目等症状。炒过的焦苍术可以减少其辛燥，能够起到固肠止泻的功效，多用于脾虚泄泻，久痢或淋带白浊。

枳壳

【来源】本品为芸香科植物酸橙及其栽培变种而产的干燥未成熟果实。

【炮制方法】

①枳壳：取原药材，除去杂质，洁净、切片后干燥处理，最终将其已经脱落的瓤核去除。

②麸炒枳壳：在热锅中撒入麦麸，当麦麸开始冒烟时，将枳壳片加入锅中，再快速进行连续均匀翻炒，当翻炒过程中呈淡黄色时，将麦麸除去，再将药物放凉。

【炮制作用】枳壳味苦、辛、酸，性温，归脾、胃经。具有理气宽中、行滞消胀的功效。生品性偏辛燥，有行气宽中除胀之效，多用于脾胃气滞，脘腹胀满疼痛，气血瘀阻疼痛等；子宫下垂，脱肛，胃下垂。麸炒后缓其辛燥之性，有健胃消食之效，多用于宿食停滞，胃脘痞满，呕逆嗳气等。

5. 米炒　将净选或切制后的药物与定量的米共同加热，并不断翻动的方法，称为米炒。

（1）目的

①增强药物的健脾止泻功能，如党参。

②降低药物毒性和刺激性，如斑蝥、红娘子。

③缓解药材的不良气味，如斑蝥、乌梢蛇。

（2）操作方法

①米上炒法：首先将锅烧热，然后将湿润的米均匀平贴到已经烧热的锅内，将锅加热直至这些热米能够贴在锅内，然后将干净的药材放入，对药物轻轻翻炒，炒至米呈焦黄色，药物颜色加深，取出，筛去米即得。

②米拌炒法：将定量的米置预热的锅内，用中火炒至冒烟时，投入净制的药物，炒至药物表面颜色加深，米呈焦黄色或焦褐色，取出筛去米即得。每100kg药物，用米20kg。

（3）注意事项：对昆虫类药材进行炮制时，要对米的色泽进行时刻观察，并且关注米的翻炒火候，当米的表面呈现为焦黄色时或当药材变为黄色时则为最佳时刻。

斑蝥

【来源】本品为芜青科昆虫南方大斑蝥或黄黑小斑蝥的干燥虫体。

【炮制方法】

①斑蝥：取原药材，去除头、足、翅及杂质。

②米炒斑蝥：将锅进行预热，随后将米放入锅内，用中火进行加热，直至锅内开始冒烟，再将斑蝥放入锅内进行拌炒，至米呈黄棕色，取出，筛去米，除去头、足、翅，摊开放凉。或者投入去头、足、翅的斑蝥拌炒，至米呈黄棕色，取出，筛去米，摊开放凉。每

100kg 净斑蝥，用米 20kg。

【炮制作用】生斑蝥辛热，**有大毒**，归肝、胃、肾经。具有破血逐瘀、散结消癥、攻毒蚀疮的功效。生斑蝥，多为外用，因其自身具有一定的毒性，能攻毒蚀疮，用于顽癣瘰痒等。对斑蝥进行米炒之后可降低其毒性，并缓和味道，有通经、破癥散结之效，多用于经闭、癥痕、狂犬咬伤、肝癌、胃癌等。

6. 土炒　将已经净制的药物和适量灶心土（伏龙肝）共同进行翻炒，这种处理方法称为土炒。常用辅料有黄土、赤石脂。土性味辛温，温中燥湿，止呕止泻。因此土炒多用于炮制具有补益脾胃、燥湿和中的药物。

（1）目的

①增强药物补脾作用，如山药、白术。

②消除药物滑肠作用，如当归。

（2）操作方法：将细土粉置锅内，中火加热至灵活状态（浪动状），随即将药材放入其中并且进行翻炒至黄色，并均匀裹上一层土粉，药材香气逸出，将药材取出，并将土层筛掉，凉置。每次翻炒，每 100kg 的药物，则用灶心土 25～30kg。

（3）注意事项

①灶心土要预先碾成细粉，加热炒至灵活状态时，投入药物后，要适当调节火力，并勤加翻动，防止药物烫焦。

②在用土进行翻炒药物时，灶心土可以重复利用，当灶心土颜色变深之后，则需要更换新土。

山药

【采源】本品为薯蓣科植物薯蓣的干燥根茎。

【炮制方法】

①山药：洁净药材，并将杂质去除，按照切块的大小进行分类，泡润至透，切厚片、干燥、筛去碎屑。

②土炒山药：将土粉放入锅内进行预加热，并且当锅热之后放入山药片进行翻炒，当山药片表面裹覆均匀的土粉时，可以将其取出，去土，凉置。每 100kg 山药，用灶心土 30kg。

③麸炒山药：将麦麸放入热锅中，当锅中开始冒烟，便将山药片及时放入，然后对山药片不断进行翻炒，当山药片呈现为黄色，取出，筛去麦麸，放凉。每 100kg 山药，用麦麸 10kg。

【炮制作用】山药味甘性平。归脾、肺、肾经。具有补脾养胃，生津益肺，补肾涩精的功效。生山药以补肾生精，益肺阴为主，多用于肾虚遗精、阴虚消渴、虚痨咳嗽。土炒山药有补脾止泻之效，多用于脾虚久泻，纳呆食少。麸炒山药有补脾和胃，多用于脾虚厌食，泄泻便溏、白带绵下等。

白术

【来源】本品为菊科植物白术的干燥根茎。

【炮制方法】

①白术：取出药材并将其杂质去除，用清水对其进行润透，然后进行干燥处理，最终筛去药品中的杂屑。

②土炒白术：将土粉先置入锅中，当锅加热完毕时，将白术投入其中，并且对其进行翻炒，最终当白术表面裹覆土粉均匀时，可将其取出，并将土粉筛去，凉置。通常用量为

100kg 白术，则使用约 25kg 的灶心土。

③麸炒白术：将锅烧热，均匀撒入定量麦麸，中火加热至冒烟，投入白术片进行不断地翻炒，至药材呈深黄色且具焦香气时取出，筛去麦麸，放凉。通常每 100kg 白术使用麦麸 10kg。

【炮制作用】白术甘、苦，性温，归脾、胃经。具有健脾益气，燥湿利水，止汗，安胎的功效。生白术有健脾燥湿、利水消肿之效，多用于水饮内停，四肢浮肿，风湿痹痛等。土炒白术增强补脾止泻之效，多用于脾虚泄泻，胎动不安。麸炒白术能缓和药性，增强健脾消食，和胃之效，多用于脾失健运，表虚自汗。

7. 砂炒　净选已经切制处理的药物放入锅内，和热砂共同搅拌，这种药物炮制方法便是砂炒。

砂起到传热体的作用，因为砂质地较硬，传热较快，与药物有更多的接触面积。而砂在火炒中其温度较高，通常被用作对质地较硬药物的翻炒。

（1）目的

①利于调剂和制剂亦能提高药效，从而易于煎煮和粉碎，如狗脊、穿山甲。

②降低毒性。毒性药材经砂炒后，降低其毒性，如马钱子。

③矫味矫臭。气味不良的药材，经砂炒后可得到一定程度的矫正，如脐带、鸡内金。

④利于净选。有些药材附带绒毛等非药用部分，经砂炒后易于除去，如骨碎补。

（2）方法

①河砂的要求：取河砂筛去石子和极细者，用清水洗净泥土，取中等细的河砂，干燥。

②油砂的制备：将已经准备好的河砂放入锅中进行加热，并且加入植物油进行炒拌，植物油含量应保持在 1%～2%，等到锅内的油在炒过之后全部散尽，且河砂呈现为褐色油亮时，可以将药材取出，并且放凉存置。

（3）操作方法：将油砂放入锅中，用武火进行加热，直至锅内滑利，并且对其进行翻动，投入药材，不断翻炒，至质地酥脆、表面鼓起或至规定的程度时，取出，筛去河砂，放凉。

（4）注意事项

①河砂用量要适宜，如果河砂数量过多，会让锅内温度过高；如果砂量过少，那么药物容易受热不匀，从而让部分药物翻炒不够，而另一部分药物则出现焦灼现象，从而影响了药物的品质。

②砂炒温度要适中，砂温过低使药物僵硬不酥，可适当调高火力；砂温过高药物易焦化，可添加适量冷砂或减小火力进行调节。

③河砂可反复使用，需将残留在其中的杂质除去。炒过毒性药物的砂不可再炒其他药物。

④在砂炒中通常都使用武火，因此温度较高，在炮制操作时，翻炒要勤，出锅要快，并且将多余的砂全部筛除。

⑤需要使用醋进行浸淬的药物，应该在砂炒之后尽快进行浸淬，然后干燥处理。

马钱子

【来源】本品为马钱科植物马钱的干燥成熟种子。

【炮制方法】

①马钱子：选取药物，去除杂质，再将灰屑全部筛去。

②砂炒马钱子：将砂置锅内，加热至滑利容易翻动时，投入净马钱子，不断翻动，炒至外表呈棕褐色、内部膨胀鼓起有裂隙时，取出，筛去砂，放凉，除去绒毛。

③油炸马钱子：取适量的麻油，将其置入锅内，再对其进行加热，让温度保持在230℃左右，最后再投入马钱子，对其进行翻炒，当其炸至老黄色时，立即将药品取出，沥去油，放凉。

④马钱子粉：选取马钱子，将其粉碎为细粉，加入适量淀粉，混匀。

【炮制作用】生马钱子苦寒，性温，**有大毒**。归肝、脾经。具有通络止痛、散结消肿的功效。生品毒性剧烈，不可内服，外用宜慎，多用于局部肿痛，痈疽初起。砂炒马钱子能降低毒性易于粉碎，可内服，有通络散结、消肿定痛之效，多用于跌伤肿痛，风湿顽痛，麻木瘫痪。

骨碎补

【来源】本品为水龙骨科植物槲蕨干燥的根茎。

【炮制方法】

①骨碎补：选取药材，将其多余部分去除，洁净，干燥，最后除碎屑。

②砂炒骨碎补：首先将适量的砂放入锅中，用武火对其热炒，当其达到滑利状态，再将骨碎补投入，不断地进行翻炒，当其出现鼓起，毛微焦时，则可将药物取出并筛去砂，放凉，撞去绒毛留用。

③盐骨碎补：取净骨碎补，加盐水拌匀，稍润，待盐水吸尽后，置锅内用文火炒干，取出，放凉。

【炮制作用】骨碎补味苦，性温。归肝、肾经。具有疗伤止痛，补肾强骨的功效。因生品一般较为坚硬，粉碎处理较为困难，且药材中的有效成分难以煎出，故在临床中通常需对其进行炮制。炮制之后，其质酥脆易于粉碎和煎出有效成分，补肾强骨、续伤止痛，多用于跌打损伤、伤筋断骨等。盐骨碎补增强其引药入肾作用。

鳖甲

【来源】本品为鳖科动物鳖的背甲。

【炮制方法】

①鳖甲：取原药材，置蒸锅内，沸水蒸45分钟，取出，放入热水中，立即用硬刷除去皮肉，洗净，干燥。

②醋鳖甲：取砂置炒制锅内，用武火加热至滑利状态，容易翻动时，投入净鳖甲，炒至外表深黄色、质酥脆时，取出，筛去砂，趁热投入醋液中稍浸，捞出，干燥，捣碎。

【炮制作用】鳖甲味咸，性微寒。归肝、肾经。具有滋阴潜阳，退热除蒸，软坚散结的功效。鳖甲质地坚硬，有腥臭气，养阴清热、潜阳息风作用较强，多用于热病伤阴或内伤虚热、虚风内动。醋鳖甲增加药物入肝消积、软坚散结的作用，多用于癥瘕积聚，月经停闭等。

鸡内金

【来源】本药品为雉科动物家鸡的干燥沙囊内壁。

【炮制方法】

①鸡内金：选取原药材，除去杂质，洗净，干燥。

②炒鸡内金：将净鸡内金置热锅内，用中火加热炒至表面焦黄色，炒制鼓起，取出，放凉。

③砂炒鸡内金：取其放入砂锅中，用中火进行加热，当呈现滑利状态时，对其翻动，并投放大小一致的鸡内金，当鸡内金出现卷曲、酥脆、呈淡黄色时可将其取出，筛去砂，放凉。

④醋鸡内金：将鸡内金压碎，置锅内用文火加热炒至鼓起，喷醋，取出，干燥。

【炮制作用】鸡内金味甘，性平。归脾、胃、小肠、膀胱经。具有健胃消食，涩精止遗，通淋化石的功效。鸡内金长于攻积，通淋化石，多用于泌尿系统结石和胆道结石。炒鸡内金质地酥脆，便于粉碎，矫正不良气味，多用于食积不化，脾虚泄泻及小儿疳积。醋鸡内金具有疏肝助脾的作用，多用于脾胃虚弱，脘腹胀满。

8. 滑石粉炒　选择已经清洁干净的药物，和滑石粉一起进行翻炒，这样的炮制方法称滑石粉炒或滑石粉烫。

滑石粉性味甘寒，具有清热利尿的药效。滑石粉质地细腻，因此传热较为缓慢，当和药物一起受热时，能够让药物受热更加均匀，因此常被用来炮制韧性较大的动物类药物炮制。

（1）目的

①使药材质地更加酥脆、松泡、容易入药。

②降低毒性及矫味矫臭，如刺猬皮、水蛭等。

（2）操作方法：首先将滑石粉放入锅内，对其进行预热，待其状态灵活时，将药物投入其中，对其翻炒，直至其质地改变，且颜色加深之后，可将药物取出，并且将滑石粉筛除，将药物凉置。通常用量为每100kg药材，投入滑石粉40～50kg。

（3）注意事项：操作时，要适当调节火力，勤加翻动，防止药物生熟不匀或焦化。

水蛭

【来源】本品为水蛭科动物蚂蟥、水蛭或柳叶蚂蟥的干燥全体。

【炮制方法】

①生水蛭：选取药材，洁净，然后闷软，进行切段，再晒干留用。

②烫水蛭：将滑石粉放入锅内，用中火进行加热，当其状态灵活时，可以将水蛭段放入锅中进行翻炒。翻炒到水蛭微微鼓起，可以将其取出，筛去滑石粉。通常用量为每100kg水蛭，用滑石粉40kg。

【炮制作用】水蛭味咸、苦，性平，**有小毒**。归肝经。具有破血通经、逐瘀消癥的功效。生品有毒，不易粉碎，多入汤剂，有破血逐瘀的作用，多用于瘀血凝滞。烫水蛭能降低毒性，质脆，易于粉碎，多入丸、散剂，多用于经闭腹痛，跌打损伤，内伤瘀血，心腹疼痛等症。

9. 蛤粉炒　蛤粉炒是指将已经清洁干净并且切制成片段的药物和蛤粉进行共同翻炒的药物炮制手段。蛤粉自身味咸且性寒，具有清热利湿、软坚化痰功效。在进行蛤粉炒时，由于其火力较弱，粒度软细，传热作用较缓慢，使其膨胀。适用于对胶类药物进行炮制。

（1）目的

①让药物质地更加酥脆，便于对药物进行调剂。

②减少药物的滋腻之性，并且减少药物的不良气味。

③让药物疗效更好。

（2）操作方法：将蛤粉研细，并对其进行筛选，筛选之后放入锅内，中火加热，直至其状态灵活，此时将药品投入其中进行翻炒，翻炒到药材表面鼓起，再将蛤粉筛去，将药品取出，将其放凉。药物数量配置通常是每100kg药物，使用蛤粉30～50kg。

（3）注意事项

①将胶块进行切割，切为立方丁，根据其形状大小进行分档，分别进行炒制。

②投入药材后，翻炒要迅速而均匀，温度适中，过高易烫焦或烫死，过低易成"溏心"或"僵子"。

③蛤粉可反复连续使用，但颜色加深后需及时更换。

阿胶

【采源】本品为马科动物驴的干燥皮、鲜皮，对这些进行煎煮、浓缩最终便制成了固体胶。

【炮制方法】

①阿胶丁：先选取阿胶，用文火进行烘烤，使其发软，趁热对其切割，切为小丁块，这些小块保持在 0.5cm 左右。

②蛤粉炒阿胶：将蛤粉放入锅中，用文火进行加热，炒至灵活状态时，便将阿胶丁投入其中，进行翻炒，直至其表层出现鼓起呈圆球形，内无溏心时便将其取出，并将蛤粉筛出，放凉。

③蒲黄炒阿胶：把蒲黄放入锅中，对其进行加热，当颜色有变化时，将阿胶丁投入其中，并且不断翻炒，当阿胶表面出现鼓起且内无溏心时，便可将阿胶取出，筛去蒲黄，放凉。

【炮制作用】阿胶味甘，性平。归肺、肝、肾经。具有补血滋阴，润燥，止血的功效。生品长于滋阴补血，多用于血虚萎黄，眩晕心悸等。蛤粉炒阿胶降低了滋腻之性，质酥脆易于粉碎，增强其润燥益肺之功，因此多用在对阴虚咳嗽以及痰中带血等症状的治疗。蒲黄炒阿胶通常是以止血安络为主，对阴虚咯血、崩漏、便血具有明显疗效。

【同步练习】

一、A 型题（最佳选择题）

1. 米炒斑蝥降低毒性，是利用了斑蝥的

A. 水溶性   B. 凝华性   C. 升华性   D. 遇热分解

E. 蛋白质凝固

本题考点：斑蝥素在 84℃会出现升华现象，其升华点为 110℃。在采用米炒时锅温为 128℃，因此可以对斑蝥素进行升华。

2. 炒炭后才具有止血作用的是

A. 槐花   B. 荆芥   C. 鸡冠花   D. 地榆

E. 白茅根

本题考点：鸡冠花、槐花、地榆和白茅根炒炭后止血作用会得到提升。而荆芥在炒炭后具有止血作用。

3. 根据临床治疗药，既可麸炒又可土炒的饮片是

A. 芡实   B. 僵蚕   C. 枳壳   D. 白术

E. 薏苡仁

本题考点：白术的炮制方法。

4. 以下不属于加辅料炒的是

A. 酒炒　　　　　B. 米炒　　　　　C. 土炒　　　　　D. 砂炒

E. 滑石粉炒

本题考点： 酒炒属于炙法，其他四项都属于加辅料炒。

5. 土炒当归的炮制作用是

A. 增强活血调经作用　　　　　　　B. 增强润滑作用

C. 增强补血止血作用　　　　　　　D. 增强破血作用

E. 既增强补血作用，又缓和润滑作用

本题考点： 酒当归，活血通经、祛瘀止痛的作用增强，用于经闭痛经、风湿痹痛，跌打损伤，瘀血肿痛。土炒当归，既能增强入脾补血，又能缓和油润而不滑肠，用于治疗血虚便溏，腹中时痛。当归炭，以止血和血为主，用于崩中漏下，月经过多。

6. 焦栀子的炮制作用是

A. 缓和苦寒之性以免伤胃　　　　　B. 增强清热利湿作用

C. 增强除烦泻火的作用　　　　　　D. 增强止血凉血作用

E. 增强凉血解毒作用

本题考点： 栀子苦寒之性甚强，对胃有刺激性，炒焦后苦寒之性大大减弱。

二、B型题（配伍选择题）

（7—10题共用备选答案）

A. 活血化瘀　　　　B. 止泻止血　　　　C. 燥湿健脾　　　　D. 消积化食

E. 消食止泻

7. 生山楂善于

8. 山楂炭善于

9. 焦山楂善于

10. 炒山楂善于

本题考点： 山楂炮制后的作用。

三、X型题型（多项选择题）

11. 米炒斑蝥的目的

A. 便于粉碎　　　　B. 降低毒性　　　　C. 增强疗效　　　　D. 改变药性

E. 矫正气味

本题考点： 斑蝥米炒后，具有毒性降低、矫正气味的作用。

12. 以下关于清炒法的目的正确的是

A. 增强疗效　　　　　　　　　　　B. 便于调剂和制剂

C. 减低毒性和消除副作用　　　　　D. 改变或缓和药性

E. 产生或增强止血作用

本题考点： 根据炒法操作时加辅料与否，可分为清炒法和加辅料炒法。炒制可以让药效更强，并且消减药品的毒性，降低其副作用，缓和或改变药性。

13. 炒黄是将药材炒至
A. 表面呈焦褐色　　　B. 表面呈黄色　　　C. 种皮破裂　　　D. 发泡鼓起
E. 较原色稍深
本题考点： 考查炒法中基本操作。

14. 炒炭时的注意事项为
A. 炒炭时多用武火
B. 炒炭时要存性
C. 炒炭时花、草、叶等炒炭后仍可清晰辨别药物原形
D. 炒炭时要全部灰化
E. 炒炭时要全部炭化
本题考点： 炒炭要求存性，是指炒炭药物只能部分炭化，更不能灰化。叶、花、草等炒炭后仍可清晰辨别药物原形。

15. 炒莱菔子的临床作用偏于
A. 降气化痰　　　B. 涌吐风痰　　　C. 泻肺平喘　　　D. 化痰温肺
E. 除胀消食
本题考点： 莱菔子在炒过之后其药性会得到缓和，而且具有药香，能够避免药物饮用之后的副作用，比较适合用于降气化痰，消食除胀。

参考答案： 1. C　2. B　3. D　4. A　5. E　6. A　7. A　8. B　9. E　10. D　11. BD
12. ACDE　13. BCDE　14. ABC　15. AE

三、炙法

【复习指导】本部分内容是属于高频考点，历年必考，应重点复习。需要掌握酒炙、醋炙、盐炙、姜炙、蜜炙、油炙的主要目的、注意事项及辅料用量。掌握大黄、黄连、白芍、延胡索、香附、柴胡、黄柏、甘草、麻黄的炮制方法及炮制作用。熟悉其他药物炮制方法、炮制作用。

液体辅料制，是指将药物净选或切制后，加入一定量液体辅料加热或不加热炮制的方法。若采用拌炒使辅料逐渐渗入药物组织内部的炮制方法称为炙法。

药物经液体辅料制后，其药性以及气味、功效等都发生一些变化，起到降低毒性、提高疗效、缓和药性、矫臭矫味、使有效成分易于溶出等作用，从而发挥药物最大功效。

液体辅料制，依据不同的炮制辅料，可以将这些手段分为酒炙、醋炙、盐水炙、姜汁炙、蜜炙、油炙等方法。

1. 酒炙　将药材进行洁净，并且进行切制，再将黄酒按规定量加入其中进行拌炒，这种方法称为酒炙法。

黄酒甘、辛，性大热，且具有芳香性，能够引药势上行，并且具有活血通络、祛风散寒、矫正气味的作用。因此酒炙经常被用于活血散瘀药以及祛风通经络药物的炮制。酒制药物常用的酒有米酒、黄酒、白酒，黄酒以绍兴酒为佳。

（1）目的
①改变药性，引药上行：通常用于对清中下焦湿热，酒炙后药物的寒性可以得到缓和，使药力上引。

②增强活血通络的功效：酒炙后能与药物起协同作用，增强其活血通络之效，让药物的疗效更加显著。

③矫臭矫味作用。

（2）操作方法

①先拌酒后炒药：先将定量的酒与药物饮片拌匀，放置闷润，待酒被吸尽后，置锅内用文火炒干为度。适合一些较为坚硬的药物的处理。

②先炒药后加酒炙：首先对药物进行加热、翻炒，在翻炒达到一定程度之后，喷洒少量的酒。这种处理手段比较适合一些质地疏松的药物。

酒炙药物酒用量比例，一般为每100kg药物用黄酒10～20kg。

（3）注意事项

①在用酒浸、闷润的过程中，应该使容器加盖，避免酒分过快地挥发。

②如果炮制时使用的酒较少，则需要加入一些水之后再和药物进行搅拌。

③药物酒炙时，火力不宜大，翻动次数要多，而且当药物干燥之后，药物颜色发生变化，即可将药物取出。

大黄

【来源】本品为蓼科植物掌叶大黄、唐古特大黄或药用大黄的干燥根、根茎等部位。

【炮制方法】

①生大黄：选取药材，去除杂质，对药材按照大小进行区分，在水中闷润待其软后，切成厚片或小方块，再将其晾干或者进行低温干燥，最后筛去碎屑。

②酒大黄：选取干净的大黄片或者大黄块，加入黄酒进行搅拌，再对其闷润，等到酒分全部被吸收之后，使用文火对其翻炒，炒到颜色加深，再将药物取出，对其晾干，再筛去碎屑。用量：每100kg大黄，使用黄酒10kg。

③熟大黄：选择干净的大黄片，加入黄酒进行搅拌均匀，闷润，让黄酒被大黄吸收，再使用文火进行翻炒，最终待颜色加深，取出药材，将杂屑去除。用量：每100kg大黄，需要黄酒30kg。

④大黄炭：同样选择干净大黄片或者大黄块，放入锅内，用武火进行翻炒，炒至其表面为焦黑色，在药材上喷洒清水，及时扑灭火星，取出晾干。

⑤醋大黄：选择干净的大黄片或大黄块，兑入米醋进行均匀搅拌，闷润，当米醋被药材吸收，使用文火对其翻炒，翻炒结束，取出，晾干。用量：每100kg大黄，需要米醋15kg。

⑥清宁片：选取干净的大黄片或大黄块，加水武火煮烂之后，加入黄酒重新搅拌，再次加热煮烂，当其成为泥状，则可取出，将其晒干，粉碎，过六号筛，取细粉，再次和黄酒一起进行炼蜜，最终成为团块状，放入蒸笼中将其蒸至熟透，最终取出揉成直径14mm的圆条，再放入50～55℃的低温中进行干燥处理，当其达到七成干时，放入容器中，闷放大约10天左右，待其内外温度一致，将其取出，切为厚片，并且晾干，除去杂屑，保存。炮制用料：每100kg大黄，需要黄酒约75kg、炼蜜40kg。

【炮制作用】生大黄味苦，性寒。归脾、胃、大肠、肝、心包经。

具有泻下攻积，清热泻火，凉血解毒，逐瘀通经，利湿退黄的功效。**生大黄**苦寒沉降，泻下作用峻烈，并且能够泻火解毒，通常被用作治疗湿热黄疸、血瘀经闭、跌打瘀肿及产后瘀阻腹痛等症状；外敷可用于治疗烧烫伤。**酒大黄**善清上焦血分热毒，多用于目赤咽喉肿痛。**熟大黄**增强活血祛瘀的功效，多用于瘀血内停，月经停闭。**大黄炭**长于凉血化瘀止血，多用于血热有瘀出血。**醋大黄**以消积化瘀为主，多用于食积痞满，产后瘀停，癥瘕积聚。**清宁片**泻下作用较为缓和，且可不伤气，多用于饮食停滞，口燥舌干，大便秘结之老年、体弱及久病患者，可以单用。

黄连

【来源】本品为毛茛科植物黄连、三角叶黄连或云连干燥的根茎。

【炮制方法】

①黄连：先选取干净药材，将其洁净切除去杂质，然后切成薄片，将杂质除去，最后捣碎备用。

②酒黄连：选取黄连片，在其中加入一定量的黄酒，进行闷制，等黄酒被药材吸收之后，使用文火进行炒干，然后将药材取出进行晾置。用量选择每 100kg 黄连片，需要黄酒 12.5kg。

③萸黄连：选择干净的吴茱萸药材加入定量的水，对其进行煎煮，然后除去吴茱萸，让药液和黄连片相互拌匀，等药液全部被吸收之后，再使用文火对其进行炒干，之后取出放凉，最终去除杂屑。用量选择：每 100kg 黄连，需要吴茱萸 10kg。

④姜黄连：让生姜汁和黄连片相互拌匀，等生姜汁被吸收之后，采用文火进行翻炒，翻炒结束取出晾干，然后将杂屑取出。用量选择：每 100kg 黄连，需要 12.5kg 生姜汁或者 4kg 干姜，进行绞汁或煎汁处理。

【炮制作用】生黄连味苦，性寒。归心、肝、胃、大肠经。生黄连对于泻火解毒、清热燥湿有奇效，多用于胃肠湿热所致的腹泻，呕吐，泻痢，心火亢盛，血热吐衄等。**酒黄连**缓和其苦寒之性，引药上行，善清头面之火。**吴萸连**缓和其苦寒之性，又使其寒而不滞。**姜制能够让黄连的苦寒之性得到缓解**，可以用来治疗胃热呕吐。

当归

【来源】本品为伞形科植物当归的干燥根。

【炮制方法】

①当归：首先选择药材并对其进行洁净，再切片，晾干并进行低温干燥处理。

②酒当归：取净当归片，加黄酒拌匀，稍闷，待酒被吸尽后，需用文火对其进行翻炒，将其炒至深黄色后取出药材，将其放凉。用量选择：每 100kg 当归，需要 10kg 黄酒。

③土炒当归：把灶心土粉放到锅内炒热，再放入当归片，对其进行翻炒，当当归片被土均匀裹覆时，将其取出，将土粉筛去。每 100kg 当归片，需要用 30kg 灶心土粉。

④当归炭：选取当归片，将其放入预热后锅内，用中火进行翻炒，炒至其外表呈现为微黑色，然后取出，放凉。

【炮制作用】当归味甘、辛，性温。具有补血活血、调经止痛等功效。**传统习惯当归头止血，归身补血，归尾破血，全当归补血活血。酒当归**能够让药物活血通经的药效更强，并且可以来治疗经闭痛经，跌打损伤等。**土炒当归**既能补血又不致滑肠，多用于血虚便溏，腹中时痛。**当归炭**具止血和血作用，多用于崩漏，月经过多。

丹参

【来源】本品为唇形科植物丹参的干燥根及根茎。

【炮制方法】

①生丹参：选取药材，将其进行洁净、切片、干燥处理、切段。

②酒丹参：选取干净的丹参片，并且加入一定量的黄酒，和药片进行均匀搅拌，对其稍闷，等到黄酒被药材全部吸收之后，用文火进行翻炒，当颜色变深，则可以将药片取出，对其凉置。

【炮制作用】丹参味苦，性微寒。具有活血化瘀、清心除烦、凉血消痈等功效。生品长于祛瘀止痛，活血通经，清心除烦，多用于经闭腹疼，心腹疼痛及肢体疼痛。酒丹参能增强活血祛瘀、通络的作用，多用于月经不调，血滞经闭，心胸疼痛，癥瘕积聚，风湿痹痛。

川芎

【来源】本品为伞形科植物川芎的干燥根茎。

【炮制方法】

①生川芎：选取干净药材，将杂质去除，再按照其大小进行划分，洗净、浸泡、切片、干燥处理，将碎屑除去。

②酒川芎：取川芎片，用黄酒拌匀，稍闷，待酒被吸尽，文火对其翻炒，直至其表面呈现棕黄色，取出放凉，除去杂屑。

【炮制作用】生川芎味辛，性温。归肝、胆、心包经。具有活血行气，祛风止痛的功效。生川芎具有活血行气的功效，祛风止痛，通常被用于治疗月经不调，经闭痛经，风湿痹痛等。酒川芎能引药上行，增强活血行气、祛风止痛的功效，多用于血瘀头疼，偏头痛，风寒湿痛等。川芎入血走气，上行头颠，下走血海，为"血中之气药"。

蕲蛇

【来源】本品为蝰科动物五步蛇的干燥体。

【炮制方法】

①蕲蛇：选择原药材，将其头、鳞去除，然后将其切成段。

②蕲蛇肉：将药材去头净制，并且用黄酒进行浸泡，待其浸透之后，除去鳞、骨，对其进行干燥处理。每100kg蕲蛇，用黄酒20kg。

③酒蕲蛇：取蕲蛇段，加黄酒拌匀，润透，用文火炒至微黄色，取出放凉。每100kg蕲蛇，用黄酒20kg。

【炮制作用】蕲蛇味甘、咸、性温。有毒（除去头、鳞以除去毒性）。归肝经。生品气味较腥，服用不便，而且不利于对其粉碎，在临床使用中较难直接使用。酒蕲蛇祛风、通络、止痉的药效会得到增强，而且腥味较弱，便于服用，通常被用于治疗风湿痹痛，筋脉拘挛，中风半身不遂，破伤风，急性惊风，皮肤瘙痒等。

白芍

【来源】本品为毛茛科植物芍药的干燥根。

【炮制方法】

①白芍：选取药材，洁净，按照其大小对其进行划分，将其切成薄片，并进行干燥处理，将其杂质去除。

②酒白芍：选取白芍药材，加入黄酒对其进行均匀搅拌，并闷至黄酒全部被吸收之后，对其使用文火进行翻炒，取出放凉，筛去碎屑。每100kg白芍片，用黄酒10kg。

③炒白芍：取白芍片，置锅内用文火加热，炒至表面微黄色，取出放凉，筛去碎屑。

④醋白芍：取白芍片，加入米醋均匀搅拌，闷至米醋被全部吸收，然后使用文火对其翻炒，翻炒结束将其取出放凉，最后将杂屑去除。

⑤土炒白芍：取灶心土（伏龙肝）细粉，置锅内用文火加热，炒至土呈灵活状态，将白芍片加入其中并对其进行翻炒，直至其表面挂土方可将药物取出，并除去其表面的土粉，将其凉置。

【炮制作用】白芍味苦、酸，性微寒。归肝、脾经。具有柔肝止痛、养血调经的功效。多用于肝阳上亢，头痛，眩晕，阴虚发热等。**炒白芍**能缓和寒性，以养血和营，敛阴止汗，多用于血虚萎黄，阴虚盗汗，表虚自汗。**酒白芍**酸寒伐肝之性降低，入血分，善于调经止血，柔肝止痛，多用于肝郁血虚，胁痛腹痛，月经不调等。**醋白芍**，引药入肝，具有敛血养血，疏肝解郁的作用。**土炒白芍**增强养血和脾、止泻的作用，多用于肝旺脾虚，脘腹疼痛，腹泻等。

2. 醋炙　将净选或切制后的药物，加入一定量米醋或其他发酵醋拌匀，炒至规定程度的炮制方法称为醋炙法。

米醋味酸、苦，性温。入肝经血分，具收敛、散寒止痛、解毒杀虫之功。《本草拾遗》称醋"破血运，除痞块坚积，消食，杀恶毒，破结气，心中酸水痰饮。"醋炙法多用于疏肝解郁、散结止痛、攻下逐水的药物。

（1）目的

①引药入肝，并且增强活血化瘀以及止痛等功效。

②让药物的毒性有所消除。

③能够减少药物的不良气味，加强其活血祛瘀的功效。

（2）操作方法

①首先在药中加入醋，再对其进行翻炒：在药物中按照比例加入米醋，对其进行闷制，在闷至米醋被药物吸收之后对其使用文火进行翻炒，当其逸出药香，便可将药物取出，并将杂质除去。通常对药物进行醋炙的炮制手法，可以让醋浸入药物内部，从而改变其自身性能。

②先炒药物后喷醋：将药物先进行翻炒，再将米醋喷洒置其表面，再对其翻炒，当其微干，便取出凉置。通常被用于对树脂树胶类和动物的粪便类药物进行处理，如五灵脂、乳香、没药等。

（3）注意事项

①醋炙前药物应大小分档。

②如果米醋的用量不便于和药材之间的搅拌，便加入一定量的水对其稀释，之后再次进行搅拌。

③注意在对树脂以及动物粪便类的药进行处理时，不能对其先加入醋进行搅拌，否则容易让这些药材粘连在一起，从而造成翻炒过程中的受热不匀。

④一般用文火炒制，勤加翻动，使之受热均匀，炒至规定的程度。

甘遂

【来源】本品为大戟科植物甘遂干燥的块根。

【炮制方法】

①生甘遂：先将药材净制处理，将杂质去除。

②醋甘遂：取净甘遂，加醋拌匀，待醋被吸收后用文火炒至微干，表面棕黄色，取出干燥。每100kg甘遂，用醋30kg。

【炮制作用】生甘遂苦、寒，**有毒**。归肺、肾、大肠经。具有泻水逐饮、消肿散结的功效。本品作用猛烈，为泻水逐饮之峻药，易伤正气，多用于痈疽疮毒，胸腹积水，二便不利。醋炙甘遂能降低其毒性，具有缓和泻下逐饮的作用，多用于腹水胀满，痰饮积聚，风痰癫痫等。

延胡索

【来源】本品为罂粟科植物延胡索的干燥块茎。

【炮制方法】

①延胡索：将药材备齐，并对其进行洁净，对药材茎进行切块，在对药片进行捣碎，对其干燥处理，将杂屑除去。

②醋延胡索：a. 取净延胡索片，加醋拌匀，待醋被吸尽后，用文火炒干，取出放凉。b. 取净延胡索，加醋与适量水，以浸过药面为宜，使用文火对其煎煮，将其煮透。待醋液被药材吸收，将其取出，晒到六成干，并且切成厚片晾干，将干片捣碎。

③酒炙延胡索：取净延胡索片或碎块，加黄酒拌匀，闷透，使用文火对其进行翻炒，再凉置捣碎。

【炮制作用】延胡索味辛、苦，性温。归肝、脾经。具有活血、行气、止痛的功效。生药材中的有效成分不易被吸收，因此在临床中经常对中药材进行醋制处理。延胡索具有止痛作用，通常在妇女调经止痛止血等方面有疗效。酒延胡索多以活血、祛瘀、止痛为主，适用于上部诸痛。

香附

【来源】本品为莎草科植物莎草干燥的根茎。

【炮制方法】

①香附：备好药材，将其中的杂质除去，对其切片、干燥、碾碎。

②醋香附：准备干净的香附，加入醋和水（1∶1），煮至水分被完全吸收，再对其进行蒸制，5个小时之后取出，放凉切片，干燥、碾碎。或在干净的香附中加入醋进行均匀搅拌，当醋液被吸收之后，用文火进行翻炒，取出放凉之后将其碾碎。

③四制香附：将香附进行洁净，然后按照比例加入**生姜汁、黄酒、食盐、米醋**等进行均匀搅拌，然后对其闷制，水分吸收之后用文火翻炒，再取出放凉，对其碾碎。

④酒香附：取净香附，加定量的黄酒拌匀，置锅内用文火炒干。将其取出，放凉之后去除杂屑。

⑤香附炭：将香附进行洁净，然后放入锅中进行翻炒，直至其表面表现为焦黑色，然后对其喷洒少量的清水，最后取出放凉，将所有杂屑取出。

【炮制作用】生香附味辛、微苦微甘、性平。归肝、脾、三焦经。具有疏肝解郁，理气宽中，调经止痛的功效。生品上行胸膈，药用以理气解郁为主。**醋香附**能够将药物的止痛作用增强，起到消积化滞的作用。**四制香附**能够调经散结，通常被用于对月经不调以及痛经的治疗。**酒香附**能通经脉，散结滞，多用于治寒疝腹痛。**香附炭**多用于治妇女崩漏不止等。

柴胡

【来源】本品为伞形科植物柴胡、狭叶柴胡的根。

【炮制方法】

①柴胡：选取药材并且将多余杂质除去。洁净之后切片并干燥处理。

②醋柴胡：先备好柴胡片，加醋拌匀，稍闷，用文火炒干，将其取出并放凉。

③鳖血柴胡：选取干净的柴胡片，加入已经洁净处理的新鳖甲，加入适量的凉水进行搅拌，闷制，待鳖甲液被吸收之后，在锅内用文火炒干，取出放凉。或取柴胡片，加入干净的鳖甲血、黄酒，闷制，待辅料被吸收之后，放入锅内用文火炒干，取出放凉。每 100kg 柴胡，用鳖甲血 13kg、黄酒 25kg。

【炮制作用】柴胡味辛、苦，性微寒。归肝、胆、肺经。具有疏散退热，疏肝解郁，升举阳气的功效。本品升散作用较强，适用于解表退热。醋柴胡增强了疏肝止痛作用，多用于肝郁气滞的胁痛、腹痛及月经不调等。鳖血柴胡增强清肝退热的功效，并能填阴滋血。

乳香

【来源】本品为橄榄科乳香树树皮渗出来的树脂。

【炮制方法】

①生乳香：选取洁净的药材，除去杂质，砸碎。

②醋乳香：选取干净的生乳香，将其放入锅中，中火炒至表面微熔时喷醋，再炒至表面明亮（出油）迅速出锅，摊开放凉。每 100kg 乳香，用醋 5kg。

③炒乳香：取净乳香，置锅内，用文火炒至表面熔化，现油亮光泽并有气味外逸时，迅速取出，摊开放凉。

【炮制作用】生乳香味苦、辛、性温。归心、肝、脾经。具有活血止痛，消肿生肌的功效。本品生用气味辛烈，对胃的刺激性较强，易引起呕吐。醋乳香能增强活血止痛、收敛生肌的功效，并可矫臭矫味。炒乳香能缓和刺激性，有利于服用，并易于粉碎。

3. 盐炙法　盐炙法是将干净的备选药物或切制好的药物，加入一定量的食盐水溶液中拌炒。

食盐的味道是咸的，属性偏寒，主要作用是引药入肾、清热凉血、润燥通便及软坚散结。因此，盐炙法经常用在与补肾固精、治疝、泻相火以及利尿相关的药物中。

（1）主要目的

①引导药效向下行，使疗效增强，如巴戟天、杜仲以及补骨脂等。经过盐炙后可以增强补肝肾的功效，如小茴香、荔枝核、橘核等经过盐炙后可以增强治疗疝气并止痛的作用。车前子等药经过盐炙后利尿的作用有所增强。

②增强滋阴和降火的功效：用盐炙后，可以增强滋阴降火、清热凉血的功效，如知母、黄柏等药物。

③缓和辛燥之性，如补骨脂、益智仁等。

（2）操作步骤

①先搅拌盐水后炒法：首先在一定量的食盐里加入适量的水进行溶解，然后加入药物搅拌均匀并放置闷润，等到盐水被完全吸收后，使用文火翻炒到一定程度后取出来放凉或者是干燥处理。

②先炒药后加盐水法：首先将药物放在锅里然后用文火炒到一定程度时，再使用盐水喷淋，然后取出来放凉。一般情况下使用此种方法的药物都含有较多的黏液，其中 100kg 药物对应 2kg 的食盐。

（3）注意事项

①在溶解食盐的时候，水量要根据药物的吸水情况而定，一般情况下是食盐的 4～5 倍。

②含黏液多的药物，如车前子、知母等，不适合先与盐水拌润。应该先将药物进行加热，可以除去药物中的部分水分，并使药物的质地变的疏松，然后再喷洒盐水，利于盐水的

渗入。

③使用盐炙法时的火力应该小一点，当采用第二种方法时更应控制好火力，如果火力太大，在加入盐水后，会使水分迅速蒸发，食盐会黏附在锅上，从而达不到盐炙的目的。

杜仲

【来源】本品为杜仲科植物干燥树皮。

【炮制方法】

①生杜仲：取适量的药材，刮去粗皮，将其洗净润透后切丝或块，干燥处理后筛去碎屑。

②盐杜仲：取适量的杜仲丝或块，加适量浓度的盐水搅拌均匀润透，等到盐水被完全吸尽后，用中火翻炒到颜色加深，并且有焦斑出现，丝易断时，取出来放凉并筛去碎屑。其中每使用100kg的杜仲对应2kg的盐。

【炮制作用】生的杜仲味甘甜，属性温和，归于肝和肾经。其主要的作用是补肝肾，强筋骨，安胎。生杜仲在临床方面的应用较少，偏于益肝舒筋。盐杜仲引药入肾，可直走下焦，增强补肝肾、强筋骨以及安胎的作用，多用于治疗肾虚腰痛，筋骨无力，胎动不安和高血压等。

黄柏

【来源】本品为芸香科植物黄皮树的干燥的树皮。

【炮制方法】

①生黄柏：取适量的去除杂质后的原药材，然后刮去粗皮，洗干净并润透后切丝、再晒干后筛去碎屑。

②盐黄柏：取适量的黄柏丝并用适量的盐水搅拌均匀稍微闷一下后，待盐水被完全吸尽后，用文火炒到微干时取出晾凉再筛去碎屑。其中每使用100kg的黄柏对应2kg的盐。

③酒黄柏：取适量的黄柏丝并用黄酒搅拌均匀稍微闷一下后，待黄酒被完全吸尽后，用文火翻炒到表面变成棕黄色时，取出晾凉再筛去碎屑。每使用100kg的黄柏对应10kg的黄酒。

④黄柏炭：取适量的黄柏丝放在锅内，用武火翻炒到颜色变为焦黑色，内部呈现深褐色"存性"，及时灭尽火星，然后取出晾凉，干燥处理后筛去碎屑。

【炮制作用】生黄柏味苦、属性寒，归于肾、膀胱经。具有清热燥湿、解毒疗疮以及泻火除蒸的作用。本品性寒而沉，生用苦燥，清热燥湿作用较强。盐黄柏的苦燥之性有所缓和，不仅不伤害脾和胃，而且增强了滋肾阴、泻相火以及退虚热的功效，多用于治疗阴虚发热、盗汗遗精、骨蒸劳热以及足膝痿软等现象。酒黄柏能引导药效上行达到清上焦湿热，清血分湿热的效果。黄柏炭能起到清湿热的作用并兼具涩性，多用于治疗有便血、崩漏下血现象而兼有热象者。

泽泻

【来源】本品为泽泻科植物泽泻的干燥块茎。

【炮制方法】

①生泽泻：取适量的原药料并去掉里面的杂质，将大小分档后浸泡至润透，切成厚片，干燥，筛去碎屑。

②盐泽泻：取泽泻片，使用盐水搅拌均匀，然后将其闷润，等到盐水被完全吸尽后，使用文火翻炒到颜色变成微黄色时，将其取出放凉。其中每100kg泽泻对应2kg盐。

③麸炒泽泻：先将准备好的锅烧热，然后放入适量的麦麸，等到冒烟时再放入适量的泽泻片并不断翻炒，一直到药物的颜色变成黄色时将其取出，筛掉麦麸后放凉，其中每使用100kg 的泽泻，用麦麸 10kg。

【炮制作用】生泽泻味甘、淡，性寒。归肾、膀胱经。具有利水渗湿、泄热、化浊降脂的功效。多用于小便不利，水肿胀满，泄泻尿少，痰饮眩晕，高脂血症。盐泽泻能引药下行，增强滋阴、泄热、利水的作用。麸炒泽泻可缓和药性，偏于渗湿和脾，降浊以升清，多用于脾虚泄泻、痰湿眩晕等。

<h3 style="text-align:center">车前子</h3>

【来源】本品为车前科植物车前或平车前的干燥成熟的种子。在夏秋季节种子成熟时采收，将其晒干后搓出种子并除去杂质。

【炮制方法】

①生车前子：取适量的原药材并去除杂质。

②炒车前子：取适量干净的车前子放入锅里，使用文火翻炒到稍微有爆裂声出现并伴随着香气飘出时取出来放凉。

③盐车前子：取适量干净的车前子放在锅内，使用文火炒到稍微出现爆裂声时，向其喷洒一定浓度的盐水然后炒干，再取出来放凉，其中每使用 100kg 的车前子，用盐 2kg。

【炮制作用】生车前子味甘，性微寒。归肾、肝、肺、小肠经。具有清热利尿通淋，渗湿止泻，祛痰，明目的功效。多用于水肿胀满，热淋涩痛，暑湿泄泻，痰热咳嗽，肝火目赤等。炒车前子，经加热炒裂后，易于熬煎出药物的有效成分，其作用和生的比较相似，主要的作用是渗湿止泻、祛痰止咳。而盐车前子能引药下行，增强补肝肾、明目利水的作用，多用于肾虚脚肿，眼目昏暗等。

4. 姜炙法　姜炙法就是将干净的或者是切制后的药物，加入一定量的姜汁不断地进行拌炒。

生姜味道辛辣属性温和，能起到温中止呕、发汗解表、化痰、解毒等作用。所以姜炙法经常用在祛痰止咳、降逆止呕的药物中。

（1）目的

①制其寒性，如竹茹、黄连等药物经姜炙后能够增强化痰止呕的作用并且抑制其苦寒之性，所以才会有"姜炙温散而开痰"之说。

②降低副作用并增强疗效，如厚朴，对咽喉有刺激性，可用姜炙法缓和，并且可以达到宽中和胃的作用。

（2）操作方法

①姜汁炒：在药物中倒入一定量的姜汁搅拌均匀后闷润，使姜汁更好地渗入药物内部，然后放在锅内，使用文火翻炒到一定程度后取出放凉。或者是先将药物与姜汁搅拌均匀，等到姜汁被完全吸尽后，干燥处理。

②煮姜汤：用新鲜的姜片煮汤，加入适量的药物后使用文火煮 2 小时左右，等到姜汁基本被吸尽后，取出并切片，干燥处理。一般情况下 100kg 药物用生姜 10kg。使用干姜来煎汁，其用量为生姜的 1/3。

（3）姜汁的具体制备方法

①榨汁：选取适量的生姜洗干净后切碎，放在适当的容器里将其捣烂，然后加入适量的水后榨取姜汁，剩余的残渣再加水捣烂，反复操作，合并所有的姜汁备用。

②煎汁：选取适量的干净的生姜片或者是干姜片放入锅内，加入适量的水煮，然后过滤，剩余的残渣继续加水煮再过滤，合并这两次的滤液，并进行适当的浓缩后取出来备用。

（4）注意事项

①制作姜汁的时候，需控制水量，最后所得到的姜汁与生姜的最佳比例为1∶1。

②姜汁与药物充分的搅拌均匀后，要进行充分的闷润，等到姜汁完全被吸收后用文火将其炒干。

厚朴

【来源】本品为木兰科植物厚朴或凹叶厚朴的干燥干皮、根皮以及枝皮。

【炮制方法】

①厚朴：取适量的原材料，去除粗皮后洗干净并润透，然后将其切丝并干燥处理，去掉里面的碎屑。

②姜厚朴：取适量的厚朴丝加姜汁搅拌均匀，润透至姜汁被完全吸尽后，放入锅内用文火进行加热，炒干后取出放凉。或者是取一定量的生姜片，加清水煎汤，再另取干净的厚朴，捆成捆，置姜汤中，用文火煮至姜汤被吸尽后取出，切丝，干燥，筛去碎屑。厚朴每100kg，用生姜10kg或干姜3kg。

【炮制作用】厚朴味苦辛，性温。归于胃、脾、大肠、肺经。能下气除满、燥湿消痰。生厚朴味辛辣，功效也比较峻烈，对咽喉有一定的刺激性。姜厚朴能消除对咽喉的刺激性，并能使宽中和胃的功效增强。经常用来治疗湿阻气滞，梅核气，脘腹胀满，痰饮喘咳，呕吐泻痢，积滞便秘等症状。

竹茹

【来源】本品为禾本科植物青秆竹、大头典竹或淡竹秆茎的干燥的中间层。

【炮制方法】

①竹茹：取原药材，去杂质和硬皮，揉成小团或切段。

②姜竹茹：取净竹茹段或团，加姜汁拌匀，稍润压平，闷润至姜汁被吸尽后置锅内用文火加热，焙至两面微黄色，取出，晒干。竹茹每100kg，用生姜10kg。

【炮制作用】生竹茹味甘，性微寒。归肺、胃、心、胆经。具有清热化痰、除烦止呕功效。多用于痰热咳嗽，痰火内扰，烦热呕吐，惊悸失眠，胃热呕吐，妊娠恶阻，胎动不安。姜竹茹能增强降逆止呕的功效，多用于胃热呕哕、呃逆等。

5. 蜜炙　将净选切制后的药物，加入定量熟蜜拌炒的方法，称为蜜炙法。

蜂蜜是一种半透明、带有一定光泽的浓稠液体，颜色有白色、淡黄色、橘黄色和黄褐色，含有果糖、葡萄糖及少量的蔗糖、麦芽糖、蜡质、矿物质等成分。辅料所用蜜应符合《中华人民共和国药典》2015版有关规定。

《神农本草经》称蜜："主心腹邪气，诸惊痫痉，安五脏诸不足，益气补中，止痛解毒，除百病，和百药。"《本草纲目》谓："和营卫，润脏腑，通三焦，调脾胃。"

（1）主要目的

①加强润肺止咳的功效：如百部、枇杷叶、款冬花等，经过蜜炙后其润肺止咳的功效增强，因此有"蜂蜜炙甘缓而润肺"之说法。

②缓和药性：如麻黄发汗的作用较猛烈，经过蜜炙后其发汗力可以得到缓和，并且可以使其止咳平喘的功效有所增强。

③加强补脾益气的功效：如黄芪、甘草等药，经过蜜炙后能起到协同的作用，其补中益

气的功效有所增强。

④矫正味道并且可以消除不良反应：如马兜铃味道苦劣，对胃有一定的刺激性。

炮制所用的蜂蜜为炼蜜。炼蜜的方法是将蜂蜜加热到沸后改用文火微沸，除去泡沫、腊质、死蜂和其他杂质，再将蜂蜜炼至 116～118℃，起鱼眼泡，手捻较生蜜黏两指间尚无长白丝出现时，即迅速出锅。

炼蜜的目的是除去蜂蜜中的微生物及酶，以免变质；除去水分，由生变熟。

（2）操作方法

①先拌蜜后炒药：取适量的炼蜜加入开水进行稀释，与药物混合搅拌均匀闷润后，可以使蜜更好地渗入到药物组织的内部，然后将药物用文火进行加热直到颜色加深，松散不粘手的状态时，摊开晾凉，凉后收贮。

②先炒药后加蜜：先将药物用文火炒到颜色加深时，再向其加入已稀释的蜜液翻动，拌匀，炒至松散不粘手，摊晾，放凉。适用于质地致密的药物，此类药物加热后质地略变酥脆，蜜容易被吸收。

炼蜜时的用量视不同的药物而定。质地比较疏松，纤维多的药物用量比较大；质地坚实，黏性较强并且油分较多的，用蜜量少。通常情况使用药物 100kg，用炼蜜 25kg 左右。

（3）主要注意事项

①炼蜜不能过老，否则会导致黏性太强，不易于后续药物的搅拌均匀。

②蜜炙一般使用文火，避免蜂蜜焦化糊锅。

③蜜炙火力一定要小，避免焦化。炙的时间可以稍微长一点，以除去水分，避免药物发霉。

④熟蜜用开水进行稀释时，应该严格控制水量，一般水量为熟蜜量的 1/3 到 1/2，最佳的状态是蜜汁能与药物搅拌均匀并且没有剩余的蜜液。如果加水的量太多，则会导致药物过湿，不容易炒干，容易发霉。

⑤药物经过蜜炙后要放凉后才能密闭保存，以免吸潮发黏或者是发酵变质。

甘草

【来源】本品为豆科植物甘草、胀果甘草或光果甘草的干燥的根和根茎。

【炮制方法】

①甘草：取适量的药材，去除杂质并将大小分档，洗干净后闷润至透，切成厚片再干燥处理。

②蜜甘草：取适量的炼蜜加入开水进行稀释，加入甘草片搅拌均匀后闷润，使用文火进行加热，翻炒到颜色由黄色变成深黄色，不粘手时为最佳状态，然后取出放凉。其中每使用 100kg 的甘草片对应 25kg 炼蜜。

【炮制作用】甘草味甘，性平，归脾、心、胃、肺经。能清热解毒、补脾益气、祛痰止咳、缓急止痛、调和诸药。多用于脾胃虚弱，倦怠乏力，心悸气短，咳嗽痰多，四肢挛急疼痛，痈肿疮毒，药物、食物中毒。蜜炙后味甘性温，能增强补脾和胃，益气复脉，缓急止痛的功效。

黄芪

【来源】豆科植物蒙古黄芪或膜荚黄芪的干燥根。

【炮制方法】

①黄芪：选取适量的原药料去除杂质后洗干净并润透，然后切厚片再干燥处理。

②蜜黄芪：取适量的炼蜜加适量的开水稀释后，加入适量黄芪片搅拌均匀后闷润，置锅内，用文火加热，翻炒到颜色变为深黄色、不粘手为最佳状态后，取出放凉。其中每使用100kg黄芪对应25kg炼蜜。

【炮制作用】黄芪味甘，性温。归肺、脾经。具有补气升阳，固表止汗，利水消肿，生津养血，行滞通痹，托毒排脓，敛疮生肌的作用。使用生黄芪主要功效偏向于固表止汗、托毒生肌、利水消肿，多用于治疗表卫不固的自汗、盗汗或者浮肿、血痹等症状。使用蜜炙后能增强补中益气的功效并且还能润燥，经常用于脾肺气虚，脾虚泄泻，脱肛及一切气衰血虚证。

麻黄

【来源】本品为麻黄科植物草麻黄、中麻黄或木贼麻黄的干燥的草质茎。

【炮制方法】

①麻黄：取适量的药材除去杂质包括木质茎、残根等，洗干净微润后将其切断再干燥处理。

②蜜麻黄：取适量的炼蜜加适量的开水稀释后，加入适量的麻黄段搅拌均匀闷透后，放在锅内并用文火进行加热，翻炒至不粘手为最佳状态，取出来放凉，其中每使用100kg麻黄段对应20kg炼蜜。

③麻黄绒：取适量的麻黄段，碾绒后筛去粉末。

④蜜麻黄绒：取适量的炼蜜加入适量的开水稀释后，加入适量的麻黄绒搅拌均匀闷透后，放在锅内并用文火进行加热，翻炒到颜色变为深黄色不粘手为最佳状态，取出来放凉。其中每使用100kg麻黄段对应25kg炼蜜。

【炮制作用】麻黄味辛微苦，性温，归于肺、膀胱经。主要功效是宣肺平喘、发汗散寒以及利水消肿。**生麻黄**发汗解表和利水消肿的作用较强，经常用于治疗风水浮肿和风湿痹痛等。**蜜麻黄**味甘、微苦，性温偏润，缓和了辛散发汗的作用，宣肺平喘止咳的作用有所增强，常用于治疗表证较轻而肺气壅阻咳嗽气喘的患者。**麻黄绒**相对于麻黄的作用有所缓和，适用于治疗老人、幼儿及体虚病人的风寒感冒。而**蜜炙麻黄绒**的作用则更加缓和，用于治疗表证已经解除，而喘咳并未痊愈的老人、幼儿及体虚患者。

马兜铃

【来源】本品为马兜铃科植物北马兜铃或马兜铃的干燥成熟果实。

【炮制方法】

①马兜铃：取适量的原材料去除杂质后，将其挫碎再筛去灰屑。

②蜜马兜铃：取适量的炼蜜加适量的开水稀释后，加入干净的马兜铃碎片搅拌均匀闷润后，放在锅内并用文火进行加热，翻炒到不粘手为最佳状态，取出来放凉。其中每使用100kg的马兜铃对应25kg的炼蜜。

【炮制作用】马兜铃味苦、微寒。归肺、大肠经。具有清肺降气、止咳平喘、清肠消痔的作用。多用于肺热喘咳，肠热痔血，痔疮肿痛，肝阳上亢之头昏、头痛等。生用以清热化痰、消肿解毒为主，但生用苦寒味劣，易伤胃气，服后可致恶心呕吐。蜜马兜铃苦寒之性减弱，润肺止咳作用增强，并可矫味，避免呕吐。

枇杷叶

【来源】本品为蔷薇科植物枇杷的干燥叶。

【炮制方法】

①枇杷叶：取适量的原药材除去杂质，喷淋清水，润软，切丝，干燥。

②蜜枇杷叶：取炼蜜加适量开水稀释后，加入枇杷叶丝拌匀，闷润，置锅内文火进行加热，翻炒到颜色变成微黄色并且不粘手时，取出放凉。其中每使用 100kg 的枇杷叶对应 20kg 的炼蜜。

【炮制作用】枇杷叶味苦，性微寒。归肺、胃经。具有清肺止咳、降逆的作用。经常用来治疗胃热呕逆、喘急及烦热口渴的症状。蜜枇杷叶润肺止咳作用增强，经常用来治疗肺热咳嗽。

6. 油炙　油炙法是将干净的备选药物或者是已经切制好的药物，与一定量的食用油脂共同加热处理，又可以称为酥炙法。

油炙法中经常用到的辅料有：芝麻油、菜油、羊脂油以及酥油等。

（1）目的

①使疗效增强：例如淫羊藿经过羊油炙后能够增强温肾壮阳的作用。

②利于粉碎药物：经过油炸或涂酥后的药物质地会更酥脆，易于粉碎，如虎骨（代）等。

（2）操作步骤

①油炒：先将羊脂炼油然后去掉残渣，与药物搅拌均匀后用文火翻炒，直到油被完全吸尽，药物的表面呈现出油亮的光泽时，取出放凉。

②油炸：首先将植物油加热到沸腾状态，然后与药材搅拌均匀，使用文火炸到一定程度后取出，沥去油再粉碎。

③油脂涂酥烘烤：首先将动物类药物切成块或者是锯成短节，放在火上烤热后用酥油涂布，再加热烘烤，等到酥油透入骨中时再涂再烤，反复上述操作，一直到药物的质地变得酥脆后，放凉再粉碎。

（3）主要注意事项

①油炸的时候温度比较高，须严格控制好温度和时间，否则容易将药物炸焦，导致药效降低或者是丧失药效。

②油炒和油脂涂酥，均应控制好火力和温度，以免将药物炒焦或者是烤焦，导致药物的有效成分被破坏从而降低了疗效。

淫羊藿

【来源】本品为小檗科植物淫羊藿、柔毛淫羊藿、箭叶淫羊藿或朝鲜淫羊藿的干燥的叶子。

【炮炙方法】

①淫羊藿：取适量的药材并去除枝梗等杂质只留下叶子，向其喷淋清水稍微湿润一下，切成细丝并干燥处理。

②炙淫羊藿：取适量的炼制好的羊脂油放入锅内，使用文火对其进行加热，放入切好的淫羊藿丝，翻炒到表面变成微黄色以及羊油脂被吸干，表面光泽均匀后取出放凉。其中每 100kg 淫羊藿对应 20kg 炼羊脂油。

【炮制作用】淫羊藿味辛、甘，性温。归肝、肾经。具有补肾阳、强筋骨、祛风湿的功效。多用于阳痿遗精，筋骨痿软，风湿痹痛，麻木，拘挛。生用祛风湿作用较强。羊脂油味甘甜性热，主要作用是温散寒邪、益肾补阳，而经过羊油炙后的淫羊藿，增强了温肾助阳的功效，多用于治疗阳痿以及不孕不育症。

蛤蚧

【来源】本品为壁虎科动物蛤蚧的干燥全体。

【炮制方法】

①蛤蚧：取适量的药材去除蛤蚧的鳞片以及头和足，切成小块，干燥。

②油酥蛤蚧：取蛤蚧涂麻油，用无烟火烤至稍黄质脆，去头足及鳞片，切成小块。

③酒蛤蚧：取蛤蚧块，用黄酒拌匀，稍润，用文火进行烤热，并向其喷洒适量的黄酒，然后再放到火上进行酥制，这样反复多次之后，一直到松脆为最佳的状态然后取出放凉。每100kg 蛤蚧块对应 20kg 的黄酒。

【炮制作用】蛤蚧味咸、性平。归肺、肾经。具有补肺益肾、纳气定喘、助阳益精的作用。生品的主要作用是补肺益肾以及纳气定喘，多用于治疗肺虚咳嗽，肾虚作喘等症状。而油酥蛤蚧比较易于粉碎，更有利于制作药剂。酒蛤蚧增强了补肾壮阳的功效，多用于治疗肾阳不足、精血亏损导致的阳痿、五更泄泻等。

三七

【来源】本品为五加科植物三七的干燥根及根茎。

【炮制方法】

①三七：取原药材，除去杂质，用时捣碎。

②三七粉：取三七，洗净，干燥，研细粉。

③熟三七：取净三七，打碎，分开大小块，用食油炸至表面棕黄色，取出，沥去油，研细粉。或取三七，洗净，蒸透，及时切片，干燥。

【炮制作用】三七味甘、微苦，性温。归肝、胃经。具有散瘀止血、消肿定痛的功效。生品止血化瘀、消肿定痛之力偏胜，止血而不留瘀，化瘀而不会导致出血。常用于各种出血证及跌打损伤，瘀滞肿痛。三七粉作用同于三七，三七粉多吞服或外敷，用于创伤出血。熟三七止血化瘀作用较弱，滋补作用较强，可用于身体虚弱、气血不足。

【同步练习】

一、A 型题（最佳选择题）

1. 醋炙柴胡目的是

A. 增强止痛活血作用 B. 增强散瘀止痛作用

C. 增强止痛疏肝作用 D. 降低毒性

E. 和解表里、升阳、疏肝

本题考点：用醋炮制，一是增强其止痛作用，二是引药物入肝经。醋具有收敛作用，如果柴胡用在升阳、解表退热、和解的时候一般采用生品。

2. 盐炙时需先炒药后加盐水的是

A. 荔枝核   B. 黄柏   C. 小茴香   D. 车前子

E. 杜仲

本题考点：先炒药后加盐水用于含黏液质较多的药物，如知母、车前子。

3. 关于醋白芍炮炙的作用，正确的是

A. 矫臭矫味 B. 缓和苦寒之性

C. 降低毒性，缓和药性 D. 增强养血和脾、止泻作用

E. 增强敛血、疏肝解郁作用

本题考点：醋白芍，引药入肝，敛血养血、疏肝解郁的作用。

4. 炮制后能增强滋阴降火，缓和苦燥之性作用的是

A. 姜黄柏　　　　　B. 酒黄柏　　　　　C. 盐黄柏　　　　　D. 蜜黄柏

E. 黄柏炭

本题考点：盐黄柏炮制的作用。

5. 具有缓泻的作用的同时不伤元气，逐瘀而不败正之功，经常用在年老体弱及患病久者的大黄炮制的种类为

A. 清宁片　　　　　B. 熟大黄　　　　　C. 大黄炭　　　　　D. 醋大黄

E. 酒大黄

本题考点：清宁片的泻下作用减轻是因结合型蒽醌含量下降所致。其缓和了泻下的作用，具有缓泻的作用的同时不伤元气，逐瘀而不败正之功，用于治疗饮食停滞、口燥舌干、大便秘结之年老体弱及患病久者。

二、B型题（配伍选择题）
（6—8题共用备选答案）

A. 引导药物上行，增强活血通络的作用

B. 引导药物下行，增强滋阴降火的作用

C. 引导药物进入肝，增强活血止痛的作用

D. 缓和药物的药性，增强润肺止咳的作用

E. 克制其寒性，增强和胃止呕的作用

6. 使用蜜炙法炮制中药的目的是

7. 使用酒炙法炮制中药的目的是

8. 使用盐炙法炮制中药的目的是

本题考点：考查蜜炙法、盐炙法及酒炙法炮制作用。

（9—10题共用备选答案）

A. 降火滋阴　　　　　　　　　B. 缓和药性

C. 增强补脾益气作用　　　　　D. 长于益气补中

E. 增强止咳润肺作用

9. 蜜炙麻黄能

10. 蜜炙枇杷叶能

本题考点：蜜炙法的知识点。

三、X型题（多项选择题）

11. 多用姜炙法炮制的药物有

A. 活血祛瘀药　　　B. 温中行气药　　　C. 降逆止呕药　　　D. 祛痰止咳药

E. 芳香化湿药

本题考点：生姜味辛性温，可温中止呕，化痰止咳，所以姜炙法经常用于祛痰止咳、降逆止呕的药物。

12. 下列关于酒炙法的炮制目的的说法，正确的是

A. 缓和药物苦寒之性　　　　　　　　B. 引药上行，清上焦实热

C. 增强滋阴降火作用　　　　　　　　D. 矫其腥臭，利于服用

E. 增强活血通络作用

本题考点： 酒炙法的目的。

13. 香附常见的炮制方法有

A. 酒炙香附　　　　B. 砂炒　　　　C. 醋炙香附　　　　D. 四制香附

E. 炒炭

本题考点： 香附常见的炮制方法有醋炙香附、酒炙香附、四制香附、香附炭。

14. 下列药材类型用炙法先炒药后加辅料的操作适用的是

A. 树脂类药材　　　　　　　　　　　B. 根茎类药材

C. 矿石类药材　　　　　　　　　　　D. 动物粪便类药材

E. 含黏液质较多的药材

本题考点： 先炒药后加醋多用于树脂类、动物粪便药物，如乳香、没药、五灵脂等；先炒药后加酒多用于动物类粪便类药材，如五灵脂；含黏液质较多的药物，应先炒后加盐水，如车前子等。

15. 适合用醋炙法炮制的是

A. 五灵脂　　　　B. 柴胡　　　　C. 白术　　　　D. 甘遂

E. 乳香

本题考点： 可用于醋炙法的有甘遂、商陆、莞花、柴胡、三棱、乳香、没药、五灵脂等，而白术的炮制方法中没有醋炙法。

参考答案： 1. C　2. D　3. E　4. C　5. A　6. D　7. A　8. A　9. B　10. E　11. CD　12. ABDE　13. ACDE　14. ADE　15. ABDE

四、煅法

【复习指导】本部分内容是属于高频考点，历年必考，应重点复习。需要掌握明煅法、煅淬法、扣锅煅法的主要目的、注意事项及辅料用量。掌握白矾、牡蛎、赭石、炉甘石、血余炭炮制方法及炮制作用。熟悉其他药物炮制方法、炮制作用。

将净选后的药物，置适当的耐火容器，高温加热至一定程度的方法，称为煅法。煅法适用于矿物类药、动物骨骼、贝壳以及某些植物药的炮制。根据煅烧方式和药物性质不同，分为明煅法、煅淬法、扣锅煅法（闷煅法）。

煅法始源很早，《五十二病方》中就有用煅法处理矿物药、动物药和少量植物药。《金匮玉函经》提出"有须烧炼炮炙、生熟有定"。其烧和炼就是不同程度的"煅"，只是温度高低、时间长短的差别。在煅制过程中，注意药物受热均匀，严格掌握煅至"存性"的质量要求，植物类药物要特别防止"灰化"，矿物类及其他类药物，均应煅至体松质脆的标准。

1. 明煅法　将净制后的药物，置适当的耐火容器内，不隔绝空气，高温加热至一定程度的方法，称为明煅法。适用矿物类、贝壳类及化石类药物的煅制。

（1）主要目的

①除去结晶水，增强收敛作用，如白矾、硼砂等。

②使药物质地酥脆，易于粉碎和煎出有效成分，如石决明等。

③缓和药性，如寒水石等。

（2）操作方法

①敞锅煅：将药物直接放入煅锅内，用武火加热的煅制方法。适用于含结晶水的矿物类药，如白矾、硼砂等。

②炉膛煅：将药物置耐火容器内，用武火加热煅至红透或酥脆易碎，取出放凉。适用于质地坚硬的矿物药及贝壳类等。

③平炉煅：将药物置炉膛内，武火加热并用鼓风机使温度均匀、迅速地升高。在煅制的过程中，可适当翻动，使药材受热均匀，煅至药材发红或红透（通过观察孔可见炉膛发红或发亮）时停止加热，取出放凉或进一步加工。此法煅制效率较高，适用于大量生产。其适用范围与炉膛煅相同。

④反射炉煅：将燃料投入炉内点燃，并用鼓风机吹，然后将燃料口密闭。从投料口投入药材，再将投料口密闭，鼓风燃至指定时间，适当翻动，使药材受热均匀，煅红后停止鼓风，继续保温煅烧，稍后取出放凉或进一步加工。此法煅制效率较高，适用于大量生产。其适用范围与炉膛煅相同。

（3）注意事项

①将药物大小分档分别煅制，以防生熟不均。

②煅制温度和时间要适宜，过高药材易灰化，过低则煅不透。

③有些药物在煅烧时会产生爆溅，因此可以在容器上加一个盖子（但是不完全密闭），以防爆溅。

④有些含结晶水的矿物药煅烧时不可搅拌，一次性煅透，在煅烧的过程中不能停火，否则会导致出现"夹生"的现象，不容易将其煅透。

白矾

【来源】本品为硫酸盐类矿物明矾石经过加工提炼制成的。主含含水硫酸铝钾。

【炮制方法】

①白矾：取适量的药材，除去杂质，用时将其捣碎或者是研磨成细粉。

②枯矾：取干净的白矾敲成小块后放在锅内，用武火加热使其熔化，继续煅至变得膨胀松脆呈现出白色的蜂窝状固体，直到完全干枯，冷后碾成细粉。

【炮制作用】白矾味酸、涩，性寒。归肺、脾、肝、大肠经。外用具有解毒杀虫、燥湿止痒的功效。外治用于湿疹，疥癣，脱肛，痔疮，聤耳流脓；内服用于久泻不止，便血，崩漏，癫痫发狂。枯矾收湿敛疮，止血化腐。用于湿疮湿疹，脱肛，痔疮，聤耳流脓，阴痒带下等。

石决明

【来源】本品为鲍科动物杂色鲍、羊鲍、皱纹盘鲍、耳鲍、澳洲鲍或白鲍的贝壳。

【炮制方法】

①石决明：取适量的药材，除去杂质然后清洗干净后，干燥处理并碾碎。

②煅石决明：取适量干净的石决明或粗粉置容器内，用武火煅至灰白色或青灰色，取出，放凉，碾成粉末。

【炮制作用】石决明味咸，性寒。归肝经。具有平肝潜阳、清肝明目的功效。生品以平肝潜阳为主，多用来治疗头痛眩晕，惊痫抽搐等症状。煅石决明的咸寒之性有明显的降低，并且缓和了平肝潜阳的作用，固涩收敛、明目的作用有明显的增强，多用于治疗翳障、青盲雀目等症状。

石膏

【来源】本品为硫酸盐类矿物硬石膏族石膏，主含含水硫酸钙。

【炮制方法】

①生石膏：取原药材洗净，干燥，打碎，除去杂石，碾成细粉。

②煅石膏：取净石膏块或粗粉，置无烟炉火中或适宜耐火容器内，武火煅至红透，取出，碾成粉末。

【炮制作用】石膏味辛、甘，性大寒。归肺、胃经。具有清热泻火、除烦止渴的功效。生用石膏可以起到清热泻火、除烦止渴的作用，经常用来治疗外感热病，肺热咳喘，高热烦渴，胃火亢盛，头痛牙痛等症状。而煅石膏能缓和寒性，免伤脾胃，除增强了收敛生肌的功效之外，还可敛疮止血，经常用来治疗外伤出血、溃疡不敛、湿疹瘙痒以及水火烫伤等症状。

牡蛎

【来源】本品为牡蛎科动物长牡蛎、大连湾牡蛎或近江牡蛎的贝壳。

【炮制方法】

①牡蛎：取适量的原药材清洗干净后晾干并碾碎。

②煅牡蛎：取适量的干净牡蛎或者是研磨好的粗粉，放在耐火的容器里或者是没有烟的火炉中，用武火进行加热，煅至酥脆时取出来放凉，碾成粉末。

【炮制作用】牡蛎味咸，性微寒，归于肝、胆、肾经。功效为潜阳补阴、软坚散结以及重镇安神。常用于治疗眩晕耳鸣、惊悸失眠以及癥瘕痞块，瘰疬痰核等症状。而煅牡蛎又增强了收敛固涩的作用，常用于治疗遗精崩带，自汗盗汗，胃痛吐酸等症状。

2. 煅淬法　煅淬法是指将药物在高温有氧的条件下煅烧至红透，然后又立即投入规定的液体辅料中骤然冷却。此法的适用范围是质地坚硬的药物，经过高温仍不能疏松的矿物类、化石类及临床特殊需要的。经常用到的淬液种类有酒、醋、药汁以及食盐水等。

（1）主要目的

①可以改变药物的理化性质，并且去除药材中的杂质，减少药物的不良反应，使疗效增强，如自然铜、炉甘石等。

②使药物变得酥脆并且易于粉碎，有利于制剂和煎出有效成分，如磁石、代赭石等。

（2）注意事项

①控制好煅制温度和时间，避免生熟不均。

②质地坚硬的矿物药煅淬时要反复进行数次，使淬液全部吸尽、药物酥脆为度。

③所用的淬液种类和用量，应符合药物的性质和煅淬目的的需要。

赭石

【来源】本品为氧化物类矿物刚玉族赤铁矿，主要含三氧化二铁。

【炮制方法】

①赭石：取适量的原药材，去除杂质，砸碎并碾细。

②煅赭石：取干净的赭石块放在无烟炉上或者是合适的容器里，使用武火煅至红透后取出立即放在醋液中淬，反复地煅淬数次直到变得酥脆时，取出干燥，碾成细粉。每 100kg 赭石，用醋 30kg。

【炮制作用】赭石味苦、性寒。归肝、心经。其主要功效是凉血止血、平肝潜阳以及重镇降逆。经常用来治疗眩晕耳鸣、噫气、呕吐、喘息、呃逆及血热所致吐血等症状。煅赭石可以缓和寒性并且可以增强平肝止血的功效，经常用于衄血、吐血及崩漏下血。

自然铜

【来源】本品为硫化物类，矿物黄铁矿族的黄铁矿，主要含二硫化铁。

【炮制方法】

①自然铜：选取原材料并去除里面的杂质，清洗干净后进行干燥处理，使用时将其砸碎。

②煅自然铜：取干净的自然铜放在无烟炉火上或者是合适的容器里，使用武火煅至红透后取出立即放在醋液中淬，反复的醋淬至表面变成黑褐色并且光泽消失，外表脆裂、质地酥脆，取出放凉，干燥处理后将其碾碎。其中每 100kg 自然铜对应 30kg 醋。

【炮制作用】自然铜味辛，性平。归肝经。具有散瘀止痛、续筋接骨的功效。入药多为煅品，煅淬后增强了散瘀止痛作用，并使质地酥脆，易于粉碎和煎出有效成分。多用于跌打肿痛，筋骨折伤。

炉甘石

【来源】本品为碳酸盐类矿物方解石族菱锌矿，主含碳酸锌。

【炮制方法】

①炉甘石：选取适量的原材料，去掉里面的杂质后将其捣碎。

②煅炉甘石：选取干净的炉甘石放在比较耐火的容器里，使用武火将其煅至红透，将其取出并立即投入到水中浸淬，并不断搅拌，倾取其混悬液，未透者沥干后，再煅烧，浸淬，反复 3～4 次。合并所取出来的混悬液，静置去掉上层的清水，干燥研散。

③黄连汤制炉甘石：取适量的黄连煎汤 2～3 次，过滤后筛去残渣，加入煅炉甘石细粉并且搅拌均匀，黄连汤被吸尽后，干燥处理。每 100kg 的煅炉甘石细粉对应 12.5kg 黄连。使用三黄汤制炉甘石：首先将黄芩、黄连、黄柏一起煎汤 2～3 次，过滤后筛去残渣，加入煅炉甘石中搅拌均匀，待三黄汤被吸尽后干燥处理。每 100kg 的煅炉甘石细粉对应黄芩 12.5kg、黄连 12.5kg 以及黄柏 12.5kg。

需要注意的事项：炉甘石经常用于眼科，为外用药，临床医学要求使用的时候是极细的药粉，所以大多数炉甘石经过煅淬后还需要使用水飞法制取，制取炉甘石应该选用水飞后的细粉。

【炮制作用】炉甘石味甘，性平。归肝、脾经。具有解毒明目退翳、收湿止痒敛疮的功效。炉甘石不生用，也不作内服，多外用。煅炉甘石，质地纯洁细腻，适宜于眼科及外敷。制炉甘石可增强清热明目、收湿敛疮之效，多用于目赤肿痛，眼缘赤烂，翳膜胬肉，溃疡不敛，脓水淋漓，湿疮，皮肤瘙痒。

3. 扣锅煅法　扣锅煅法是将药材在高温缺氧的条件下，煅成炭，又称暗煅、密闭煅、闷煅。适用于体轻，炒炭易灰化的药物。

（1）目的

①改变药物性能，产生新的药效，适应临床用药需要，如血余炭、棕榈。

②产生或增强止血作用，如荷叶。

③降低毒性和刺激性，如干漆。

（2）操作方法：取净药材置锅内，上盖一较小锅，两锅结合处（垫数层纸）用黄泥或盐泥封固，盖锅底部上放几粒米或贴一白纸并压一重物，待泥稍干后，加热至白纸或大米呈焦黄色，药材全部炭化为度，冷后，打开上锅，取出药物。

煅透的判断方法：①米、纸变深黄色；②滴水成珠或滴水即沸；③观烟色（在两个锅的盐泥封闭处留一个小孔，并用筷子将其塞住，进行煅时要注意观察小孔处的烟雾，当烟由白色转为黄色直到呈现青烟并且有所减少时，可以降低火力，再煅至基本无烟时止）。

（3）注意事项

①锅内药物不宜装入过多，否则不易煅透，一般最多为锅体积的2/3为宜。

②煅烧过程中，如有大量气体及浓烟从锅中喷出，冲开盐泥，应及时用盐泥封堵，以防空气进入，使药物灰化。

③煅透后，应放冷后方可启封，以免炭药高热未散，骤遇空气助燃灰化。

血余炭

【来源】本品为人的头发制成的炭化物。

【炮制方法】取适量的原药材去除杂质，用稀碱水洗去头发上的油垢后漂净，干燥，置锅内，上面盖一个较小锅，在两个锅的接合处用盐泥进行封固，并且在上面压上重物，在盖锅的底部贴一个白纸条或者放几粒大米，先使用文火然后转用武火，直到白纸或大米的颜色变为深黄色为最佳状态，冷后取出，剁成小块。

【炮制作用】血余炭味苦，性平。归肝、胃、膀胱经。具有收敛止血、化瘀、利尿的功效。本品不能生用，煅烧成炭后方能产生止血作用，经常用来治疗咯血、尿血、外伤出血、吐血，以及崩漏下血等症状。

【同步练习】

一、A 型题（最佳选择题）

1. 制后缓和平肝潜阳，增强固涩收敛作用的是

A. 枯矾　　　　　　B. 煅炉甘石　　　　　　C. 煅石决明　　　　　　D. 自然铜

E. 朱砂

本题考点：石决明经过煅制后，降低了其咸寒的特性，缓和其平肝潜阳的功效，并且收敛固涩、明目的作用增强。

2. 闷煅法的操作特点是

A. 一次性煅透，中间不得停火　　　　　　B. 密闭缺氧

C. 煅至红透，反复煅至酥脆　　　　　　D. 高温煅至黑色

E. 容器加盖煅制

本题考点：扣锅煅法是指将药物在高温缺氧的条件下煅烧成炭，又可以称为密闭煅法、闷煅法和暗煅法。

3. 经煅后失去结晶水的药材是

A. 明矾　　　　　　B. 石决明　　　　　　C. 自然铜　　　　　　D. 赭石

E. 云母石

本题考点：明矾煅制后失去全部结晶水。

4. 煅石膏的炮制目的是

A. 增强泻火清热作用 　　　　　B. 增强收敛生肌作用

C. 增强止渴生津作用 　　　　　D. 便于煎出有效成分

E. 增强安神收敛作用

本题考点： 煅石膏具有收敛、生肌、敛疮、止血的功能。

5. 代赭石煅淬所用的辅料是

A. 米泔水 　　　B. 酒 　　　C. 盐水 　　　D. 黄连汤

E. 醋

本题考点： 代赭石的炮制方法是火煅醋淬。

二、B 型题（配伍选择题）

（6—7 题共用备选答案）

A. 煅石膏 　　　B. 煅牡蛎 　　　C. 煅炉甘石 　　　D. 煅石决明

E. 血余炭

6. 用煅淬法炮制的饮片是

7. 用扣锅煅法炮制的饮片是

本题考点： 明煅法：白矾、牡蛎、石决明、石膏。煅淬法：自然铜、赭石、炉甘石。扣锅煅法：血余炭。

（8—10 题共用备选答案）

A. 使药物变得酥脆，更容易被粉碎和煎出

B. 使药物的质地更加的纯洁细腻，适合用于眼科以及外敷使用

C. 固涩收敛、止血化腐的作用有所增强

D. 收涩敛疮、止血化腐的作用有所增强

E. 产生止血的作用

8. 自然铜煅制的目的是

9. 白矾煅制的目的是

10. 炉甘石煅制的目的是

本题考点： 自然铜火煅醋淬后，使药物酥脆、便于粉碎和煎出，并可增强散瘀止痛的作用。白矾煅制后，降低了其酸寒属性，减弱了涌吐的作用，收涩敛疮、止血化腐的作用增强。经过煅淬水飞后炉甘石，颜色纯白，质地细腻，适用于眼科及外敷用。

三、X 型题型（多项选择题）

11. 下列有关血余炭炮制的叙述，正确的是

A. 血余炭是将头发反复用稀碱水洗净，扣锅煅法煅烧成炭而成。

B. 血余炭为不规则的小块，乌黑发亮，呈蜂窝状，研之清脆有声。

C. 血余炭必须是在高温条件下煅烧。

D. 血余炭具有止血作用，从中提得的粗结晶止血作用更强。

E. 本品不生用，煅制成血余炭后，改变原有性能，产生了新疗效。

本题考点： 血余炭炮制的方法。

12. 判断密闭煅炭是否煅透的标准是

A. 滴水于锅盖四周即沸　　　　B. 贴于锅盖上的纸变焦黄色

C. 计时　　　　　　　　　　　D. 贴于锅盖上的白色米变焦黄色

E. 时间均为 4～7 小时

本题考点：扣锅煅的知识点。

参考答案：1. C　2. B　3. A　4. B　5. E　6. C　7. E　8. A　9. D　10. B　11. ABDE
12. ABD

五、蒸、煮、燀法

【复习指导】本部分内容是属于高频考点，历年必考，应重点复习。需要掌握蒸、煮、燀法的主要目的、注意事项及辅料用量。掌握何首乌、黄芩、黄精、附子、苦杏仁炮制方法及炮制作用。熟悉其他药物炮制方法、炮制作用。

"水火共制"法是指蒸、煮、燀法。这里所说的"水"可以是清水，也可以是酒、药汁或醋（如甘草汁、黑豆汁）。如陈嘉谟所说："水火共制者，若蒸若煮而有二焉。"

蒸制主要是利用水蒸气加热药物（或药物与辅料）。其中不加辅料的药物蒸制的时间较短，其目的是软化药材，方便切制或者是便于保存药物，如清蒸木瓜、桑螵蛸、天麻、人参、黄芩等。而加辅料蒸制的时间则相对较长，蒸制的主要目的是改变药物的性味，开发出新的药效，扩大在临床的适用范围，如酒蒸地黄、大黄，黑豆汁蒸何首乌等；也可以增强疗效，如酒蒸肉苁蓉、黄精、女贞子、山茱萸等。

煮制主要是利用水、辅料或药汁的温度来对药物进行加热，所以无论是使用清水煮（如川乌、草乌），或者是加液体辅料或是用药汁煮（如附子、吴茱萸、远志），还是用固体辅料豆腐煮（如藤黄、硫黄），其主要目的都是降低药物的毒性或消除副作用。

燀制，是一种将药物在沸水中进行短时间的浸煮的方法，主要作用是破坏一些药物中的酶（如杏仁、桃仁）和毒蛋白（如白扁豆），同时也有利于去除非药用部位或分离药用部位。

蒸、煮、燀法的主要作用是改变药性，降低毒性，增强疗效，减少不良反应、保存药效等。其优点是温度、时间、炮制程度等多有具体规定，因而较容易控制，没有炒制时焦煳现象。缺点是条件控制不好时可造成有效成分流失，特别是煮法，如果水量过大、时间过长则使有效成分流失，因此要严格按操作规程进行。

1. 蒸法　将净制或切制过的药物加入辅料或不加辅料置蒸制容器内或密封容器内隔水加热至一定程度的方法，称为蒸法。

（1）目的

①扩大用药范围：如地黄与熟地黄。

②改变或缓和药性：如生地黄为苦寒，而蒸后则转为甘，微温；大黄苦寒，蒸后药性明显缓和。

③降低不良反应：大黄生用泻下作用峻烈，酒蒸后泻下作用缓和；何首乌生品蒸后可消除泻下作用，变为滋补。

④利于贮存且可保存药效：桑螵蛸经过蒸制后可以杀死虫卵，防止在翌年孵化；黄芩蒸制后破坏了酶，保存了苷，即保存了药效。

⑤便于切片：如木瓜、天麻等先用水浸润否则水分不容易渗入，泡的时间久了则会影响

有效成分，导致有效成分的损失，蒸后方便切片，效率较高，容易干燥。

（2）操作方法：蒸法根据药物的性质和要求的不同，分为清蒸、加辅料蒸和炖三种炮制方法。

①清蒸：取净药材，大小分档，置适宜的蒸制容器内，用蒸汽加热蒸至规定程度，放凉，取出，晾至六成干，切片或段，干燥。

②加辅料蒸：取净药材，大小分档，加入适量的液体辅料搅拌均匀，润透后放在可以蒸制的适当容器里，用蒸汽加热蒸到规定的最佳程度，取出来稍微晾一下，再拌回剩余的液体辅料，然后再晾到六成干，切成片或段，进行干燥处理。

③炖：取适量干净的药材，大小分档，加入液体辅料拌匀，润透后，置适宜的蒸制容器内，密闭，隔水加热炖透，或炖至辅料完全被吸尽时，放凉，取出，晾至六成干，切片或段，干燥。

（3）操作工序：一般要求首先将净药材分档，加辅料蒸或炖法，然后加入辅料与药物拌匀，再隔水或用蒸汽蒸制。质地坚硬药物，在蒸制前，可以先用水浸润 1 ～ 2 小时，来改善蒸制的效果。蒸制的时间一般由药物的性质来决定，短则 1 ～ 2 个小时，长则数十个小时，有的甚至要求反复蒸制，如九蒸九晒法。

（4）注意的事项

①一般情况下使用液体辅料拌蒸时，需要等到辅料完全被吸尽后再蒸。

②蒸制时一般先武火，待"圆汽"（即水蒸气充满整个蒸制容器并从锅盖周围大量逸出）再改为文火，保持锅内有足够的蒸汽即可。

③蒸制的时候要注意火候的大小，若蒸制的时间太短的话，会达不到蒸制的目的；如果时间太久的话，则会影响到药效，并且有的药物可能会"伤水"，导致水分过大，干燥处理难以进行。

④若需要长时间进行蒸制的药物，则应在蒸制的过程中不断加水，以免在蒸制的过程中蒸汽中断，尤其要注意不要将水蒸煮干，这样会影响药物的质量。若需要连夜蒸制的药材应该有专门的人轮流值班，确保安全。

⑤加入辅料蒸制完成后，如果容器里有剩余的液体辅料即蒸液，则应该向其拌入药物后再次进行干燥处理。

何首乌

【来源】本品为蓼科植物何首乌的干燥块根。

【炮制方法】

①何首乌：取适量的原药材除去杂质后清洗干净，稍微浸湿润透后切成厚片或块，再进行干燥处理。

②制首乌：取适量干净的何首乌厚片或何首乌块，使用适量黑豆汁搅拌均匀后放在合适的非铁质的容器里面，炖至汁液被吸尽；或用黑豆汁拌匀后蒸，蒸至棕褐色时，或者是晾晒到半干的状态后切成片再进行干燥处理。其中每 100kg 何首乌片或块，对应 10kg 黑豆。

黑豆汁的制作方法：取 10kg 的黑豆，加入适量的清水后煮大概 4 小时，熬出的黑豆汁大约有 15kg。此时再往黑豆渣里加水再煮 3 个小时，熬出的黑豆汁大约有 10kg，合并可以得到黑豆汁大概有 25kg。

【炮制作用】何首乌味苦、甘、涩，性温。归心、肝、肾经。功效为润肠通便、解毒消痈以及截疟。经常用于治疗肠燥便秘、瘰疬疮痈以及风疹瘙痒等症状。制首乌增加了益精血、补肝肾、强筋骨以及乌须发的功效，经常用于治疗眩晕耳鸣、腰膝酸软、须发早白、血虚萎黄以及肢体麻木、崩漏带下、久疟体虚的症状。

黄芩

【来源】本品为唇形科植物黄芩的干燥根。

【炮制方法】

①黄芩：取适量的原药材除去杂质后清洗干净，并且将大小分类，放在合适的蒸制容器里面隔水进行加热，一直到"圆汽"后半个小时，其质地变得软化时取出来，并趁热时切成薄片，再进行干燥处理。或者是将清洗干净的黄芩放在沸水中煮10分钟，将其闷透然后切薄片，再进行干燥处理（要注意避免暴晒）。

②酒黄芩：取适量的黄芩片并用适量的黄酒搅拌均匀后稍微闷一下，等到黄酒完全被吸尽后，用文火翻炒到药物的表面变得微干，颜色变成深黄色时，取出来放凉。其中每100kg黄芩片对应10kg黄酒。

③黄芩炭：取适量的黄芩片并放在锅内用武火进行加热，一直炒到药物的表面变成黑褐色且内部变成深黄色时取出放凉。

【炮制作用】黄芩味苦，性寒。归肺、胆、胃、大肠经。具有清热燥湿、泻火解毒、止血、安胎的功效。生品清热泻火力强，多用于风热湿证和痈疽疔疖。酒黄芩能入血分，借酒力以上腾，用于上焦肺热及四肢肌表之湿热；酒炙后还可缓和苦寒之性，免伤脾胃。黄芩炭寒性大减，苦涩之味增加，能清热止血，多用于吐血、衄血等。

地黄

【来源】本品为玄参科植物地黄的新鲜或干燥的块根。

【炮制方法】

①鲜地黄：取适量新鲜的药材，除去杂质及根须等，洗净，待用时切成厚片或者是绞成汁。

②生地黄：取适量干净的药材，除去杂质并洗净，闷润处理后切成厚片，再进行干燥处理。

③熟地黄：取洗净的生地黄放在合适的容器里，隔水加热蒸至色泽变得黑润后取出来，将其晾到八成干后切成厚片再进行干燥处理。取适量洗干净的生地黄，用黄酒拌匀，置罐内或适宜容器内，密闭，隔水加热炖透，酒被吸完，其内外都变得乌黑光亮、味道也变得甘甜后取出来，将其晾到八成干后切成厚片再进行干燥处理，其中每100kg生地黄对应30～50kg黄酒。

④生地炭：取适量生地片，使用武火翻炒至生地炭发泡鼓起变成焦黑色时，往上喷淋一些清水使火星都被浇灭后取出来放凉，或者是用焖煅法煅炭。

⑤熟地炭：取适量的熟地片，使用武火翻炒至生地炭发泡鼓起变成焦褐色时，往上喷淋一些清水使火星都被浇灭后取出来放凉，或者是用焖煅法煅炭。

【炮制作用】鲜地黄味甘、苦，性寒。归心、肝、肾经。具有清热生津，凉血，止血的功效，多用于热邪入营，舌绛，发斑，发疹，吐血等。**生地黄**味甘，性寒。归心、肝、肾经。具有清热凉血，养阴生津的功效，多用于热入营血，温毒发斑，阴虚骨蒸，消渴，吐血等。**熟地黄**药性由寒转温，味由苦转甘。归肝、肾经。具有滋阴补血，填精益髓的作用，多用于肝肾阴虚，腰膝酸软，骨蒸潮热，盗汗遗精，心悸怔忡，崩漏下血等。**生地炭**能凉血止血，多用于血热或血虚之出血证。熟地炭能补血止血，多用于虚损性出血。

黄精

【来源】本品为百合科植物黄精、滇黄精或者是多花黄精的干燥根茎。

【炮制方法】

①黄精：取适量的原药材，除去杂质后洗净，稍微浸润到软硬适度的状态后，切成较厚的片再干燥处理。

②蒸制黄精：取适量的干净黄精放在容器里，反复蒸制一直到变成棕黑色后，滋润时将其取出切成厚片进行干燥处理。

③酒黄精：取适量的干净黄精，用黄酒搅拌均匀后，放在容器内密闭，隔水加热至酒被吸尽，一直到颜色变黑有光泽，口尝没有麻舌感为最佳状态，将其取出切成厚的片干燥处理，其中每 100kg 黄精对应 20kg 黄酒。

【炮制作用】黄精味甘、性平。归脾、肺、肾经。具有补气滋阴、健脾、润肺、益肾的功效。生品具麻味，刺激咽喉，故多蒸用，蒸后可减轻刺激咽喉的不良反应，并增强滋补作用，同时滋而不腻、肾虚精亏、头晕目眩者多用之。酒黄精能助起药势，使之滋而不腻，更好地发挥补益作用。

人参

【来源】本品为五加科植物人参的干燥根及根茎。

【炮制方法】

①生晒参：选取适量的药材将其清洗干净后，润透并且切成薄片进行干燥处理，使用时捣碎。

②红参：选取适量的药材洗净，蒸制 2～3 小时后取出，经干燥处理即为红参。用时再稍微蒸软或者是稍微浸湿后烤软，再切成薄片进行干燥处理；或者是使用时捣碎。

【炮制作用】人参味甘、苦，性平。归脾、肺、心、肾经。主要功能为复脉固脱、大补元气、益气摄血、补脾益肺和安神益智。生晒参性较平，不温不燥，偏于补气养阴，宜于气阴两虚之症，用于体虚欲脱，肢冷脉微，脾虚食少，肺虚喘咳，内热消渴，惊悸失眠，阳痿宫冷等。经过蒸制后的红参味道甘甜而厚，属性也变得较为温和，其主要功能是复脉固脱、大补元气以及益气摄血，用于体虚欲脱，肢冷脉微，气不摄血，崩漏下血等。

天麻

【来源】本品为兰科植物天麻的干燥块茎。

【炮制方法】

天麻：取原药材，除去杂质，洗净，润透或蒸软，切薄片，干燥。

【炮制作用】天麻性味甘，平。归肝经。具有息风止痉，平抑肝阳，祛风通络的功效，多用于小儿惊风，癫痫抽搐，破伤风，头痛眩晕，肢体麻木，风湿痹痛等。

2. 煮法　煮法是将净制后的药物加入适量的辅料或者是不加辅料，放在备好的锅中，加入适量的清水一起煮。所加辅料主要有米醋、甘草汁、豆腐等。煮法多适用于有毒药物的炮制。

（1）目的

①消除或降低药物的毒副作用：如草乌经煮制后毒性降低，可内服。

②使药物软化，便于切制：如水煮黄芩。

③缓和药性：如甘草汤煮远志。

④清洁药物：如珍珠（习称花珠）外有油垢，豆腐煮制可令其洁净，便于服用。

（2）操作步骤：根据药物自身的性质、辅料的来源以及炮制时的具体要求，可以分为三种方法。

①清水煮：将洗净的适量药材，大小分档，然后加水浸泡至没有干心的状态，取出后放入准备好的合适的容器内，向其中加入适量的水直到浸没药面，用武火进行加热，煮沸后改用文火加热，保持药汁微沸的状态，煮至没有白心为最佳。如乌头。

②药汁煮：将净药材，大小分档，加入药汁拌匀，加水淹过药面，武火加热煮沸后改用文火，煮至药透汁尽，取出，切片，干燥。如甘草汁煮远志。

③豆腐煮：将药物放置在两块豆腐的中间或者是把豆腐挖出一个不透底的长方形的槽，然后将药物放在里面，接着再盖上豆腐，放入锅内加适量的水淹没豆腐，然后煮到一定的程度后取出来放凉去掉豆腐，例如硫黄。

（3）注意的事项

①将大小分档：在进行炮制前应先对药材进行分档，分别炮制，从而保证炮制品均匀一致。

②加水量适当：根据炮制时的具体要求，控制加水量，如毒剧药物加清水煮的时候需要加入大量的水，要求做到药煮透而汁不尽，煮后捞出排掉母液。加液体辅料煮制时，加水的量应该严格控制，要求做到药透汁尽，如果加水过多，则会药煮透而汁液未吸尽，有损药效；加水过少，则会使药煮不透，影响质量。

③火力适当：先用武火煮到沸腾状态后再用文火煮，保持沸腾的状态，不然会让水分迅速的蒸发，不利于向药物的内部组织渗透，在煮的过程中还需要不断添加沸水。

④及时干燥或切片：将煮好后的药材取出来，应立即晒干或者晾干，如果需要进行切片的话，则可以闷润到内外的湿度保持一致，可以先切成饮片，然后再进行干燥处理，如黄芩。或适当晾晒，再切片，干燥，如乌头。

藤黄

【来源】本品为藤黄科植物藤黄所分泌的胶质树脂。

【炮制方法】

①生藤黄：选取适量原药材，除去杂质后，碾压成粗粒或者是打成小块。

②制藤黄：豆腐制：选取大块的豆腐，中间挖一不透底的长方形槽，将净藤黄放入槽中，上用豆腐盖严，置煮制容器内加水煮至藤黄全部熔化，取出，放凉，待藤黄凝固，除去豆腐干燥。或取定量豆腐块置盘内，中间挖槽，将净藤黄粗粒放入槽中，上用豆腐盖严，置蒸制容器内隔水蒸 3～4 小时，待藤黄全部熔化，取出，放凉，待藤黄凝固，除去豆腐，干燥。每 100kg 净藤黄，用豆腐 300kg。荷叶制：取荷叶加 10 倍量水煮 1 小时，捞去荷叶，加入净藤黄煮至烊化，并继续浓缩成稠膏状，取出，凉透，待其凝固打碎。每 100kg 净藤黄，用荷叶 50kg。山羊血制：取净藤黄与鲜山羊血同煮 5～6 小时，取出，除去山羊血，晾干。每 100kg 净藤黄，用山羊血 50kg。

川乌

【来源】本品为毛茛科植物乌头的干燥母根。

【炮制方法】

①生川乌：取适量原药材，除去杂质，使用时将其捣碎。

②制川乌：取适量干净的川乌并将其大小分类，用水浸泡直至没有干心时取出，加入清

水煮 4～6 小时或者是蒸 6～8 小时，直至取大个且实心者切开里面没有白心，口尝稍微有麻舌感时，取出晾到六成干后切厚片并干燥处理。

【炮制作用】川乌味辛辣、苦，性热，**有大毒**。归心、肝、肾、脾经。具有祛风除湿，温经止痛的功效。生川乌有大毒，常外用，祛寒止痛效果比较强，多用于治疗腰脚冷痛、痈疽疔癣以及头痛等症状。制川乌毒性降低，同时可内服，用于治疗风寒湿痹，心痛彻背，寒疝腹痛等。

吴茱萸

【来源】本品为芸香科植物吴茱萸、石虎或者是疏毛吴茱萸的干燥、接近成熟的果实。

【炮制方法】

①吴茱萸：取适量的原药材，除去杂质、果柄、枝梗，洗净，干燥。

②制吴茱萸：取适量的甘草并捣碎，加入适量的水煎汤，滤除碎渣后加入干净的吴茱萸，一直闷润到汤液被吸尽后，放置在已经预热好的炒制容器里，用文火进行加热翻炒一直到微干状态，将其取出，干燥。或取甘草捣碎，加适量水煎汤，去渣，加入净吴茱萸，煮沸后改文火加热一直到药汁吸尽，取出进行干燥处理。其中每 100kg 的吴茱萸对应 6kg 的甘草。

③盐吴茱萸：取干净的吴茱萸放在合适的容器里，加入适量的盐水搅拌均匀，放在锅内然后用文火加热并翻炒至裂开，稍微鼓起来的时候将其取出放凉，其中每 100kg 的吴茱萸对应 3kg 的食盐。

【炮制作用】吴茱萸味辛辣、偏苦，性偏热，**有小毒**。归于脾、胃、肝、肾经。主要功效是助阳止泻、散寒止痛、降逆止呕。

生吴茱萸多用于外敷，散寒定痛，多用于口舌生疮，风冷牙痛，湿疹等。制吴茱萸能降低毒性，缓和燥性，以散寒止痛，降逆止呕，助阳止泻，用于厥阴头痛，眩晕，寒湿脚气，经行腹痛，脘腹胀痛，呕吐吞酸，五更泄泻等。盐吴茱萸可增加咸降作用，增强疗疝功效。

附子

【来源】本品为毛茛科植物乌头的子根经过加工而成。

【炮制方法】

①**盐附子**：选个头比较大的、均匀的泥附子，洗净后放入食用胆巴的水溶液中，过夜后再加入适量的食盐继续浸泡，每天都要取出来进行晾晒，逐渐增加晾晒的时间，一直到附子的表面出现大量的盐霜（即大量的结晶盐粒），变硬。

②**黑顺片**：取适量的泥附子，按照大小分档并分别清洗干净后，放入食用胆巴的水溶液中，数日后连同液体一起煮透，然后捞出来用清水漂洗，纵向切成大约 0.5cm 的片，再用清水浸漂，使用调色液将附片染色，染成浓茶色，然后取出蒸到表面出油，有光泽后，烘半干，然后再晒干或者继续烘干。

③**白附片**：取适量大小均匀的泥附子清洗干净后，放入食用胆巴的水溶液中，数日后连同液体一起煮透然后捞出来剥去外面的表皮，纵向切成大约 0.3cm 的片，再用清水浸漂，取出来后蒸透再晒干。

④**炮附片**：取出适量的砂子放在锅内，用蒸武火将其炒热后加入附片，拌炒到附片鼓起并且颜色变成微黄色，将其取出筛掉砂子后放凉。

⑤**淡附片**：取干净的盐附子放在干净的清水里，每天都要换水 2～3 次，一直到盐分被漂尽，后与甘草、黑豆一起加水煮，煮透后切开尝试没有麻舌感时可以取出，去掉甘草和黑

豆后切成薄片，干燥处理，其中每100kg的盐附子对应5kg的甘草和10kg的黑豆。

【炮制作用】附子味辛、甘，性大热，**有毒性**。归于肾、心、脾经。主要功效是散寒止痛、补火助阳、回阳救逆。经常用于治疗四肢较冷脉搏微弱，亡阳虚脱，阳痿，宫冷，心腹冷痛，虚寒吐泻，阳虚外感，寒湿痹痛等。生附子有毒，经过炮制加工后毒性有所降低，可以用于内服。附子盐制的目的主要是防止药物变腐烂，方便储存。白附片、黑顺片可以直接入药，并且毒性有所降低。炮制附片的主要作用是温肾暖脾，经常用于治疗虚寒吐泻以及心腹冷痛。淡附片有散寒止痛和回阳救逆的作用，经常用于治疗四肢厥冷，脉搏微弱，亡阳虚脱，阳虚外感等。

3. 燀制法　燀制法就是将药物放在沸水里进行短时间的浸煮后再取出来，并用冷水浸漂，再分离种皮的方法。多适用于种子类药物。

（1）目的

①去除药材的非要用部分，保存有效成分。如将杏仁和桃仁去种皮。

②分离不同的药用部位，如白扁豆。

燀制法的具体操作步骤：首先将大量的清水煮沸，将药物投入沸水中，翻烫5～10分钟，至果皮变膨胀并易于去除时，立即取出来，浸泡于备好的适量的冷水中随后捞起，分离果皮和果仁，晒干后只留下果仁。

（2）注意事项

①控制水的温度，可以适量的多用一些水，一般情况下水量为药物的10倍以上。如果水量太少的话，放入药物后水的温度会迅速降低，导致酶灭活缓慢，反而苷容易被酶溶解，影响药效。

②水沸腾后投入药物，一般加热5～10分钟。若加热时间过长容易导致成分的损失。

③燀制去皮后，应该在燀制的当天晒干或者是低温烘干。否则容易泛油，使颜色变黄，从而影响成品的质量。

苦杏仁

【来源】本品为蔷薇科植物杏、山杏、东北杏或西伯利亚杏的干燥成熟种子。

【炮制方法】

①苦杏仁：取适量的原药材，除去杂质包括核壳、褐色的油粒，用时捣碎。

②燀杏仁：选取干净的苦杏仁，放置在其10倍多的沸水中加热5分钟后，至果皮稍微膨胀时捞出，稍微用凉水浸泡一下后取出，去掉果皮晒干后只留下果仁，用时捣碎。

③炒苦杏仁：取适量的苦杏仁放在备好的锅内，用文火炒至表面微黄色、略带焦斑并伴随着香气飘出时取出来放凉，用时捣碎。

【炮制作用】苦杏仁味苦，性微温，**有小毒**。归肺、大肠经。具有降气止咳平喘，润肠通便的功效。多用于咳嗽气喘，胸满痰多，血虚津枯，肠燥便秘。生品有小毒，剂量过大或使用不当易中毒，使用炮制法可降低毒性，苦杏仁燀制后便于去掉果皮，更利于煎出有效成分，提高药效。而炒的杏仁具有温肺散寒的作用，多用于肺寒久咳。

白扁豆

【来源】本品为豆科植物扁豆的干燥成熟的种子。

【炮制方法】

①白扁豆：取适量的白扁豆，去除杂质，用时捣碎。

②扁豆衣：取干净的白扁豆，将其放入沸水中煮到皮变软后捞出来，放置冷水中短时间

内取出，搓开种皮与种仁，干燥，筛取种皮（其仁另作药用）。

　　③炒扁豆：取净白扁豆，置锅中用文火炒至微黄，略有焦斑，有香气逸出，取出放凉，用时捣碎。

　　【炮制作用】白扁豆味甘，性微温。归脾、胃经。具有健脾化湿，和中消暑的作用。经常用于治疗食欲不振、白带过多、大便溏泻、暑湿吐泻、脾胃虚弱以及胸闷腹胀等症状。炒扁豆偏于健脾止泻，多用于脾虚泄泻，白带绵下。燀制是为了分离不同的药用部位，扁豆衣气味俱弱，以祛暑化湿为主，可用于暑热头昏等。

【同步练习】

一、A 型题（最佳选择题）

1. 黄芩蒸制的目的是

A. 增强补脾益气的功能　　　　　　B. 破酶保苷，便于切片

C. 改变药性，扩大药用范围　　　　D. 降低毒性，保证临床用药安全

E. 增强乌须发、补肝肾作用

本题考点： 经过蒸制或者是沸水煮后的黄芩的作用是既可以杀酶保苷又可以使药物变得比较软，方便切片，同时也保持了原有的色泽以及饮片的质量。

2. 淡附片的炮制需要

A. 黑豆、甘草和水共煮　　　　　　B. 酒、水和甘草共煮

C. 姜汁、甘草和水共煮　　　　　　D. 胆汁、甘草和水共煮

E. 甘草、米泔和水共煮

本题考点： 淡附片的炮制需要黑豆、甘草和水共煮。

3. 关于炮制何首乌的主要目的正确的是

A. 结合蒽醌含量减少　　　　　　　B. 增强解毒、润肠、消炎作用

C. 游离蒽醌含量增高　　　　　　　D. 二苯乙烯含量降低

E. 增强补肝肾、乌须发、益精血、强筋骨作用

本题考点： 用黑豆汁搅拌均匀并蒸制后的何首乌，增强了原有的作用，如：补肝肾、强健筋骨、使头发变黑以及补益精血等，味道变为甘厚，属性变得比较温和。

二、B 型题（配伍选择题）

（4—7 题共用备选答案）

A. 熟地炭　　　　B. 生地黄　　　　C. 生地炭　　　　D. 熟地黄

E. 鲜地黄

4. 凉血止血宜用

5. 止血补血宜用

6. 滋阴补血，益精填髓宜用

7. 凉血生津，养阴清热宜用

本题考点： 生地黄具有清热凉血，养阴生津的功效；熟地黄具有滋阴补血，填精益髓的作用；生地炭能凉血止血；熟地炭能补血止血。

三、X 型题（多项选择题）

8. 附子常有的饮片规格包括

A. 黄附片　　　　B. 黑顺片　　　　C. 白附片　　　　D. 淡附片

E. 炮附片

本题考点：附子的炮制规格有盐附子、白附片、黑顺片、炮附片、淡附片。

参考答案：1. B　2. A　3. E　4. C　5. A　6. D　7. B　8. BCDE

六、其他制法

【复习指导】本部分内容是属于历年偶考。需要掌握各种炮制方法的目的，如提净法、水飞法、复制法、制霜法、煨法、发芽法以及发酵法、注意事项及辅料用量。掌握半夏、肉豆蔻、六神曲、巴豆、朱砂炮制的方法以及作用。并熟悉其他药物的炮制的方法和炮制的作用。

1. 复制法　复制法就是将干净备选的药物放置在容器里，往里面加入一种或者多种辅料，按照一定的工艺程序反复地进行炮制。

复制法的历史比较悠久，在汉以前就有所记载，唐代的时候有一些药物已经具备了比较完善的复制工艺，由于复制所用的辅料的种类、用量不同，操作工艺也不一致，或浸或泡或漂，或煮或蒸或数法共用，因此没有统一的炮制方法，具体药物复制时应严格按照要求分别炮制。现今适宜复制法的药物有半夏、天南星等。

（1）目的

①可以降低或消除药物原有的毒性，如半夏、天南星等，可以用白矾和姜合制后，降低毒性。

②增强疗效，如白附子，用姜和白矾制后，增强祛风逐痰的功效。

③改变药性，如天南星，用胆汁制后，其性味由辛温变为苦凉。

④矫臭矫味，如紫河车，用花椒、黄酒蒸或煮后可除去腥味，有利于服用。

（2）操作方法：复制法没有统一规定的操作步骤，具体的步骤和材料要视具体情况而定，不同的药物的方法不同。一般情况下是将洗干净备选的药物放在备好的容器内，加入一种或多种辅料时，按照工艺程序，浸泡、漂或者是蒸煮等方法共用，反复炮制直到达到规定的质量标准。

（3）注意事项

①时间可选择在春、秋季。

②地点应选择在阴凉处，避免暴晒，可加入适量明矾防腐。

③如要加热处理，火力要均匀，水量要多，以免糊汤。

半夏

【来源】本品为天南星科植物半夏的干燥块茎。

【炮制方法】

①生半夏：取适量的原药材，除去杂质，洗净并进行干燥处理，用时捣碎。

②清半夏：取干净的半夏，将大小分类，用浓度为 8% 的白矾水浸泡至无干心，尝味道有麻舌感，取出后用清水冲洗干净，切成厚片进行干燥处理，其中每 100kg 的半夏对应 20kg 的白矾。

③姜半夏：取干净的半夏，将大小分类，用水浸泡至没有干心，再取适量的生姜片熬

汤，加入半夏与白矾一起煮透，取出晾至半干的状态，切成薄片后进行干燥处理，其中每100kg 的半夏对应 25kg 的生姜以及 12.5kg 的白矾。

④法半夏：取干净的半夏适量，大小分类，用水浸泡至无干心，加入石灰水和甘草（其中甘草取适量，加入适量的水煎两次，合并煎好的液体，倒入加适量水制成的石灰液中）浸泡，每日搅拌 1～2 次，并且要保持液体的 pH 为 12 以上，至尝试味道时有麻舌感，切面的黄色均匀时取出，用清水冲洗干净，阴干或者烘干处理，其中每 100kg 的半夏对应 15kg 的甘草以及 10kg 的生石灰。

【炮制作用】生半夏味辛辣，性温，有毒，归于胃、脾以及肺经。主要功效是降逆止呕、燥湿化痰以及消痞散结。**生半夏**有强烈的刺激性，多外用，治疗虫蛇螫痛，痈肿痰核；内服宜汤剂，长于化痰散结。**清半夏**可增强燥湿化痰作用，多用于湿痰咳嗽，热痰内结，风痰吐逆等；姜半夏可以增强降逆止呕的作用，经常用于治疗呕吐反胃、梅核气以及胸脘痞满等症状；**法半夏**具有消痰化饮，祛寒痰，调和脾胃的作用，多用于脾胃失调，痰多咳嗽，痰饮眩晕等。

天南星

【来源】本品为天南星科植物天南星、东北天南星或异叶天南星的干燥块茎。

【炮制方法】

①天南星：取原药材，除去杂质，将其大小分开后洗净并进行干燥处理。

②制天南星：取干净的天南星，将其大小分档后用水浸泡，日均换水 2～3 次，如果容器里有白沫时，在换水后要加入白矾，用法用量是每 100kg 的天南星对应 2kg 的白矾，浸泡一天后再换水，直到切开口后尝味道有麻舌的感觉时取出来。取适量生姜片、白矾放在锅中加入适量水后加热煮沸，倒入天南星煮至没有白心时取出，去掉姜片晾干到 4～6 成，然后切成薄片进行干燥处理，其中每 100kg 对应白矾 12.5kg 和生姜片 12.5kg。

③胆南星：取制天南星细粉适量，加入干净的胆汁或者是胆膏粉以及适量水，搅拌均匀后蒸 60 分钟至熟透，取出放凉并制成小块，干燥。或取天南星细粉，加入净胆汁（或胆膏粉及适量水），搅拌均匀，放在温度适宜的地方，经过 5～7 天的发酵后，再连续进行蒸或者是隔水炖 9 个昼夜，其间每 2 小时搅拌一次，可除去腥臭气，直至变成黑色的浸膏状，试味没有麻味为最佳，然后取出晾干后再将其蒸软，并趁热制成小块，其中每 100kg 的制天南星细粉对应牛或猪或羊胆汁 400kg（胆膏粉 40kg）。

【炮制作用】天南星味苦、辛，性温，有毒。归肺、肝、脾经。生天南星辛温燥烈，有毒，多外用。用于痈肿疮疖，蛇虫咬伤。也可内服，祛风止痉为主，多用于破伤风、癫痫等。制南星以燥湿化痰力强，多用于顽痰咳嗽。胆南星毒性降低，另外燥性比较缓和；药物的属性也由温转凉，味由辛转苦，功效由温化寒痰转变为清热化痰。使其清热化痰以及熄风定惊的能力增强，主要用于治疗痰热多咳嗽，咳痰黄稠，中风痰迷，癫狂惊痫等。

2. 发酵法　发酵法是指药物经过处理后，在特定的环境条件下，由微生物的生长繁殖和酶的催化分解共同作用下，使药物发酵、生衣。

（1）目的

①改变药效：并且可以产生新的药效，扩大用药范围，如红曲、六神曲等。

②增强疗效：如半夏曲。

（2）操作步骤：发酵法是根据不同的药材品种而采用不同的处理方法，需要在适宜的温度、环境中进行发酵。经常使用的发酵法有两种，一是将面粉与药材混合发酵，二是直接用药材进行发酵。用前者炮制的有六神曲、半夏曲、沉香曲等，用后者炮制的有淡豆豉和百药煎等。发酵的过程本质上是微生物新陈代谢的过程，所以要保证微生物生长繁殖的必要条件。而主要的繁殖条件有以下五点。①菌种条件：如果所选用的菌种不纯的话会影响发酵的整体质量，发酵主要为微生物的自然发酵。②培养基条件：培养基中主要为水，富含无机盐类、含氮物质以及含碳物质等，如制作六神曲的过程中加入的面粉为菌种提供了碳源。③温度条件：一般情况下发酵的最适宜温度为 30～37℃，如果温度过高，会造成菌种的老化死亡，使发酵失败；如果温度过低，可保存菌种，但影响繁殖速度，也不利于发酵，甚至造成发酵失败。④湿度条件：一般要在相对湿度为 70%～80% 时才能进行发酵，如果湿度太低、容易干燥会导致药材不易成形，如果湿度太大，则会出现如容易生虫霉烂、药材发黏等问题，还会造成药物发暗；以"握之成团，指间可见水迹，放下轻击则碎"为最佳状态。⑤其他方面的条件：pH 应为 4～8，要在有足够高的氧气或者二氧化碳的条件下才能进行发酵。

（3）注意事项

①在发酵前应该对设备以及原材料等进行消毒和灭菌处理，以免受到杂菌的污染，从而影响发酵的质量。

②发酵的整个过程必须一次性完成，不能中断。

③发酵环境的最佳适宜温度为 30～37℃，相对湿度 70%～80% 为宜。温度过高会杀死菌种，导致发酵停止，温度过低或过分干燥则发酵速度变慢，不利于菌种的生长。

④发酵过程中应对 pH、湿度、有无杂菌污染、空气含氧量等随时进行检查监控，以保证发酵的正常进行。

六神曲

【来源】六神曲主要由赤小豆、苦杏仁、鲜青蒿、鲜辣蓼以及鲜苍耳草等药材，在其中加入面粉或者是麦麸，一起混合后经过发酵而成的。

【炮制方法】

①六神曲

原材料：每用 100kg 面粉，对应着新鲜的青蒿、鲜辣蓼以及新鲜的苍耳草各 7kg，杏仁和赤小豆各 4kg。

制六神曲法：取适量的杏仁和赤小豆捣碎后与面粉混合均匀，加入鲜青蒿、鲜辣蓼以及鲜苍耳草的药汁，然后混在一起揉搓达到可以捏成团、抛开即散的粗颗粒状态，放在准备好的扁平方块模具中，用新鲜的苘麻叶将其包裹严实，放在箱子里，按照品字型进行堆放并在上面覆盖一层新鲜的青蒿。适宜的温度是 30～37℃，大约经过 4～6 天就可以完成发酵。当药物的表面出现黄白色的霉衣时取出，去掉苘麻叶，将药块切成约 2.5cm 的小方块，进行干燥处理。

②炒六神曲：将制作好的六神曲块放在已经预热好的炒制容器中，用文火加热，不断进行翻炒，直至曲块的表面呈微黄色，取出，放凉。

③麸炒六神曲：在已经预热好的炒制容器中均匀地撒一些麦麸皮，等到有烟出现，将六神曲块放入，快速翻炒，直至曲块的表面变成棕黄色，然后取出筛去麦麸皮并放凉。或者用清炒法，炒到曲块的表面变成棕黄色。其中每 100kg 的六神曲块对应 10kg 的麦麸皮。

④焦神曲：在已经预热好的炒制容器中放入六神曲块，用文火加热，不断翻炒，直至曲块的表面变成焦褐色、内部微黄色并伴随着香气的飘出时，取出来并摊开放凉。

【炮制作用】生六神曲味甘、辛，性温。归脾、胃经。具有健脾开胃，发散解表的功效。多用于食滞中焦，脘腹胀满，不思饮食等。炒神曲增加健脾悦胃的效果，用麦麸炒六神曲主要功效以和胃醒脾为主，经常用来治疗食积不化、肠鸣泄泻和脘腹胀满等症状。焦六神曲可以达到强有力的消化作用，多用来治疗脾虚食少，食积泄泻等。

3. 发芽法　发芽法也称为蘖法，即选取干净、新鲜、成熟果实或者是种子，在条件适宜的情况下，使果实或者种子发芽。

（1）目的：通过发芽，让淀粉分解为糊精、果糖和葡萄糖，蛋白质分解为氨基酸以及脂肪分解为脂肪酸和甘油，在这个过程中可以产生各种消化酶和维生素，使之具有新的功效，从而扩大使用的范围。

（2）操作步骤：首先选取成熟饱满的果实如大豆、粟米或者麦子、水稻等，在清水中浸泡到适度后捞出来，放在可以排水通风的容器里，用湿润的物体盖住，每天都浇水2～3次，并保持在一定湿度。在18～25℃温度下，约经3日即能发芽，待芽长0.2～1cm时，取出干燥。

（3）注意事项

①在发芽的过程中，要经常浇水，保持发芽所需要的湿度并且要防止其发热变霉烂。

②发芽的最佳温度范围是18～25℃，浇水后的含水量应控制在42%～45%。

③应该根据当时天气的气候温度环境等来确定种子的浸泡时间，一般来说春秋季节最合适，时间4～6个小时，夏季需要4小时，冬季最长，需要8小时。

④发芽的过程是先长出来须根，然后再生芽，在这个过程中不能把须根错认为是芽，芽长的标准一般为0.2～1cm，如果过长，则会影响到药效。

⑤应选用新鲜、成熟果实或者种子，在发芽之前，首先要测量它们的发芽率，其发芽率必须在35%之上。

⑥环境条件要求有充足的氧气、通风良好并且要在避光的地方进行。

麦芽

【来源】本品为禾本科植物大麦的成熟果实经过发芽干燥等加工而成。

【炮制方法】

①生麦芽：取适量成熟、颗粒饱满的干净大麦，用清水浸泡到七成透，然后捞出，放入可以排水的容器中并盖好，每天浇水2～3次，使其保持湿润的状态，等到大麦的叶芽长到0.5cm左右的时候，取出来并晒干。

②炒麦芽：取干净的生麦芽，放在准备好的干净锅内，用文火加热的同时不断进行翻炒，一直到麦芽变成棕黄色，并鼓起来伴随着香气飘出时，将其取出放凉，筛掉灰屑。

③焦麦芽：取干净的麦芽，置锅内，先用文火炒至有爆裂声，然后不断翻炒直到变成焦褐色，并鼓起来伴随着香气飘出时，将其取出放凉，筛掉灰屑。

【炮制作用】麦芽味甘，性平。归胃、脾经。主要功效是行气助消化、回乳消胀以及健脾开胃。生麦芽主要功效是助消化、疏肝通乳以及健脾开胃，经常用于治疗消化不良以及乳汁淤积等症状。而炒麦芽可行气、消食回乳，多用于治疗食积不化以及妇女断乳等。而焦麦芽消食化滞，用于食积不消，脘腹胀满。

4. 制霜法　药物经过去油制成松散粉末或析出细小结晶或升华的方法称为制霜法。因成品多数为白色，形态与寒霜相似，故可以称为"霜"。制霜法可以根据不同的操作方法分为去油制霜法、升华制霜法以及渗析制霜法等。

（1）目的

①降低毒性，缓和药性，如千金子和巴豆本身是有毒的，泻下的作用强，使用去油制霜的方法操作后，可以降低其毒性，缓和药性。

②消除不良反应，增强疗效，如柏子仁、瓜蒌子去油制霜后可消除呕吐和滑肠致泻的不良反应，更适于脾虚便溏患者。

③制造新药，充分利用药物资源，如西瓜制成西瓜霜，克服了西瓜只能季节性广泛使用的缺陷，且药效增强；将鹿角熬胶后，收集剩余的角渣即为鹿角霜，综合利用了药物资源。

（2）操作方法及注意事项

①去油制霜：主要用于果实和种子类药材。取原药材去除外壳取种仁，碾成或捣成泥状，用布将其包裹，然后蒸热，放在压榨器中榨除油脂，直至成粉末状、不再黏结为最佳状态。少量者亦可数层吸油纸包裹，置炉台上或烈日暴晒后，压榨去油，反复压榨换纸，至纸不显油迹为度。

②升华制霜：主要用于某些矿物药。将药物在密闭条件下高温煅烧，以制得纯洁粉末状或结晶状升华物。如雄黄等含砷矿物经高温升华制得砒霜。某些杂草燃烧过程中也有升华物产生，如百草霜为烧杂草后附于锅底或烟囱的黑色粉末。

③渗析制霜：主要用于某些瓜果类。将药材切碎，拌入适量所需的无机化合物，置于渗透性的容器内，密闭，放于阴凉通风处，数日后收集器外壁析出的细小结晶。如用西瓜加朴硝经渗析法制备成为西瓜霜。

巴豆

【来源】本品为大戟科植物巴豆的干燥成熟果实。

【炮制方法】

①生巴豆：取适量原药材，去除杂质，浸湿后用稍稠的米汤或者面汤搅拌均匀，放置在阳光下进行暴晒或者进行烘干，然后去除种皮，留下种仁。

②巴豆霜：取适量干净的巴豆仁，碾压成泥状，按照去油制霜的方法操作，反复操作数次直至药物变成粉末，不再黏结。或取干净的巴豆仁将其碾压成细末，测定脂肪油的含量，在其中加入适量的淀粉并稀释，使脂肪油含量达标，符合规定，混匀筛选即可。

【炮制作用】巴豆味辛，性热，**有大毒**。归胃、大肠经。能逐水消肿、蚀疮、峻下积滞以及豁痰利咽。生巴豆有着猛烈的泻下作用，只能外用于蚀疮。多用于治疗疣痣以及恶疮疥癣。巴豆霜的毒性有所降低，泻下作用缓和，经常用于治疗寒积便秘、二便不通以及喉风、喉痹等。

西瓜霜

【来源】本品为葫芦科植物的西瓜成熟的果实与芒硝经过加工而形成的白色结晶状粉末。

【炮制方法】西瓜霜：取新鲜的西瓜，沿着西瓜的蒂头切出一个厚片作为顶盖，将部分瓜瓤挖出，将芒硝填入西瓜内，盖上切好的顶盖，用准备好的竹签扦牢，将其放在碗或者碟上面用来托住，悬挂于通风阴凉处，随时准备刮下西瓜表皮析出的白霜，直至无白霜析出，将其晾干。或者取适量的新鲜西瓜碎，将其放置在不带釉的瓦罐内，按照一层西瓜一层芒硝摆放，然后将瓦罐的口封严，悬挂在通风阴凉处，等待瓦罐外面析出白色结晶，收集这些结晶一直到瓦罐外无结晶出现为止。每100kg西瓜对应15kg芒硝。

【炮制作用】西瓜霜味咸，性寒。归于胃、肺以及大肠经。其功效是清热泻火和消肿止痛。芒硝咸苦寒，具泻热通便、润燥软坚、清火消肿作用。两药合制，起协同作用，使药物更纯洁，药性咸寒，清火消肿作用增强。用于咽喉痛，口舌热疮，牙疳等。

5. 煨法　将净制或切制后的药物用湿面皮或湿纸包裹，或吸油纸均匀隔层分放，进行加热处理。或将药物与麦麸同置炒制容器内用文火加热至规定程度的方法称煨法。

（1）目的

①去除药物中部分刺激成分及挥发性成分，可降低药物的副作用，如肉豆蔻。

②增强疗效，如肉豆蔻。

③缓和药性，如木香。

（2）操作步骤

①麦麸煨：首先将适量药物和麦麸放置在已经预热好的炒制容器里面，用文火进行适当的加热并翻动，直至麦麸变成焦黄色，药物的颜色变深时将其取出，去掉麦麸，放凉即可。每 100kg 药物对应 40～50kg 的麦麸。

②面裹煨：取适量的面粉并向其中加入适量的清水揉成团块，然后再擀压成薄片，将药物分别包裹。或是用清水将药物表面湿润，像水泛丸法一样裹上面粉 3～4 层，然后晾至半干的状态，放在热的滑石粉中或者是热砂中，用文火加热并适当翻动，直至面皮呈现焦黄色时取出来，去掉滑石粉或热砂，放凉并去除面皮即可。每 100kg 药物，用面粉、滑石粉各 50kg。

③纸裹煨：将净制或切制后的药物用 3 层湿纸包裹，埋于热滑石粉中，文火进行加热，直到纸的颜色变成焦黑色，药物的表面呈现微黄色时，将其取出，去掉纸然后放凉，即得。每 100kg 药物对应 50kg 的滑石粉。

④滑石粉煨：取适量滑石粉放置在已经预热好的炒制容器内，将其加热并炒至灵活的状态，放入药物，文火加热，直到药物的颜色变深并且伴随着香味的产生时取出，去掉滑石粉，放凉即可。每 100kg 药物对应 50kg 的滑石粉。

⑤隔纸煨：将药物切片后，趁其湿润平铺在吸油纸上，一层吸油纸一层药物，平铺数层后，上下用平坦的木板将其夹住，用绳子捆住，使两者紧密结合，放置在烘干室或者是温度较高的地方，一直到油渗透到吸油纸上，将其取出，放凉，除去纸，即得。

麦麸煨和滑石粉煨主要利用固体辅料掩埋翻炒缓慢加热，是近代代替传统包裹的方法，它与麦麸炒和滑石粉烫炒的区别是煨法辅料用量大、药物受热程度低、时间长且翻炒频率低。

（3）注意事项

①药物应大小分档，以免受热不均匀。

②煨制时辅料用量较大，以便于药物受热均匀和吸附油脂。

③煨制时火力不宜过强，一般以文火缓缓加热，并适当翻动。

肉豆蔻

【来源】本品为肉豆蔻科植物肉豆蔻干燥的成熟种仁。

【炮制方法】

①肉豆蔻：取适量药材，去除杂质，洗净后进行干燥。

②麸煨肉豆蔻：取适量干净的肉豆蔻和麦麸，置于可炒制的容器中，文火加热，缓慢翻炒直到麦麸的颜色变为焦黄色，将其取出，将麦麸筛除，肉豆蔻放凉并将其捣碎，其中 100kg 的肉豆蔻对应 40kg 的麦麸。

③煨肉豆蔻：取适量面粉，加入适量清水揉成团块，然后再擀压成薄片，将干净的肉豆蔻每个都用其包裹，或者是用清水将其表面湿润，像水泛丸法一样裹上面粉 3～4 层，倒入

已炒热的滑石粉中，拌炒至面皮的颜色变成焦黄色，将其取出，筛掉滑石粉，剥掉面皮然后放凉。其中每100kg肉豆蔻对应50kg面粉和50kg滑石粉。

【炮制作用】肉豆蔻味辛，性温。归胃、脾、大肠经。具有温中行气、涩肠止泻的功效。生肉豆蔻里面含有大量的油脂，弊处是滑肠，具有一定的刺激性，所以多用制品。煨肉豆蔻可以去除部分油脂，减少刺激性，避免滑肠，并增强了固肠止泻的功效，经常用来治疗心腹胀痛、食少纳呆、虚弱冷痢、脾虚泄泻等。

木香

【来源】本品为菊科植物木香的干燥根。

【炮制方法】

①木香：取适量的原药材，去除杂质并洗净，闷润柔软，切成厚片，晾干。

②煨木香：取未干燥的木香片，平铺于吸油纸上，用一层木香片一层纸间隔平铺数层，置烘干室内，烘煨至木香所含挥发油渗透到纸上，取出木香，放凉，备用。

【炮制作用】木香味辛、苦，性温。归脾胃、大肠、三焦、胆经。具有行气止痛，健脾消食的功效。生木香行气作用强，多用于脘腹胀痛。煨木香除去部分油脂，实肠止泻作用增强，多用于脾虚泄泻，肠鸣腹痛等。

6. 提净法　提净法是将某些矿物类药材，尤其是一些可以溶解的无机盐类药物，这些药材经过溶解后，再过滤去除杂质，进行结晶，可以进一步提高药物的纯净度。此法多用于主含无机盐类药物，以制得较纯的药物结晶。该法实际是一种重结晶方法。

（1）目的

①使药物更加的纯净，提高其治疗效果。

②缓和药物的药性，降低药物自身的毒性。

（2）操作步骤：根据药物的性质，使用的方法不同，常用的提净法有两种。

①降低温度结晶法（冷结晶）：将药物与所需辅料加水后一起煮，将杂质过滤，并将过滤后的液体放置在阴凉处，静置冷却后结晶，如芒硝。

②蒸发结晶法（热结晶）：首先将药物打碎，然后加入适量的清水并加热使其融化。滤掉杂质，将过滤后的液体放置在搪瓷盆中，并向其中加入一定量的米醋，加热，待析出结晶体，将结晶体捞出，直到无结晶析出为止；或将药物与醋共同煮制后，滤掉杂质，将过滤后的液体加热蒸发，到一定体积后使其自然干燥，如硇砂。

芒硝

【来源】本品为硫酸盐类矿物芒硝族芒硝，经过一定步骤加工后精制而成的结晶体，主要成分是含水硫酸钠。

【炮制方法】制作芒硝：首先取适量的新鲜萝卜，将其洗干净并切成片，准备合适的锅，将切好的萝卜片放入锅中，加入适量清水将其煮透，将萝卜片捞出，再在锅中放入朴硝煮，直到全部融化，需要将锅中的液体进行过滤或澄清，倒取上清液，放冷。一段时间后，会析出大部分的结晶，将这些结晶体析出并放置在干燥不通风处，结晶母液体经过浓缩后还会继续析出结晶体，反复上述步骤，直到不再有结晶析出为止。用量：100kg朴硝对应20kg萝卜。

【炮制作用】芒硝味咸、苦，性寒。归胃、肺以及大肠经。具有泻热通便、清火消肿以及润燥软坚的功效。朴硝含有的杂质较多，不宜内服，以消积散痛见长，多外用于乳痈。芒硝是使用朴硝经萝卜煮制后得到的，这样可以提高其纯净度，同时也能缓和咸寒的属性，并且可以借助萝卜的功效以达到消除积滞、化解痰热以及下气宽中的作用，可以增强芒硝润燥软坚、下气通便以及消导的作用，经常用于治疗实热便秘、积滞腹痛、大便干燥、肠痈肿痛。

7. 水飞法　水飞法的原理是利用粗细粉末在水中悬浮度的不同，可以将不溶于水的物质如矿物质、贝壳类等进行反复的研磨，使用分离法将其制备成细腻的粉末。主要适合用于不溶于水的矿物类药，如朱砂、雄黄以及滑石等。

（1）目的

①云除杂质，提高药物的洁净度。

②使药物更加纯净和细腻，方便患者外用和内服。

③防止药物本身粉末乱飞扬，造成环境污染。

④降低毒性。通过水的混悬、漂洗作用，可将一些可溶或微溶于水的毒性成分或杂质除去，以降低毒性，如雄黄。

（2）操作步骤：将药物适当打碎，并放置在乳钵或者是其他合适的容器内，向其中加入适量的清水，搅拌研磨成糊状。再继续加入大量清水并搅拌，使粗粉下沉，此时立刻倒取混悬液体，将沉底的粗粒再次进行研磨，反复进行上述步骤，一直到粗粒变成细粉为止。最后将杂质丢掉，合并之前取出的液体静置，等液体里的物体沉淀后，倒掉上面的液体，留下沉淀物，干燥后将其研磨成细腻的粉末。目前生产大多采用球磨机湿法粉碎。方法是将药料和水加入球磨机圆筒内，投料量一般为圆筒容积的 1/4 ～ 1/3，加水量为投料量的 1 倍。研磨至所需程度，取出，静置，倾去上清液，沉淀物干燥，或用清水漂洗数次，干燥。

（3）注意事项

①药物研磨前应破碎成粗颗粒。

②在研磨的过程中，放入少量的水。

③在搅拌的过程中需要加入大量水，以除去溶解度小的有毒物质及其他一些杂质。

④加水搅拌时，可适当静置，以使较粗的颗粒下沉，而制备细腻的粉末。

⑤干燥时温度不宜过高，以晾干为宜。

朱砂

【来源】本品为硫化物类矿物辰砂族类中的辰砂，主要成分是硫化汞。

【炮制方法】选取原药材，去除杂质，并使用磁铁将里面含有的铁屑吸出，在其中加入适量的水并研磨搅拌成糊状，此时加入大量的水搅拌，取出混悬液体。沉淀的部分继续按照上面的步骤，多次反复操作，一直到用手感触很细腻、没有亮星为止，将不能混悬的杂质弃掉，合并混悬液，静置，将液体和沉淀分别取出，沉淀晾干，研磨成极细的粉末。

【炮制作用】朱砂味甘，性微寒，有毒。归心经。具有安神明目、清心镇惊以及解毒的功效。多用于治疗心悸易惊，失眠多梦，癫痫肿毒等。经水飞后能去除杂质，降低毒性，使质地洁净、细腻，便于调剂制剂。

雄黄

【来源】本品为单斜晶系矿物雄黄，主含二硫化二砷。

【炮制方法】

①雄黄：取原药材，去除杂质及碎石，打成小块后，研成细粉。

②水飞雄黄：取净雄黄加适量清水共研至细，再加多量水搅拌，倾取混浊液体的悬浮液，下沉的部分再重复上述操作，反复多次，直到除去不能混悬的杂质，然后合并所有的混

悬液体，将其静置，分取沉淀和液体，晾干，研细。

【炮制作用】雄黄味辛，性温，有毒，具有解毒杀虫，燥湿祛痰截疟的功效。使用水飞法后，可以使药粉更纯净更细腻，并且可以降低其毒性，有利于制作药剂。它多用于治疗疮疖，疥癣，蛇虫咬伤等。

【同步练习】

一、A 型题（最佳选择题）

1. 炮制后增强固肠止泻功能的是
A. 炒麦芽　　　　　B. 山楂炭　　　　　C. 姜半夏　　　　　D. 炒建曲
E. 煨肉豆蔻
本题考点： 煨肉豆蔻的作用是可以去除油脂，避免滑肠，减小刺激性，巩固肠胃止泻的功能。

2. 经制霜后降低毒性的是
A. 姜半夏　　　　　B. 天南星　　　　　C. 巴豆　　　　　D. 木香
E. 法半夏
本题考点： 巴豆经制霜后降低毒性。

3. 发芽法要求发芽率在
A. 65%　　　　　B. 70%　　　　　C. 75%　　　　　D. 80%
E. 85%
本题考点： 应该选用新鲜的、成熟的种子或者是果实，发芽率的测定要在发芽之前进行测定，确保发芽率在 85% 以上。

4. 肉豆蔻的炮制方法宜选用
A. 煨法　　　　　B. 复制法　　　　　C. 提净　　　　　D. 发芽
E. 制霜
本题考点： 肉豆蔻的炮制方法。

5. 采用发酵法炮制药物时，适宜的温度和相对的湿度是
A. 15～20℃，45%～55%　　　　　B. 18～20℃，45%～55%
C. 30～37℃，70%～80%　　　　　D. 30～37℃，65%～75%
E. 18～25℃，70%～80%
本题考点： 通常情况下发酵的最适宜温度在 30～37℃，如果温度过高，会造成菌种的老化死亡，不能成功发酵；如果温度过低，在保存菌种的前提下，则影响繁殖速度，也不利于发酵，甚至也有可能造成发酵失败。

二、B 型题（配伍选择题）

（6—9 题共用备选答案）
A. 燥湿化痰、健脾温胃　　　　　B. 降逆止呕
C. 外用于疮痛肿毒　　　　　D. 长于化痰
E. 偏于祛寒，并能调和脾胃
6. 姜半夏的功效主要是

7. 清半夏的功效主要是

8. 生半夏的功效主要是

9. 法半夏的功效主要是

本题考点：主要考查半夏炮制作用。

三、X 型题（多项选择题）

10. 芒硝制后的作用是

A. 降低其毒性

B. 去除杂质，提高药物的纯净度，同时可以内服使用

C. 缓和咸寒的特性

D. 增强润燥软坚、下气通便的作用

E. 用于泻热通便，消坚化癖

本题考点：为了提高芒硝的纯净度，可以使用萝卜煮制朴硝，同时可以缓和其咸寒的特性，并且可以借助萝卜消除积滞，起到化痰热、下气、宽中的作用，增强芒硝的作用，如润燥软坚、消导、下气通肠便等，经常用在治疗便秘、肠痈肿痛、大便干燥、积滞腹痛等。

参考答案： 1. E 2. C 3. E 4. A 5. C 6. B 7. D 8. C 9. E 10. BCDE

第5章 中药质量标准与鉴定

一、中药的质量标准

【复习指导】本章内容主要掌握中药的质量标准；中药的主要内源性、外源性有害物质及其检测方法。内容过多，考试占比较少。

《中华人民共和国药品管理法》第32条规定："药品必须符合国家药品标准"，"国务院药品监督管理部门颁布的《中华人民共和国药典》和药品标准为国家药品标准"，国家药品标准为法定的药品标准。另外，各省、自治区、直辖市颁发的药品标准亦为该地区的法定药品标准。中药鉴定的法定依据是国家药品标准和地方药品标准。

(一) 国家药品标准

国家药品质量标准包括《中华人民共和国药典》和《中华人民共和国卫生部药品标准》。

1. **《中华人民共和国药典》(简称《中国药典》)**   是国家监督管理药品质量的法定技术标准。它规定了药品的来源、质量要求和检验方法。是全国药品生产、供应、使用和检验等单位都必须遵照执行的法定依据。第一部《中国药典》1953年版由卫生部编印发行。该版药典共收载品种531种，其中化学药215种，植物药与油脂类65种，动物药13种，抗生素2种，生物制品25种，各类制剂211种。1957年出版《中国药典》1953年版增补本。

现行版《中国药典》2015版为**第十版药典**。经第十届药典委员会执行委员会全体会议审议通过，于2015年6月5日经国家食品药品监督管理总局批准颁布，自2015年12月1日起实施。本版药典进一步扩大药品品种的收载和修订，共收载品种5608种。一部收载品种2598种，其中新增品种440种、修订品种517种、不收载品种7种。二部收载品种2603种，其中新增品种492种、修订品种415种、不收载品种28种。三部收载品种137种，其中新增品种13种、修订品种105种、新增生物制品通则1个、新增生物制品总论3个、不收载品种6种。本版药典首次将上版药典附录整合为通则，并与药用辅料单独成卷作为《中国药典》四部。四部收载通则总数317个，其中制剂通则38个、检测方法240个（新增27个）、指导原则30个（新增15个）、标准品、标准物质及试液试药相关通则9个。药用辅料收载270种，其中新增137种、修订97种。

2. **《中华人民共和国卫生部药品标准》(简称《部颁药品标准》)**   药品管理法中规定的国务院药品监督管理部门颁布的药品标准是指《中华人民共和国卫生部药品标准》，它是补充在同时期该版药典中未收载的品种或内容，与《中国药典》同属国家药品标准。也是全国各有关单位必须遵照执行的法定药品标准。与药材相关的主要有中药材部颁标准和进口药材部颁标准。

(二) 地方药品标准

1. 省、自治区、直辖市中药材标准   即由各省、自治区、直辖市制定的中药材标准，收载的药材多为国家药品标准未收载的品种，为各省、自治区或直辖市的地区性习惯用药，该地区的药品生产、供应、使用、检验和管理部门必须遵照执行，而对其他省区无法定约束力，但可作为参照执行的标准。其所载品种和内容若与《中国药典》或部颁药品标准有重复或矛盾时，首先应按《中国药典》执行，其次按《部颁药品标准》执行。

2. 省、自治区、直辖市中药饮片炮制规范　各省、自治区、直辖市中药炮制规范按药品管理法规定，中药饮片的鉴定必须按照国家药品标准执行，国家药品标准没有规定的，必须按照省、自治区、直辖市人民政府药品监督管理部门制定的炮制规范执行。应注意，我国中药资源丰富，品种繁多，在鉴定时有许多品种是国家药品标准和地方药品标准未收载的，没有药用法定依据。但为了研究其品质及药用价值，以利于开发利用，也可根据有关专著进行鉴定。

二、中药鉴定的内容和方法

（一）中药的真实性鉴定

中药鉴定的对象非常复杂，有完整的、破碎的或粉末状的中药材，也有饮片、提取物和中成药，既有基源单一的品种，也有多基源品种，甚至还有掺伪品、假冒伪劣品。中药鉴定常用的鉴定方法有：来源（原植物、原动物和原矿物）鉴定法、性状鉴定法、显微鉴定法、理化鉴定法、指纹图谱鉴定法、生物鉴定法等。

1. **基源鉴定**　是应用动、植物的分类学知识，对中药的来源进行鉴定，确定正确的学名；应用矿物学的基本知识，确定矿物中药的来源，以保证在应用中品种准确无误。其来源鉴定的内容包括：原植（动）物的科名、植（动）物名、拉丁学名、药用部位，矿物药的类族、矿石名或岩石名。主要用于完整的植、动、矿物类药材的品种鉴定。以原植物鉴定为例，其步骤如下。

（1）观察植物形态：对具有较完整植物体的检品，应注意观察根、茎、叶、花和果实等部位的特征，对繁殖器官（花、果实或孢子囊、子实体等）尤应仔细观察，并做好记录。可借助放大镜或解剖显微镜观察微细特征，如毛茸、腺点或花、果实、种子的形态构造。还可深入到产地调查，采集带花、果的完整植物，进行对照鉴定。

（2）核对文献：根据已观察到的形态特征和检品的产地、别名、效用等线索，可查阅全国性或地方性的中草药书籍和图鉴，加以分析对照。在核对文献时，首先应考查植物分类学著作，如《中国植物志》《中国高等植物图鉴》《新华本草纲要》及有关的地区性植物志等；其次再查阅具有中药品种方面的著作如《新编中药志》《全国中草药汇编药大辞典》《中药鉴定学》《中药鉴别手册》等。

（3）核对标本：当知道未知品种科属时，可以到标本室核对已定学名的该科属标本，或根据文献核对已定学名的某种标本。要得到正确的鉴定，必须要求标本室中已定学名的标本正确可靠。在核对标本时，要注意同种植物在不同生长期的形态差异，需要参考更多一些标本，才能使鉴定的学名准确。如有条件，能与模式标本（发表新种时所被描述的植物标本）核对，这对正确鉴定更为有利。

2. **性状鉴定**　是用眼观、手摸、鼻闻、口尝、水试、火试等十分简便的鉴定方法，来鉴别药材的外观性状。具有操作简单、易行、迅速的特点。性状鉴定法适用于完整的药材及饮片的鉴定。

（1）**药材**

①形状：是指药材的形态。药材的形状与药用部位有关，每种药材的形状一般比较固定。如根类药材多为圆柱形、圆锥形、纺锤形等；根茎类药材中根状茎药材的形状与根类似，块茎常呈长圆形或不规则形，球茎常呈球形、类球形或扁球形；皮类药材常为板片状、卷筒状等；种子类药材常为类球形、扁圆形等。经验鉴别防风根茎部分称为"蚯蚓头"；野

生人参则为"芦长碗密枣核艼，紧皮细纹珍珠须"；海马的外形为"马头蛇尾瓦楞身"等。

②**大小**：是指药材的长短、粗细（直径）和厚度。其计量单位多用 cm 或 mm 表示。有些很小的种子类药材，如葶苈子、白芥子、车前子、菟丝子等，每 10 粒种子紧密排成一行，测量后求其平均值，或在放大镜下测量。

③**色泽**：是指在日光下观察药材的颜色及光泽度，包括表面和断面的色泽。如丹参色红，黄连色黄，紫草色紫，熟地黄色黑等。颜色是否符合要求，是衡量药材质量好坏的重要因素之一。枸杞子变黑色后说明其已经变质。绵马贯众久储后变为棕黑色已不能药用。通常大部分药材的颜色不是单一而是复合的，如用两种色调复合描述色泽时，以后一种色调为主色，例如黄棕色，即以棕色为主色。

④**表面特征**：指药材表面是光滑还是粗糙，有无皱纹、皮孔、鳞片、毛茸或其他附属物以及有无节等。如白芥子表面光滑，紫苏子表面有网状纹理，海桐皮表面有钉刺，合欢皮的皮孔棕红色椭圆形，辛夷（望春花）苞片外表面密被灰白色或灰绿色有光泽的长茸毛，均为其重要鉴别特征。皮类药材的表面特征包括外表面和内表面，叶类药材包括上表面和下表面。

⑤**质地**：指药材的轻重软硬、坚韧、疏松（或松泡）、致密、黏性、粉性、油润、角质、绵性、柴性等特征。有的药材因加工方法不同，质地也不一样，经蒸、煮加工的药材，常质地坚实，半透明，呈角质样；富含淀粉者，晒干后质地常显粉性。在经验鉴别中，用于形容药材质地的术语很多，如质地柔软，含油而润泽，谓之"油润"，如当归；质地坚硬，断面半透明状或有光泽，谓之"角质"，如天麻等；质轻而松，断面多裂隙，谓之"松泡"，如南沙参；药材富含淀粉折断时有粉尘散落，谓之"粉性"等。

⑥**断面特征**：包括自然折断面和横切面。折断面特征指药材折断时的现象，如是否容易折断，有无声响，有无粉尘散落及折断时断面上的特征，如断面是否平坦，或显纤维性颗粒性裂片状，有无胶丝，是否可以层层剥离，有无放射状纹理等。如茅苍术易折断，断面放置能"起霜"（析出白毛状结晶），而白术不易折断，断面放置不"起霜"；甘草折断时显纤维性，并有粉尘（淀粉）散落；杜仲折断时有胶丝相连；苦楝皮的折断面呈裂片状分层；厚朴的折断面可见小亮星等。横切面的特征在鉴别药材及饮片时特别有意义。对不易折断或折断面不平坦的药材可削平后观察皮部与木部的比例，维管束排列情况射线的分布等。如"菊花心"，是指药材横切面上维管束与不甚直的射线排列成细密的放射状纹理，且在皮部沿射线常有裂隙形如开放的菊花，如黄芪、甘草等；"车轮纹"是指药材横切面上维管束与较宽而直的射线排列成稀疏整齐的放射状纹理，形如木质车轮，如防己等；"金井玉栏"指某些根类药材横切面具有木部浅黄色，形成层环浅棕黄色与类白色的皮部宛如金玉相映，如桔梗；"朱砂点"为茅苍术横断面散在的橙黄色或红棕色油点；还有一些属于异常构造的，如大黄的"星点"、何首乌的"云锦状花纹"、商陆的"罗盘纹"等。

⑦**气**：有些药材有特殊的香气或臭气，如阿魏具强烈的蒜样臭气，檀香、麝香有特异芳香气，白鲜皮有羊膻气等；有些药材以其特殊的气命名，易于识别，如木香、败酱草、丁香等。检查"气"时，可直接嗅闻，或在折断、破碎或搓揉时进行，有时可放于带盖的杯中用热水浸泡后嗅闻。

⑧**味**：药材的味感是由其所含的化学成分决定的，每种药材的味感是比较固定的，是衡量药材品质的标准之一，如乌梅、木瓜、山楂均味酸为好；黄连、黄柏以味苦为好；甘草、党参以味甜为好等。应取有代表性的药材在口里咀嚼约 1 分钟，使舌面的各部位都接触到药

液，因为舌的不同部位对不同的味敏感程度不同，如舌尖对甜味敏感，舌根对苦味敏感等。或加开水浸泡后尝浸出液。有毒的药材如川乌、草乌、半夏、白附子等需尝味时，取样要少，尝后应立即吐出，漱口，洗手，以免中毒。

⑨**水试**：水试法是利用某些药材在水中产生的各种特殊的变化来鉴别药材，如沉浮、溶解情况、颜色、透明度、有无黏性、酸碱性变化对颜色的影响、膨胀度、旋转与否及有无荧光等，如红花加水浸泡后，水液染成金黄色，药材不变色；秦皮水浸，浸出液在日光下显碧蓝色荧光；苏木投热水中水显鲜艳的桃红色；小通草（旌节花属植物）遇水表面显黏性；熊胆粉末投入清水杯中，即在水面旋转并呈黄色线状下沉而短时间内不扩散；哈蟆油用温水浸泡，体积可膨 10～15 倍；葶苈子、车前子加水浸泡，则表面变黏滑，且体积膨胀等。这些现象常与药材中所含有的化学成分或组织构造有关。

⑩**火试**：有的药材用火烧之，能产生特殊的香气或臭气，会有颜色、烟雾、闪光或响声等现象出现，如麝香少许用火烧时有轻微的爆鸣声，起油点似珠浓香四溢，灰烬白色；降香微有香气，点燃则香气浓烈，有油流出，燃烧后留有白灰；取血竭粉来放白色滤纸上，下面用火烤即熔化，其色泽鲜红如血，且应全部熔化而无残渣；海金沙易点燃产生爆鸣声及闪光，而松花粉与蒲黄无此现象。

（2）**饮片**：系指将药材经炮制后，可直接用于中医临床或制剂生产使用的处方药品，又称"咀片"。饮片的性状鉴定内容与药材性状鉴定内容一致，但饮片与完整药材相比，改变了形状、大小、颜色，甚至气味（炮制品）。加之如用机器切片改变了原手工饮片的规则性，给一旁的鉴别增加了难度，应注意鉴别，以免发生差错。

①**形状**：以植物类药材为例，来源于不同植物器官的药材制成饮片后，根及根茎、木本茎大多为类圆形切片，如甘草、大血藤等草本茎多为段状，圆柱形的如金钱草饮片，柱形的如薄荷饮片，中空而节明显的如淡竹叶饮片。皮类常为弯曲或卷曲的条片状，如厚朴饮片。叶类一般为丝条状，如枇杷叶饮片；或保持原形，如番泻叶饮片；或皱缩，如艾叶饮片；或碎片状，如桑叶饮片。果实、种子般为类圆球形，如五味子饮片，扁圆形如酸枣仁饮片，心形如苦杏仁饮片等，体积大者常切成类圆形片状等，如山楂饮片、槟榔饮片。

②**大小**：《中国药典》规定，饮片的规格有片、段、块、丝等。其中，片：极薄片 0.5mm 以下，薄片 1～2mm，厚片 2～4mm；段长 10～15mm；块：8～12mm；丝：皮类丝宽 2～3mm，叶类丝宽 5～10mm。

③**表面**：是饮片最具特征的地方，切片的饮片可分为外表面和切面。外表面：有的饮片外表面显得较为光滑，有的饮片外表面显得较为粗糙，有时呈鳞片状剥落，如苦参饮片；根茎类饮片如黄连、石菖蒲、香附等外表面有环状横纹、须根及鳞叶残痕。切面：饮片切面大多数为横切面，特征较多。双子叶植物根、根茎、茎有环状形成层和放射状环列的维管束，饮片切面显环纹和射状纹理，如丹参、羌活饮片。放射状纹理密疏形成了"菊花心"，如黄芪、甘草饮片。"车轮纹"，如防己、大血藤饮片。板蓝根、桔梗饮片切面皮部白色，木部黄习称"金井玉栏"等。

单子叶植物根、根茎有环状内皮层，不呈放射状纹理，中柱小或维管束散列，饮片断面中心显小木心，如麦冬饮片；或散在的筋脉点，如莪术饮片。

双子叶植物根茎、单子叶植物根切面中央具髓，如黄连、天冬饮片，而双子叶植物根、单子叶植物根茎切面中央一般无髓，如桔梗；有的饮片有异常结构，如牛膝、川牛膝饮片切面上显同心环状排列的"筋脉点"；商陆饮片由多层同心环构成"罗盘纹"；何首乌饮片皮部显"云锦状花纹"；大黄根茎饮片髓部显"星点"等。蕨类植物根茎、叶柄基部的中柱有不同形状，如狗脊、绵马贯众的饮片叶柄基部分体中柱环列，紫萁贯众饮片叶柄基中柱"U"字。木质藤本植物导管较粗大，饮片切面上显"针眼"，如川木通、鸡血藤饮片。树皮中韧皮部纤维束或石细胞群与薄壁组织相间排列，则皮类中药饮片切面显层状结构，如黄柏、秦皮。分泌组织在切面上也是重要的鉴别，如人参、三七、西洋参具树脂道，饮片皮部具棕黄色小点；苍术具大型油室，饮片显"朱砂点"；鸡血藤具分泌细胞，饮片皮部有树脂样红棕色分泌物等。有的饮片切面特征十分突出，如大血藤只要一片饮片（茎藤横切面），即可鉴定出植物种。类似的实例还有槟榔、千年健、藕节等。

④色泽：细胞中含有的成分不同，可使饮片外表面、切面有不同的颜色，如丹参饮片表面红色、番泻叶饮片表面黄绿色、天花粉饮片切面白色、黄柏饮片切面鲜黄色、玄参饮片切面黑色、麻黄饮片切面有朱砂心、槟榔饮片切面具大理石样花纹等。

⑤质地：常有硬、脆、实、轻、重、松、黏、粉、韧、角质等区分，这与饮片的组织结构、细胞中的后含物、饮片加工方法有一定的关系。以薄壁组织为主，结构较疏松的饮片质脆或较松泡，如丹参、甘松、南沙参、生晒参；淀粉多的饮片呈粉性，如白芷、浙贝母；含纤维多的饮片则韧性强，如葛根、桑白皮；含糖、黏液多的饮片一般黏性大，如玉竹、天冬；富含淀粉、多糖成分的饮片经蒸煮糊化、干燥后呈角质状，如红参、淡附片、延胡索、天麻等。

⑥断面：常有平坦、纤维性、颗粒性、分层、刺状、粉尘飞扬、胶丝、海绵状等，同样与细胞组织的结构、细胞中所含的内含物有着密切的关系。以薄壁组织、淀粉为主的饮片折断面一般较平坦，如牡丹皮；含纤维多的饮片具纤维性，如厚朴；含石细胞多的饮片呈颗粒性，如木瓜；纤维束或石细胞群与薄壁组织相间排列，即有硬韧部与软韧部之分，饮片常现层状裂隙，可层层剥离，如苦楝皮、黄柏；木类中药主要由木纤维组成，质硬，饮片折断面常呈刺状，如沉香、苏木；含淀粉的饮片折断时粉尘飞扬，如山药、川贝母；含硬橡胶成分的饮片折断时有白色胶丝，如杜仲。

⑦气：饮片的气和味常因其所含不同的化学成分而有所不同。木兰科、伞形科、唇形科、姜科等的中药饮片常因含挥发油，有明显而特殊的香气，如辛夷、厚朴、白芷、川芎、当归、薄荷、广藿香、紫苏、干姜。五加科植物组织中具树脂道，如五加皮、人参各有不同的香气。花类中药常具蜜腺，含挥发油，香气宜人，如月季花、玫瑰花、金银花、菊花等。木类饮片大多有树脂及挥发油而有特殊香气，如沉香、檀香、降香等。有的饮片中所含成分具香气，如牡丹皮、徐长卿所含牡丹酚有特殊香气，香加皮中的甲氧基水杨醛等成分具奶油话梅样香气。饮片的气还与炮制方法、制用的辅料有关，如酒制的饮片有酒气，炒炭的饮片有焦香气等。

⑧味：味是中药口尝的感觉，常有酸、甜、苦、辣、咸、涩、淡等，与饮片所含成分及炮制辅料等有关。木瓜、乌梅含有机酸而味酸；枸杞子含糖、甘草含甘草酸而味甜；穿心莲含穿心莲内酯而味苦；干姜含姜辣素而味辣；海藻含钾盐而味咸；槟榔含鞣质而味涩；五味子果肉气微，味酸，种子破碎后有香气，味辛而微苦。味还与饮片的炮制方法有关，如盐制法的饮片，常有咸味；蜜制法的饮片有甜味；醋制法的饮片常有醋酸味等。

3. 显微鉴定 显微鉴定法是利用显微镜和显微技术对中药进行显微分析，以确定其真实性、纯度和质量的一种鉴定方法。显微鉴定适用于性状鉴定不易识别的药材，破碎的或粉末状的、完整的药材，以及含粉末药材的各种中成药制剂的鉴定。显微鉴定是一项专门技术，需要有植（动）物解剖学、矿物晶体光学、植物显微化学等基本知识，掌握显微制片、摄影等基本技术。显微鉴定主要包括组织鉴定和粉末鉴定，通过显微镜观察药材的切片或磨片、粉末制片或解离制片，鉴别其组织构造、细胞形状及内含物的特征、矿物的光学特性；利用显微化学方法，确定细胞壁及细胞内含物的性质或某些品种有效成分在组织中的分布等，用以鉴别药材的真伪与纯度甚至品质，以及对中成药是否按处方规定投料进行鉴定。

（1）显微制片方法

①横切片或纵切片制片：取供试品欲观察的部位，切成 10～20mm 的横切或纵切薄片，选取平整的薄片置载玻片上，根据不同的需要，滴加适宜的封藏剂处理后制片。一般制作横切片，必要时制备纵切片。组织切片的方法有徒手切片法、滑走切片法、石蜡切片法、冰冻切片法等。

②粉末制片：供试品粉末须过药典 4 号筛，取粉末少量，置载玻片上，选用甘油醋酸试液、水合氯醛试液或其他适当试液处理后制片。粉末制片的应用范围很广，对完整的、破碎的粉末状的各类药材、饮片及含饮片粉末的中成药均适用。

③表面制片：将供试品湿润软化后，切取其欲观察部位约 4mm^2，或撕取表皮加适宜的试液或加热透化后盖上盖玻片。本法适用于叶类、花类及全草类中药的鉴定。

④解离组织制片：对一些纤维、石细胞、导管、管胞发达，细胞彼此不易分离的组织，常需使用化学试剂溶解细胞之间的胞间层，使细胞离散，以便观察细胞的完整形态。将供试品切成长约 5mm、直径约 2mm 的段，或厚约 1mm 的片，如供试品中薄壁组织占大部分，木化组织少或分散存在，可用氢氧化钾法；如果供试品质地坚硬，木化组织较多或集成较大群束，可用硝铬酸法或氯酸钾法。本法适用于机械组织比较发达的中药，如茎木类、果实种子类、根及根茎类等。

⑤花粉粒与孢子制片：取花粉、花药（或小的花朵）或孢子囊群（干燥供试品浸于冰醋酸中软化），用玻璃棒捣碎，用纱布过滤于离心管中，离心，取沉淀，加新鲜配制的醋酐与硫酸（9∶1）的混合液 1～3ml，置水浴上，加热 2～3 分钟，离心，取沉淀，用水洗涤 2 次，取沉淀少量置载玻片上，加 50% 甘油与 1% 苯酚各 1～2 滴，用品红甘油胶封藏观察。也可用水合氯醛试液装片观察。

⑥磨片制片：坚硬的矿物药、动物药，可采用磨片法制片。将样品在磨片机上将一面磨平，用冷杉胶（或加拿大树胶）把磨平面粘在载玻片上，再磨另一面，磨片近 30mm 厚时进行精磨和抛光，镜检合格后，再用乙醇处理和甘油乙醇试液装片。

⑦含饮片粉末的中成药显微制片：散剂、胶囊剂可直接取适量粉末；片剂取 2～3 片，水丸、水蜜丸、糊丸、锭剂等（有包衣者除去包衣）取数丸或 1～2 锭，分别置乳钵中研成粉末，取适量粉末；蜜丸应将药丸切开，从切面由外至中央挑取适量样品，或用水脱蜜后，吸取沉淀物少量。根据观察的样品不同，分别按粉末制片法制片（1～5 片）。

（2）植物细胞壁和细胞内含物性质的鉴别

①细胞壁性质的鉴别：a. 木质化细胞壁加间苯三酚试液 1～2 滴，稍放置，加盐酸 1 滴，因木化程度不同，显红色或紫红色。b. 木栓化或角质化细胞壁加苏丹Ⅲ试液，稍放置或微热，显橘红色至红色。c. 纤维素细胞壁加氯化锌碘试液，或先加碘试液湿润后，稍放置，再加硫酸溶液（33→50），显蓝色或紫色。d. 硅质化细胞壁加硫酸无变化。

②细胞内含物性质的鉴别：a. 淀粉粒加碘试液，显蓝色或紫色；用甘油醋酸试液装片置偏光显微镜下观察，未糊化的淀粉粒显偏光现象，已糊化的无偏光现象。b. 糊粉粒加试液，

显棕色或黄棕色；加硝酸汞试液，显砖红色；材料中如含有多量脂肪油，宜先用乙醚或石油醚脱脂后进行试验。c. 脂肪油、挥发油或树脂加苏丹Ⅲ试液，显橘红色、红色或紫红色；加90% 乙醇，脂肪油和树脂不溶解（蓖麻油及巴豆油例外），挥发油则溶解。d. 菊糖加10% α-萘酚乙醇溶液，再加硫酸，显紫红色并很快溶解。e. 黏液加钌红试液，显红色。f. 草酸钙结晶加稀醋酸不溶解，加稀盐酸溶解而无气泡发生；加硫酸溶液（1→2），逐渐溶解，片刻后析出针状硫酸钙结晶。g. 碳酸钙结晶（钟乳体）加稀盐酸溶解，同时有气泡发生。h. 硅质加硫酸不溶解。

（3）显微测量：在显微镜下测量细胞及细胞内含物等的大小，可用目镜测微尺测量。测量前目镜测微尺需用载物台测微尺标化后计算出目微尺每小格在该物镜与目镜组合条件下所代表的长度（μm）。测量时，以目镜测微尺测量目的物的小格数，乘以每小格代表的长度（μm）即得目的物的实际长度。一般情况通常是在高倍物镜下进行，但欲测量较长的纤维、导管、非腺毛等的长度时，则以在低倍物镜下测量较方便。记录最大值与最小值，可允许有少量略高或略低于药典规定的数值。

（4）显微常数测定：常见的显微常数主要有用于叶类鉴别的气孔数、气孔指数、栅表比、脉岛数和脉端数等。这些显微常数常因植物种类不同而异，而同种植物则较为恒定，对于叶类、某些带叶的全草类和花类药材的品种鉴定有一定意义。

（5）扫描电子显微镜的应用：近年来中药的显微鉴定由于电子显微镜的使用，如透射电镜扫描电镜、扫描电镜与 X 射线能谱分析联用等已发展到利用中药的超微特征进行鉴定。电子显微镜是 20 世纪 30 年代发展起来的，主要分为透射电镜和扫描电镜两大类，在中药鉴定中应用最多的是扫描电子显微镜。与光学显微镜及透射电镜相比，扫描电镜具有以下特点：①图像的放大范围广，分辨率也比较高。可放大十几倍到几十万倍，它基本包括了从放大镜、光学显微镜直到透射电镜的放大范围。分辨率介于光学显微镜与透射电镜之间，可达 3nm。②能够直接观察样品表面的结构，样品的尺寸可大至 120mm×80mm×50mm。③样品制备过程简单，不用切成薄片，有的粉末和新鲜材料可直接送入观察。④样品可以在样品室中做三度空间的平移和旋转，可从各种角度对样品进行观察。⑤景深大，图像富有立体感。⑥电子束对样品的损伤与污染程度较小。⑦在观察形貌的同时，还可利用从样品发出的其他信号作微区成分分析。扫描电镜现已应用在动物学、植物学、医药学等多种学科，尤其同属不同种或种与变种间药材表面细微特征都存在着稳定的区别，为近缘植物分类提供了新的证据。茎、叶表皮组织的结构和附属物（毛、腺体、角质层、蜡质、分泌物、气孔等），种皮、果皮和花粉粒的纹饰，个别组织和细胞（纤维、石细胞、管胞、导管），后含物晶体，有的动物药材的体壁、鳞片及毛等在光学显微镜下特征相似，但由扫描电镜提供的细微构造，可准确地加以区别。

4. 理化鉴定 理化鉴定法就是利用中药中存在的某些化学成分的化学性质和物理性质，通过化学、物理或仪器分析方法，鉴定中药的真实性、安全性和品质优劣程度的方法，统称为理化鉴定法。通过理化鉴定法可对药材中所含的有效成分或特征性成分及有害物质进行定性定量分析。中药的理化鉴定法发展很快，新的分析手段和方法不断出现，广泛用于中药质量评价与质量控制、指导中药生产、寻找和扩大新药源及制定中药质量标准等。

常用的理化鉴定方法有以下几种。

（1）物理常数的测定：包括相对密度、旋光度、折光率、硬度、黏稠度、沸点、凝固点、熔点、硬度等的测定。这对挥发油类、油脂类、树脂类、液体类药（如蜂蜜等）和加工品类（如阿胶等）药材的真实性和纯度的鉴定，具有特别重要的意义。药材中如掺有其他物质时，物理常数就会随之改变，如《中国药典》规定蜂蜜的相对密度在 1.349 以上，蜂蜜中掺水就会影响黏稠度，使相对密度降低；薄荷油相对密度为 0.888 ～ 0.908；冰片（合成龙脑）的熔点为 205 ～ 210℃；肉桂油的折光率为 1.602 ～ 1.614 等。

（2）化学定性分析：化学定性分析是利用药材中的化学成分能与某些试剂产生特殊的气味、颜色、沉淀或结晶等反应来鉴别中药的真伪。一般在试管中进行，亦有直接在药材切片或粉末上进行，以了解该成分所存在的部位。

（3）微量升华：是利用中药中所含的某些化学成分，在一定温度下能升华的性质，获得升华物，在显微镜下观察其结晶形状、色泽，或取升华物加化学试剂观察其反应作为鉴别特征，如大黄粉末升华物为黄色针状结晶（低温时）、片状或羽毛状结晶（高温时），在结晶上加碱试液则显红色，确证其为蒽醌类化合物；斑蝥升华物（30 ～ 140℃）为白色柱状或小片状结晶（斑蝥素），加碱液溶解，再加酸液又析出结晶；牡丹皮、徐长卿的升华物为长柱状、针状或羽状结晶（牡丹酚）。部分中成药也能用微量升华法进行鉴别，如小儿化毒散（12 味药）、万应锭（9 味药）和牛黄解毒片（8 味药）经微量升华可得冰片的无色片状结晶，万应锭微量升华还可得胡黄连结晶，大黄流浸膏（1 味药）可得蒽醌类成分结晶。

（4）荧光分析：是利用中药中所含的某些化学成分，在紫外光或常光下能产生一定颜色的荧光的性质进行鉴别。样品应置紫外光灯下约 10cm 处观察，除另有规定外，紫外光灯的波长为 365nm，如用短波（254 ～ 265nm）时，应加以说明，因两者荧光现象不同。进行荧光分析时可以分为以下 4 种方法：a. 可直接取药材断面、饮片、粉末或浸出物在紫外光灯下进行观察，如黄连折断面在紫外光灯下显金黄色荧光，木质部尤为明显；秦皮的水浸出液在自然光下显碧蓝色荧光。b. 有些中药本身不产生荧光，但用酸、碱或其他化学方法处理后，可使某些成分在紫外光灯下产生可见荧光，如芦荟水溶液与硼砂共热，所含芦荟素即起反应显黄绿色荧光；枳壳乙醇浸出液滴在滤纸上，干后喷 0.5% 醋酸镁甲醇溶液，烘干后显淡蓝色荧光；一些矿物药所含锌、铅、硼等元素和某些有机试剂作用也能产生荧光现象。c. 利用荧光显微镜可观察化学成分在中药中存在的部位，如黄连含小檗碱，其切片在荧光显微镜下显金黄色荧光，木质部尤为明显，说明在木质部小碱含量较高。d. 有些中药表面附有地衣或真菌，也可出现荧光，故荧光分析还可用于检查某些中药的变质情况。

（5）显微化学分析：显微化学分析是将药材的切片、粉末或浸出物等置于载玻片上，滴加相关化学试剂使产生沉淀或结晶，抑或产生特殊的颜色，在显微镜下观察。

5. 其他鉴定方法和技术　随着现代自然科学技术的发展，许多高新实验技术和新学科理论不断渗透到中药鉴定领域，使中药鉴定学成为多学科的汇集点，并向高速化、信息化、标准化方向迈进。除上述鉴定方法外，目前中药鉴定的新技术和新方法简介如下。

（1）DNA 分子遗传标记技术：DNA 分子是由 G、A、C、T 4 种碱基构成，为双螺旋结构的长链状分子，生物体特定的遗传信息便包含在特定的碱基排列顺序中。不同物种遗传上的差异表现在这 4 种碱基排列顺序的变化，这就是生物的遗传多样性。比较物种间 DNA 分子的遗传多样性的差异来鉴别中药的基原，确定其学名的方法就是 DNA 分子遗传标记鉴别。通过选择适当的 DNA 分子遗传标记，能在属、种、亚种、居群或个体水平上对研究对象进行准确的鉴别。《中国药典》将聚合酶链反应－限制性内切酶长度多态性方法用于川贝母、乌梢蛇、蕲蛇的鉴别。

中药鉴定中常用的 DNA 分子标记技术主要有以下几种。

①限制性片段长度多态（简称 RFLP）：但该方法试验步骤烦琐，所需 DNA 样品量大，仅适于 DNA 未明显降解的新鲜药材。

②随机扩增多态性 DNA（简称 RAPD）和任意引物 PCR（简称 AP – PCR）：其主要优点是适于未知序列的基因组 DNA 的检测。该方法已被广泛用于遗传指纹作图、基因定位、系统进化以及动植物、微生物物种及中药材的鉴定等各个领域。

③扩增片段长度多态性标记（简称 AFLP）：该方法反应灵敏、快速高效，指纹图谱多态性丰富、重复性好、特异性较高，可用于检测种和种以下水平的差异。在短短的几年里，在遗传多样性基因追踪及定位、分类与进化、系统发育、品种鉴定等基因组研究的几乎所有领域都得到了广泛的应用。其不足之处是检测过程中如果使用放射性同位素，会对环境和人身安全构成一定的危害，所需仪器和试剂价格昂贵，试验成本较高。

④DNA 测序法和基于 DNA 序列测定的 PCR – RFLP、特异引物 PCR 方法：应用 DNA 测序法鉴定中药，不需要预先知道靶基因的序列信息，应用 DNA 测序技术建立正品药材和相关混伪品的原植、动物的基因序列数据库，用同样的方法对待测样品进行测序，与正、伪品数据库进行对照，即可对中药的真伪进行鉴定，但采用全序列比对的方法比较麻烦，故在此基础上发展了更加简便的 PCR 扩增特定片段的限制性位点分析（PCR – RFP）和位点特异性鉴别 PCR 方法，是通过 PCR 扩增一段 DNA 片段，再选择适当的限制性内切酶，消化 PCR 产物，经电泳，可得到有种属特性的电泳谱带，从而达到品种鉴定的目的。位点特异性鉴别 PCR 方法是根据正品及其混伪品特定区域的 DNA 序列数据，设计有高度特异性的正品药材的鉴别引物。当对待测样品进行鉴定时，从待测样品中提取少量的 DNA 作为模板，用高特异性的鉴别引物在适当条件下进行 PCR 扩增，PCR 产物用 0.8% ～ 1.2% 的琼脂糖凝胶电泳检测扩增结果，如为阳性则为正品，否则属非正品药材，以达到鉴别药材真伪的水平。可用来鉴别中药野生品与栽培品，如野山参与园参、野生姜黄与栽培姜黄、野生天麻与栽培天麻的鉴别等。

另外，DNA 分子遗传标记技术尚可用于特殊药材的鉴定，如人工发酵产品（冬虫夏草菌丝体、灵芝菌丝体）；海洋湖泊生物（海藻类、螺旋藻类、软体动物等）；中药新的代用品（如塞隆骨代虎骨）的真伪鉴别；中药原粉（玉屏风散）的鉴定；中医药实物古迹（包括博物馆或寺庙珍藏标本、出土药材、药材化石等）的药用植物种子种苗纯度及雌雄的鉴定，中药质量标准化的 DNA 分子刻划等。

（2）中药指纹图谱鉴定技术：中药指纹图谱系指中药原料药材、饮片、半成品、成品等经适当处理后，采用一定的分析手段，得到的能够标示其特征的共有峰的图谱。中药材指纹图谱能客观地揭示和反映中药内在质量的整体性和特征性，用以评价中药的真实性、有效性、稳定性和一致性。

国家食品药品监督管理局在 2000 年颁布了《中药注射剂指纹图谱研究的技术要求》（暂行），2002 年又颁布了《中药注射剂指纹图谱试验操作规程指南》和《计算机辅助中药指纹图谱相似度计算软件》，详细规定了原料药材半成品、成品的供试品收集与制备及制定指纹图谱的各项技术要求。《中国药典》将高效液相特征指纹图谱用于羌活、沉香的鉴别。

（二）中药的安全性检测

药物的安全性和有效性是同等重要的。有害物质是影响中药安全性的重要因素，有害物质超过一定的限量就不可药用。中药的安全性检测常采用毒理学、化学分析或仪器分析等方法对其有害物质进行检测，并对其制定限量标准，以确保临床用药的安全。

中药的有害物质包括内源性有害物质和外源性有害物质两大类。

1. 主要的内源性有毒、有害物质及检测

（1）中药中主要的内源性有害物质：即指中药本身所含的具有毒副作用的化学成分，这些成分具有双重作用，即在一定剂量内能产生药效的物质，而当服用过量时可产生不同程度的毒副作用，如士的宁、乌头碱、吗啡、斑蝥素、苦杏仁苷、蒽醌类成分等。也有些成分本身没有毒性，但在体内的代谢产物却能产生很大的毒性，如肝肾毒性和胚胎毒性成分吡咯里西啶生物碱、千里光碱、野百合碱，其在体内的代谢产物吡咯具有很强的肝肾毒性和胚胎毒性。肾毒性成分马兜铃酸，主要存在于马兜铃属植物，其中为药用的有 20 多种。在我国，已取消了含马兜铃酸成分的关木通、广防己、青木香的药品标准，同时凡成方制剂中含有上述三味的均统一撤换为木通科的木通、防己科防己、菊科土木香，而细辛也由以全草入药，恢复到以根及根茎入药。并已加强对含马兜铃酸中药的安全性研究和监控。

28 种毒性中药材品种：生马钱子、生川乌、生草乌、生白附子、生附子、生半夏、生南星、生甘遂、生狼毒、生藤黄、雪上一支蒿、生巴豆、生千金子、生天仙子、闹羊花、洋金花、斑蝥、蟾酥、青娘虫、红娘虫、砒石（红砒、白砒）、砒霜、雄黄、水银、红粉、轻粉、红升丹、白降丹。这些毒性中药如使用不当常可造成心血管系统、消化系统、泌尿系统、呼吸系统、造血系统分泌系统或免疫系统毒性，甚至有致畸胎、致突变及致癌作用。

（2）中药中主要的内源性有害物质的检测：目前对中药中肝毒性成分吡咯里西啶生物碱肾毒性成分马兜铃酸等，常用的检测方法是高效液相色谱法检测、高效毛细管电泳及其与质谱联用的技术。《中国药典》对生物碱、蒽醌类等成分采用高效液相色谱法检测，如制川乌、制草乌、附子中的双酯型生物碱（以含新乌头碱、次乌头碱、乌头碱的总量计）进行限量检查，对马钱子中的士的宁、斑蝥中的斑蝥素等设定了含量范围；用高效液相色谱 - 质谱法对千里光中阿多尼弗林碱规定了限量检查，以确保临床用药安全。

2. 外源性有害物质及检测　中药中的外源性有害物质主要包括残留的农药、重金属及有害元素、黄曲霉毒素、二氧化硫等。这些有害物质主要是来自药材在种植、采收、加工、包装贮藏、运输等各环节以及饮片加工炮制过程和中成药制剂生产过程中的污染，另一方面也与植物本身的遗传性和对某些有害物质的富集能力等有关。

中药中的外源性有害物质的检测：重金属及有害元素、农药残留量、黄曲霉毒素、二氧化硫残留量的检测。

（1）中药中残留农药的检测：农药的种类很多，主要有有机氯类、有机磷类、拟除虫菊酯类和氨基甲酸酯类四大类农药。一般使用气相色谱法测定。《中国药典》规定每 1kg 中药材或饮片中含总六六六（BHC）不得超过 0.2mg、滴滴涕（总 DDT）不得超过 0.2mg、五氯硝基苯（PCNB）不得超过 0.1mg、六氯苯不得超过 0.1mg 等。有机磷类农药残留量的测定：本类农药品种多，是应用最广泛的农药之一，能抑制人体内的乙酰胆碱酯酶和胆碱酯酶。长期少量接触会出现慢性中毒症状，如头痛、头晕、视物模糊、恶心、食欲不振等，大量接触可致急性中毒。《中国药典》还对敌敌畏、对硫磷、乐果、二嗪农、久效磷等 12 种有机磷农药的残留量进行了规定。《中国药典》2015 版规定使用气相色谱法检测氯氰菊酯、氰戊菊酯及溴氰菊酯等 3 种在中药中的残留量。

（2）中药中重金属和有害元素的检测：重金属是指在规定实验条件下能与硫代乙酰胺或硫化钠作用显色的金属杂质。对人体伤害最大的重金属元素有铅、汞、铜等。有害元素主要是指砷。重金属及有害元素的主要毒性作用是由于它们进入人体后与人体内一系列蛋白质、酶和氨基酸内的官能团上的 - SH 和 - S - S 键牢固结合在一起，从而使蛋白质变性，酶失去活性，组织细胞出现结构和功能上的损害。中药中的重金属和有害元素主要来源于中药生长的土壤，种植过程中施用农药、化肥、水以及被污染的大气，采收、加工、贮藏等以及某些植物对重金属元素和有害元素具有富集能力，中成药生产中的原料药材、工艺设备、辅料、提取溶剂等；而某些矿物药如朱砂中可能含杂质汞，雄黄中含有杂质砷，铅粉、铅丹、密陀僧中含杂质铅，入药后均易引起重金属及有害元素超标。

（3）黄曲霉毒素的检测：黄曲霉毒素（AF）是由黄曲霉和寄生黄曲霉等产生的一类代谢产物，属于超剧毒级，其毒性是氰化钾的 10 倍，是砒霜的 68 倍，是世界上公认的强烈的致癌物质。目前已分离出 12 种以上，分为 AFB 与 AFG 两大类，其基本结构都是二呋喃香豆素衍生物。在被污染的食品和药品中以 AFB 最常见，其中毒性最大的成分为黄曲霉毒素 B_1、B_2 和 G_1、G_2，含量较高，致癌性也最强。《中国药典》2015 版四部（通则 2351）黄曲霉毒素测定法规定：用高效液相色谱法测定药材、饮片及制剂中的黄曲霉毒素（以黄曲霉毒素 B_1、黄曲霉毒素 B_2、黄曲霉毒素 G_1 和黄曲霉毒素 G_2 总量计）。规定并对桃仁等进行黄曲霉毒素限量检查，桃仁每 1000g 含黄曲霉毒素 B_1 不得过 $5\mu g$，含黄曲霉毒素 G_2、黄曲霉毒素 G_1、黄曲霉毒素 B_2 和黄曲霉毒素 B_1 的总量不得过 $10\mu g$。

（三）中药的质量评价

中药是中医防治疾病的物质基础，其质量的优劣直接关系到中医临床疗效的好坏。中药之所以有效，是因其含有相应的药效成分，药效成分组成和含量稳定，中药的疗效就稳定，目前对中药质量优劣的评价，除临床疗效的评价外，还可通过以下方法进行质量评价。

1. 传统经验鉴别　我国人民从远古开始，传承至今，经历了一个对药物真、伪、优、劣鉴别不断认识、积累与凝练的过程。在长期的实践过程中，对中药质量的评价积累了大量的传统经验鉴别知识。这些宝贵的经验包括人们通过感官系统获知客观存在的中药质量的特征，对中药的质量评价提供了大量可靠的信息。

中药的性状因其物种、生物遗传因素、产地、环境、栽培、采收加工、炮制等因素的影响而与其形状、组织构造、化学成分和临床疗效有着密切关系，中药的性状特征不仅成为中药质量的外观标准，同时也是内在质量标准。中药传统经验鉴别对中药质量评价的核心为气、形、色、味，如李时珍认为黄连"惟取蜀郡黄肥而坚者为善，以雅州、眉州者为良"。陶隐居认为甘草"赤皮断理，看之坚实者，是抱罕草，最佳"。这些质量的概念至今依然效验。

自古认为东北的关防风以其"蚯蚓头，质松泡"为道地；茅苍术以"断面朱砂点多，香气浓者为佳"，其朱砂点正是其油室中含有橙黄色或红棕色分泌物而形成；红花以色红面鲜艳者为佳，现代研究证实，其红色素正是其活血化瘀的药效物质；黄连、黄柏以其色黄、味极苦为佳，这是因为其所含药效物质生碱类成分色黄、味苦，含量越高，色越黄、味越苦；玄参、生地黄均以断面乌黑者为佳，这是与有效成分环烯醚萜有关。很多以香气浓者为佳的中药材如伞形科的川芎、当归、白芷，唇形科的薄荷、荆芥，樟科的肉桂，桃金娘科的丁香，姜科的豆蔻、砂仁，菊科的木香、川木香，芸香科的陈皮、枳壳、香橼以及树脂类药材苏合香、安息香等，无不与其所含的药效物质为挥发油或游离芳香酸有关。甘草味甜而特殊是因其含药效成分甘草酸；以味极酸者为佳的乌梅与其含大量有机酸有关；以味苦为佳的穿心莲是因为其含苦味的二萜内酯类成分如穿心莲内酯等；以味涩为佳的五倍子、儿茶是因其含大量的鞣质；而以辛辣味浓为佳的干姜、生姜则因其所含姜酚类成分而呈特殊的姜辣味。

2. 纯度检查　中药的纯度与中药质量密切相关，常影响中药质量的优劣程度和临床用药剂量的准确性。《中国药典》中与纯度相关的检查主要包括杂质检查、水分测定、干燥失重、灰分测定、色度检查、酸败度测定等，并已成为中药质量评价中的常规检查项。

（1）杂质检查：杂质是指药材中混存的，来源与规定相同但其性状或部位与规定不符的物质；或来源与规定不同的物质或无机杂质，如砂石、泥土尘土等。

造成杂质超标的原因：中药常因采收、加工不规范，造成非药用部位、泥块、尘土及异物如杂草及有毒物质或已破碎腐烂变质的药用部位混入药材中；或在运输与贮藏中混入无机、有机杂质；或因贮存养护不当造成中药生虫、霉变等变质现象，变质药材也应做杂质处理；另外，人为地掺杂造假常造成杂质超标。

中药中杂质的混存，直接影响药材的纯度，这些杂质的存在将直接影响中药的质量和使用药剂量不准确，降低临床疗效，若是含有有毒杂质还会危及患者生命安全，故对中药中的杂质必须加以限量检查，如《中国药典》规定广藿香杂质不得超过 2%。

（2）水分测定：中药中含有过量的水分，易造成中药霉烂变质，使有效成分分解，且相对减少了实际用量而影响治疗效果，因此，控制中药中的水分含量对保证中药质量有密切关系。《中国药典》对大多数药材和饮片规定了水分的限量，如人参不得过 12.0%，红花不得过 13.0%，阿胶不得过 15.0% 等。

水分测定法：《中国药典》规定水分测定法有 5 种：第一法（费休氏法）包括容量滴定法和库仑滴定法。第二法（烘干法）适用于不含和少含挥发性成分的药品，如三七、广枣等。第三法（减压干燥法）适用于含挥发性成分的贵重药品，如厚朴花、蜂胶等。第四法（甲苯法）适用于含挥发性成分的药品，如肉桂、肉豆蔻、砂仁等。第五法（气相色谱法），如辛夷等。

（3）灰分测定：测定灰分的目的是限制中药中无机杂质如泥土、沙石的含量，以保证中药的纯度。

灰分测定法：《中国药典》规定的灰分测定法有 2 种：总灰分测定法和酸不溶性灰分测定法。酸不溶性灰分是指总灰分中不溶于稀盐酸的灰分。有些中药如大黄，其组织中含有较多的草酸钙结晶，仅测定总灰分不能反映无机杂质存在的客观情况，若在总灰分中加入稀盐酸，使其中来源于中药本身的钙盐等溶解，而外来的泥土、沙石等主要是硅酸盐，因不溶于稀盐酸而作为酸不溶性灰分残留下来，故测定酸不溶性灰分能准确地反映其外来无机杂质的情况。《中国药典》已将灰分测定作为一种常规检查，对大多数药材和饮片规定了限量检查指标。如规定当归总灰分不得过 7.0%，酸不溶性灰分不得过 2.0%，秦艽总灰分不得过 8.0%，酸不溶性灰分不得过 3.0% 等。

（4）色度检查：含挥发油或油脂类成分的中药，在贮存过程中常发生氧化、聚合、缩合而致变色或"走油"。许多中药目前仅靠感官评判变色与"走油"程度，缺乏良好指标。《中国药典》规定检查白术的色度，就是利用白术的酸性乙醇提取液与黄色 9 号标准比色液比较，不得更深，用以检查有色杂质的限量，从量化的角度评价和控制其药材变色、走油变质的程度。

（5）酸败度测定：酸败度是指油脂或含油脂的种子类药材和饮片，在贮藏过程中发生复杂的化学变化，产生游离脂肪酸、过氧化物和低分子醛类、酮类等分解产物，因而出现特异臭味，这种现象称"酸败"。酸败度直接影响药材的感观性质和内在质量。酸败度测定通过酸值、羰基值或过氧化值的测定，以检查药材的酸败程度。酸败度限度制定要与种子药材外观性状或经验鉴别结合起来，以确定上述各值与种子泛油程度有无明显的相关性，具明显相关性的才能制定限度，如《中国药典》规定苦杏仁的过氧化值不得超过0.11；郁李仁的酸值不得过10.0、羰基值不得过3.0、过氧化值不得超过0.05。

3. 与有效性有关的定量分析

（1）全草类中药含叶量的检查：大多数药材其药效成分在植物体不同的部位（器官）中，含量是不均衡的，在某个或某些部位的含量显著高于其他部位，特别是在全草类药材中，这样的例证有很多。如穿心莲其清热解毒的主要药效物质二萜内酯类成分如穿心莲内酯、脱水穿心莲内酯主要存在于叶中；薄荷所含挥发油是主要药效物质，其在叶中的含量要远高于在其他部位（器官）；广藿香所含挥发油是其芳香化浊、发表解暑的主要有效成分，也主要存在于叶中。但这些药材在采收加工、炮制、运输过程中，常因其叶在干燥后易脱落或碎裂而致其商品药材中所含叶量少而主要为茎秆，使得药材和饮片总体质量下降。《中国药典》规定穿心莲药材叶不得少于30%；薄荷药材叶不得少于30%；广藿香药材叶不得少于20%等，从而保证这些中药的总体质量。

（2）浸出物测定：对某些暂时无法建立含量测定项的中药，或已有含量测定项的中药，为了更全面地控制中药的质量，一般可根据该中药已知化学成分的类别，结合用药习惯、中药质地、药效研究结果等，选用适宜的溶剂为溶媒，测定中药中可溶性物质的含量，以示中药的品质。通常选用水、一定浓度的乙醇（或甲醇）、水饱和正丁醇、乙醚作溶剂，用冷浸法或热浸法做中药的浸出物测定。测定用的供试品需粉碎，使能通过二号筛，并混合均匀，按《中国药典》规定的方法进行测定。

浸出物测定法：《中国药典》规定，浸出物测定法有3种：①水溶性浸出物测定法，分为冷浸法和热浸法。②醇溶性浸出物测定法，亦分为冷浸法和热浸法。③挥发性醚溶性浸出物测定法。

（3）含量测定：中药含有多种成分，其临床疗效常是多种成分协同作用的结果。所以在中医药理论指导下结合现代科学研究，选择具有生理活性的主要化学成分或指标性成分，进行含量测定，用以评价中药的质量，是现阶段行之有效的方法。

含量测定的方法很多，既有经典分析方法（容量法、重量法、滴定法等），又有现代仪器分析法（如紫外-可见分光光度法、高效液相色谱法、薄层扫描法、气相色谱法等）。可根据各药材的具体情况选用适当的方法进行。目前采用最多的方法是高效液相色谱法。

有效成分或指标性成分清楚的可进行针对性定量；有效成分尚不清楚而化学上大类成分清楚的，可对总成分如总生物碱、总蒽醌、总黄酮、总皂苷等进行含量测定；含挥发油成分的，可测定挥发油含量。

针对具体中药品种的含量测定，无论是引用药典或文献收载的与其相同成分的测定方法，或是自行建立的新方法，都必须进行方法学考察研究。《中国药典》中收载的"中药质量标准分析方法验证指导原则"可作为建立新的含量测定方法时进行方法学研究的指导。

4. 中药生物活性测定法　生物活性测定是以药物的生物效应为基础，以生物统计为工具，运用特定的实验设计，测定药物有效性的一种方法，从而达到控制药品质量的作用。其测定方法包括生物效价测定法和生物活性限制测定法等。

生物效价测定法是在严格控制的试验条件下，通过比较标准品和供试品对生物体或离体器官与组织的特定生物效应（效价），从而控制和评价供试品质量或活性的一种方法。适用物结构复杂或理化方法不能测定其含量，或者理化测定不能反映其临床生物活性的药物。此法在中药质量控制和评价中具有独到的优势，并已在中药质量控制中应用。如《中国药典》中水蛭就采用了生物效价检测方法控制其质量。

【同步练习】

一、A 型题（最佳选择题）

1.《中国药典》规定每 1kg 中药材或饮片中含滴滴涕（总 DDT）不得超过

A. 0.1mg　　　B. 0.2mg　　　C. 0.3mg　　　D. 0.1g

E. 0.2g

本题考点：《中国药典》规定每 1kg 中药材或饮片中含总六六六（BHC）不得超过 0.2mg、滴滴涕（总 DDT）不得超过 0.2mg、五氯硝基苯（PCNB）不得超过 0.1mg、六氯苯不得过 0.1 mg 等。

二、B 型题（配伍选择题）

（2—5 题共用备选答案）

A. 8.0%　　　B. 7.0%　　　C. 5.0%　　　D. 2.0%

E. 3.0%

《中国药典》灰分测定规定

2. 当归总灰分不得超过

3. 当归酸不溶性灰分不得超过

4. 秦艽总灰分不得超过

5. 秦艽酸不溶性灰分不得超过

本题考点：各中药质量标准。

三、X 型题（多项选择题）

6. 属于中药的内源性有害物质有

A. 乌头碱　　　B. 千里光碱　　　C. 马兜铃酸　　　D. 斑蝥素

E. 士的宁

本题考点：中药的内源性有害物质是指中药本身所含的具有毒副作用的化学成分，这些成分具有双重作用，在一定剂量内能产生药效，而当服用过量时可产生不同程度的毒副作用。如士的宁、乌头碱、吗啡、斑蝥素、千里光碱、马兜铃酸、吡咯里西啶生物碱等。

参考答案：1. B　2. B　3. D　4. A　5. E　6. ABCDE

第6章 中药制剂与剂型

一、中药制剂的剂型分类与选择

【复习指导】重点掌握中药制剂的剂型分类及中药制剂的剂型选择原则。

中药制剂学是指在**中医药理论指导下**，运用现代科学技术，研究中药制剂的配制理论、剂型选择、处方设计、制备工艺与质量控制等内容的一门综合性应用技术科学。

中药制剂学是中药学专业一门重要的专业课程，它是运用前期的各门基础课与专业基础课的知识，研究如何将中药原料药材制备成中药制剂的一门学问，它具有综合性、应用性和创新性强的特点。中药制剂学中的常用术语：

1. 药物　凡用于治疗、预防及诊断疾病的物质总称为**药物**，包括原料药和药品，一般可分为天然药物和人工合成药物两大类。

2. 药品　是指用于预防、治疗、诊断疾病，有目的地调节人体生理机能并规定有适应证或者功能主治、用法用量的物质，包括中药饮片、中成药、化学原料药制剂、抗生素制剂、生化药品、放射性药品、血清制品、疫苗制品、血液制品和诊断药品等。

3. 中成药　是指在中医药理论指导下，按照法定处方和制法，以中药材、中药饮片、中药提取物、有效部位（或有效成分）等为原料大量生产的，具有特定名称并标明功能主治、用法用量和规格，可经医生诊治后按处方调配使用（处方药），也可由患者直接自行购用。

4. 新药　是指未在我国境内上市销售过的药品。已上市的药品凡增加新的适应证、改变给药途径和改变剂型的亦属新药范围。

中药制剂的原料：

1. 中药制剂原料的类型　**中药制剂**系指以**中药**为原料制成的制剂，中药原料药物包括**饮片、植物油脂、提取物、有效成分或有效部位**。

（1）饮片：系指药材经过炮制后可直接用于中医临床或制剂生产使用的处方药品。

（2）植物油脂和提取物：系指从植、动物中制得的挥发油、油脂、有效部位和有效成分。其中，提取物包括以水或醇为溶剂经提取制成的流浸膏、浸膏或干浸膏、含有一类或数类有效成分的有效部位和含量达到90%以上的单一有效成分。

2. 中药制剂的剂型分类　中药剂型种类很多，为了方便学习、研究和应用，需要对剂型进行分类。

（1）按**物态**分类：依据制剂在常态（常温、常压）下的存在状态进行分类。

①固体剂型：均为固体，如片剂、颗粒剂、散剂、丸剂、胶囊剂、胶剂、栓剂、锭剂等。

②半固体剂型：均为膏状的半固体，如内服膏滋、外用软膏、糊剂等。

③液体剂型：均为易流动的液体，如汤剂、合剂、糖浆剂、酒剂、酊剂、露剂、注射剂等。

④气体剂型：均为常态易扩散的气体，如气雾剂、喷雾剂、炙剂等。

此种分类方法在制备、贮藏和运输上比较有意义，几乎可将各类剂型都包括进去，但过于简单，不能详细地反映出剂型之间的内在联系。

（2）按**成品形状**分类：依据制剂成品的形状进行分类，形状相似的列为一类，多以其形命名。

①丸剂：制剂成品均为大小不等的类球形，形似肉丸，如蜜丸、水丸、滴丸等。

②片剂：制剂成品均为大小不等的板片状，如素片、糖衣片、异形片等。

③胶囊剂：制剂成品均为胶质囊状物，如硬胶囊、软胶囊、微型胶囊等。

④栓剂：制剂成品均为楔栓状，如肛门栓、阴道栓等。

⑤膏剂：制剂成品均为膏状物，如煎膏剂、软膏剂、硬膏剂等。

（3）按**分散**系统分类：依据制剂分散特性分类，便于应用物理化学原理来阐明各类制剂的特征。

①真溶液剂型：又称为低分子溶液，药物以分子或离子状态分散在液体分散介质中所形成的均匀分散体系，如芳香水剂、溶液剂、糖浆剂、甘油剂、注射剂、醑剂等。

②胶体溶液剂型：又称为高分子溶液，药物主要以高分子（质点的直径在 $1 \sim 100nm$）分散在液体分散介质中所形成的均匀分散体系，如胶浆剂、涂膜剂等。

③乳浊液剂型：又称乳剂型制剂，油类药物或药物的油溶液以小液滴状态分散在液体分散介质中所形成的非均匀分散体系，如口服乳剂、静脉乳剂、部分搽剂等。

④混悬剂型：药物以固态微粒状态分散在液体分散介质中所形成的非均匀分散体系，如合剂、洗剂、混悬剂等。

⑤气体分散剂型：药物以液体固体微粒状态分散在气体分散介质中所形成的分散体系，如气雾剂等。

⑥微粒分散剂型：药物以微粒呈液体或固体状态分散，如微球制剂、微囊制剂、纳米囊制剂等。

⑦固体分散剂型：固体药物以聚集体状态存在的分散体系，如片剂、散剂、颗粒剂、丸剂、滴丸剂等。

此类分类方法不能反映药用部位与用药方法对剂型的要求，而且一种剂型可以分到几个分散体系中，如注射剂包含溶液型注射剂、胶体型注射剂、乳剂型注射剂、混悬液型注射剂等。

（4）按**给药途径**分类：依据制剂的给药途径与方法分类，将给药途径与方法相同的制剂分为一类，与临床应用关系密切。

①经胃肠道给药剂型：是指制剂经口服后进入胃肠道，起局部或经吸收后发挥全身作用的制剂，如合剂、糖浆剂、煎膏剂、露剂、胶囊剂、大部分的汤剂、酒剂、散剂、片剂、乳剂、混悬剂、流浸膏剂等。药物在消化道中容易被酸或酶破坏的，含有易被酸或酶破坏的有效成分的不宜采用此类制剂。

②非胃肠道给药剂型：是指制剂不经口服而采用其他给药途径的所有剂型，可以在用药部位起局部作用或经吸收入血后发挥全身作用。

a. 注射给药剂型：给药时需要借助于专业人员用注射器完成，如注射剂，包括静脉注射、肌内注射、皮下注射、皮内注射、腔内注射和穴位注射等。

b. 呼吸道给药剂型：是通过呼吸道给入药物，如喷雾剂、气雾剂、吸入剂、烟熏剂等。

c. 皮肤给药剂型：又称外用药剂型，如软膏剂、膏药、橡胶膏剂、糊剂、搽剂、洗剂、涂膜剂、贴剂等。

d. 黏膜给药剂型：通过眼睛、鼻腔、口腔、耳道、直肠、阴道和尿道等黏膜给药的剂型，如滴眼剂、滴鼻剂、洗耳剂、含漱剂、舌下片、膜剂、含化丸、吹入剂等。

3. 中药制剂的剂型选择

（1）剂型与疗效：**剂型**是指将原料药加工制成适合于临床直接应用的形式，又称为药物剂型，是施于机体前的最后形式。剂型不同，药物的体内行为也不尽相同。尽管药物本身的活性是药物制剂疗效的主要因素，但剂型因素对药效的发挥往往会有重要影响，有时甚至起决定作用。药物剂型影响着药物作用的快慢、强弱以及药物的毒副作用、刺激性等，或决定给药途径等。药物剂型的选择，在中药制剂的研究、生产以及临床应用中具有重要意义，一般应依据下述原则综合考虑。

（2）剂型选择的基本原则

①根据临床治疗的需要：同一药物因剂型给药方式不同，会出现不同的药理作用，而不同给药途径，其起效时间快慢亦不同，各剂型吸收快慢顺序：静脉注射＞吸入给药＞肌内注射＞皮下注射＞直肠或舌下给药＞口服液体制剂＞口服固体制剂＞皮肤给药。急症用药：注射剂、气雾剂、舌下片、滴丸等速效剂型；慢性疾病用药：丸剂、片剂、煎膏剂、缓释剂等；皮肤疾患用药：软膏剂、涂膜剂、洗剂、搽剂等；局部黏膜用药：栓剂、膜剂、酊剂、条剂、线剂等。

②根据药物的性质选择：中药制剂所含成分复杂，在选择剂型前，必须认真进行处方前的研究。药物的理化性质、配伍规律和生物学特性是剂型选择的重要依据。在胃液中不稳定、对胃刺激性大的药物，一般不宜制成胃溶制剂，而宜制成肠溶制剂，如肠溶片、肠溶胶囊等；对于易氧化的药物，宜选择具有遮蔽作用的制剂，如包衣片剂、胶囊剂等；对于存在明显肝脏首过效应的药物，可制成非胃肠道给药途径的制剂，如栓剂、软膏剂等；对于在溶液状态下稳定性差、易降解的药物，可制成注射用冻干粉针剂等。

③根据生产和"五方便"的要求选择：剂型的选择首先应满足临床治疗的需要和符合药物性质的前提下，还应考虑生产条件，因剂型的生产工艺和技术路线对厂房设备、生产环境和工人素质均有特定的要求；以及剂型应便于**服用、携带、生产、运输、贮藏（称为五方便）**。通常剂量小而质量稳定的固体剂型携带、贮运优于液体剂型。

【**同步练习**】

一、**A 型题**（最佳选择题）

1. 最早提出按照病症选择剂型的药物学专著是

A. 黄帝内经　　　　B. 神农本草经　　　　C. 伤寒论　　　　D. 肘后备急方

E. 本草经集注

本题考点：中药制剂学专著类书籍。《黄帝内经》是现存最早的中医药学著作；《神农本草经》是现存最早的本草学书籍；《伤寒论》对剂型的制作方法做了详尽的论述；《肘后备急方》第一次使用了"成药"的术语，并做了专门论述；《本草经集注》总结提出按病情需要确定用药剂型和给药途径的理论。

2. 不属于"五方便"的内容是

A. 方便贮存　　　　B. 方便质量控制　　　　C. 方便携带　　　　D. 方便运输

E. 方便生产

本题考点：满足防治疾病需要和药物本身性质是中药剂型选择的前提，同时剂型设计还应考虑便于服用、携带、生产、运输和贮藏等各方面的要求，即所谓"五方便"。

二、B型题（配伍选择题）

（3—5题共用备选答案）

A. 剂型　　　　　B. 药物　　　　　C. 中成药　　　　　D. 新药

E. 制剂

3. 以中药饮片、中药材等为原料，在中医药理论指导下，按规定的处方和制法大量生产，有特定名称等的药品是

4. 将原料药加工制成适合于预防或医疗应用的形式称为

5. 根据药品标准等，将原料药物加工制成具有一定规格，可直接用于临床的药物制品的是

本题考点：剂型、制剂和中成药的概念。

三、X型题（多项选择题）

6. 下列有关中药药剂学的叙述中，正确的是

A. 以中医药理论为指导，运用现代科学技术，研究中药药剂的配制理论、生产技术、合理应用与质量控制等内容的综合性应用技术科学

B. 是一门既有中医药特色，又反映当代先进技术水平的学科

C. 主要与现代制药理论技术密切相关，与临床用药无关

D. 是中医药学的重要组成部分

E. 包括中药调剂学和中药制剂学

本题考点：中药制剂学是指在中医药理论指导下，运用现代科学技术，研究中药制剂的配制理论、剂型选择、处方设计、制备工艺与质量控制等内容的一门综合性应用技术科学。

参考答案：1. E　2. B　3. C　4. A　5. E　6. ABDE

二、中药制剂卫生与稳定性

【复习指导】重点掌握中药制剂的微生物检查；影响中药制剂的稳定性因素及药品贮藏相关规定。

（一）中药制剂制药卫生

制药卫生是指在药品生产过程中所采取的各种防止微生物的污染、抑制微生物的生长繁殖、除去或杀灭微生物的措施。制药卫生是药品生产管理的一项主要内容，它贯穿药品生产的全过程，对于提高药品质量，保证药品疗效具有重要意义。

1. 中药制剂微生物限度标准　为了确保药品临床应用的安全有效，《中国药典》对各类中药制剂的微生物限度标准做了规定：

（1）制剂通则、品种项下要求无菌的制剂及标示无菌的制剂和辅料应符合无菌检查法规定。

（2）用于手术、严重烧伤、严重创伤的局部给药制剂应符合无菌检查法规定。

（3）非无菌不含药材原粉的中药制剂的微生物限度标准见表6-1。

（4）非无菌含药材原粉的中药制剂的微生物限度标准见表6-2。

（5）非无菌药用原料及辅料的微生物限度标准见表6-3。

（6）中药提取物及中药饮片的微生物限度标准见表6-4。

表6-1　非无菌不含药材原粉的中药制剂的微生物限度标准

给药途径	需氧霉菌总数（cfu/g、cfu/ml或cfu/10cm²）	霉菌和酵母菌总数（cfu/g、cfu/ml或cfu/10cm²）	控制菌
口服给药			不得检出大肠埃希菌（1g或1ml）；含脏器提取物的制剂还不得检出沙门菌（10g或10ml）
固体制剂	10^3	10^2	
液体制剂	10^2	10	
口腔黏膜给药制剂 齿龈给药制剂 鼻用制剂	10^2	10	不得检出大肠埃希菌、金黄色葡萄球菌、铜绿假单胞菌（1g、1m或10cm²）
耳用制剂 皮肤给药制剂	10^2	10	不得检出金黄色葡萄球菌、铜绿假单胞菌（1g、1ml或10cm²）
呼吸道吸入给药制剂	10^2	10	不得检出大肠埃希菌、金黄色葡萄球菌、铜绿假单胞菌、耐胆盐革兰阴性菌（1g或1ml）
阴道、尿道给药制剂	10^2	10	不得检出金黄色葡萄球菌、铜绿假单胞菌、白色念珠菌、梭菌（1g、1ml或10cm²）
直肠给药			不得检出金黄色葡萄球菌、铜绿假单胞菌（1g或1ml）
固体制剂	10^3	10^2	
液体制剂	10^2	10^2	
其他局部给药制剂	10^2	10^2	不得检出金黄色葡萄球菌、铜绿假单胞菌（1g或1m或10cm²）

表6-2　非无菌含药材原粉的中药制剂的微生物限度标准

给药途径	需氧霉菌总数（cfu/g、cfu/ml或cfu/10cm²）	霉菌和酵母菌总数（cfu/g、cfu/ml、cfu/10cm²）	控制菌
固体口服给药制剂			不得检出大肠埃希菌（1g）；不得检出沙门菌（10g）；耐胆盐革兰阴性菌<10^2cfu（1g）
不含豆豉、神曲等发酵原粉	10^4（丸剂$3×10^4$）	10^2	
含豆豉、神曲等发酵原粉	10^4	$5×10^2$	
液体口服给药制剂			不得检出大肠埃希菌（1ml）；不得检出沙门菌（10ml）；耐胆盐革兰阴性菌<10cfu（1ml）
不含豆豉、神曲等发酵原粉	$5×10^2$	10^2	
含豆豉、神曲等发酵原粉	10^3	10^2	
固体局部给药制剂			不得检出金黄色葡萄球菌、铜绿假单胞菌（1g或10cm²）；阴道、尿道给药制剂还不得检出白色念珠菌、梭菌（1g或10cm²）
用于表皮或黏膜不完整	10^3	10^2	
用于表皮或黏膜完整	10^4	10^2	
液体局部给药制剂			不得检出金黄色葡萄球菌、铜绿假单胞菌（1ml）；阴道、尿道给药制剂还不得检出白色念珠菌、梭菌（1ml）
用于表皮或黏膜不完整	10^2	10^2	
用于表皮或黏膜完整	10^2	10^2	

表 6 – 3　非无菌药用原料及辅料的微生物限度标准

	需氧霉菌总数 （cfu/g 或 cfu/ml）	霉菌和酵母菌总数 （cfu/g 或 cfu/ml）	控制菌
药用原料及辅料	10^3	10^2	未做统一规定

表 6 – 4　中药提取物及中药饮片的微生物限度标准

	需氧霉菌总数 （cfu/g 或 cfu/ml）	霉菌和酵母菌总数 （cfu/g 或 cfu/ml）	控制菌
中药提取物	10^3	10^2	未做统一规定
研粉口服用贵细饮片、直接口服或泡服饮片	未做统一规定	未做统一规定	不得检出沙门菌（10g）；耐胆盐革兰阴性菌＜10^4cfu（1g）

2. 中药制剂可能被污染的途径　主要途径源于中药原料、辅料、包装材料、生产过程和贮藏过程。为了预防微生物的污染，确保中药制剂符合《中国药典》的要求，必须对微生物污染的各个环节进行防菌、灭菌措施。

（1）中药原料的洁净与灭菌：中药制剂的原料饮片主要是植物的根、根茎、叶、花、果实、种子和动物或其脏器等，带有大量的泥土和微生物、虫卵及杂质，而且在采集、贮藏、运输过程中还会受到各种污染。因此，用于中药制剂的原药材应当（采用水洗、流通蒸汽灭菌、干燥、酒精喷洒或熏蒸、环氧乙烷气体灭菌或 γ 射线辐射灭菌等方法）进行洁净与灭菌处理，以减少微生物的污染和保障药材的质量。

（2）原辅料和包装材料的选择与处理：中药制剂制备过程中使用的各种辅料，也是微生物污染的重要环节。如蜂蜜、蔗糖、葡萄糖、淀粉、糊精等辅料，使用前必须严格按规定标准进行选择或适当处理，使符合药用标准，防止将微生物带入制剂。

中药制剂的包装材料包括容器、盖子、塞子以及容器内的填充物或密封物，主要由玻璃瓶、塑料袋、铝箔、橡胶塞、金属等组成。应采用适当的方法清洗、洁净，做相应的灭菌处理，在规定的时限内使用，以防止微生物污染。

（3）生产过程微生物的控制：生产过程应采取相应的预防措施控制污染：环境卫生和空气净化，制药设备和用具处理，操作人员的卫生管理。

（4）贮藏和运输过程的管理：中药制剂在贮藏过程可能会因贮藏不当使微生物生长繁殖而导致变质，应采取适当的防腐措施，并将药品按要求贮藏于阴凉、干燥处，药品在运输和搬运时需防止因包装材料破损而引起的微生物再次污染。

（二）中药制剂的稳定性

药品的稳定性是指原料药及其制剂保持物理化学、生物学的性质。如果中药制剂发生分解、变质，会导致药效降低，甚至产生或增加毒副作用，危及患者的健康和生命安全。

1. 影响中药制剂稳定性的因素　影响中药制剂稳定性的因素主要有处方因素和外界因素。处方因素包括 pH、溶剂、离子强度和辅料等；外界因素主要是水分、温度、光线、空气、金属离子、包装材料和微生物等。

2. 提高中药制剂稳定性的方法　①防止制剂水解和氧化：调节 pH、改变溶剂、降低温度、避免光线、驱逐氧气、添加抗氧剂，以及控制微量金属离子等；②其他稳定化方法：制成固体制剂、改进制备工艺、制成包合物或微粒给药系统制成稳定的衍生物等。

3. 关于制剂的贮藏要求的名词术语

（1）**遮光**：用不透光的容器包装，例如棕色容器或黑色包装材料包裹的无色透明、半透明容器。

（2）**避光**：避免日光直射。

（3）**密闭**：将容器密闭，以防止尘土及异物进入。

（4）**密封**：将容器密封以防止风化、吸潮、挥发或异物进入。

（5）熔封或严封：将容器熔封或用适宜的材料严封，以防止空气与水分的侵入并防止污染。

（6）**阴凉处**：贮藏温度不超过20℃。

（7）**凉暗处**：在避光条件下贮藏且温度不超过20℃。

（8）**冷处**：贮藏温度为2～10℃。

（9）常温：贮藏温度为10～30℃。

除另有规定外，贮藏项下未规定贮藏温度的一般系指常温。

【同步练习】

一、A型题（最佳选择题）

1. 关于药品贮藏有关规定的说法，错误的是

A. 遮光是指贮藏时避免日光直射

B. 阴凉处是指贮藏温度不超过20℃

C. 凉暗处是指遮光且贮藏温度不超过20℃

D. 常温是指贮藏温度为10～30℃

E. 冷处是指贮藏温度为2～10℃

本题考点：遮光指用不透光的容器包装，例如棕色容器或黑色包装材料包裹的无色透明、半透明容器。

2. 糖尿病患者不宜选用的药物剂型是

A. 露剂　　　　B. 胶囊剂　　　　C. 滴丸　　　　D. 煎膏剂

E. 酒剂

本题考点：煎膏剂系指饮片用水煎煮，取煎煮液浓缩，加炼蜜或糖（或转化糖）制成的半流体制剂。

二、B型题（配伍选择题）

（3—5题共用备选答案）

A. ≤－4℃　　　B. ≤0℃　　　C. 2～10℃　　　D. ≤20℃

E. 10～25℃

《中国药典》规定，药物贮藏

3. 于凉暗处的温度为

4. 于阴凉处的温度为

5. 于冷处的温度为

本题考点：凉暗处：贮藏避光且温度不超过20℃；阴凉处：贮藏温度不超过20℃；冷处：贮藏温度2～10℃；常温：贮藏温度10～30℃。

三、X 型题（多项选择题）

6.贮藏条件能影响制剂稳定性，主要包括

A. 温度　　　　　　B. 湿度　　　　　　C. 光线　　　　　　D. 包装材料

E. 氧气

本题考点：贮藏条件能影响制剂稳定性有：①温度；②光线；③氧气和金属离子；④湿度和水分；⑤包装材料。

参考答案：1. A　2. D　3. D　4. D　5. C　6. ABCDE

三、散剂

【复习指导】掌握散剂的含义、特点及分类；散剂的质量要求及质量检查方法。

散剂的特点、分类与质量要求

1.散剂的特点　散剂系指原料药物或与适宜的辅料经粉碎、均匀混合制成的干燥粉末状制剂。散剂可分为口服散剂和局部用散剂。

（1）散剂的优点：容易分散，起效迅速；内服后对胃肠道有一定的机械性保护作用；制法简便，剂量容易控制，可随症增减；剂型稳定；包装、贮藏、运输、携带方便；很适宜小儿服用。

（2）散剂的缺点：药物粉碎后接触面加大，其气味、刺激性、吸湿性及化学活性也相应增大，腐蚀性强、易吸潮变质、剂量大以及含挥发性成分（易散失）的药物不宜制成散剂；散剂中药物多未经提取直接粉碎入药，服用口感差，患者依从性差；技术含量较低，中药厂家生产的散剂品种较少，临时处方制成散剂比较方便。

2.散剂的分类

（1）按给药途径分类

①内服散剂：通过消化道给药，如口服用的十二味翼首散、八味沉香散。

②外用散剂：通过皮肤或黏膜给药，如六一散等；吹入腔道用的吹入散，如红棉散等；治疗皮肤炎症的调敷散，如吊筋药等。

③眼用散剂：指用于眼部的散剂。粉末细度要求极细腻，《中国药典》规定应通过九号筛，以减少机械刺激性，且应无菌。

④两用散剂：既可内服又可外用，如七厘散等。

（2）按组成分类

①单方散剂由一种药物组成，如结晶磺胺粉、珍珠粉等。

②复方散剂由两种或两种以上药物组成，如婴儿散、痱子粉、口服补液散等。

（3）按剂量分类

①单剂量散剂：将散剂分成分次服用的单独剂量，患者按包服用，内服者较多。

②多剂量散剂：以总剂量形式发出，患者按医嘱自己分取剂量，外用者较多。

（4）按组成性质分类

①含毒剧药散剂：是指其中的组分是毒性药物的散剂，如氢溴酸东莨菪碱散、九一散等。

②含液体成分散剂：是指其中有的组分是液体的散剂，如湿气灵药粉、蛇胆川贝散等。

③含低共熔组分散剂：是指其中有的组分是低共熔成分的散剂，如痱子粉等。

④浸膏散剂：是指其中的组分是浸膏的散剂，如五味沙棘散、安宫牛黄散等。

3. 散剂生产与贮藏的有关规定

（1）供制散剂的原料药均应粉碎。除另有规定外，内服散剂应为细粉；儿科用及局散剂应为最细粉。

（2）散剂应干燥、疏松、混合均匀、色泽一致。制备含有毒性药、贵重药或药物剂量散剂时，应采用配研法混匀并过筛。

（3）散剂可单剂量包（分）装，多剂量包装的散剂应附分剂量的用具。含有毒性药的内服散剂应单剂量包装。

（4）散剂中可含或不含辅料。口服散剂需要时亦可加矫味剂、芳香剂、着色剂等。

（5）除另有规定外，散剂应密闭贮存，含挥发性药物或易吸潮的散剂应密封贮存。生物制品应采用防潮材料包装。

（6）为防止胃酸对生物制品散剂中活性成分的破坏，散剂稀释剂中可调配中和胃酸的成分。

（7）散剂用于烧伤治疗如为非无菌制剂的，应在标签上标明"非无菌制剂"；产品说明书中应注明"本品为非无菌制剂"，同时在适应证下应明确"用于程度较轻的烧伤（Ⅰ度或浅Ⅱ度)"；注意事项下规定"应遵医嘱使用"。

4. 散剂的质量检查项目与要求　散剂的质量检查是保证散剂质量的重要环节。

（1）外观：散剂应干燥、疏松、混合均匀、色泽一致。

（2）贮存：除另有规定外，散剂应密闭贮存，含挥发性药物或易吸潮药物的散剂应密封贮存。

（3）粒度：用于烧伤或严重创伤的局部用散剂及儿科用散剂，按照《中国药典》粒度和粒度分布测定法（通则 0982 单筛分法）测定，除另有规定外，通过七号筛（中药通过六号筛）的粉末重量，不得少于 95%。

（4）外观均匀度：取供试品适量，置光滑纸上，平铺约 $5 cm^2$，将其表面压平，在明亮处观察，应色泽均匀，无花纹与色斑。

（5）水分：照《中国药典》2015 版四部水分测定法（通则 0832）测定，除另有规定外，不得过 9.0%。

（6）装量差异：单剂量包装的散剂，照《中国药典》2015 版四部散剂（通则 0115）装量差异检查法检查，应符合规定。

（7）装量：除另有规定外，多剂量包装的散剂，照《中国药典》2015 版四部最低装量检查法（通则 0942）检查，应符合规定。

（8）无菌：除另有规定外，用于烧伤［除程度较轻的烧伤（Ⅰ度或浅Ⅱ度外)]、严重创伤或临床必须无菌的局部用散剂，照《中国药典》无菌检查法（通则 1101）检查，应符合规定。

（9）微生物限度：除另有规定外，照《中国药典》非无菌产品微生物限度检查：微生物计数法（通则 1105）和控制菌检查法（通则 1106）及非无菌药品微生物限度标准（通则 1107）检查，应符合规定。

【同步练习】

一、A 型题（最佳选择题）

1. 可选择做成散剂的药物是

A. 易吸湿或氧化变质的药物　　　　　　　B. 刺激性大的药物

C. 腐蚀性强的药物　　　　　　　　　　D. 含挥发性成分多的药物

E. 含低共熔成分的药物

本题考点： 散剂特点：易吸湿或易氧化变质、刺激性大、含挥发性成分多且剂量大的药物不宜制成散剂。

2. 化学剧毒药添加一定比例量的稀释剂制成稀释散的是

A. 散剂　　　　　　B. 倍散　　　　　　C. 颗粒剂　　　　　　D. 糕剂

E. 低共熔

本题考点： 小剂量毒剧药添加一定比例量的稀释剂制成稀释散称倍散，常用为稀释 5 倍、10 倍散。

二、B 型题（配伍选择题）

(3—5 题共用备选答案)

A. 粗粉　　　　　　B. 中粉　　　　　　C. 细粉　　　　　　D. 最细粉

E. 极细粉

3. 除另有规定外，内服散剂的粉末细度为

4. 除另有规定外，儿科用散剂的粉末细度为

5. 除另有规定外，外用散剂的粉末细度为

本题考点： 除另有规定外，内服散剂应为细粉；儿科用及外科用散剂应为最细粉。

三、X 型题（多项选择题）

6. 关于散剂生产与贮藏有关规定的说法，正确的是

A. 儿科用散剂应为最细粉　　　　　　B. 局部用散剂应为最细粉

C. 多剂量包装的散剂应附分剂量用具　　D. 含挥发性药物的散剂应密封贮存

E. 含易吸潮药物的散剂应密闭贮存

本题考点： 除另有规定外，散剂应密闭贮存，含挥发性药物或易吸潮的散剂应密封贮存。生物制品应采用防潮材料包装。

7. 关于粉碎的说法，正确的有

A. 湿法粉碎常用"加液研磨法"和"水飞法"

B. "串油"粉碎适用于含油脂性饮片较多的复方药料粉碎

C. "串料"粉碎适用于含黏性饮片较多的复方药料粉碎

D. 超微粉碎适用于有效成分较易出的药料粉碎

E. 干法粉碎包括单独粉碎、混合粉碎等方法

本题考点： 关于常用粉碎方法的概述。超微粉碎适用于有效成分不易出的药料的粉碎。

参考答案： 1. E　2. B　3. C　4. D　5. D　6. ABCD　7. ABCE

四、浸出制剂

【复习指导】 掌握浸出制剂的概念、特点、分类、质量要求、应用特点；浸出制剂的质量评价；浸出制剂的包装与贮存。

（一）浸出制剂的特点与分类

浸出制剂系指用适当溶剂和浸提方法浸提饮片中提取物，直接或再经一定制备工艺而制

得的可供内服或外用的一类制剂。浸出制剂是最早使用的一类药物制剂，我国在商代就有了药酒和汤剂的记载，之后又有了煎膏剂等的应用。

1. 浸出制剂的特点　浸出制剂多为复方，含有多种成分，由于各种成分之间的相互作用，其特点包括具有中药各浸出成分的综合作用，符合中医药理论；作用缓和持久，可降低毒性；有效成分浓度高；流浸膏和浸膏还可作为颗粒剂、胶囊剂、片剂、软膏剂、栓剂、膜剂等剂型的原料使用；但浸出制剂稳定性较差，易发生吸湿、结块、液化、发霉等，应注意采取防范措施。

2. 浸出制剂的分类

（1）水浸出制剂：系指以水作为溶剂制成的浸出制剂，如汤剂、合剂、露剂等。此类浸出制剂多用煎煮法、水蒸气蒸馏法制备。

（2）含糖浸出制剂：系指在汤剂合剂的基础上，将水提液进一步纯化浓缩处理，加入适量蔗糖（或蜂蜜）或其他辅料制成制剂，如糖浆剂、煎膏剂等。

（3）含醇浸出制剂：系指以乙醇或酒为溶剂制成的浸出制剂，如酒剂、酊剂、大部分流浸膏剂和浸膏剂。选用乙醇为溶剂时，可用浸渍法、渗漉法、回流提取法等方法制备。

（4）无菌浸出制剂：系指采用适宜的浸出溶剂浸提中药有效成分制剂，将浸提液用适当的方法精制处理，制成无菌制剂，如中药注射剂等。

（5）其他浸出制剂：除上述浸出制剂以外，用中药提取物为原料制备的颗粒剂、片剂、浓缩丸剂、栓剂、软膏剂、气雾剂等。

（二）汤剂与合剂

1. 汤剂的特点、影响汤剂质量的主要因素　汤剂也称汤液，系指将饮片或饮片粗粒加水煎煮或用沸水浸泡后，去渣取汁而得到的液体制剂。汤剂是我国应用最早、使用最多的一种剂型，至今已有数千年历史。在现代中医临床上仍然广泛使用。主要供内服，外用多为洗浴、熏蒸及含漱。

（1）汤剂的特点：其优点为：①能满足中医辨证施治的需要，随证加减处方，针对性强；②可发挥方药中多种成分的多效性和综合性特点；③汤剂为液体制剂内服后吸收快，起效迅速；④汤剂一般以水为溶剂，对人体无刺激性和副作用，且价廉易得；⑤汤剂制法简单易行。但是汤剂也存在一定的缺点：①需临用时制备，不利于及时抢救患者；②久置易发霉变质；③服用量大，口感欠佳，携带不便；④脂溶性和难溶性成分以水煎煮，不易提取完全等。

（2）影响汤剂质量的主要因素：汤剂的质量与饮片的品种、炮制、粒度，煎药器具，煎煮水量、时间、次数以及某些特殊中药的处理等因素密切相关，因此，正确地掌握药物煎煮法直接关系到中药的临床疗效。

①煎煮器具：宜用陶器或砂锅，因这类煎器不易与饮片中的成分发生化学变化，并有保温、价廉、易得的特点。目前广泛应用不锈钢、搪瓷、铝合金等材料制成的煎器。

②饮片的浸泡：除特殊品种外，一般饮片在煎煮前应用冷水浸泡30～60分钟，但浸泡的时间不宜过久，以免引起药物酶解或霉败。

③煎药用水及加水量：a. 用水：煎煮用水一般宜选用含矿物质及其他杂质少的饮用水，防止水中钙镁等离子与饮片成分发生沉淀反应。蒸馏水或纯化水更为适宜。b. 加水量：一般加水量为饮片的5～8倍，或浸过饮片表面2～10cm为宜。

④煎煮次数：一般煎煮2～3次，基本上达到浸出的要求。

⑤煎药的火候：一般应"先武后文"，即在沸前宜用武火，沸后用文火保持微沸状态，使之减少水分蒸发以利于药物有效成分的充分煎出。目前煎药的方法尚有蒸汽煎煮法、高压蒸制法、直火煎煮法、夹层蒸汽煎煮法、远红外线煎煮法等。

⑥煎药时间：煎煮时间的长短，应该根据饮片的性质、饮片质地、投料量的多少、设备加水量的多少、火力的大小以及临床用药的要求等适当增减。汤剂煎液，应趁热滤过，尽量减少药渣中煎液的残留量。

⑦特殊中药的处理：汤剂多由复方煎制而成，饮片性质不同、质地不同、成分较为复杂，为了提高汤剂煎出量、减少挥发性物质的损失以及有效成分的分解破坏，提高汤剂的质量确保疗效，在煎煮时，对处方中某些饮片应根据治疗的需要和药物的特性进行特殊处理。

常用的处理方法有**先煎、后下、包煎、另煎、烊化、制粉冲服、取汁兑服**等。

a. 先煎：是将药物先煎至规定程度，再加入其他药共煎，滤取药液，提高有效成分的浸出率，降低或缓解药物的毒性，充分发挥其疗效。先煎的药物有：质地坚实的矿石类、贝壳类、角、甲、骨类等中药，先煎40～60分钟，如石膏、磁石、寒水石、牡蛎、石决明、海蛤壳、瓦楞子、龟甲、鳖甲、水牛角等；有毒的中药，须先煎1～2小时，以降低或消除毒副作用，如生川乌、生南星、生半夏、商陆等；药用成分难溶于水的饮片，如石斛、火麻仁、藏青果等，先煎药用成分才能浸出，如石斛含内酯类生物碱，只有久煎后的水解产物才能起治疗作用。

b. 后下：是指将某些药物在其他药物第一次煎好前10分钟加入共煎，减少挥发性成分的损失，避免药用成分的分解破坏。需要后下的药物有：气味芳香含挥发油多的中药，如薄荷、砂仁、白豆蔻、木香、沉香、降香、细辛、菊花、鱼腥草等；不宜久煎的中药，如杏仁、钩藤、大黄、番泻叶、徐长卿等。

c. 包煎：是指将药物装入纱布袋扎紧袋口，与其他药共煎，防止饮片沉于锅底引起煳化、焦化，或浮于水面引起溢锅；避免绒毛进入汤液，服用时刺激咽喉引起咳嗽。需包煎的药物有：含茸毛的花、叶类药物，如旋覆花、枇杷叶等；含黏液质较多的细小种子果实类中药，如车前子、葶苈子、苏子等；质地轻松的粉末药物，如青黛、蒲黄、海金沙、六一散等。

d. 另煎：是指将药物置于另一煎器内煎煮取汁，兑入煎好的汤剂中服用，防止与其他药物共煎时，部分煎液被药渣吸附，不易滤出，造成损耗。主要是贵重药，如人参、西洋参、西红花、鹿茸、羚羊角（代）等。

e. 烊化：是指将胶类药物加入滤去药渣的汤液中烊化，或加入适量开水溶化，再与滤清的药液混合，分次服用，避免因煎液的稠度、黏度大，影响其他成分的溶出，还易溢出锅外或黏结锅底而焦煳，亦会被其他药渣吸附损失。如阿胶、鹿角胶、龟甲胶等。蜂蜜、饴糖、芒硝等也可溶化后，冲入汤液中服用。

f. 制粉冲服：是指将药物加工炮制合格后制成粉末，然后用其他药液冲服，保证药效，减少饮片损耗。如沉香、麝香、牛黄、三七、羚羊角（代）、金钱白花蛇、紫河车、朱砂、琥珀、雷丸等。

g. 取汁兑服：将新鲜药材压榨取汁兑入汤液中混匀服用。如鲜生地、鲜白茅根、梨、鲜姜、甘蔗等。竹沥亦不宜入煎，可兑入汤液中服用。

h. 煎汤代水：对于质地松泡、用量较大，或泥土类不易滤净药渣的药物，可先煎20分钟左右，去渣取汁，再与其他药物同煎，如葫芦壳、灶心土等。

2. 合剂的特点及质量要求　中药合剂系指饮片用水或其他溶剂，采用适宜方法提取制成的口服制剂，单剂量灌装者又称"口服液"。中药合剂是在汤剂基础上改进而来。

（1）合剂的特点：能综合浸出饮片中的多种有效成分，保证制剂的综合疗效；与汤剂一样，吸收快，起效迅速；较汤剂减少了体积，携带、保存和服用更方便；加入了适宜的防腐剂，并经灭菌处理，密封包装，质量稳定。但不能随证加减，放置时间长易出现沉淀物。

（2）合剂的质量要求：合剂在生产与贮藏期间应符合下列规定。

①饮片应按各品种项下规定的方法提取纯化、浓缩制成口服液体制剂。

②根据需要可加入适宜的附加剂。除另有规定外，在制剂确定处方时，该处方的抑菌效力应符合抑菌效力检查法（通则1121）的规定。

山梨酸和苯甲酸的用量不得超过0.3%（其钾盐、钠盐的用量分别按酸计），羟苯酯类的用量不得超过0.05%，如加入其他附加剂，其品种与用量应符合国家标准的有关规定，不影响成品的稳定性，并应避免对检验产生干扰。必要时可加入适量的乙醇。

③合剂若加蔗糖，除另有规定外，含蔗糖量一般不高于20%（g/ml）。

④除另有规定外，合剂应澄清。在贮存期间不得有发霉、酸败、异物、变色、产生气体或其他变质现象，允许有少量摇之易散的沉淀。

⑤一般应检查相对密度、pH等。

⑥除另有规定外，合剂应密封，置阴凉处贮存。

⑦装量。单剂量灌装的合剂，按照《中国药典》2015版四部合剂（通则0181）项下方法检查，应符合规定。

检查法：取供试品5支，将内容物分别倒入经标化的量入式量筒内，在室温下检视，每支装量与标示装量相比较，少于标示装量的不得多于1支，并不得少于标示装量的95%。多剂量灌装的合剂，照最低装量检查法（通则0942）检查，应符合规定。

⑧微生物限度。除另有规定外，按照非无菌产品微生物限度检查：微生物计数法（通则1105）和控制菌检查法（通则1106）及非无菌药品微生物限度标准（通则1107）检查，应符合规定。

（三）糖浆剂与煎膏剂

1. 糖浆剂的特点及质量要求　糖浆剂系指含有原料药物的浓蔗糖水溶液。**中药糖浆剂中含糖量不能低于45%（g/ml）**。

糖浆剂根据组成和用途的不同可分为：①单糖浆，为蔗糖的近饱和水溶液，其浓度为85%（g/ml）或64.7%（g/g），用于矫味剂、助悬剂、黏合剂等；②药用糖浆，为含有药物或中药提取物的浓蔗糖水溶液，能发挥相应的治疗作用，如急支糖浆；③芳香糖浆，为含芳香性物质或果汁的浓蔗糖水溶液，常用于液体制剂的矫味剂，如橙皮糖浆。

（1）糖浆剂的特点：①改善口感，糖浆剂含糖量高，在一定程度上能掩盖药物的不适气味，易于服用，易被儿童所接受；②剂量小，经过提取精制，体积缩小；③易被微生物污染，易产生沉淀及变色。

（2）糖浆剂的质量要求

①含蔗糖量应不低于45%（g/ml）。

②将原料药物用新煮沸过的水溶解（饮片应按各品种项下规定的方法提取、纯化、浓缩至一定体积），加入单糖浆；如直接加入蔗糖配制，则需煮沸，必要时滤过，并在过滤器上

添加适量新煮沸过的水至处方规定量。

③根据需要可加入适量的附加剂，如需加入抑菌剂，除另有规定外，在制剂确定处方时，该处方的抑菌效力应符合抑菌效力检查法（通则 1121）的规定。山梨酸和苯甲酸的用量不得过 0.3%（其钾盐、钠盐的用量分别按酸计），羟苯酯类的用量不得过 0.05%。如需加入其他附加剂，其品种与用量应符合国家标准的有关规定，且不应影响成品的稳定性，并应避免对检验产生干扰。必要时可加入适量的乙醇、甘油或其他多元醇。

④除另有规定外，糖浆剂应澄清。在贮存期间不得有发霉、酸败、产生气体或其他变质现象，允许有少量摇之易散的沉淀。

⑤一般应检查相对密度、pH 等。

⑥除另有规定外，糖浆剂应密封，避光置干燥处贮存。

⑦除另有规定外，应按照《中国药典》检查装量及微生物限度，应符合规定。

2. 煎膏剂的特点及质量要求　煎膏剂系指饮片用水煎煮，取煎煮液浓缩，加炼蜜或糖（或转化糖）制成的半流体制剂。

（1）煎膏剂的特点：由于煎膏剂经浓缩并含较多的糖或蜜等辅料，药物具有浓度高、体积小、稳定性好、便于服用等优点。煎膏剂的作用以滋补为主，并有缓和的治疗作用，药性滋润，多用于慢性疾病，如益母草膏药多用于妇女活血调经；养阴清肺膏多用于阴虚肺燥，干咳少痰等症。由于煎膏剂需经过较长时间的加热浓缩，因此受热易变质及以易挥发性成分为主的中药都不宜制成煎膏剂。

（2）煎膏剂的质量要求

①饮片按各品种项下规定的方法煎煮，滤过，滤液浓缩至规定的相对密度，即得清膏。

②如需加入药粉，除另有规定外，一般应加入细粉。

③清膏按规定量加入炼蜜或糖（或转化糖）收膏；若需加药材细粉，待冷却后加入，搅拌混匀。除另有规定外，加炼蜜或糖（或转化糖）的量，一般不超过清膏量的 3 倍。

④煎膏剂应无焦臭、异味，无糖的结晶析出。

⑤除另有规定外，煎膏剂应密封，置阴凉处贮存。

⑥检查：除另有规定外，照《中国药典》规定相对密度、不溶物、装量、微生物限度均应符合规定。

（四）酒剂与酊剂

1. 酒剂的特点及质量要求　酒剂系指饮片用蒸馏酒提取制成的澄清液体制剂。酒剂多供内服，少数外用，也有供内服兼能外用者。可加入适量的糖或蜂蜜以矫味和着色。药酒历史悠久，是一种传统的中药制剂。

（1）酒剂的特点：有效成分浓度高，杂质少，吸收迅速；适应范围广、便于服用；容易保存，不易发霉变质；但酒有一定刺激性，小儿、孕妇、心脏病、高血压、胃病等患者不宜使用酒剂；贮藏时易产生沉淀。

（2）酒剂的质量要求

①外观性状：澄清，在贮藏期间允许有少量轻摇易散的沉淀。

②总固体含量：按照酒剂（通则 0185）项下要求检查，遗留残渣应符合规定。

③装量按照最低装量检查法（通则 0942）检查，应符合规定。

④乙醇量测定：按照乙醇量测定法（通则 0711）测定，应符合各品种项下的规定。

⑤甲醇量：按照甲醇量检查法（通则 0871）检查，应符合规定。

⑥微生物限度：按照非无菌产品微生物限度检查：微生物计数法（通则1105）和控制菌检查（通则1106）及非无菌药品微生物限度标准（通则1107）检查，除需氧菌总数每1ml不得过500cfu，霉菌和酵母菌总数每1ml不得过100cfu外，其他应符合规定。

2. 酊剂的特点及质量要求　酊剂系指将原料药物用规定浓度的乙醇提取或溶解而制成的澄清液体制剂，也可用流浸膏稀释制成。酊剂属于含醇浸出制剂，多数供内服，少数外用，是一种传统的中药制剂。

（1）酊剂的特点：酊剂的溶媒为乙醇，乙醇对药材中各成分的溶解能力因醇的浓度不同而不同，因此用不同浓度的醇有选择地浸出，药液的杂质较少，有效成分含量较高，因此剂量缩小，服用方便，而且不易生霉。乙醇有一定的生理作用，在应用中受到了一定的限制，酊剂用水稀释时常会产生沉淀。

（2）酊剂的质量要求

①外观：酊剂应为澄明液体，久置允许有少量摇之易散的沉淀。

②酊剂的含量标准，除另有规定外，每100ml相当于原饮片20g；含有毒性药的酊剂，每100ml应相当于原饮片10g；其有效成分明确者，应根据其半成品的含量加以调整，使符合各酊剂项下的规定。

③贮存：除另有规定外，酊剂应置遮光容器内密封，置阴凉处贮存。

④酊剂久置产生沉淀时，在乙醇量和有效成分含量符合各品种项下规定的情况下，可滤过除去沉淀。

⑤装量：按照《中国药典》2015版最低装量检查法（通则0942）检查，应符合规定。

⑥乙醇量测定：按照《中国药典》2015版乙醇量测定法（通则0711）测定，应符合各品种项下的规定。

⑦甲醇量：口服酊剂按照《中国药典》2015版照甲醇量检查法（通则0871）检查，应符合规定。

⑧微生物限度：按照《中国药典》2015版非无菌产品微生物限度检查：微生物计数法（通则1105）和控制菌检查（通则1106）及非无菌药品微生物限度标准（通则1107）检查，应符合规定。

（五）流浸膏剂、浸膏剂、茶剂

1. 流浸膏剂、浸膏剂的特点与质量要求　流浸膏剂与浸膏剂系指用适宜溶剂和方法浸出药材有效成分，蒸去部分或全部溶剂，调整至规定浓度而制成的制剂。

流浸膏剂系指每1ml相当于饮片1g，流浸膏剂为液体制剂；浸膏剂系指每1g相当于饮片或天然药物2～5g，浸膏剂为稠厚半固体或固体制剂。分为稠浸膏和干浸膏两种，干浸膏为粉末状，含水量约为5%；稠浸膏为半固体状，含水量为15%～20%。

流浸膏剂和浸膏剂的特点

①贮存时间长：乙醇可作防腐剂，流浸膏剂至少含有20%以上的乙醇，若水为溶剂，其成品中需加入20%～25%的乙醇作防腐剂，以利贮存；浸膏剂不含或含极少量溶剂，有效成分稳定，能久贮。

②患者服药量减少：流浸膏剂、浸膏剂是经提取精制而成，服用量明显减少，患者易于接受。

③有效成分含量准确：有效成分明确的浸膏剂、流浸膏剂制备时均要做含量测定，调整制剂的浓度，因而服用剂量准确。

④除供临床外尚能配制其他剂型：流浸膏剂一般多用于配制酊剂、合剂糖浆剂等液体制

剂；浸膏剂一般多用于配制片剂、散剂、胶囊剂、颗粒剂、丸剂等固体制剂。

⑤贮存条件要求高，需要遮光密闭贮存。流浸膏剂在贮存中如发生乙醇含量降低，可影响其制剂沉淀、分层；浸膏剂由于含水量低，易吸潮，可使制剂变质。

2. 流浸膏剂与浸膏剂的质量要求

①除另有规定外，流浸膏剂每 1ml 相当于原药材 1g；浸膏剂每 1g 相当于原药材 2～5g。

②除另有规定外，流浸膏剂多采用渗漉法制备，也可用浸膏剂加规定溶剂稀释制成；浸膏剂用煎煮法或渗漉法制备，全部煎煮液或渗漉液应低温浓缩至稠膏状，加稀释剂或继续浓缩至规定的量。

③流浸膏剂应检查乙醇量。久置若产生沉淀时，在乙醇和有效成分含量符合各品种项下规定的情况下，可滤过除去沉淀。

④除另有规定外，应置遮光容器内密封，流浸膏剂应置阴凉处贮存。

⑤检查甲醇量、装量、微生物限度，应符合规定。

3. 茶剂的分类、特点与质量要求　茶剂系指饮片或提取物（液）与茶叶或其他辅料混合制成的内服制剂。具有制法简单、使用方便、利于贮藏、便于携带和能较多保留挥发性成分的特点。茶剂根据外观制备和使用的不同可分为块状茶剂、袋装茶剂和煎煮茶剂。茶剂的外观应洁净，气清香，味纯正；含水量不得超过 12.0%；茶叶和茶袋应符合饮用茶标准，一般茶剂应密闭贮存，含挥发性及易吸潮的茶剂应密封贮存。

【同步练习】

一、A 型题（最佳选择题）

1. 除另外规定外，含毒性药品的中药酊剂每 100ml 相当于原饮片

A. 10g
B. 120g
C. 50g
D. 100g

E. 200～500g

本题考点： 酊剂应有含量标准，除另有规定外，含有毒性药的酊剂，每 100ml 应相当于原饮片 10g。

2. 糖尿病患者不宜选用的药物剂型是

A. 露剂
B. 胶囊剂
C. 滴丸
D. 煎膏剂

E. 酒剂

本题考点： 煎膏剂系指饮片用水煎煮，取煎煮液浓缩，加炼蜜或糖（或转化糖）制成的半流体制剂。

3. 关于糖浆剂质量要求的说法，错误的是

A. 糖浆剂含糖量应不低于 45%（g/ml）

B. 糖浆剂必要时可加入适量的乙醇、甘油或其他多元醇

C. 根据需要可加不超过 0.3% 的苯甲酸作为抑菌剂

D. 根据需要可加不超过 0.5% 的山梨酸作为抑菌剂

E. 如需加入抑菌剂，除另有规定外，该制剂处方的抑菌效力应符合抑菌效力检查法的规定

本题考点： 山梨酸和苯甲酸的用量不得超过 0.3%（其钾盐、钠盐的用量分别按酸计），羟苯酯类的用量不得超过 0.05%。

二、B 型题（配伍选择题）

（4—5 题共用备选答案）

A. 1ml 相当于 0.1g 饮片　　　　　　　B. 1ml 相当于 0.2g 饮片

C. 1g 含有药材量尚无统一规定　　　　D. 1g 相当于 2～5g 原饮片

E. 1ml 相当于 1g 饮片

4. 除另有规定外，流浸膏剂的浓度

5. 除另有规定外，浸膏剂的浓度为

本题考点： 除另有规定外，流浸膏剂系指每 1ml 相当于饮片 1g 者；浸膏剂分为稠膏和干膏两种，每 1g 相当于饮片或天然药物 2～5g。

三、X 型题（多项选择题）

6. 下列关于煎膏剂中炼糖（炼蜜）目的的说法，正确的是

A. 去除杂质　　　B. 杀灭微生物　　　C. 防止"返砂"　　　D. 减少水分

E. 防止晶形转变

本题考点： 煎膏剂中炼糖（炼蜜）的目的是去除部分水分，杀灭微生物，破坏酶，除去悬浮性杂质及蜡质，防止"返砂"。

参考答案： 1. A　2. D　3. D　4. A　5. D　6. ABCD

五、液体制剂

【复习指导】掌握液体制剂的特点、分类；表面活性剂的结构特点、种类、性质及应用；乳剂的概念、乳剂的组成、分类、特点、常用乳化剂与稳定性；熟悉液体制剂的溶剂和附加剂；各种制剂的质量评价。

（一）液体制剂的特点与分类

1. 液体制剂的特点　液体制剂系指药物在一定条件下，**以不同的分散方式和状态分散于分散介质中所制成的液体形态的制剂**。制备时采用不同的分散方法可使药物以分子、离子、微粒等状态分散于液体分散介质中形成液体分散体系，被分散的药物称为分散相，分散介质称为溶剂或分散媒。液体制剂可供内服或外用。

（1）药物分散度大，直接通过胃肠生物膜快速吸收，显效迅速。

（2）浓度易控制，以减少对胃肠道的刺激性。

（3）易于分剂量，易于服用，尤其适宜于年老患者和婴幼儿。

（4）可掩盖药物的不良气味，如混悬剂和 O/W 型乳剂。

（5）难溶性药物制成混悬剂可增加药物的稳定性或有缓释作用。

（6）有利于提高药物的生物利用度。

（7）流动性大，能深入腔道，如灌肠剂。

但物理化学稳定性差，大多以水为溶剂容易霉变，体积较大，贮藏、运输、携带不方便等。

2. 液体制剂的分类　液体制剂是包含广泛的一大类制剂，按给药途径、使用方法、制备方法等的不同可分为多种类型。

（1）按分散系统分类：根据药物粒子大小和体系均匀程度不同，液体制剂可分为：①均相液体制剂，药物以分子或离子形式分散于分散介质中，形成均相分散体系。药物分子量小

的称为**低分子**溶液剂，分子量大的称为**高分子**溶液剂。②**非均相**液体制剂，药物以微粒或液滴形式分散于分散介质中，形成多相分散体系，包括溶乳剂、胶剂、混悬剂。高分子溶液剂和溶胶剂的分散相粒子大小均在 1～100nm 范围内，统称为**胶体**溶液（表 6-5）。

表 6-5 分散体系中微粒大小与特征

类型	微粒大小（nm）	特征
低分子溶液剂	＞1	以分子或离子分散的澄清溶液，均相，热力学稳定体系
高分子溶液剂	1～100	以分子或离子分散的澄清溶液，均相，热力学稳定体系
溶胶剂	1～100	以多分子聚集体分散形成的多相体系，非均相，热力学和动力学不稳定
乳状液型	＞100	以液体微粒分散形成的多相体系，非均相，热力学和动力学不稳定
混悬液型	＞500	以固体微粒分散形成的多相体系，非均相，热力学和动力学不稳定

（2）按给药途径分类

①内服液体制剂：如合剂、芳香水剂、糖浆剂等。

②外用液体制剂：皮肤用液体制剂：如搽剂、洗剂、涂剂等；五官科用液体制剂：如滴鼻剂、滴耳剂、滴牙剂、含漱剂等；直肠、阴道、尿道用液体制剂：如灌肠剂、灌洗剂等。

（二）表面活性剂

能显著降低两相间表面张力（或界面张力）的物质，称为**表面活性剂**。物体相之间的交界面称为界面，液体或固体与气体间的界面通常又称表面。表面活性剂能降低表面（界面）张力，主要因分子结构特点。表面活性剂的分子结构中亲水基团和亲油基团对油或水的综合亲和力，称为亲水亲油平衡值（HLB 值）。

1. 表面活性剂的毒性 表面活性剂的毒性较大，毒性大小依次为：阳离子表面活性剂＞阴离子表面活性剂＞非离子表面活性剂。阳离子和阴离子的表面活性剂具有较强的溶血性，非离子表面活性剂的溶血性较弱，其中聚山梨酯类表面活性剂的溶血性通常较其他含聚氧乙烯基的表面活性剂更小。溶血性的强弱依次为：聚氧乙烯烷基醚＞聚氧乙烯烷基芳基醚＞聚氧乙烯脂肪酸酯＞聚山梨酯类。聚山梨酯类溶血性的强弱依次为：聚山梨酯20＞聚山梨酯-60＞聚山梨酯-40＞聚山梨酯-80。

静脉给药制剂中的表面活性剂的毒性比口服给药大，外用表面活性剂的毒性相对较小，但以非离子型表面活性剂对皮肤和黏膜的刺激性为最小。

2. 表面活性剂在中药制剂中的应用 表面活性剂在工业、农业、日用品生产中的应用非常广泛，在中药药剂中是极为重要的一类附加剂。

（1）增溶剂：增溶是指物质由于表面活性剂胶团的作用，而增大溶解度的过程。具有增溶能力的表面活性剂称增溶剂。主要用于难溶药物、挥发油、生物碱的溶解度；改善中药注射剂的澄明度；增加药物制剂的稳定性，防止氧化、水解。

（2）乳化剂：在乳浊液中能降低油水界面张力，从而使乳浊液易于形成，表面活性剂的分子能在分散相液滴周围形成一层保护膜，防止液滴相互碰撞时的聚结合并，从而提高乳浊液的稳定性。

（3）润湿剂、分散稳定剂：润湿是指液体在固体表面上的黏附现象。促进液体在固体表面铺展或渗透的表面活性剂称润湿剂。有利于有效成分浸提，对不溶固体物有分散稳定作用，可以促进片剂崩解，以及增加药物透皮作用。

（4）起泡与消泡：在皮肤，腔道黏膜给药剂型中，表面活性剂可作为起泡剂和稳泡剂；在含皂苷、蛋白质、树胶和高分子化合物中，加入HLB值在 $1.5 \sim 3$ 的表面活性剂可起到消泡、防泡剂作用。

（5）去污：系指除去污垢，HLB值为 $13 \sim 15$ 的表面活性剂可以用作去污剂或洗涤剂。去污剂常用的有油酸钠或脂肪酸的钠皂、钾皂、十二烷基磺酸钠或其他烷基磷酸钠等。

（三）真溶液型液体制剂

真溶液型液体制剂系指小分子药物以离子或分子状态分散在溶剂中形成的供内服或外用的澄明溶液。

1. 真溶液型液体制剂的特点　真溶液中因药物的分散快，总表面积与机体接触面积最大，口服后药物能较好地吸收，作用和疗效比同一药物的混悬液或乳浊液快而高，药物成分均匀性好，剂量准确。但其化学活性也随之增高，有的药物的水溶液很不稳定，极易氧化或水解而失效，如穿心莲内酯、绿原酸。此外，多数药物的水溶液在贮存过程中易发生变质，在制备溶液型液体制剂时，需要注意药物的稳定性和防腐问题。

2. 真溶液制剂的分类　真溶液型液体制剂主要有：露剂、芳香水剂、溶液剂、甘油剂、醑剂等剂型。

（四）胶溶液型液体制剂

1. 胶溶型液体制剂的含义　胶溶系指固体（药物）、微粒、高分子化合物分散在分散媒（水）中形成的胶体液的过程。

胶溶型液体制剂系指胶溶（质点在 $1 \sim 100nm$ 大小范围的分散相分散在液体分散介质中）所形成的液体制剂。

2. 胶溶型液体制剂的分类与特点

（1）高分子溶液剂：高分子化合物以单分子形式分散于溶剂中形成的均相溶液称**高分子溶液**，又称为亲水胶体。

①高分子溶液剂的特点：分子量大，结构是链状能卷曲的线形分子；黏度大，扩散慢，渗透压大；稳定性好，高分子化合物与水形成的水化膜，水化膜越厚越稳定，但如果溶液中加入电解质过多，会发生盐析而不可逆。

②常用的高分子溶液：有蛋白质、酶类、淀粉浆、胶浆、右旋糖酐、纤维素类溶液、聚氧乙烯吡咯烷酮溶液等，高分子化合物分子结构中含有许多亲水基团（极性基团），如 $-OH$、$-COOH$、$-NH_2$ 等，能发生水化作用，水化后以分子状态分散于水中，形成高分子溶液。高分子化合物溶解在非水溶剂中形成的溶液也称为高分子非水溶液，如玉米朊乙醇溶液、HPMC乙醇溶液等。

（2）溶胶：分散相质点以多分子聚集体形式分散于分散介质中形成的非均相的液体制剂称为**溶胶**，又称疏水胶体。

溶胶是由多分子聚集体，分散度极大，为热力学不稳定体系。溶胶在制剂中直接应用较少，通常是使用经亲水胶体保护的溶胶制剂，如眼、鼻用的收敛杀菌药氧化银溶胶就是被蛋白质保护而制成的制剂。

（五）乳剂型液体制剂

1. 乳剂型液体制剂的特点　乳剂型液体制剂系指一种液体（分散相或内相）在第三种物质（乳化剂）存在下，以液滴形式分散在另一种互不相溶的液体（分散相或外相）中形成非均相的液体制剂，又称乳剂。形成液滴的液体称为分散相、内相或非连续相；容纳分散相的液体称为分散介质、外相或连续相。乳剂中为水或水溶液的称水相，用 W 表示；另一相是油或与水不相溶的其他有机液体的称油相，用 O 表示。乳剂由水相、油相和乳化剂组成，缺一不可。根据乳化剂的种类、性质及相比形成水包油（O/W）型、油包水（W/O）型、复合乳 W/O/W 型或 O/W/O 型。乳剂型液体制剂的特点：

（1）乳剂中液滴的分散度大，药物吸收和药效的发挥快，生物利用度高。

（2）改善药物（油类）附壁现象，使剂量更准确。

（3）可掩盖药物的不良臭味，并可加入矫味剂。

（4）外用乳剂可改善对皮肤、黏膜的渗透性，减少刺激性。

（5）静脉注射乳剂注射后分布较快、药效高、有靶向性。

（6）静脉营养乳剂，是高能营养输液的重要组成部分。

乳剂可以口服、外用、肌内和静脉注射。

2. 乳剂型液体制剂的分类　根据乳滴的大小，乳剂可分为普通乳、亚微乳和纳米乳，亚微乳及纳米乳常合称为微乳。

常用的乳剂类型有 O/W 型和 W/O 型，复合乳剂有 W/O/W 型和 O/W/O 型。决定乳剂类型的主要因素是乳化剂的性质（乳化剂的 HLB 值）和油水两相的比例，HLB 值可决定乳剂的类型：HLB 值为 8～16 时，可形成 O/W 型乳剂；HLB 值为 3～8 时，可形成 W/O 型。其次是形戏乳化膜的牢固性、相容积比、温度、制备方法等。

3. 乳剂的不稳定现象　乳剂属于热力学不稳定的非均相体系，具有分层、絮凝、转相、破裂以及酸败等不稳定性现象。

（1）乳析又称分层现象：系指乳剂长时间放置后出现乳滴上浮或下沉的现象。其主要原因为分散相和分散介质之间的密度差造成的，两相的密度差越小，乳滴的粒子越小，外相的黏度越大，乳剂分层的速度越慢。

（2）絮凝：系指乳剂中分散相粒子聚集成团的现象，由于液滴周围的乳化膜仍然存在，絮凝也是一种可逆现象，经摇匀后，还能分散均匀，但出现絮凝说明乳剂的稳定性已降低，是乳剂破裂的前期。

（3）转相：系指 O/W 型转成 W/O 型乳剂或者相反的变化，又称变型。这种转相通常是由于外加物质使乳化剂的性质改变而引起的。例如，钠肥皂可以形成 O/W 型的乳剂，但加入足量的氯化钙溶液后，生成的钙肥皂可使 O/W 型乳剂转变成 W/O 型乳剂。

（4）破裂又称分裂作用：即分散相经乳析后又逐渐合并与分散媒分离成为明显的两层，而破坏了原来油与水的乳化状态。一经破裂，不能恢复原来状态，所以破裂是不可逆的。

（5）酸败：系指乳剂受外界因素（光、热、空气等）及微生物作用，使体系中油或乳化剂发生变质的现象称为酸败。通常可以加抗氧剂、防腐剂等方法加以阻止。

4. 影响乳剂稳定性的因素及稳定化措施

（1）乳化剂的性质与用量：乳化剂主要是对两相间界面张力降低的程度及在界面上形成吸附膜的坚韧程度，乳剂形成的关键是适宜 HLB 值的乳化剂，改变原乳剂中乳化剂 HLB 值的因素均影响乳剂的稳定性。一般用量越多越稳定，但用量过多，易致黏稠。通常用量为 0.2% ～ 10% 。

（2）内外相的相对密度差距：乳浊液内外相存在密度差时，易出现分层现象。乳剂分层的速度符合 Stoke 定律，可采取减少乳滴的直径、增加连续相的黏度、降低分散相与连续相之间的密度差等措施来降低分层速度。其中最常用的方法是适当增加连续相的黏度。

（3）分散相的浓度及其液滴大小：当分散相浓度达到 74% 以上时，容易转相或破裂。一般最稳定的乳浊液分散相浓度为 50% 左右，而浓度在 25% 以下或 74% 以上时均不稳定。同时，乳滴越小，越稳定。

（4）分散媒的黏度：适当增加分散介质的黏度可提高乳剂的稳定性。

（5）乳化及贮藏时的温度：一般认为适宜的乳化温度为 50 ～ 70℃，乳剂贮藏期间过冷或过热均不利于乳剂的稳定。

（6）制备方法及乳化器械：油相、水相及乳化剂的混合次序及药物的加入方法影响乳剂的形成及稳定性，乳化器械所产生的机械能在制备过程中转化成乳剂形成所必需的乳化功能，且决定了乳滴的大小。

（7）外加物质的影响：如电解质、反型乳化剂、pH 调节剂、脱水剂等。

（8）其他因素：离心力、微生物污染等，也能影响乳浊液的稳定性。

（六）混悬型液体制剂

1. 混悬型液体制剂的特点与分类　混悬型液体制剂系指不溶性固体药物以微粒分散在液体介质中而形成的非均匀液体制剂，包括干混悬剂或浓混悬液。干混悬剂系指难溶性固体药物与适宜辅料制成粉末状物或粒状物，临用时加水振摇即可分散成混悬液的药剂。混悬液属于粗分散体系，且分散相有时可达总重量的 50% 。

（1）混悬液型液体药剂的特点：①对局部创面有保护和覆盖作用；②比固体制剂吸收快，较液体制剂能延长药物作用时间；③混悬液中的分散相颗粒较大，易受重力作用沉降，影响剂量的准确性；④因药物能完全沉降，毒性药不得制成混悬液，确保用药安全；⑤投药时须加贴"用前摇匀"或"服前摇匀"标签，维持其分散体系的均匀性，保证在分取剂量时准确。

（2）适宜于制成混悬液型液体药剂的药物有：①需制成液体药剂供临床应用的难溶性药物；②为了发挥长效作用或为了提高在水溶液中稳定性的药物。毒性药或剂量小的药物不宜制成混悬液。

2. 混悬液的常用附加剂　混悬剂的分散体系为不稳定体系，为增加其稳定性，需加入适当的稳定剂。常用的稳定剂有润湿剂、助悬剂、絮凝剂与反絮凝剂。

（1）润湿剂：降低药物微粒与液体分散介质之间的界面张力，增加疏水性药物的亲水性，以利于分散。常用的润湿剂有聚山梨酯类、司盘类表面活性剂等。

（2）助悬剂：增加分散介质的黏度，降低药物微粒的沉降速度，防止微粒间互相聚集或产生结晶的转型，或使混悬剂具有触变性，增加混悬剂稳定性。常用的助悬剂有：①低分子助悬剂，如甘油、糖浆、山梨醇等；②高分子助悬剂，如阿拉伯胶粉末、琼脂、西黄芪胶、纤维素衍生物类、聚乙烯吡咯烷酮、聚乙烯醇等；③硅酸类，如硅藻土、硅酸铝、胶体二氧化硅等；④触变胶：触变胶具有触变性，如 2% 硬脂酸铝在植物油中可形成触变胶。

（3）絮凝剂与反絮凝剂：加入适当的电解质，使混悬微粒形成絮凝状聚集本，或使絮凝状态变为非絮凝状态，增加混悬剂的稳定性。絮凝剂与反絮凝剂可以是同一物质，或者是不同的物质。常用的絮凝剂和反絮凝剂有枸橼酸盐、酒石酸盐、酸性酒石酸盐、磷酸盐、氯化铝等。

3. 影响混悬液型液体药剂稳定性的因素

（1）微粒间的排斥力与吸引力。

（2）混悬粒子的沉降：减小粒径、增加分散介质黏度以及减小微粒与介质之间的密度差。

（3）微粒的增长与晶型的转变：通过添加亲水性高分子材料、表面活性剂可延长晶型的转化时间和微粒的增大。

（4）分散相的浓度和温度：分散相的浓度增加，混悬剂的稳定性降低。温度增高，稳定性将会降低，温度变化可以改变药物的溶解度和溶解速度，也能改变微粒的沉降速度、絮凝速度、沉降容积，从而改变混悬剂的稳定性。因此，混悬剂一般应贮藏于阴凉处。

（七）液体制剂的质量要求

1. 液体制剂生产与贮藏的有关规定　口服溶液剂、口服混悬剂、口服乳剂在生产与贮藏期间均应符合下列有关规定：

（1）除另有规定外，口服溶液剂的溶剂、口服混悬剂的分散介质常用纯化水。

（2）根据需要可加入适宜的附加剂，如抑菌剂、分散剂、助悬剂、增稠剂、助溶剂、润湿剂、缓冲剂、乳化剂、稳定剂、矫味剂以及色素等，其品种与用量应符合国家标准的有关规定。除另有规定外，在制剂确定处方时，该处方的抑菌效力应按照《中国药典》抑菌效力检查法（通则 1121）检查，应符合规定。

（3）制剂应稳定、无刺激性，不得有发霉、酸败、变色、异物、产生气体或其他变质现象。

（4）口服滴剂包装内一般应附有滴管和吸球或其他量具。

（5）除另有规定外，应避光、密封贮存。

（6）口服乳剂的外观应呈均匀的乳白色，以半径 10cm 的离心机每分钟 400 转的转速（约 1800 × g）离心 15 分钟，不应有分层现象。乳剂可能会出现相分离的现象，但经振摇应易再分散。

（7）口服混悬剂应分散均匀，放置后若有沉淀物，经振摇应易再分散。口服混悬剂在标签上应注明"用前摇匀"；以滴计量的滴剂在标签上要标明每毫升或每克液体药剂相当的滴数。

2. 液体药剂的质量检查与要求

（1）装量：除另有规定外，单剂量包装的口服溶液剂、口服混悬液和口服乳剂的装量，照下述方法检查，应符合规定。

检查法：取供试品 10 袋（支），将内容物分别倒入经标化的量入式量筒内，检视，每支装量与标示装量相比较，均不得少于其标示量。

多剂量包装的口服溶液剂、口服混悬剂、口服乳剂和干混悬剂，按照《中国药典》最低装量检查法（通则 0942）检查，应符合规定。

（2）重量差异：除另有规定外，单剂量包装的干混悬剂照下述方法检查，应符合规定。

检查法：取供试品 20 袋（支），分别精密称定内容物，计算平均装量，每袋（支）装量与平均装量相比较，**装量差异限度**应在平均装量的 ±10% 以内，超出装量差异限度的不得多于 2 袋（支），并不得有 1 袋（支）超出限度 1 倍。

凡规定检查含量均匀度者，一般不再进行装量及装量差异检查。

（3）干燥失重：除另有规定外，按照《中国药典》干燥失重测定法（通则 0831）检查，干混悬剂减失重量不得过 2.0%。

（4）沉降体积比：口服混悬剂照下述方法检查沉降体积比应不低于 0.90。

检查法：除另有规定外，用具塞量筒量取供试品 50ml，密塞，用力振摇 1 分钟，记下混悬物的开始高度 H_0，静置 3 小时，记下混悬物的最终高度 H，按下式计算：沉降体积比 = H/H_0。

干混悬剂按各品种项下规定的比例加水振摇，应均匀分散，并照上法检查沉降体积比，应符合规定。

（5）微生物限度：除另有规定外，按照《中国药典》微生物计数法（通则 1105）和控制菌检查法（通则 1106）及非无菌药品微生物限度标准（通则 1107）检查，应符合规定。

【同步练习】

一、A 型题（最佳答案）

1. 除另有规定外，口服制剂标签上应注明"用前摇一摇"是

A. 溶液剂　　　　　B. 混悬剂　　　　　C. 乳剂　　　　　D. 糖浆剂

E. 合剂

本题考点：口服混悬剂在标签上应注明"用前摇匀"。

二、B 型题（配伍选择题）

（2—5 题共用备选答案）

A. 稀释法　　　　　B. 渗漉法　　　　　C. 浸渍法　　　　　D. 煎煮法

E. 水蒸气蒸馏法

2. 制备煎膏剂，饮片提取多采用

3. 制备露剂，饮片提取应采用

4. 以中药流浸膏为原料制备酊剂应采用

5. 制备流浸膏剂，饮片提取多采用

本题考点：中药提取方法的应用。

（6—7 题共用备选答案）

A. 助溶剂　　　　　B. 润湿剂　　　　　C. O/W 型乳化剂，　　　D. 增溶剂

E. W/O 型乳化剂

6. HLB 值 3～8 的表面活性剂适宜作为

7. HLB 值 15 以上的表面活性剂适宜作为

本题考点：HLB 值为 8～16 时，可形成 O/W 型乳剂；HLB 值为 3～8 时，可形成 W/O 型；HLB 值 15 以上可作增溶剂。

三、X 型题（多项选择题）

8. 中药浸提液的固-液分离，常用的方法有

A. 水蒸气蒸馏法　　　　　　　　B. 沉降分离法

C. 离心分离法　　　　　　　　　D. 大孔树脂吸附法

E. 滤过分离法

本题考点：中药浸提液中固体与液体的分离方法主要有：沉降分离法、离心分离法和滤过分离法。

参考答案：1. B　2. D　3. E　4. A　5. B　6. C　7. D　8. BCE

六、注射剂

【复习指导】掌握注射剂、输液剂的作用特点与质量要求；热原的含义、性质、污染途径、除热原的方法及检查法；注射剂常用附加剂的种类、选择及质量要求；注射剂常用溶剂种类；注射用水质量要求。

（一）注射剂的特点与分类

注射剂系指原料药物或与适宜的辅料制成的供注入体内的无菌制剂。**中药注射剂**系指以中医药理论为指导，经采用现代科学技术和方法，以中药的单方或复方中提取的有效物质制成的可供注射人体内使用的灭菌液体制剂，以及供临用前配制成溶液的无菌粉末或浓缩液。

1. 注射剂的特点

（1）吸收显效快、作用可靠。

（2）适用于不能口服药物，以及不能口服给药的患者。

（3）可发挥长效、定时、定向、定位的作用。

（4）使用不便、依从性差。

（5）制备工艺复杂，对生产条件与环境要求高，且生产成本高。

2. 注射剂的分类　可分为注射液、注射用无菌粉末和注射用浓溶液等3类。

（1）注射液：系指原料药物或与适宜的辅料制成的供注入体内的无菌液体制剂，包括溶液型、乳状液型或混悬液型等注射液。可用于肌内注射、静脉注射、静脉滴注等。其中，供静脉滴注用的大容量注射液（除另有规定外，一般不小于100ml，生物制品一般不小于50ml）也可称为输液。中药注射剂一般不宜制成混悬液注射液。

（2）注射用无菌粉末：系指原料药物或与适宜的辅料制成的供临用前用无菌溶液配制成注射液的无菌粉末或无菌块状物。可用适宜注射用溶剂配制后注射，也可用于静脉输液配制后静脉滴注。以冷冻干燥法制备的生物制品注射用无菌粉末，也可称为注射用冻干制剂。

（3）注射用浓溶液：系指原料药物或与适宜的辅料制成的供临用前稀释后供静脉滴注用的无菌浓溶液。

（二）热原

1. 热原的来源及致热特点　热原系指微生物的尸体及代谢产物能引起恒温动物体温异常升高的致热物质。主要是由脂多糖、蛋白质和磷脂组成的复合物内毒素，脂多糖为致热活性成分。广义的热原包括细菌性热原、内源性高分子热原、内源性低分子热原及化学性热原等。细菌性热原系指微生物产生的代谢产物，大多数细菌和许多霉菌甚至病毒都能产生热原，致热能力最强的是革兰阴性杆菌所产生的热原。含有热原的注射剂注入人体内后会引起机体特殊致热反应，大约30分钟以后，会使人体产生发冷、寒战，体温升高、发汗、身痛、恶心呕吐等不良反应，有的体温可升至40℃左右，严重者会出现昏迷、虚脱，甚至有生命危险，临床上称上述现象为"**热原反应**"。

热原反应的强弱同恒温动物的体温变化有关。热原的致热量又与菌种的类别有关，同时注射剂给药的途径不同，引起发热反应的程度也有差异。

2. 热原的基本性质

（1）水溶性：热原能溶于水，浓缩的水溶液具有乳光。

（2）滤过性：热原体积小，1～5nm，一般的滤器均可通过，用小于1nm孔径的超滤膜滤过，可滤去大部分甚至全部热原。

（3）耐热性：250℃干热30～45分钟或650℃加热1分钟可彻底破坏热原。在通常注射剂的灭菌条件下，难以破坏热原。

（4）不挥发性：热原本不具挥发，但可随水蒸气的雾滴蒸馏水中，蒸馏水器应设隔膜装置。

（5）被吸附性：活性炭、白陶土、硅藻土等能吸附热原，但属非特异性吸附，药物也会被吸附而损失。热原还可被离子交换树脂，尤其阴离子交换树脂所交换而除去。

（6）其他：热原能被强酸、强碱、强氧化剂（如高锰酸钾或过氧化氢等）所破坏，超声波及某些表面活性剂（如去氧胆酸钠）也能使之失活。

3. 热原的主要污染途径

（1）注射溶剂：热原污染的主要来源是注射用水。蒸馏设备结构不合理操作与接收容器不当，放置时间过久等都会污染热原，因此注射用水应新鲜制备。

（2）原辅料：由于中药提取物或含蔗糖、葡萄糖、乳糖、蛋白质等辅料，容易导致细菌生长繁殖而引起热原污染。

（3）容器、用具、管道与设备等：如果没有按GMP要求认真清洗处理，易致热原污染。

（4）制备过程与生产环境：工作人员操作不按规程生产，操作时间太长，环境未按要求净化和温湿度太高，产品未及时灭菌或灭菌不彻底，都会增加污染热原的机会。

（5）使用过程中的输液器具：输液本身不含热原，但因输液器具（输液瓶、乳胶管、针头与针筒等）污染会引起热原反应。

4. 除去热原的方法

（1）吸附法：常用优质针用活性炭，用量0.1%～0.2%（W/V），可增至0.5%，或与硅藻土配合应用，还有脱色、助滤作用。但活性炭可吸附药物成分（生物碱、黄酮类等）。

（2）离子交换法：因热原大分子上含磷酸根与羧酸根，带有负电荷易被强碱性阴离子交换树脂所交换，从而除去热原。

（3）凝胶滤过法：以葡聚糖凝胶（分子筛）过滤，可去除热原。

（4）超滤法：使用3.0～15nm超滤膜可除去热原。如10%～15%的葡萄糖注射液使用超滤膜过滤除去热原。

（5）反渗透法：用反渗透法通过三醋酸纤维膜可除去热原。

（6）酸碱法：玻璃容器及用具用重铬酸钾–硫酸清洗液或稀氢氧化钠液处理，可将热原破坏。

（7）高温法：能经受高温加热处理的容器与用具，用250℃加热30分钟以上，可破坏热原。

（8）其他方法：采用2次以上湿热灭菌法，或采用微波技术，均可破坏热原。

（三）注射剂的溶剂

1. 制药用水的种类及应用

《中国药典》规定，根据使用的范围不同，制药用水可分为饮用水、纯化水、注射用水及灭菌注射用水。

(1) 饮用水：为天然水经净化处理所得的水，其质量必须符合现行中华人民共和国国家标准《生活饮用水卫生标准》。饮用水可作为药材净制时的漂洗、制药用具的粗洗用水。除另有规定外，也可作为饮片的提取溶剂。

(2) 纯化水：为饮用水经蒸馏法、离子交换法、反渗透法或其他适宜的方法制备的制药用水，不含任何附加剂其质量应符合《中国药典》纯化水项下的规定。纯化水可作为配制普通药物制剂用的溶剂或试验用水；可作为中药注射剂、滴眼剂等灭菌制剂所用饮片的提取溶剂；口服、外用制剂配制用溶剂或稀释剂；非灭菌制剂用器具的精洗用水。也用作非灭菌制剂所用饮片的提取溶剂。**纯化水不得用于注射剂的配制与稀释**。纯化水有多种制备方法，应严格监测各生产环节，防止微生物污染，确保使用点的水质。

(3) 注射用水：为纯化水经重蒸馏所得的水，应符合细菌内毒素试验要求。制备后12小时内使用。注射用水必须在防止细菌内毒素产生的设计条件下生产贮藏与分装。其质量应符合《中国药典》注射用水项下的规定。注射用水可作为配制注射剂、滴眼剂等的溶剂或稀释剂及容器的精洗。

(4) 灭菌注射用水：为注射用水按照注射剂生产工艺制备所得，不含任何添加剂。主要用于注射用灭菌粉末的溶剂或注射剂的稀释剂。其质量应符合灭菌注射用水项下的规定。灭菌注射用水灌装规格应适应临床需要，避免大规格、多次使用造成的污染。

2. 注射用水与注射用油的质量要求

(1) 制药用水的质量标准

①饮用水应符合中华人民共和国国家标准《生活饮用水卫生标准》（GB 5749—2006）。

②纯化水应符合《中国药典》所收载的纯化水标准。常采用在线检测纯化水的电阻率值的大小，来反映水中各种离子的浓度。纯化水的电阻率通常应≥0.5MΩ·cm（25℃），注射剂、滴眼液容器冲洗用的纯化水的电阻率应≥1MΩ·cm（25℃）。

③注射用水应符合《中国药典》所收载的注射用水标准。

④灭菌注射用水应符合《中国药典》所收载的灭菌注射用水标准。应无菌、无热原，不含任何添加剂。

(2) 注射用油的质量要求：注射用油应无异臭、无酸败味；色泽不得深于黄色6号标准比色液；在10℃时应保持澄明；碘值为79～128，皂化值为185～200，酸值不大于0.56，并不得检出矿油。常用注射用油为大豆油等。

植物油含有少量游离脂肪酸、各种色素和植物蛋白等杂质，易受空气光线和微生物的影响而发生氧化、水解反应，引起酸败变质。因此，植物油必须经精制后才能供注射用。

(四) 注射剂的附加剂

配制注射剂时，可根据药物的性质加入适宜的附加剂。除主药以外，能增加注射剂的稳定性与有效性的物质统称注射剂附加剂，如抗氧剂、pH调节剂、抑菌剂、增溶剂、乳化剂、渗透压调节剂等。

1. 增加药物溶解度的附加剂及其应用

(1) **增溶剂、助溶剂**：增加主药的溶解度，使药物迅速吸收，减少刺激性或毒性。常用**增溶剂**有吐温－80（肌内注射中常用，静脉注射中慎用或少量使用）、胆汁、甘油等。

(2) **混悬剂和乳化剂**：帮助主药混悬或乳化，增加注射用混悬剂和注射用乳浊液稳定性，保证临床用药的安全有效。常用的**助悬剂**有明胶、聚维酮、羧甲基纤维素钠及甲基纤维素等。常用的**乳化剂**有聚山梨酯－80、油酸山梨坦（司盘－80）、普流罗尼（pluronic）F－68、卵磷脂、豆磷脂等，后三种还可用于静脉注射用乳浊液的制备。

2. 防止药物氧化的附加剂及其应用

（1）**抗氧剂**：防止注射剂中药物的氧化变质，提高注射剂的稳定性，常向注射剂中加入抗氧剂。常用的抗氧剂有焦亚硫酸钠（0.1%～0.2%，适用于偏酸性药液）、亚硫酸氢钠（0.1%～0.2%，适用于偏酸性药液）、硫代硫酸钠（0.1%～0.3%，适用于偏碱性药液）、亚硫酸钠（0.1%～0.2%，适用于偏碱性药液）、维生素C（0.05%～0.2%）等。

（2）**惰性气体**：为增强抗氧化效果，常在配液或灌注时通入供注射用的高纯度惰性气体，以置换药液和容器中的空气，如N_2、CO_2。

（3）**金属络合剂**：加入适量金属络合剂，以控制药液中微量金属离子，避免其对药物成分氧化的催化作用，如乙二胺四乙酸(EDTA)、乙二胺四乙酸二钠盐（EDTA－2Na）。

3. 调节渗透压的附加剂及其应用　等渗调节剂：注射剂的渗透压应与血浆渗透压相等或接近。0.9%的氯化钠溶液、5%的葡萄糖溶液和血浆的渗透压相等故为**等渗溶液**。当静脉注射大量低渗溶液时，水分子可进入红细胞内，使之膨胀破裂，造成溶血现象，会产生头胀、胸闷、寒战、高热等症状，甚至尿中出现血红蛋白。常用的渗透压调节剂有氯化钠、葡萄糖等。渗透压调节方法有：冰点降低数据法和氯化钠等渗当量法。

（1）**冰点降低数据法**：血浆冰点值为－0.52℃，因此任何溶液的冰点降低到－0.52℃，即与血浆等渗。

$$W = (0.52 - a) / b$$

上式中，W为每100ml溶液中需加入的渗透压调节剂的量，单位为g；a为药物溶液测得的冰点降低值，单位为℃；b为1%渗透压调节剂的冰点降低值，单位为℃。

（2）**氯化钠等渗当量法**：是指与1g药物呈等渗效应的氯化钠的质量（g），用E表示。可先查出1g药物氯化钠等渗当量（E），再按下式计算氯化钠加入量

$$X = 0.9\% \times V - EW$$

上式中，X为配成体积为Vml的某药物等渗溶液需加入氯化钠的量（g）；0.9%为氯化钠等渗溶液浓度（gm）；V为欲配制某药物等渗溶液的体积（m）；E为1g药物氯化钠等渗当量；W为欲配制某药物的量（g）。

等张溶液与等渗溶液：**等张溶液**系指渗透压与红细胞膜张力相等的溶液，属于生物学概念；**等渗溶液**系指与血浆渗透压相等的溶液，属于物理化学概念。等渗溶液不一定等张，等张溶液也不一定等渗。如果红细胞膜对某些药物水溶液而言可看作理想的半透膜，它们的等渗和等张浓度相等，如0.9%的氯化钠溶液。

4. 调节pH的附加剂、抑菌剂、减轻疼痛的附加剂及其应用　添加这类附加剂（包括酸、碱和缓冲剂）的目的是增加药液的稳定性、加快药液的吸收以及减少注射剂由于pH不当而对机体造成局部刺激。

（1）**pH调节剂**：人体血液pH的恒定（7.35～7.45）是细胞生理活动的必要条件，原则上应尽量使注射液接近中性。常用的pH调节剂有盐酸、枸橼酸、氢氧化钾（钠）、枸橼酸钠及缓冲剂磷酸氢钠和磷酸等。

（2）**抑菌剂**：多剂量包装的注射液可加适宜的抑菌剂，抑菌剂的用量必须能抑制注射液中微生物的生长，加有抑菌剂的注射液，也需要采用适宜的方法灭菌。静脉给药与脑池内、硬膜外、椎管内用的注射液均不得加抑菌剂。常用的抑菌剂为0.5%苯酚、0.3%甲酚、

0.5% 三氯叔丁醇、0.01% 硫柳汞等。

（3）减轻疼痛的附加剂：在皮下或肌内注射的注射剂中，可加入适当止痛剂。常用的有苯甲醇、盐酸普鲁卡因、三氯叔丁醇等。

（五）中药注射剂的半成品

中药注射剂处方中的原料应为具有法定标准的**有效成分、有效部位提取物、饮片**等，应根据质量控制的要求完善其质量标准。用于注射剂的饮片应固定品种、产地、产地加工、采收期、药用部位等。以炮制品入药的还应确定详细的炮制方法。

中药经提取、分离纯化，制得合格的半成品（或称中间体），方可投料配制成品。合格半成品（中间体），应符合规定的质量标准：杂质检查（蛋白质、鞣质、树脂、草酸盐、钾离子等）应符合注射用标准；指标成分总量占总固体的百分率应符合注射用标准（有效成分制成的注射剂，单一成分的含量不得少于90%；多种成分的注射剂，总固体中结构明确成分的含量不得少于60%）。

（六）输液剂、乳状液型注射剂与中药注射用无菌粉末

1. 输液剂的特点与分类　输液剂又称为大容量注射剂，系指由静脉输入体内的大剂量注射剂，一次给药通常在**100ml** 以上。

（1）输液剂的特点：使用剂量大，直接进入血循环，能快速产生药效，是临床救治危重和急症病人的主要用药方式；纠正体内水和电解质的紊乱，调节体液的酸碱平衡，补充必要的营养、热能和水分，维持血容量；作为一种载体，将多种注射液如抗生素、强心药、升压药等加入其中供静脉滴注，以使药物迅速起效，并维持稳定的血药浓度，确保临床疗效的发挥。

（2）输液剂的分类

①电解质输液：主要用于补充体内水分、电解质，纠正体内酸碱平衡等。如氯化钠注射液、复方氯化钠注射液、乳酸钠注射液等。

②营养输液：主要为患者提供营养成分，包括：糖类、蛋白质、人体必需的氨基酸、维生素和水分等。如葡萄糖注射液、氨基酸输液、脂肪乳剂输液。

③胶体输液：也称渗透压输液。这是一类与血液等渗的胶体溶液，可以增加血容量和维持血压的效果。胶体输液有多糖类、明胶类、高分子聚合物等。如右旋糖酐、淀粉衍生物、明胶、聚维酮（PVP）等。

④含药输液：含有治疗药物的输液剂，如甲硝唑输液、苦参碱输液等。

2. 乳状液型注射剂的特点及分类　乳状液型注射剂是以难溶于水的挥发油、植物油或其他油溶性药物为原料，加入乳化剂和注射用水经乳化制成的供注射用的无菌制剂。乳状液型注射剂可以加快油溶性药物在体内的吸收，有一定的靶向性能。乳状液型注射，常见的有油/水（O/W）型、水/油（W/O）型或复合（W/O/W）型。

乳状液型注射剂相不得有分离现象。静脉用乳状液型注射液中90%的乳滴粒径应在1μm以下，且不得有大于5μm 的乳滴；应能耐受热压灭菌，并在贮存期间保持各成分稳定。

3. 中药注射用无菌粉末的特点与分类　注射用无菌粉末又称粉针，系指供临用前用适宜的无菌溶液配制成溶液的**无菌粉末或无菌块状物**。临用前用灭菌注射用水、生理盐水等溶解后注射，适用于在水中不稳定的药物，对热敏感的抗生素及生物制品。注射用无菌粉末作为注射剂的一种，既具有溶液型注射剂的特点，又具有固体制剂的稳定性，是极具发展潜力的中药注射剂型。

（1）中药注射用无菌粉末的特点

①制剂的稳定性大大提高。粉针剂适用于在水中或受热时不稳定的药物，特别是对湿热敏感的抗生素及生物制品。

②便于携带。粉针剂中没有溶剂，减少了体积和重量，提高了便携性。

③对生产工艺及环境要求高，由于临用时需加注射用溶剂配制成溶液，使用不方便，且增加了药液被污染的可能性。

（2）注射用无菌粉末的分类：依据生产工艺不同，可分为：

①注射用无菌粉末直接分装制品。是将已经用灭菌溶剂法或喷雾干燥法精制而成得的无菌药物粉末在无菌条件下分装而得，常见于抗生素药品，如青霉素。

②注射用冻干无菌粉末制品。是将灌装了药液的安瓿进行冷冻干燥后封口而得，常见于生物制品，如辅酶类。

（七）注射剂的质量要求

注射剂因其特殊的使用方式，其质量要求极为严格。

（1）溶液型注射剂应澄明：除另有规定外，混悬型注射液中原料药物粒径应控制在 $15\mu m$ 以下，含 $15\sim20\mu m$ （间有个别 $20\sim50\mu m$）者，不应超过 10%，沉淀振摇时应容易分散均匀；混悬型注射液不得用于静脉注射或椎管内注射；乳状液型注射液不得有相分离现象，不得用于椎管注射。静脉用乳状液型注射液中 90% 的乳滴粒径应在 $1\mu m$ 以下，不得有大于 $5\mu m$ 的乳滴。

（2）无菌：按照《中国药典》无菌检查法（通则 1101）检查，应符合规定。

（3）细菌内毒素或热原：除另有规定外，静脉用注射剂按各品种项下的规定，按照《中国药典》细菌内毒素检查法（通则 1143）或热原检查法（通则 1142）检查，应符合规定。

（4）可见异物：除另有规定外，按照《中国药典》见异物检查法（通则 0904）检查，应符合规定。

（5）不溶性微粒：除另有规定外，用于静脉注射剂、静脉滴注、鞘内注射、椎管内注射的溶液型的注射液、注射用无菌粉末及注射用浓溶液按照《中国药典》不溶性微粒检查法（通则 0903）检查，均应符合规定。

（6）重金属及有害元素残留量：除另有规定外，中药注射剂按照《中国药典》铅、镉、砷、汞测定法（通则 2321）测定，按各品种项下每日最大使用量计算，铅不得超过 $12\mu g$，镉不得超过 $3\mu g$，砷不得超过 $6\mu g$，汞不得超过 $2\mu g$，铜不得超过 $150\mu g$。

（7）中药注射剂的有关物质：按各品种项下规定，按照《中国药典》注射剂有关物质检查法（通则 2400）检查，应符合有关规定。

（8）渗透压摩尔浓度：除另有规定外，静脉输液及椎管注射用注射液按各品种项下的规定，按照《中国药典》渗透压摩尔浓度测定法（通则 0632）测定。

（9）pH：中药注射剂的 pH 要求与血液的 pH 相等或接近（血液的 pH 为 $4\sim9$），应符合规定。

（10）装量及装量差异注射液及注射用浓溶液，照注射剂装量检查方法（通则 0102），应符合不低于标示量的规定。

注射用无菌粉末照注射剂装量差异检查方法检查，应符合规定。凡规定检查含量均匀度的注射用无菌粉末，不再进行装量差异检查。

标示装量为 50ml 以上的注射液及浓溶液照《中国药典》最低装量检查法（通则 0942）

检查，应符合规定。

除另有规定外，注射剂应遮光贮存。

【同步练习】

一、A 型题（最佳选择题）

1. 注射剂中加亚硫酸钠的目的是
A. 减轻疼痛　　　　　　　　　　　　　B. 防止药物氧化
C. 调解 pH　　　　　　　　　　　　　D. 防止药物水解
E. 抑制微生物繁殖
本题考点：注射剂附加剂的目的。

2. 亚硫酸钠可用作偏碱性中药注射液的是
A. 金属离子络合剂　　B. 乳化剂　　　　C. 抛射剂　　　　D. 抗氧剂
E. 矫味剂
本题考点：注射剂的抗氧化剂常用的有抗坏血酸、亚硫酸氢钠、焦亚硫酸钠、硫代硫酸钠等。

3. 以多成分制备的中药注射剂，其中结构明确的成分含量应不低于其总固体量的
A. 50%　　　　　　B. 60%　　　　　　C. 70%　　　　　　D. 80%
E. 90%
本题考点：中药注射剂中指标成分总量占总固体的百分率应符合注射用标准：有效成分制成的注射剂，单一成分的含量不得少于 90%；多种成分的注射剂，总固体中结构明确成分的含量不得少于 60%。

4. 附加剂硫代硫酸钠是用作
A. 抗氧化剂　　　　B. 增溶剂　　　　　C. 抑菌　　　　　　D. pH 调节剂
E. 渗透压调节剂
本题考点：注射剂的抗氧化剂常用的有抗坏血酸、亚硫酸氢钠、焦亚硫酸钠、硫代硫酸钠等。

5. 氯化钠在注射剂中用作
A. 抗氧化剂　　　　B. 抑菌剂　　　　　C. 止痛剂　　　　　D. 渗透压调节剂
E. pH 调节剂
本题考点：常用的调节渗透压的附加剂有氯化钠、葡萄糖等。

6. 抗坏血酸在注射剂中用作
A. 抗氧化剂　　　　B. 抑菌剂　　　　　C. 止痛剂　　　　　D. 渗透压调节剂
E. pH 调节剂
本题考点：常用的抗氧化剂有抗坏血酸、亚硫酸氢钠、焦亚硫酸钠、硫代硫酸钠等。

7. 苯酚在注射剂中用作
A. 抗氧化剂　　　　B. 抑菌剂　　　　　C. 止痛剂　　　　　D. 渗透压调节剂
E. pH 调节剂
本题考点：常用抑菌剂为苯酚、甲酚、三氯叔丁醇等。

8. 关于注射用水的说法，错误的是
A. 为纯水经蒸馏所得的水
B. 用作配制注射剂的溶剂
C. 用作配制滴眼剂的溶剂
D. 用作注射剂容器的清洗
E. 用作注射用无菌粉末的溶剂
本题考点： 注射用水的使用。

9. 关于注射剂剂型给药途径的说法，错误的是
A. 乳状液型注射液不得用于静脉注射
B. 混悬型注射液可用于肌内注射
C. 混悬型注射液不得用于静脉注射
D. 混悬型注射液不得用于椎管内注射
E. 乳状液型注射液不得用于椎管内注射
本题考点： 乳状液型注射液可用于静脉注射，但静脉用乳状液型注射液中90%的乳滴粒径应在1μm以下，不得有大于5μm的乳滴。

二、B型题（配伍选择题）
(10—11题共用备选答案)
A. 常水
B. 纯化水
C. 饮用水
D. 注射用水
E. 灭菌注射用水
10.《中国药典》规定，可用于注射剂容器清洗的是
11.《中国药典》规定，可作为中药注射剂所用饮片提取溶剂的是
本题考点： 纯化水可作为配制普通药物制剂用的溶剂或试验用水；可作为中药注射剂、滴眼剂等灭菌制剂所用饮片的提取溶剂。

三、C型题（综合分析题）
(12—14题共用备选题干)
某药厂生产的清开灵注射液，其药物组成包括胆酸、去氧胆酸、栀子、水牛角（粉）、板蓝根、黄芩苷、金银花，附加剂为酸二钠、硫代硫酸钠、甘油，具有清热解毒、化痰通络、醒神开窍作用。

12. 附加剂硫代硫酸钠是用作
A. 抗氧化剂
B. 增溶剂
C. 抑菌
D. pH调节剂
E. 渗透压调节剂
本题考点： 注射剂的抗氧化剂常用的有抗坏血酸、亚硫酸氢钠、焦亚硫酸钠、硫代硫酸钠等。

13. 根据中药注射剂生产要求，处方中原料药应固定产地，板蓝根的生产地是
A. 广东
B. 山西
C. 河北
D. 四川
E. 黑龙江
本题考点： 板蓝根主产于河北、江苏、河南、安徽。

14. 处方中胆酸的化学结构类型属于
A. 二萜
B. 黄酮
C. 蒽醌
D. 香豆素
E. 甾体
本题考点： 胆酸属于胆汁酸类化合物，天然胆汁酸结构中有甾体母核。

四、X 型题（多项选择题）

15. 关于注射剂有关规定的说法，正确的有
A. 混悬型注射剂不得用于静脉注射
B. 中药注射剂应以半成品投料配制成品
C. 乳状液型注射剂不得用于静脉滴注
D. 标示量不大于 50ml 的注射剂，灌装时，应适当增加装量
E. 多剂量包装注射剂，每一容器包装不得超过 10 次注射量

本题考点： 供静脉注射用的乳状液，简称静脉注射乳剂，其具有对某些脏器的定向分布作用以及对淋巴系统的靶向性。

16. 制药用水中，纯化水的作用为
A. 滴眼剂容器的精洗
B. 皮肤用制剂的稀释
C. 注射浓溶液的稀释
D. 口服溶液的溶剂
E. 口药注射剂所用饮片的提取溶剂

本题考点： 纯化水可作为配制普通药物制剂用的溶剂或试验用水；可作为中药注射剂、滴眼剂等灭菌制剂所用饮片的提取溶剂，口服、外用制剂配制用溶剂或稀释剂；非灭菌制剂用器具的精洗用水；也用作非灭菌制剂所用饮片的提取溶剂。

参考答案： 1. B　2. D　3. B　4. A　5. D　6. A　7. B　8. E　9. A　10. D　11. B　12. A　13. C　14. E　15. ABDE　16. BDE

七、眼用制剂

【复习指导】 重点掌握眼用制剂的附加剂，眼用制剂的吸收途径，眼用制剂质量检查项目及要求。

（一）眼用制剂的特点与分类
眼用制剂系指直接用于眼部发挥治疗作用的无菌制剂。

1. 眼用制剂的特点　①简单、经济；②可以避免肝首过作用；③眼部组织与其他组织或器官相比，对于免疫反应不敏感；④对眼部有刺激性，眼睛感觉很敏感，会损伤眼组织而引起流泪；⑤药物剂量损失，眼部用药流失量大，容量小；⑥药物在眼部的停留时间短，停留时间长的眼药膏，对视线有障碍。

2. 眼用制剂的分类
（1）眼用液体制剂：滴眼剂、洗眼剂、眼内注射溶液等。
（2）眼用半固体制剂：眼膏剂、眼用乳膏剂、眼用凝胶剂等。
（3）眼用固体制剂：眼膜剂、眼丸剂、眼内插入剂等。
眼用液体制剂也可以固态形式包装，另备溶剂，在临用前配成溶液或混悬液。

（二）眼用液体制剂的附加剂
为保证眼用液体制剂的安全、有效、稳定，符合临床用药的需要，除了主药以外，还可加入适当的附加剂。主要有以下几种。

1. pH 调节剂　眼用液体制剂的 pH 要考虑药物的溶解度、稳定性、刺激性等多方面因素。为避免刺激性和使药物稳定，常选用适当的缓冲液作溶剂，使眼用液体制剂的 pH 控制在 5.0～9.0 范围内。缓冲液常用的有硼酸盐缓冲液和磷酸盐缓冲液。

2. 渗透压调节剂　滴眼剂的渗透压应该与泪液相近，渗透压调节剂常用的有葡萄糖、硼酸、氯化钠、硼砂等。

3. 抑菌剂　多剂量型眼用液体制剂，在使用过程中无法始终保持无菌，需加适当的抑菌剂。常用的抑菌剂有氯化苯甲烃铵、三氯叔丁醇、硝酸苯汞、苯乙醇等，复合抑菌剂效果更佳。用于眼部创伤或眼部术后患者的眼用溶液剂，不能添加抑菌剂。

4. 黏度调节剂　能适当增加滴眼剂的黏度，延长药物与作用部位的接触时间，降低药物对眼的刺激性，有利于发挥药物的作用。常用的有聚乙烯醇、甲基纤维素、聚维酮等。

5. 其他附加剂　根据眼用液体制剂中药物的性质，可酌情加增溶剂、抗氧剂等。

（三）眼用液体制剂的质量要求

1. 无菌　眼内注射溶液、外科手术用或急救用的眼用制剂，均不得加抑菌剂、抗氧剂或不恰当的附加剂，应采用单剂量包装。多剂量包装的制剂则应加入安全风险小的抑菌剂，且标明抑菌剂种类和标示量。使用时应注意清洁双手，一人一用。

2. pH　健康人泪液的 pH 为 7.4，眼用液体制剂的 pH 应考虑到是否与药物有配伍禁忌。

3. 渗透压　可加入氯化钠、硼酸、葡萄糖等调节渗透压，使眼用液体制剂与泪液等渗。

4. 黏度　眼睛的眨动会减少药物与作用部位的接触时间，适当提高制剂的黏度，可延长药物作用时间，增强疗效。

5. 粒度大小　按《中国药典》粒度和粒度分布测定法（通则 0982 第一法）测定，每个涂片中＞5μm 的粒子不得超过 2 个（含饮片原粉的除外），且不得检出＞90μm 的粒子。

6. 可见异物　包装容器应无菌、不易破裂，透明度应不影响可见异物检查。

7. 贮存　眼用制剂应遮光密封贮存，且启封后最多可用时间不超过 4 周。

（四）眼用制剂中药物吸收的途径及影响吸收的因素

1. 眼部的药物吸收途径　药物溶液滴入结膜囊内主要通过**角膜和结膜**吸收。结膜内有许多血管，从结膜吸收的药物可被血液稀释，不能在眼球达到有效浓度，约有 90% 的药物首先进入角膜内，通过角膜至前房然后到达虹膜。药物经结膜吸收时，能通过巩膜到达眼球后部。

2. 影响眼用制剂中药物吸收的因素

（1）药物从眼睑缝隙流失：人正常泪液容量约 7μl，不眨眼的情况下能容纳药液最多为 30μl，眨眼将损失 90% 左右。增加每次药液的用量，只能是造成更多的流失。同时，泪液每分钟补充总量的 16%，角膜或结膜囊内存在的泪液和药液的容量越小，泪液稀释药液的比例就越大，因此，为提高主药的利用率，可通过增加滴药次数改善。

（2）药物经外周血管消除：药物在吸收的同时，也通过外周血管从眼组织迅速消除。结膜含有许多血管和淋巴管，当由外来物引起刺激时血管处于扩张状态，透入结膜的药物会有很大比例进入血液中。

（3）药物的脂溶性与解离度：角膜的外层为脂性上皮层，中间为水性基质层，最内为脂性内皮层，因此药物若要易于透过角膜，应为两相溶解的药物。而完全解离或完全不解离的药物不能透过完整的角膜。结膜下是巩膜，水溶性药物容易通过，脂溶性药物则不易渗入。

（4）刺激性：滴眼剂若刺激性较大时，可使结膜的血管和淋巴扩张，增加了药物从外周血管的消除；同时由于泪液分泌增多，不仅将药物浓度稀释，而且增加了药物的流失，从而影响了药物的吸收作用，降低药效。

（5）表面张力：表面张力小则有利于泪液和滴眼液的混合，也有利于药物与角膜上皮层的接触，使药物容易渗入。

（6）黏度：黏度增加可延长药物在吸收部位的滞留时间，在增加吸收的同时又可减少药物的刺激。

【同步练习】

一、A 型题（最佳选择题）

1. 眼用制剂中，需要检查金属性异物的剂型是

A. 滴眼剂　　　　B. 洗眼剂　　　　C. 眼膏剂　　　　D. 眼丸剂

E. 眼膜剂

本题考点：眼用半固体制剂需要检查金属性异物，包括眼膏剂、眼用乳膏剂、眼用凝胶剂。

2. 关于眼用制剂描述错误的是

A. 除另有规定外，滴眼剂每个容器的装量应不超过 10ml；洗眼剂每个容器的装量应不超过 200ml

B. 眼内插入剂、眼内注射溶液、供外科手术用和急救用的眼用制剂，可适当添加抑菌剂或抗氧剂

C. 眼用半固体制剂基质应滤过灭菌，不溶性药物应预先制成极细粉

D. 眼膏剂、眼用凝胶剂、眼用乳膏剂应细腻、均匀、无刺激性

E. 眼用制剂应避光密封贮存，在启用后最多可使用 4 周

本题考点：眼内插入剂、眼内注射溶液、供外科手术用和急救用的眼用制剂，均不得添加抑菌剂或抗氧剂等不适当的附加剂。

二、B 型题（配伍选择题）

（3—4 题共用备选答案）

A. 黏度调节剂　　　B. 抑菌剂　　　　C. pH 调节　　　D. 渗透压调节剂

E. 增容剂

3. 羟苯乙酯可在眼用液体制剂中用作

4. 葡萄糖可在眼用液体制剂中用作

本题考点：眼用液体制剂的附加剂应用。

三、X 型题（多项选择题）

5. 关于眼用制剂药物吸收途径及其影响因素的说法，正确的有

A. 适当增加滴眼剂的黏度有利于药物吸收

B. 经角膜吸收的药物主要起局部治疗作用

C. 结合膜吸收是药物进入体循环的主要途径

D. 眼用制剂的刺激性，可能影响药物的吸收与利用

E. 从眼睑缝溢出的药液可能会流入鼻腔或口腔吸收产生全身作用

本题考点：眼用制剂药物吸收途径及其影响因素。

参考答案：1. C　2. B　3. B　4. D　5. ABCDE

八、外用膏剂

【复习指导】掌握外用膏剂的分类与作用特点；软膏基质的分类、性质和应用；外用膏剂的透皮吸收的途径及影响因素；外用膏剂的质量要求。

（一）外用膏剂的特点与分类

外用膏剂系指适宜的药物与适宜的基质，采用适当的方法制成的专供外用的半固体或固体的一类制剂。主要应用于皮肤科与外科，具有保护创面、润滑皮肤和局部治疗作用，也可以起全身治疗作用。

1. 外用膏剂的特点

（1）避免了口服给药的肝脏首过效应和胃肠灭活现象，提高药物的治疗效果。

（2）对皮肤类疾病的局部疗效优势明显。

（3）通过改变给药面积调节给药剂量，减少个体差异。

（4）可延长有效作用时间，减少给药次数。

（5）患者可自主给药，使用方便，顺从性高。

2. 外用膏剂的分类

（1）软膏剂，如油膏、乳膏。

（2）硬膏剂，如橡皮膏、铅硬膏、树脂硬膏等。

（3）其他软膏，如糊剂、涂膜剂等。

（二）药物透皮吸收的途径及其影响因素

1. 药物透皮吸收的途径　外用膏剂的透皮吸收系指药物经过皮肤进入血液循环的过程，分为释放、穿透及吸收进入血液循环的三个阶段。**释放**系指药物从基质中脱离出来并扩散到皮肤或黏膜表面上。**穿透**系指药物通过表皮进入真皮、皮下组织，主要对局部组织起作用。**吸收**系指药物透过血管壁进入血管或淋巴管加入体循环而产生全身作用。药物透皮吸收的途径主要有：

①完整表皮、表皮细胞间隙：透皮吸收的主要途径是通过完整表皮，完整表皮具有类脂膜的特性，脂溶性药物比水溶性药物更容易透入皮肤，分子型药物较离子型药物容易透入皮肤。

②毛囊、皮脂腺：皮脂腺的分泌物为油性，有利于脂溶性药物穿透。

③汗腺：主要通过的是大分子药物和离子型药物。

2. 影响透皮吸收的因素

（1）皮肤的条件：①皮肤的部位，角质层厚的部位药物较难透入，毛孔多的部位则较易透入；②病变皮肤，药物易穿透，如皮肤切伤、烧伤、皲裂或患湿疹、溃疡时，吸收的速度和程度大大提高；③皮肤的温度增加时，由于血管扩张，血流量增加，吸收也增加；④皮肤的湿度增加时，可增加角质层的水合作用，使皮肤变得湿润柔软而有利于药物穿透。

（2）药物的性质：药物必须具有合适的油/水分配系数，具有一定的脂溶性和水溶性的药物（即同时具有极性和非极性基团）穿透作用较大。药物穿透表皮后，分子量愈大，吸收愈慢，经皮给药宜选用分子量小、药理作用强的小剂量药物。

（3）基质的性质：①基质的种类。药物在基质中的释放、穿透速度的快慢：乳剂型＞动物油脂＞植物油＞烃类。基质的组成皮脂分泌物相似，利于有些药物通过毛囊和皮脂腺。②基质的 pH。基质的 pH 小于酸性药物的 pH 或大于碱性药物的 pH 时，药物的非解离型增加，脂溶性加大而利于穿透皮肤。

（4）附加剂：表面活性剂、穿透促进剂增加药物的渗透性，有利于吸收。

（5）其他因素：药物浓度、应用面积、应用次数、接触时间及皮肤的洁净程度等，与药物吸收的量成正比；年龄和性别的不同亦有影响；其他如气温、相对湿度以及摩擦、应用离子透入技术等均可促进药物的透皮吸收。

（三）软膏剂

1. 软膏剂的特点　软膏剂系指药物、药材细粉、药材提取物细粉与适宜基质均匀混合制成半固体外用制剂。其特点：①易涂布或粘贴于皮肤、黏膜或创面上，可保护创面、润滑皮肤或起局部治疗作用，广泛用于皮肤科与外科；②透过皮肤和黏膜起全身治疗作用，且可避免口服给药可能发生的肝首过效应及胃肠灭活。

2. 软膏剂的基质的质量要求与类型　软膏剂的基质不仅是赋形剂，同时也是药物的载体，对软膏剂的质量及药物的释放与吸收都有重要影响。

（1）基质的质量要求：①具有适宜的稠度、黏着性和涂展性，能与药物的水溶液或油溶液互相混合；②为药物的良好载体，有利于药物的释放和吸收；③性质稳定，与药物无配伍禁忌；④不妨碍皮肤的正常功能与伤口的愈合，且无刺激性；⑤易洗除，不污染衣物。

（2）基质类型：可分为油脂性基质、乳剂型基质、水溶性基质。

3. 油脂性基质、乳剂型基质、水溶性基质的特点、代表品种及应用

（1）**油脂性基质**：包括油脂类、类脂类及烃类等。其特点是润滑性好、无刺激性，并能封闭皮肤表面，减少水分蒸发，促进皮肤的水合作用，对皮肤的保护及软化作用强；能与多种药物配伍，但其油腻性及疏水性较大，不易与水性液混合，不易用水洗除；不宜用于急性炎性渗出较多的创面。

①油脂类：系从动、植物中得到的高级脂肪酸甘油酯及其混合物。常用的有豚脂、麻油、氢化植物油等。植物油常与熔点较高的蜡类熔合制成稠度适宜的基质。中药油膏常用麻油与蜂蜡的熔合物为基质。

②类脂类：系高级脂肪酸与高级醇的酯类，理性物质与油脂类相似。常用的有蜂蜡、羊毛脂等。羊毛脂又称无水羊毛脂，羊毛脂的组成与皮脂分泌物相近，可提高软膏中药物的渗透性。蜂蜡有黄蜡、白蜡之分。白（蜂）蜡系由黄蜡漂白精制而成，用于调节软膏的稠度及辅助乳化剂。还有虫白蜡、鲸蜡等，用于增加基质的稠度。

③烃类：系石油分馏得到的多种高级烃的混合物，饱和烃类居多。性质稳定，较少与主药发生作用。不易被皮肤吸收，尤适用于保护性软膏。常用的有凡士林、液状石蜡等。a. 凡士林系液体与固体烃类形成的半固体混合物，稠度和涂展性适宜，对皮肤与黏膜无刺激性。性质较稳定，不会酸败，能与大多数药物配伍。但吸水性较差（仅能吸水 5%），患处有大量渗出液的不宜使用。与适量的羊毛脂、鲸蜡醇或胆固醇等合用后吸水性增加。加入表面活性剂可改善药物的释放与穿透性。b. 石蜡和液状石蜡：石蜡为各种固体烃的混合物，可与脂肪油、蜂蜡等熔合；液状石蜡为各种液体烃的混合物，能与多数脂肪油或挥发油混合。主要用于调节软膏稠度，液状石蜡还可用以研磨药物粉末，使药物容易与基质混匀。

④二甲基硅油：又称硅油或硅酮，是一系列不同相对分子质量的聚二甲硅氧烷的总称。常用二甲聚硅与甲苯聚硅，疏水性强，能与羊毛脂、硬脂酸、吐温、司盘等混合。对皮肤无刺激性、润滑、易于涂布，不妨碍皮肤的正常功能，不污染衣物，常与油脂性基质合用制成防护性软膏。防止酸、碱液及水性物质等的刺激或腐蚀，也用于乳膏剂。本品无毒，对眼睛

有刺激性，眼膏基质不宜使用。

（2）**乳剂型基质**：乳剂型基质分为油包水（W/O）型和水包油（O/W）型两类，（W/O）称冷霜，（O/W）称雪花膏。本类基质对油和水均有亲和力，可吸收创面渗出物或分泌物，对皮肤影响小，有利于药物的释放与穿透。通常 O/W 型乳剂基质中药物的释放和穿透较快。若患处分泌物太多时，会反向吸收，分泌物重新进入皮肤会使炎症恶化，脓疮糜烂溃疡等创面不宜使用。遇水不稳定的药物不适合采用乳剂型基质制备软膏。O/W 型乳剂基质须加入保湿剂、防腐剂等，防止干涸、霉变。

（3）**水溶性基质**：由天然或合成的水溶性高分子物质组成。这类基质释药较快，无油腻性和刺激性，能吸收组织渗出液，适用于糜烂创面和腔道黏膜，润滑作用较差，容易失水干涸，须要加保湿剂与防腐剂。①聚乙二醇（PEG）：为乙二醇的高分子聚合物。聚乙二醇化学性质稳定，能与多数药物配伍使用，不易发霉和酸败；能与水、乙醇、丙酮及氯仿混溶。吸湿性好，可吸收分泌液，易于洗除。药物释放和渗透较快。常以 PEG400 与 PEG 4000 合用，制成稠度适宜的基质使用。本品与苯甲酸、鞣酸、苯酚等混合使用可使基质过度软化，可降低酚类防腐剂的防腐能力，长期使用可致皮肤干燥。②**甘油明胶**：由甘油 10%～20%、明胶 1%～3% 与水 70%～80% 构成。③其他：a. 海藻酸钠，溶于水形成的黏稠性凝胶可作为软膏基质，常用浓度为 2.5%，pH 在 4.5～10 时较稳定。b. 皂土，为天然的胶体含水硅酸铝。不溶解于水，在 8～10 倍水中能膨胀成为胶冻，加水量不同可得不同黏度的品种。用于制作糊剂、药用牙膏等，常加入保湿剂甘油，软化剂凡士林，以免失水干燥。

（四）膏药

1. 膏药的特点及种类　膏药系指药物（饮片、提取物）、食用植物油与红丹（铅丹）或宫粉（铅粉）炼制成膏料，摊涂于裱褙材料上制成的外用制剂，专供皮肤贴敷，红丹制成的称黑膏药，宫粉制成的称白膏药。膏药的膏体应油润细腻、光亮、老嫩适度、摊涂均匀、无飞边缺口，加温后能粘贴于皮肤上且不移动。黑膏药应乌黑、无红斑；白膏药应无白点。使用前烘软，贴于患处及经络穴位，发挥封闭、保护及拔毒生肌、收敛伤口、消肿止痛等局部作用；或经透皮吸收发挥药物的祛风散寒、行滞祛瘀、通经活络、强筋壮骨等功效，治疗风湿痹痛、跌打损伤等，弥补内服药物药力不足。

2. 黑膏药基质的组成　黑膏药的基质主要是植物油和红丹。

（1）植物油：应选择质地纯净、沸点低、熬炼时泡沫少、制成品软化点及黏着力适当的植物油。如麻油、菜油、棉籽油、豆油、花生油等，以麻油最好。

（2）红丹：又称铅丹、樟丹、黄丹、陶丹，为橘红色粉末，质重，主要成分为四氧化三铅（Pb_3O_4），含量应＞95%。红丹含水分易聚成颗粒，下丹时沉于锅底，不易与油充分反应。为保证干燥，使用前应炒除水分，过五号筛。

（五）贴膏剂

贴膏剂系指将原料药物与适宜的基质制成膏状物、涂布于背衬材料上供皮肤贴敷、可产生全身性或局部作用的一种薄片状制剂。贴膏剂包括橡胶贴膏和凝胶贴膏。

1. 橡胶贴膏的特点与组成

（1）橡胶贴膏的特点：橡胶贴膏系指原料药物与橡胶等基质混匀后涂布于背衬材料上制成的贴膏剂。橡胶贴膏分两种类型：不含药的橡胶贴膏（胶布）和含药橡胶贴膏（如伤湿止痛膏等）。其特点：附着力强，可直接贴用；不易产生配伍禁忌，对机体无伤害；可保护伤口防止皲裂；使用携带方便；但橡胶贴膏膏层薄，含药量小，维持时间短，皮肤易过敏。

（2）橡胶贴膏的组成

①膏料层：由治疗药物和基质组成，为橡胶贴膏的主要部分。基质主要成分有：生橡胶、增黏剂、软化剂和填充剂。

②裱褙材料：漂白纱布，也可用聚乙烯、软聚氯乙烯片。

③膏面覆盖物（保护层）：用塑料薄膜、硬质纱布或玻璃纸，用以避免膏片互相黏着以及防止挥发性药物挥散。

2. 凝胶贴膏的特点与组成

（1）凝胶贴膏系指原料药物与适宜的亲水性基质混匀后涂布于背衬材料上制成的贴膏剂，又称巴布剂。常用基质有聚丙烯酸钠、羧甲纤维素钠、明胶、甘油和微粉硅胶等。其特点包括：与皮肤生物相容性好、透气、耐汗、无刺激、无致敏性；药物释放性能好，有利于药物透皮吸收；载药量大，使用方便，可反复使用，不污染衣物等。

（2）凝胶贴膏主要由背衬层、膏料层和防黏层三部分组成，与橡胶贴膏组成相似。

（六）贴剂

贴剂系指原料药物与适宜的材料制成的供粘贴在皮肤上的可产生全身性或局部作用的一种薄片状制剂。贴剂的特点：可以延长作用时间，减少用药次数；维持恒定的血药浓度。

贴剂的组成：由背衬层、药物储库层、黏胶层和防黏层组成。药物储库层主要负载药物、控制药物释放速度，常用材料有乙烯、乙酸乙烯共聚物、硅橡胶等；黏胶层常用压敏胶作黏合剂，常用聚异丁烯压敏胶、聚丙烯酸酯压敏胶、水凝胶压敏胶等；背衬层材料可用棉布、无纺布、纸等；防黏层材料用防黏纸、塑料薄膜、硬质纱布等。

（七）外用膏剂的质量要求

1. 软膏剂的质量要求　应均匀、细腻，涂于皮肤或黏膜上应无刺激性。软膏剂中不溶性原料药物，应预先用适宜的方法制成细粉，确保粒度符合规定；具有适当的黏稠度，应易涂布于皮肤或黏膜上，不融化，黏稠度随季节变化应很小；应无酸败、异臭、变色、变硬等变质现象。不得有油水分离及胀气现象。

粒度：除另有规定外，混悬型软膏剂、含饮片细粉的软膏剂，均不得检出＞180μm 的粒子。

装量：照最低装量检查法（通则 0942）检查，应符合规定。

无菌：用于烧伤［除程度较轻的烧伤（Ⅰ度或浅Ⅱ度外）］或严重创伤的软膏剂，照无菌检查法（通则 1101）检查，应符合规定。

微生物限度：除另有规定外，照非无菌产品微生物限度检查：微生物计数法（通则 1105）和控制菌检查法（通则 1106）及非无菌药品微生物限度标准（通则 1107）检查，应符合规定。

2. 膏药的质量要求　黑膏药应乌黑、无红斑；白膏药应无白点；对皮肤无刺激性，加温后能粘贴于皮肤上，不脱落且不移动；膏药应密闭，置阴凉处贮藏，其他软化点、重量差异等项检查均应符合《中国药典》的相关规定。

3. 贴膏剂的质量要求　膏料应涂布均匀，膏面应光洁、色泽一致，贴膏剂应无脱膏、失黏现象；背衬面应平整、洁净、无漏膏现象。涂布中若使用有机溶剂的，必要时应检查残留溶剂。除另有规定外，贴膏剂应密封贮存。橡胶贴膏和凝胶贴膏的含膏量、黏附力、橡胶贴膏的耐热性、凝胶贴膏的赋形性均应符合相关规定。

含量均匀度：除另有规定外，凝胶贴膏（除来源于动、植物多组分且难以建立测定方法的凝胶贴膏外）照含量均匀度检查法（通则 0941）测定应符合规定。

微生物限度：除另有规定外，照非无菌产品微生物限度检查：微生物计数法（通则 1105）和控制菌检查法（通则 1106）及非无菌药品微生物限度标准（通则 1107）检查，凝胶贴膏应符合规定，橡胶贴膏每 $10cm^2$ 不得检出金黄色葡萄球菌和铜绿假单胞菌。

4. 贴剂的质量要求　贴剂外观应完整光洁，有均一的应用面积，冲切口应光滑无锋利的边缘。粘贴层涂布应均匀，用有机溶剂涂布的贴剂，应对残留溶剂进行检查。采用乙醇等溶剂应在标签中注明过敏者慎用。贴剂的黏附力等应符合要求。除另有规定外，贴剂应密封贮存。贴剂应在标签中注明每贴所含药物剂量、总的作用时间及药物释放的有效面积。除另有规定外，贴剂的含量均匀度、释放度、微生物限度均应符合《中国药典》的检查规定。

【同步练习】

一、A 型题（最佳选择题）

1. 常用作油脂性软膏基质的是
A. 半合成棕榈油脂
B. 凡士林
C. 聚乙二醇
D. 聚氢乙烯单硬脂酸脂
E. 卡波姆
本题考点：常用作油脂性软膏基质的是凡士林。

2. 吸水性较大且可提高油脂软膏药物渗透性的物质是
A. 氢化植物油　　B. 羊毛脂　　C. 凡士林　　D. 液状石蜡
E. 硅油
本题考点：吸水性较大且可提高油脂软膏药物渗透性的物质是羊毛脂。

3. 关于外用膏剂叙述错误的是
A. 软膏剂多用于慢性皮肤病，对皮肤起保护、润滑作用
B. 软膏剂中的药物通过透皮吸收，也可产生全身治疗作用
C. 黑膏药可起封闭、保护和拔毒生肌等作用
D. 黑膏药只能起局部治疗作用
E. 橡胶膏剂不经预热可直接贴于皮肤，但药效维持时间短
本题考点：外用膏剂的特点。黑膏药既能起贴于经络穴位发挥保护、消肿止痛等局部治疗作用也能经皮吸收起全身治疗作用。

4. 由药物贮库层、背衬层、黏胶层和防黏层组成的薄片状贴膏剂
A. 橡胶贴膏　　B. 贴剂　　C. 凝胶贴膏　　D. 膏药
E. 软膏剂
本题考点：贴剂的含义。贴剂一般由背衬层、药物贮库层、黏胶层及临用前除去的保护层组成。

二、B 型题（配伍选择题）
（5—6 题共用备选答案）
A. 橡胶贴膏　　B. 凝胶贴膏　　C. 膏药　　D. 透皮贴剂
E. 软膏剂

5. 除另有规定外，要求检查软化点的剂型是

6. 除另有规定外，要求检查释放度的剂型是

本题考点：膏药的软化点、重量差异等应符合规定。贴剂的含量均匀度、释放度、微生物限度等照《中国药典》规定的检查方法检查，应符合规定。

（7—8 题共用备选答案）

A. 软化点　　　　B. 粒度　　　　C. 耐热性　　　　D. 赋形性

E. 溶出度

7. 《中国药典》规定，凝胶贴膏应检查

8. 《中国药典》规定，橡胶贴膏应检查

本题考点：外用膏剂的质量检查项目。

三、X 型题（多项选择题）

9. 影响外用膏剂透皮吸收的因素是

A. 皮肤的条件　　　　　　　　　　B. 药物的性质和浓度

C. 基质的组成与性质　　　　　　　D. 应用的面积和次数

E. 皮肤接触时间

本题考点：影响药物透皮吸收的因素包括：①皮肤条件；②药物性质；③基质的组成与性质；④其他因素：药物的透皮吸收除上述影响因素外，还与药物浓度、应用面积、应用次数及与皮肤触时间等密切相关。

参考答案：1. B 2. B 3. D 4. B 5. C 6. D 7. D 8. C 9. ABCDE

九、栓剂

【复习指导】掌握栓剂的作用特点与质量要求；常用栓剂基质的种类及选用的原则；栓剂的质量要求与包装贮藏。

（一）栓剂的分类、作用特点

栓剂系指原料药物与适宜基质制成供腔道给药的固体制剂。专供人体腔道（肛门、阴道、尿道等）给药的固体剂型。栓剂在常温下为固体，置入人体腔道后，能迅速软化熔融或溶解于分泌液，逐渐释放药物而产生局部或全身作用。

1. 栓剂的分类　根据栓剂的使用腔道的差异，可分类如下。

（1）直肠栓：直肠栓为鱼雷形、圆锥形或圆柱形等，每粒约重 2g，长 3～4cm，常用的是鱼雷形。

（2）阴道栓：阴道栓为鸭嘴形、球形或卵形等，每粒重 2～5g，直径 1.5～2.5cm，常用的是鸭嘴形。

（3）尿道栓：一般为棒状，使用较少。

2. 栓剂的特点

（1）可以在腔道内起到润滑、抗菌消炎、杀虫止痒、收敛止痛等局部治疗作用，也可以经腔道吸收起到全身治疗作用。

（2）药物不经胃肠途径，不受胃肠道 pH 或消化酶的破坏，可以避免药物对胃黏膜的直接刺激。

（3）药物经直肠吸收，不经过肝循环，不受肝首过效应的破坏。

（4）对不能或不愿口服给药的伴有呕吐的、老年人、儿童等患者，栓剂治疗更方便。

（5）给药方式受部位的限制。

（6）基质所占比例较大，载药量受限。

（7）多数栓剂在气温较高的环境下不利于贮存。

（二）直肠给药栓剂中药物的吸收途径及影响因素

1. 直肠给药栓剂中药物的吸收途径　发挥全身治疗作用的栓剂，药物主要经过直肠吸收后再进入各系统。药物在直肠吸收的**主要途径**有：①经直肠上静脉吸收，由门静脉进入肝，再由肝代谢进入体循环；②经直肠下静脉和肛门静脉吸收，从下腔大静脉直接进入体循环；③直肠淋巴系统吸收。当栓剂放入距肛门口 2cm 处时，50%～70% 的药量可不经过门肝系统，直接进入体循环。

2. 影响直肠给药栓剂中药物的吸收途径的因素

（1）生理因素：栓剂在直肠中塞入的深度、直肠中内容物的存在、腹泻、组织脱水、直肠黏膜的 pH 以及药物在直肠的保留时间等情况都影响药物的吸收。

（2）药物因素：药物的溶解度、脂溶性与解离度及粒径大小等均可影响药物在直肠的吸收。难溶性药物可以制成对应的盐类或衍生物，亦可减少粒径大小增加药物的溶出。脂溶性好、非解离型的药物更易吸收。

（3）基质因素：油脂性基质中水溶性药物较脂溶性易吸收，水溶性基质中脂溶性药物较水溶性药物易吸收。

（三）栓剂的基质

1. 基质的要求　作为理想的基质应具备：①在室温条件下有适宜的硬度和韧性，放入腔道时不变形、不破碎，在体温下易软化、融化或溶解；②与主药不发生反应，不影响主药的作用及含量测定，无毒性、无过敏性、对黏膜无刺激性；③熔点与凝固点相距要小，具有润湿或乳化性质，能混入较多的水；④贮藏过程中性质稳定，不易长霉变质等；⑤能适用热熔法及冷压法制备栓剂。

2. 基质的种类

（1）油脂性基质：包括：①可可豆脂，为脂肪酸酸甘油酯，为黄白色固体（熔程为 31～34℃），在体温作用下能快速融化；在 10～20℃时质地硬脆易粉碎为粉末。可可豆脂具有同质多晶型，有 α、β、β′和 γ 四种晶型，其中α、γ 晶型均不稳定，熔点较低；β 晶型较稳定（熔点为 34℃），当加热至 36℃后再冷却，则会掺杂 α、γ 晶型且熔点仅为 24℃，导致其难以成型。②半合成、全合成脂肪酸甘油酯类，系游离脂肪酸经部分氢化再与甘油酯化得到的混合酯，不饱和基团较少，具有适宜的熔点，不易酸败，利于贮存。主要有半合成椰油酯、半合成棕榈酸酯和混合脂肪酸甘油酯等，也有全合成的硬脂酸丙二醇酯。

（2）水溶性基质：包括：①甘油明胶，为甘油、明胶与水按 70:20:10 的比例制成，具有弹性，不易折断，能在体温作用下软化溶于分泌液中。常用作阴道栓的基质，不适用于含鞣酸成分的药物。以甘油明胶为基质的栓剂，在干燥环境中贮存以防止水流失。本品易滋生霉菌等微生物，常加入抑菌剂。②聚乙二醇类，聚乙二醇高分子聚合物的总称，聚合度、分子量不同，物理性状、熔点不同。在体温作用下能缓缓溶于直肠体液中，但吸湿性强，对直肠黏膜有刺激，可以加入约 20% 的水或在栓剂表面涂一层鲸蜡醇或硬脂醇薄膜，以防止刺激。制成的栓剂不受温度软化，方便贮存，但吸湿受潮后易变形。

此外，泊洛沙姆 188、泊洛沙姆 407 和聚氧乙烯（40）单硬脂酸酯类等也较常用。

（四）栓剂的质量要求与贮藏

1. 栓剂的质量检查项目与要求

（1）外观性状：药物与基质要混合均匀，外形要完整光滑，具有适宜的坚韧度以免在包装或贮存时变形、破碎。

（2）重量差异：按照《中国药典》栓剂（通则0107）项下重量差异法检查，应符合规定。凡规定检查含量均匀度的栓剂，一般不再进行重量差异检查。

（3）融变时限：按照《中国药典》融变时限检查法（通则0922）检查除另有规定外，油脂性基质的栓剂均应在30分钟内全部融化、软化或触压时无硬心水溶性基质的栓剂均应在60分钟内全部溶解。

（4）微生物限度：按照《中国药典》非无菌产品微生物限度检查：微生物计数法（通则1105）和控制菌检查法（通则1106）及非无菌药品微生物限度标准（通则1107）检查，应符合规定。

2. 栓剂的贮藏　栓剂一般应在30℃以下密闭保存，以防因季节或环境变化受热、受潮等而发生变形、发霉、变质等现象。

【同步练习】

一、A 型题（最佳选择题）

1. 含鞣酸的药物栓剂，不宜选用的基质是

A. 可可豆脂　　　　　　　　　　　B. 甘油明胶

C. 半合成山苍子油酯　　　　　　　D. 半合成棕榈油酯

E. 半合成椰子油酯

本题考点：甘油明胶系用明胶、甘油与水制成，不适用于鞣酸与蛋白质有配伍禁忌的药物。因鞣酸与明胶可以生成沉淀。

2. 可用作油脂剂栓基质的是

A. 半合成棕榈油酯　　　　　　　　B. 凡士林

C. 聚乙二醇　　　　　　　　　　　D. 聚氢乙烯单硬脂酸酯

E. 卡波姆

本题考点：可用作油脂剂栓基质的是凡士林。

3. 栓剂在直肠中最佳的用药部位是

A. 接近直肠上静脉　　　　　　　　B. 应距肛门2cm处

C. 接近肛门括约肌　　　　　　　　D. 接近直肠下静脉

E. 接近直肠上、中、下静脉

本题考点：栓剂的全身作用主要是通过直肠给药，并吸收进入血液循环而达到治疗作用。在小于距肛门2cm处时，不经过肝肠循环，否则就会产生肝首过效应。

4. 具有同质多晶性的栓剂基质是

A. 半合成山苍子油酯　　　　　　　B. 吐温-60

C. 半合成棕榈油酯　　　　　　　　D. 可可豆脂

E. 聚乙二醇

本题考点：栓剂的油脂性基质中可可豆脂具有同质多晶性，有α、β、γ三种晶型。

5. 下列有关栓剂的叙述，错误的是
A. 栓剂应于干燥阴凉处 30℃以下贮藏
B. 栓剂应于 5℃以下贮藏
C. 水溶性基质的栓剂应在 60 分钟内全部融化、软化
D. 脂溶性基质的栓剂应在 30 分钟内全部溶解
E. 栓剂贮藏应防止因受热受潮而变形、变质、发霉
本题考点： 除另有规定外，栓剂应在 30℃以下密闭贮存和运输，防止因受热、受潮而变形、发霉、变质。

6. 在体温下软化并可缓慢溶解于分泌液的栓剂基质是
A. 半合成山苍子油酯   B. 甘油明胶
C. 半合成椰子油酯   D. 可可豆脂
E. 半合成棕榈油酯
本题考点： 栓剂水溶性基质甘油明胶的特点。

二、B 型题（配伍选择题）
（7—8 题共用备选答案）
A. 90℃   B. 75℃   C. 60℃   D. 45℃
E. 30℃
7. 乳膏的加速检验温度为
8. 栓剂的加速检验温度为
本题考点： 乳膏剂和栓剂的加速检验温度为 30℃。乳剂、混悬剂、软膏剂、乳膏剂、糊剂、凝胶剂、眼膏剂、栓剂、气雾剂、泡腾片及泡腾颗粒宜直接采用温度 30℃±2℃、相对湿度 65%±5% 的条件进行加速试验。

（9—11 题共用备选答案）
A. 甘油明胶   B. 聚乙二醇类
C. 可可豆脂   D. 泊洛沙姆
E. 半合成脂肪酸甘油酯
9. 多用作阴道栓剂基质的是
10. 属于栓剂油脂性基质的是
本题考点： 栓剂基质的应用。

三、X 型题（多项选择题）
11. 下列属于栓剂的特点的是
A. 在腔道局部起治疗作用   B. 可避免药物受胃肠道 pH 和酶的破坏
C. 经腔道吸收发挥全身治疗作用   D. 药物可不受肝首过作用的破坏
E. 载药量较大
本题考点： 栓剂的特点：①栓剂不仅在腔道起润滑、抗菌、消炎、杀虫、收敛、止痛、止痒等局部治疗作用，而且可经腔道吸收产生全身治疗作用；②药物不受胃肠道 pH 或酶的破坏，可避免药物对胃肠道的刺激；③药物直肠吸收，大部分不受肝首过作用的破坏；④适

用于不能或不愿口服给药的患者。

参考答案：1. B 2. A 3. B 4. D 5. B 6. B 7. E 8. E 9. A 10. C
11. ABCE

十、胶囊剂

【复习指导】掌握胶囊剂的特点、分类与质量要求；胶囊剂对充填药物的基本要求；空心胶囊与质量要求。

（一）胶囊剂的分类与特点

胶囊剂系指原料药物或与适宜辅料充填于空心胶囊或密封于软质囊材中制成的固体制剂。主要用于口服，也可外用，如直肠胶囊和阴道胶囊等。

1. 胶囊剂的分类 根据胶囊的溶解和释放特性不同，胶囊剂分为：硬胶囊（通称胶囊）、软胶囊（胶丸）、肠溶胶囊、缓释胶囊和控释胶囊。

（1）硬胶囊剂：系指采用适宜的制剂技术，将原料药物或加适宜辅料制成的均匀粉末、颗粒、小片、小丸、半固体或液体等，填充于空心胶囊中的胶囊剂。囊壳质地坚硬、性脆、含水量低。

（2）软胶囊剂：系指将一定量的液体原料药物直接包封，或将固体原料药物溶解或分散在适宜的辅料中制备成溶液、混悬液、乳状液或半固体，密封于软质囊材中制成的制剂。囊壳柔软、有弹性、含水量高。

（3）肠溶胶囊：系指用**肠溶材料包衣**的颗粒或小丸填充于胶囊而制成的硬胶囊，或用适宜的**肠液材料制成**的硬胶囊剂或软胶囊剂。

（4）缓释胶囊：系指在规定的释放介质中缓慢地**非恒速释放**药物的胶囊剂。

（5）控释胶囊：系指在规定的释放介质中缓慢地**恒速释放**药物的胶囊剂。

2. 胶囊剂的特点 胶囊剂具有如下特点。

（1）便于使用：可掩盖药物的苦味和不良气味，便于服用；囊壳上可以加入色素、印字，便于识别，外观整洁、美观。

（2）可提高药物稳定性：对光敏感或遇湿、热不稳定的药物，装入不透光的胶囊中，可以保护药物不受水分、氧气、光线的作用。

（3）药物生物利用度高：在胃肠中比丸剂和片剂分散快、吸收好。

（4）可弥补其他固体剂型的不足：含油量高的药物或液态组分较多的药物难以制成丸剂、片剂，但可制成软胶囊剂。

（5）可定时定量控制释放药物：将药物制成缓释颗粒装入胶囊中，可达到延长药效的作用；制成肠溶胶囊即可定位于肠段释药显效；在结肠段吸收较好的蛋白质、多肽类药物，可制成结肠靶向胶囊。

但胶囊剂儿童不易吞服，一般不宜用于儿童患者。

3. 不宜制成胶囊剂的药物

（1）药物的水溶液、稀乙醇液、乳剂等，对囊壳（主要由明胶制成）有溶解作用的药物。

（2）刺激性较强和易溶性的药物，在胃中溶解后局部浓度过高而刺激性增强。

（3）易风化和易潮解的药物，前者可使囊壳软化，后者可使囊壳脆裂。

（4）过酸过碱性药物。

4. 软胶囊对填充物料的要求

（1）液体药物和药物溶液：软胶囊中填充各种油类的或液体药物及药物溶液，应对明胶无溶解作用，液体药物含水不应超过 5%，pH 应控制在 4.5～7.5。

（2）混悬液和乳浊液：填充混悬液、乳浊液药物的软胶囊应防止贮存期间对囊壳产生不良影响，常用的分散介质是植物油和 PEG－400 等。

（3）固体药物：先将其粉碎至少过 80 目筛，再与分散介质混合，经胶体磨研匀，使药物以极细腻的质点形成混悬液，必要时可加入助悬剂。

适合制成软胶囊的药物有：油溶性成分，中药挥发性成分，中药浸膏，对湿热、光不稳定及易氧化的成分，具不良气味的药物等。

（二）胶囊剂的囊材与质量要求

1. 明胶空心胶囊的囊材组成　明胶是制备空心胶囊的主要原料，为了改善胶囊壳的理化性质，满足制备不同产品的要求，保证囊壳的质量要求，通常需要在明胶中加入适宜的附加剂：①增塑剂，改善明胶易吸湿和易脱水的性能，增加囊壳的韧性与可塑性，如甘油、羧甲基纤维素钠、羟丙基纤维素、山梨醇等；②增稠剂，增加胶液的凝结力和胶冻力，如琼脂或石花菜水煎液；③避光剂，防止光对药物的催化氧化，如二氧化钛；④着色剂，可使产品美观，便于识别，如柠檬黄、胭脂红；⑤防腐剂，防止胶液在制备和贮藏过程中细菌的繁殖和霉变，如尼泊金类；⑥增光剂，可增加囊壳的光泽，如十二烷基磺酸钠；⑦芳香矫味剂，可调整胶囊剂的口感，如乙基香草醛、香精等。

2. 软胶囊的囊材组成　软胶囊的囊材组成与硬胶囊类似，包括胶料、增塑剂、附加剂和水等 4 类物质。最常用的胶料是明胶；附加剂包括着色剂、遮光剂、矫味剂和防腐剂等；增塑剂为甘油、山梨醇，单独或混合使用均可，相较于硬胶囊，软胶囊的囊壳弹性大，可塑性强，加入的增塑剂更多。囊壳的硬度和弹性取决于干明胶、增塑剂和水三者的比例，重量比例为干明胶∶增塑剂∶水＝1∶（0.4～0.6）∶1，增塑剂用量高则囊壁软，增塑剂用量低则囊壁硬。

3. 胶囊用明胶及其质量要求　胶囊剂囊材所用明胶应为胶囊用明胶。胶囊用明胶应符合《中国药典》规定的质量要求：①冻力强度，应不低于 180Bloomg；②酸碱度，pH 应为 4.0～7.2；③干燥失重，不得过 15.0%；③炽灼残渣，不得过 2.0%；④铬，不得过 2mg/kg；⑤重金属，不得超过 30mg/kg；⑥砷盐，不得超过 1mg/kg；⑦微生物限度，每 1g 供试品中需氧菌总数不得过 1000cfu，霉菌及酵母菌数不得超过 100cfu，不得检出大肠埃希菌；每 10g 供试品中不得检出沙门菌；⑧透光率、电导率、过氧化物和亚硫酸盐（以 SO_3^- 计），均应符合该品种项下的有关规定。

（三）空心胶囊与质量要求

1. 明胶空心胶囊及其质量要求　明胶空心胶囊系用胶囊用明胶加辅料制成的空心硬胶囊。

明胶空心胶囊应符合《中国药典》规定的质量要求：①崩解时限，应在 10 分钟内全部溶化或崩解；②黏度，运动黏度不得低于 60mm²/s；③对羟基苯甲酸酯类，含羟苯甲酯、羟苯乙酯、羟苯丙酯与羟苯丁酯的总量不得过 0.05%；④干燥失重，应为 12.5%～17.5%；⑤炽灼残渣，分别不得过 2.0%（透明）、3.0%（半透明）与 5.0%（不透明）；⑥铬，不得过 2mg/kg；⑦重金属，不得过 40mg/kg；⑧微生物限度，每 1g 供试品中细菌数不得超过

1000 个，霉菌及酵母菌数不得超过 100 个，不得检出大肠埃希菌；每 10g 供试品中不得检出沙门菌；⑨松紧度脆碎度、亚硫酸盐（以 SO_3^- 计）、氯乙醇和环氧乙烷，均应符合该品种项下的有关规定。

2. 肠溶明胶空心胶囊及其质量要求　肠溶明胶空心胶囊是用胶囊用明胶加辅料和适宜的肠溶材料制成的空心硬胶囊，分为肠溶空心胶囊和结肠肠溶空心胶囊两种。常用的肠溶材料有醋酸纤维素钛酸酯（CAP）、聚丙烯酸树脂Ⅱ和Ⅲ等。

肠溶明胶空心胶囊应符合《中国药典》规定的质量要求：①崩解时限，肠溶空心胶囊和结肠肠溶空心胶囊分别应符合肠溶胶囊剂和结肠肠溶胶囊剂崩解时限的规定；②松紧度、亚硫酸盐、对羟基苯甲酸酯类、氯乙醇、环氧乙烷、干燥失重、炽灼残渣、铬、重金属与微生物限度，均应符合明胶空心胶囊项下的有关规定。

（四）胶囊剂的质量要求

1. 外观　胶囊剂应整洁，不得有黏结、变形、渗漏或囊壳破裂等现象，并应无异臭。

2. 内容物　可根据药物的性质和临床治疗要求等将原料药物或加辅料制成不同形式内容物充填于空心胶囊中，但不论是原料药物还是辅料，均不应造成囊壳的变质。

3. 水分　中药硬胶囊剂应进行水分检查。取供试品内容物，照《中国药典》水分测定法（通则 0832）测定。除另有规定外，不得超过 9.0%。硬胶囊内容物为液体或半固体者不检查水分。

4. 装量差异　每粒装量与平均装量相比较（有标示装量的胶囊剂，每粒装量应与标示装量比较），装量差异限度应在平均装量（或标示装量）的 ±10% 以内，超出装量差异限度的不得多于 2 粒，并不得有 1 粒超出限度一倍。凡规定检查含量均匀度的胶囊剂，一般不再进行装量差异的检查。

5. 崩解时限　硬胶囊的崩解时限为 **30 分钟**，软胶囊的崩解时限为 60 分钟。肠溶胶囊在盐酸溶液（9→1000）中 2 小时，每粒的囊壳均不得有裂缝或崩解现象，人工肠液中 1 小时内应全部崩解。结肠肠溶胶囊在盐酸溶液（9→1000）中 2 小时，磷酸盐缓冲液（pH 为 6.8）中 3 小时，每粒的囊壳均不得有裂缝或崩解现象，磷酸盐缓冲液（pH 为 7.8）中 1 小时内应全部崩解。凡规定检查溶出度或释放度的胶囊剂，一般不再进行崩解时限的检查。

6. 微生物限度　以动物、植物或矿物质来源的非单体成分制成的胶囊剂、生物制品胶囊剂，照《中国药典》非无菌产品微生物限度检查：微生物计数法（通则 1105）和控制菌检查（通则 1106）及非无菌药品微生物限度标准（通则 1107）检查，应符合规定。规定检查杂菌的生物制品胶囊剂，可不进行微生物限度检查。

胶囊剂应在阴凉干燥处密封贮藏，妥善包装，以免贮运过程中受潮、破碎、变质。

【同步练习】
一、A 型题（最佳选择题）
1. 山梨醇在明胶空心胶囊中用作

A. 增光剂　　　　　　B. 增稠剂　　　　　　C. 遮光剂　　　　　　D. 防腐剂

E. 增塑剂

本题考点： 空心胶囊的增塑剂，如甘油、山梨醇、羧甲基纤维素钠等。

2. 二氧化钛在明胶空心胶囊中用作

A. 增光剂   B. 增稠剂   C. 遮光剂   D. 防腐剂

E. 增塑剂

本题考点： 空心胶囊的遮光剂，如二氧化钛。

3. 对羟基苯甲酸乙酯在明胶空心胶囊中用作

A. 增光剂   B. 增稠剂   C. 遮光剂   D. 防腐剂

E. 增塑剂

本题考点： 空心胶囊的防腐剂，如对羟基苯甲酸酯类。

4. 可用作软胶囊填充的物料是

A. 药物的油溶液   B. 药物的水溶液

C. 药物的丙酮溶液   D. 药物的乙醇溶液

E. 药物的 O/W 型乳剂

本题考点： 软胶囊既可填充各种油类或对囊壁无溶解作用的药物溶液或混悬液，也可充填固体药物。填充物料为低分子量水溶性或挥发性有机物（如乙醇、丙酮、羧酸等）或充填药物的含水量超过 5%，会使软胶囊溶解或软化；醛类可使囊膜中明胶变性；O/W 型乳剂会失水破坏，均不宜作为软胶囊的填充物。

5. 目前胶囊剂多由明胶空心胶囊填充制成。关于明胶空心胶囊质量要求的说法，错误的是

A. 含铬不得超过百万分之二十

B. 干燥失重应为 12.5%～17.5%

C. 含重金属不得超过百万分之四十

D. 明胶空心胶囊应在 30 分钟内全部内融化或崩解

E. 含羟苯甲酯、羟苯乙酯、羟苯丙酯、羟苯丁酯的总量不得超过 0.05%

本题考点： 明胶空心胶囊质量要求明胶空心胶囊应在 10 分钟内全部内融化或崩解。

6. 下列有关胶囊剂的叙述，错误的是

A. 胶囊剂外观光洁，且可掩盖药物的不良气味，便于服用

B. 胶囊剂中填充的药物可以是粉末，也可以是颗粒

C. 处方量大的中药可部分或全部提取制成稠膏后直接填充

D. 胶囊剂服用后在胃中局部浓度过高，特别不适宜于儿科用药

E. 易风化、易溶性、易潮解的药物不宜制成胶囊剂

本题考点： 胶囊剂的特点是外观光洁，可掩盖药物的不良气味，减小药物的刺激性，便于服用。不宜制成剂的药物有稀乙醇液、水溶液、乳剂等，因其能使胶囊壁溶解；易溶性药物以及刺激性较强的药物也不宜，因其在胃中溶解后局部浓度过高而对胃和胃黏膜刺激性增强；易风化药物，因为可使胶囊壁变软，不宜制剂；吸湿性强的药物不宜制剂，因其可使胶囊壁过分干燥而变脆。

7. 肠溶空心胶囊囊壳常用的包衣材料是

A. 邻苯二甲酸醋酸纤维素 CAP   B. 聚维酮 PVP

C. 聚乙烯醇 PVA   D. 聚乙二醇 PEG

E. 羧甲纤维素钠 CMC – Na

本题考点：肠溶胶囊的制备一般将空胶囊包上肠溶性高分子材料，如邻苯二甲酸醋酸纤维素，填充药物后再用肠溶性胶液封口制成。

二、B 型题（配伍选择题）
（8—11 题共用备选答案）

A. 增塑剂　　　　　　B. 增稠剂　　　　　　C. 增光剂　　　　　　D. 遮光剂

E. 防腐剂

8. 氧化钛在明胶空心胶囊中作为

9. 山梨醇在明胶空心胶囊中作为

10. 十二烷基硫酸钠在明胶空心胶囊中作为

11. 对羧基苯甲酸乙酯在明胶空心胶囊中作为

本题考点：明胶空心胶囊中附加剂的作用。

（12—13 题共用备选答案）

A. 60 分钟　　　　　　B. 30 分钟　　　　　　C. 20 分钟　　　　　　D. 50 分钟

E. 40 分钟

12. 硬胶囊剂的崩解时限为

13. 软胶囊剂的崩解时限为

本题考点：硬胶囊剂的崩解时限为 30 分钟，软胶囊剂的崩解时限为 1 小时。

三、X 型题（多项选择题）

14. 下列有关胶囊剂的叙述，正确的有

A. 肠溶胶囊剂不溶于胃液但能在肠液中崩解释放药物

B. 控释胶囊应在规定的释放介质中缓慢地恒速释放药物

C. 缓释胶囊应在规定的释放介质中缓慢地非恒速释放药物

D. 硬胶囊剂内容物可以是药物的均匀粉末、细小颗粒或小丸

E. 软胶囊剂俗称胶丸，其制法有滴制法和压制法

本题考点：各胶囊剂的含义。

参考答案：1. E　2. C　3. D　4. A　5. D　6. C　7. A　8. D　9. A　10. C　11. E　12. B　13. A　14. ABCDE

十一、丸剂

【复习指导】掌握丸剂的特点、分类、赋形剂的种类与选用；滴丸基质的选用和制法；蜂蜜的规格与炼制方法；丸剂的包衣；丸剂的质量检查。

（一）丸剂的特点与分类

丸剂系指原料药物与适宜的辅料制成的球形或类球形固体制剂。

1. 丸剂的特点　丸剂是中药传统剂型及临床常用剂型之一，具有以下特点：

（1）丸剂在体内崩解缓慢，疗效作用持久，适用于慢性疾病的治疗，如蜜丸、水丸、水蜜丸等。

（2）新型丸剂可起速效作用，如滴丸等。

（3）延缓毒性、刺激性药物的吸收，减弱毒副反应，如糊丸、蜡丸等。

（4）减缓挥发性药物成分的挥散或掩盖药物不良气味，如泛制丸。

（5）生产方便，制备简单，性质稳定，应用较汤剂方便。

（6）多数丸剂服用剂量较大，小儿服用困难；溶散难以控制；生产过程控制不严，易导致微生物限度超量。

2. 丸剂的分类

（1）根据**赋形剂**不同，可分为水丸、蜜丸、水蜜丸、糊丸、蜡丸浓缩丸和滴丸等。

（2）根据**制法**不同，可分为泛制丸、塑制丸、滴制丸等。化学药丸剂包括滴丸、糖丸等。

（二）水丸

1. 水丸的特点　水丸又称水泛丸，系指药材细粉用水或酒、醋、药汁、含5%以下炼蜜的水溶液等为赋形剂制成的丸剂。如香连丸、香砂六君子丸、藿香正气丸等均为水丸，是目前应用最普遍的丸剂。

水丸以各种水性液体为赋形剂，用泛制法制成小丸，其特点有：①以水性液体为黏合剂，服用后易溶散，起效快；②稳定性好：可将易挥发、性质不稳定的药物泛入内层，防止挥发性成分挥发、提高药物稳定性；③水丸成品的含量均匀性与溶散时间不易控制。

2. 水丸的赋形剂与选用　水丸的赋形剂种类很多，除润湿药材粉末，增加其黏性，还能增加某些有效成分的溶解度，有的本身有一定疗效。选择恰当的赋形剂既有利于控制溶散时限，又有利于提高药物疗效。水丸常用的赋形剂有以下几种：

（1）水：水为应用最广、最主要的赋形剂，水本身无黏性，但能使药材中的黏液质、糖类、淀粉、胶类等成分润湿后产生黏性，便于泛制成丸。水无防腐力，泛制过程应适当控制时间，对泛制已达要求的丸粒应立即干燥，防止发酵、霉坏变质。一般用蒸馏水、纯化水或新煮沸的冷开水。

（2）酒：常用黄酒（含乙醇量12%～15%）和白酒（含乙醇量50%～70%）。酒能溶解药材中的生物碱、苷类、挥发油等多种有效成分。酒也是一种润湿剂，并具有一定的防腐作用。酒具有挥发性，成丸后易于干燥。酒还有活血通络、引药上行的作用，运用恰当，可以增强丸剂疗效。

（3）醋：常用米醋，内含3%～5%的乙酸。醋既能润湿药材粉末产生黏性，利于饮片中的生物碱成盐，利于碱性成分的溶解，提高疗效。醋本身具有散瘀血、消肿痛的功效，入肝经散瘀止痛的处方常用醋为赋形剂。

（4）药汁：处方中某些药材不易粉碎，可制成药汁作赋形剂用。处方中含有浸膏、质地坚硬的矿石、树脂、胶质、纤维丰富和糖量多的等难于制粉的药材时，此类药材常煎煮取煎汁用以泛丸。处方含新鲜药材的可捣碎榨汁供泛丸用。处方中含有乳汁、牛胆汁等，可加适量水稀释后作为泛丸的润湿剂或黏合剂。

（三）蜜丸

1. 蜜丸的分类与特点　蜜丸系指饮片细粉以炼蜜为黏合剂制成的丸剂。

（1）蜜丸的分类：按规格分为以下几种。

①大蜜丸：每丸重量在0.5g（含0.5g）以上的称大蜜丸。

②小蜜丸：每丸重量在0.5g以下的称小蜜丸。

③水蜜丸：系指药材细粉以炼蜜和适量开水为黏合剂泛制而成的丸剂。

（2）蜜丸的特点

①有甜味：因含蜂蜜而有甜味，具有一定矫味作用。

②溶散缓慢：蜜丸内服后在胃肠道缓慢破碎。其结果是释放药物慢，可延缓药物总的吸收速度，减弱毒性成分的毒性和刺激性成分的刺激性等不良反应。

③容易生产：生产工艺简单，质量容易控制，生产成本较低。

④易受生物侵袭：因含大量饮片原粉蜂蜜和水，生产、包装贮藏不当，易受微生物污染、虫蛀和生螨。

⑤易变硬：因含水较多，包装不当易失水变硬。蜜丸系指药材细粉以炼制过的蜂蜜为黏合剂制成的丸剂。

2. 蜂蜜的选择和炼制

（1）蜂蜜的选择和要求：蜂蜜为蜜蜂科昆虫中华蜜蜂或意大利蜂所酿的蜜。其主要成分为葡萄糖、果糖和水，另有少量蔗糖、维生素类、酶类、无机盐类、有机酸、挥发油和乙酰胆碱等营养成分。有补中润燥，止痛，解毒的功能。

蜜丸生产所用蜂蜜，其性状应为半透明、带光泽、浓稠的液体，呈乳白色或淡黄色；有香气，味道甜而不酸、不涩，清洁而无杂质；25℃时相对密度应在 1.349 以上，还原糖不得少于 64.0%；应无淀粉、糊精。

（2）蜂蜜的炼制：是指将蜂蜜过滤后热处理至一定程度的操作过程。

①炼蜜的目的：除去死蜂、蜡质等杂质，以提高蜂蜜的质量；除去部分水分，增加黏性；杀灭微生物，破坏酶类的活性；促进蔗糖转化为葡萄糖和果糖，增加药物稳定性；给生产高质量蜜丸奠定基础。

②炼蜜程度：根据药粉黏性，蜂蜜炼制程度可有不同。蜂蜜的炼制程度为嫩蜜、中蜜和老蜜 3 种规格。a. 嫩蜜：将蜂蜜加热至 105～115℃，含水量为 17%～20%，相对密度为 1.35 左右，颜色稍变深，用手捻有黏性。适用于含较多淀粉、糖类、黏液质、胶质、油脂等黏性大的药物制丸。b. **中蜜**：将嫩蜜继续加热，温度达 116～118℃，含水量为 14%～16%，相对密度为 1.37 左右，颜色至浅红色，表面出现浅黄色有光泽翻腾的均匀细气泡（鱼眼泡），用手捻有黏性，有短白丝。适用于黏性适中的药物制丸。c. **老蜜**：将中蜜继续加热至 119～122℃，含水量＜10%，相对密度为 1.40 左右，颜色至红棕色，表面出现较大的红棕色气泡（牛眼泡），用手捻黏性强，有白色长丝，滴入水中呈珠状，吹之不散（滴水成珠）。适用于含矿物或纤维较多的黏性较小的药物制丸。

（四）浓缩丸

浓缩丸系指饮片或部分饮片提取浓缩后，与适宜的辅料或其余饮片细粉，以水、炼蜜或炼蜜和水为黏合剂制成的丸剂。

根据赋形剂不同，分为浓缩水丸、浓缩蜜丸、浓缩水蜜丸等。其特点：药效物质相对含量较高，成品剂量小，使用方便，易于被患者接受；但因饮片中的化学成分经长时间受热，一部分可能有所变化，从而影响药效。

（五）糊丸的特点与常用赋形剂

糊丸系指饮片细粉以米粉、米糊或面糊等为黏合剂制成的丸剂。

1. 糊丸的特点　是比较坚硬，溶散迟缓，可以使药物缓缓释放，延长药效，以及减少药物对胃肠道的刺激。毒性药物、刺激性药物宜制成糊丸。

2. 糊丸常用的赋形剂　为**糊粉**，有糯米粉、面粉、黍米粉、神曲粉等，最常用的是糯米粉和面粉。糊粉的用量为药材细粉量的 30% 左右，根据制作需要而定。

（六）蜡丸的特点与常用赋形剂

蜡丸系指饮片细粉以蜂蜡为黏合剂制成的丸剂。

1. 蜡丸的特点　蜡丸在体内不崩解，只能缓慢释放药物，延长药效，毒性或刺激性的药物制成蜡丸后可减轻毒性和刺激性。蜡丸中蜂蜡含量较高时，可保护药物通过胃进入肠道后释放而呈现肠道定位作用。

2. 蜡丸常用赋形剂　蜂蜡为蜜蜂分泌的蜡，又名黄蜡，为不规则团块，大小不一，呈黄色、淡黄棕或黄白色，不透明或微透明，表面光滑，体轻，断面有颗粒状突起，气香，味微甘。蜂蜡不溶于水，熔点 62～67℃，相对密度为 0.965～0.969。蜡丸的制备通常是将精制后的蜂蜡加热熔化，蜡温降至 60℃ 与药物混匀塑制成丸。石蜡及白蜡皆不能使用。

（七）滴丸的特点与常用基质

滴丸系指原料药物与适宜的基质加热熔融混匀，滴入不相混溶、互不作用的冷凝介质中制成的球形或类球形制剂。供内服、腔道或配制溶液等用。

1. 滴丸的特点

（1）药效迅速，生物利用度高，副作用小。

（2）使液体药物制成固体滴丸，便于服用和运输。

（3）工艺简单，操作简单，重量差异较小，质量稳定。

（4）可制成内服、外用、缓释或局部治疗等多种类型的滴丸剂。

（5）滴丸载药量小，含药量低，服用剂量较大。

（6）供选用的基质和冷凝液较少，滴丸品种受限制。

2. 滴丸的常用基质

（1）水溶性基质：有聚乙二醇类（PEG-4000 或 PEG-6000）、硬脂酸钠、甘油明胶等。

（2）脂溶性基质：有硬脂酸、单硬脂酸甘油酯、蜂蜡、虫蜡、氢化油及植物油等。

（八）糖丸

糖丸系指以适宜大小的糖粒或基丸为核心，用糖粉和其他辅料的混合物作为撒粉材料，选用适宜的黏合剂或润湿剂制丸，并将原料药物以适宜的方法分次包裹在糖丸里面制成的制剂。常用于儿童用药，疫苗制剂。

（九）丸剂的包衣

在丸剂的表面上包裹一层物质，使之隔绝外界的操作称为包衣或上衣。包衣后的丸剂称为包衣丸剂。

1. 包衣的目的

（1）减少药物的刺激性，掩盖不良气味，改善外观，使丸面平滑，便于吞服。

（2）防止主药氧化、变质或挥发，提高药物稳定性。

（3）防止吸湿及虫蛀。

（4）将处方中部分药物作为包衣材料包于丸剂的表面，在服用后首先起作用。

（5）包肠溶衣后，可使丸剂肠内再溶散。

2. 丸剂包衣的种类

（1）**药物衣**：此类包衣材料是丸剂处方的组成部分，有药理作用，包衣后可首先发挥药效，还可以保护丸粒、增加美观。常见的药物衣的有：朱砂衣（如七珍丸、梅花点舌丸）、甘草衣（如羊胆丸）、黄柏衣（如四妙丸）、雄黄衣（如痢气丹、化虫丸）、青黛衣（如当归龙荟丸、千金止带丸）、百草霜衣（如六神丸、麝香保心丸）、滑石衣（如分清五苓丸、防风通圣丸、茵陈五苓丸）、礞石衣（如礞石滚痰丸）、红曲衣（如烂积丸）、牡蛎衣（如海马保肾丸）、金箔衣（如局方至宝丹）等。

（2）**保护衣**：选取药理作用不明显、稳定性质的物质作为包衣材料，使主药与外界隔绝而起保护作用，也可改善外观。常用的包衣材料主要有：糖衣，如安神补心丸、安神丸等；薄膜衣，应用无毒的医用高分子材料，如羟丙基甲基纤维素（HPMC）、羟丙基纤维素（HPC）等为原料，在沸腾床内将大蜜丸包薄膜衣；又如以干酪素为原料将蜜丸包薄膜衣等。

（3）**肠溶衣**：选用适当的材料将丸剂包衣后，药物在胃液中不溶散而在肠液中溶散。常用虫胶衣、邻苯二甲酸醋酸纤维素等作为肠溶衣材料。

（十）丸剂的质量要求

1. 外观检查　丸剂外观应圆整，大小、色泽均匀，无粘连现象。大蜜丸和小蜜丸应细腻滋润，软硬适中，蜡丸表面应光滑无裂纹，丸内不得有蜡点和颗粒，滴丸表面应无冷凝介质黏附。供制丸剂用的药粉应为细粉或最细粉。除另有规定外，丸剂应密封贮存，防止受潮、发霉、虫蛀、变质。

2. 水分　除另有规定外，蜜丸、浓缩丸中所含水分不得超过 15%；水蜜丸、浓缩水蜜丸不得超过 12%，水丸、糊丸、浓缩水丸不得超过 9%。蜡丸不检查水分。

3. 重量差异　按《中国药典》丸剂（通则 0108）项下重量差异检查法检查，除另有规定外，应符合规定。包糖衣丸剂应检查丸芯的重量差异并符合规定，包糖衣后不再检查装量差异，其他包衣丸剂应在包衣后检查重量差异并符合规定；凡进行装量差异检查的单剂量包装丸剂及进行含量均匀度检查的丸剂，不再进行重量差异检查。

4. 装量差异　单剂量包装的丸剂，按照《中国药典》丸剂（通则 0108）装量差异检查法检查，应符合规定，每袋（瓶）装量与标示装量相比较，超出装量差异限度的不得多于 2 袋（瓶），并不得有 1 袋（瓶）超出限度 1 倍。装量以重量标示的多剂量包装丸剂，照《中国药典》最低装量检查法（通则 0942）检查，应符合规定。以丸数标示的多剂量包装丸剂，不检查装量。

5. 溶散时限　除另有规定外，小蜜丸、水蜜丸和水丸在 60 分钟内应全部溶散；浓缩丸和糊丸在 120 分钟内应全部溶散。滴丸剂在 30 分钟内应全部溶散，包衣滴丸应在 60 分钟内全部溶散。蜡丸照《中国药典》崩解时限检查法（通则 0921）片剂项下的肠溶衣片检查法检查，应符合规定。除另有规定外，大蜜丸及研碎、嚼碎后或用开水、黄酒等分散后服用的丸剂不检查溶散时限。

6. 微生物限度　以动物、植物、矿物质来源的非单体成分制成的丸剂，生物制品丸剂，照《中国药典》非无菌产品微生物限度检查：微生物计数法（通则 1105）和控制菌检查法（通则 1106）及非无菌药品微生物限度标准（通则 1107）检查，应符合规定。生物制品规定检查杂菌的，可不进行微生物限度检查。

【同步练习】

一、A 型题（最佳选择题）

1. 除另有规定外，不需要检查溶散时限的丸剂是

A. 水丸　　　　　　B. 糊丸　　　　　　C. 滴丸　　　　　　D. 浓缩丸

E. 大蜜丸

本题考点：丸剂的溶散时限检查，除另有规定外，大蜜丸及研碎、嚼碎后或用开水、黄酒等分散后服用的丸剂不检查溶散时限。

2. 关于大蜜丸制备要求的说法，正确的是

A. 含较多糖类及油脂等黏性强的药粉，用蜜量宜多
B. 含大量矿物质等黏性差的药粉，宜用嫩蜜趁热和药
C. 含较多树脂类成分的药粉，宜用80℃以上的热蜜和药
D. 含较多纤维性或矿物质等黏性差的药粉，用蜜量宜多
E. 含麝香、冰片等挥发性药粉，宜用热蜜和药

本题考点：大蜜丸制备要求。

3. 适用于急症治疗的丸剂是

A. 水丸   B. 水蜜丸   C. 小蜜丸   D. 滴丸

E. 浓缩丸

本题考点：滴丸起效快，适用于急症治疗。

4. 关于糊丸剂型特点和质量要求的说法，错误的是

A. 糊丸含水量不得超过9.0%
B. 糊丸溶散迟缓，可延长药效
C. 糊丸按肠溶衣片崩解时限检查法检查，应符合规定
D. 糊丸可降低处方中有毒饮片的毒性
E. 糊丸可缓解药物对胃肠道的刺激性

本题考点：除另有规定外，浓缩丸和糊丸应在2小时内全部溶散。蜡丸按肠溶衣片崩解时限检查法检查，应符合规定。

5. 补脾益肠丸为水蜜丸，先在盐酸溶液（9→1000）中检查2小时，外层完全脱落溶散，内层不得有裂缝、崩解，磷酸盐缓冲溶液（pH为6.8）中进行检查，其溶散时限是

A. 0.5 小时   B. 1 小时   C. 1.5 小时   D. 2 小时

E. 2.5 小时

本题考点：丸剂的溶散时限要求。小蜜丸、水蜜丸和水丸应在1小时内全部溶散。

二、B 型题（配伍选择题）

(6—9 题共用备选答案)

A. 6%   B. 9%   C. 12%   D. 15%

E. 18%

6. 水丸的含水量

7. 浓缩水蜜丸的含水量

8. 蜜丸的含水量

9. 浓缩蜜丸的含水量

本题考点：除另有规定外，蜜丸和浓缩蜜丸中所含水分不得超过15.0%，水蜜丸和浓缩水蜜丸中所含水分不得超过12.0%，水丸、糊丸和浓缩水丸中所含水分不得超过9.0%。

（10—12 题共用备选答案）

A. 糊丸　　　　　B. 滴丸　　　　　C. 小蜜丸　　　　　D. 大蜜丸

E. 包衣滴丸

10. 除另有规定外，不检查溶散时限的丸剂是

11. 除另有规定外，应在 2 小时内全部溶散的丸剂是

12. 除另有规定外，应在 30 分钟内全部溶散的丸剂是

本题考点：除另有规定外，大蜜丸及研碎、嚼碎后或用开水、黄酒等分散后服用的丸剂不检查溶散时限，浓缩丸和糊丸应在 2 小时内全部溶散，滴丸应在 30 分钟内全部溶散。

三、C 型题（综合分析题）

（13—14 题共用备选题干）

患者几日前因消渴等症前来就诊，医师处以六味地黄汤，患者服完 7 剂即来就诊，自诉消渴等症有所缓解，并云：因长期出差不便服汤剂，希望服用组成与功效相同的成药。鉴此，医师根据病情，建议其服用以六味地黄丸方制成的成药。

13. 不适宜的剂型是

A. 浓缩丸　　　　　B. 颗粒剂　　　　　C. 胶囊　　　　　D. 小蜜丸

E. 软胶囊

本题考点：患者患糖尿病，小蜜丸中含有糖，不适用于糖尿病患者。

14. 针对其病证，该方的主要药理作用是

A. 解热　　　　　B. 抗血栓　　　　　C. 祛痰　　　　　D. 降血压

E. 降血糖

本题考点：患者患糖尿病，应以降糖为主。

参考答案：1. E　2. D　3. D　4. C　5. B　6. B　7. C　8. D　9. D　10. D　11. A　12. B　13. D　14. E

十二、颗粒剂

【复习指导】掌握颗粒剂的特点及分类；颗粒剂的质量要求。

（一）颗粒剂的特点与分类

颗粒剂系指原料药物与适宜的辅料混合制成具有一定粒度的干燥颗粒状制剂。中药颗粒剂系指饮片的提取物与适量赋形剂或与部分药材细粉混匀制成的颗粒状剂型。

1. 颗粒剂的特点

（1）服用方便：颗粒剂多为内服剂型，使用时用水或酒溶解或混悬后即可服用，颗粒剂中加入了芳香剂、矫味剂等掩盖药物的不良气味，改善了口感，尤其适合小儿服用。

（2）药效迅速：保持了固体剂型稳定性较好、携带、贮存、运输方便等特点，比丸剂、片剂、胶囊剂等溶出速度快，药效迅速。

（3）含糖量较高：不适宜糖尿病患者特殊疾病的需要。

（4）容易吸潮，剂量大，成本较高。

2. 颗粒剂的分类　按其溶解性能进行分类，颗粒剂可分为可溶颗粒（通称为颗粒）、混悬颗粒、泡腾颗粒、肠溶颗粒、缓释颗粒和控释颗粒等。

（1）混悬颗粒：系指难溶性原料药物与适宜辅料混合制成的颗粒剂。临用前加水或其他适宜的液体振摇即可分散成混悬液。

（2）泡腾颗粒：系指含有碳酸氢钠和有机酸，遇水可放出大量气体而呈泡腾状的颗粒剂。泡腾颗粒中的原料药物应是易溶性的，加水产生气泡后应能溶解。有机酸一般用枸橼酸、酒石酸等。

（3）肠溶颗粒：系指采用肠溶材料包裹颗粒或其他适宜方法制成的颗粒剂。肠溶颗粒耐胃酸而在肠液中释放活性成分或控制药物在肠道内定位释放，可防止药物在胃内分解失效，避免对胃的刺激。

（4）缓释颗粒：系指在规定的释放介质中缓慢地非恒速释放药物的颗粒剂。

（5）控释颗粒：系指在规定的释放介质中缓慢地恒速释放药物的颗粒剂。

（6）可溶颗粒：是指由可溶性的原料药物与辅料混合制成的颗粒剂，包括水溶颗粒和酒溶颗粒。

①水溶颗粒：能溶于水的颗粒，使用时加水溶解后饮用，中药颗粒大多属于此类。

②酒溶颗粒：能溶于白酒的颗粒，使用时加一定量的饮用酒溶解成药酒后饮用。

（二）颗粒剂的质量要求

1. 外观　颗粒剂成品外观应干燥、均匀、色泽一致。无吸潮、软化、结块、潮解等现象。

2. 粒度　不能通过一号筛和能通过五号筛的颗粒和粉末总和不得超过15%。

3. 水分　除另有规定外，颗粒剂的含水量不得超过8%。

4. 溶化性　除另有规定外，颗粒剂照下述方法检查，溶化性应符合规定。

可溶颗粒检查法：取供试品10g（中药单剂量包装取1袋），加热水200ml，搅拌5分钟，立即观察，可溶颗粒应全部溶化或轻微浑浊。

泡腾颗粒检查法取供试品3袋，将内容物分别转移至盛有200ml水的烧杯中，水温为15～25℃，应迅速产生气体而呈泡腾状，5分钟内颗粒均应完全分散或溶解在水中。

颗粒剂按上述方法检查，均不得有异物，中药颗粒还不得有焦屑。

混悬颗粒以及已规定检查溶出度或释放度的颗粒剂可不进行溶化性检查。

5. 装量差异　单剂量包装的颗粒剂装量差异应符合规定，每袋（瓶）装量与标示装量比较，超出装量差异限度的颗粒剂不得多于2袋，且不得有1袋（瓶）超出装量差异限度的1倍。"1.0g及1.0g以下颗粒剂包装的装量差异限度为±10%，1.0～1.5g颗粒剂包装的装量差异限度为±8%，1.5～6.0g颗粒剂包装的装量差异限度为±7%，6.0g以上颗粒剂包装的装量差异限度为±5%。"凡规定检查均匀度的颗粒剂，一般不再检查装量差异检查。

6. 装量　多剂量包装的颗粒剂，照最低装量检查法应符合规定。

7. 微生物限度　颗粒剂不得检出大肠杆菌、致病菌、活螨及螨卵；不含药材原粉颗粒剂细菌不得超过每克1000个，霉菌不得超过每克100个；含药材原粉的颗粒剂细菌数不得超过每克10000个，霉菌数不得超过每克5000个。规定检查杂菌的生物制品颗粒剂，可不进行微生物限度检查。

【同步练习】

一、A 型题（最佳选择题）

1. 除另有规定外，应检查溶出度的颗粒剂是

A. 肠溶颗粒　　　　B. 缓释颗粒　　　　C. 控释颗粒　　　　D. 泡腾颗粒

E. 混悬颗粒

本题考点：除另有规定外，混悬颗粒应检查溶出度。

2. 颗粒剂含水分不得超过

A. 2%　　　　　　　B. 4%　　　　　　　C. 6%　　　　　　　D. 8%

E. 10%

本题考点：颗粒剂的质量检查，除另有规定外，颗粒剂含水分不得超过 8%。

二、B 型题（配伍选择题）

（3—6 题共用备选答案）

A. ±10%　　　　　　B. ±8%　　　　　　C. ±5%　　　　　　D. ±2%

E. ±7%

3. 1.0 ～ 1.5g 颗粒剂包装的装量差异限度是

4. 1.0g 以下颗粒剂包装的装量差异限度是

5. 1.5 ～ 6g 颗粒剂包装的装量差异限度是

6. 6g 以上颗粒剂包装的装量差异限度是

本题考点：颗粒剂包装的装量差异限度要求。

三、X 型题（多项选择题）

7. 颗粒剂质量的要求是

A. 外观应干燥，颗粒大小均匀，色泽一致

B. 泡腾性颗粒剂遇水应立即产生二氧化碳气体并呈泡腾状

C. 可溶性颗粒剂的溶化性检查应全部溶化，允许有轻微浑浊

D. 不含原生药粉的颗粒剂细菌数不超过 1000 个/g

E. 颗粒剂无须进行装量差异检查

本题考点：颗粒剂应干燥、颗粒均匀、色泽一致，无吸潮、软化、结块、潮解等现象。可溶颗粒应全部溶化，允许有轻微浑浊；泡腾颗粒应迅速产生气体而成泡腾状，5 分钟内颗粒均应完全分散或溶解在水中。凡规定进行杂菌检查的颗粒剂，可不进行微生物限度检查。

8. 下列有关颗粒剂的叙述，正确的有

A. 按溶解性能和溶解状态，颗粒剂可分为可溶颗粒剂、混悬颗粒剂和泡腾颗粒剂

B. 快速搅拌制粒法、挤出制粒法、流化喷雾制粒法和干法制粒法等是颗粒剂制备常用的制剂方法

C. 颗粒剂制备时，辅料的总用量一般不宜超过清膏量的 5 倍

D. 酒溶颗粒剂制备时，原料药的提取应以一定浓度的乙醇为溶剂

E. 混悬颗粒剂制备时，通常将含热敏性、挥发性成分或淀粉较多的药材以及贵重细料药等粉碎成细粉备用

本题考点：颗粒剂分类、制备方法及原料的处理。

参考答案：1. E　2. D　3. B　4. A　5. E　6. C　7. ABCD　8. ABCDE

十三、片剂

【复习指导】掌握片剂特点、分类及中药片剂的类型；片剂辅料的类型、作用及适用范围；片剂包衣的目的；片剂的质量检查项目及方法。

（一）片剂的特点与分类

片剂系指原料药物或与适宜的辅料制成的圆形或异形的片状固体制剂。

1. 片剂的特点

（1）质量稳定，片剂为干燥固体，体积较小且致密，受光线、空气、水分等影响较小，化学稳定性好。

（2）剂量准确，含量差异小。

（3）服用、携带、运输方便。

（4）机械化生产、自动化程度高，产量大，成本较低，容易控制微生物限度。

（5）片剂的溶出速率及生物利用度较丸剂好，可根据临床需要的不同制成不同类型的片剂。

（6）不适宜儿童和昏迷患者服用。

（7）含有挥发性成分的中药片剂久贮后含量会下降，易引湿受潮。

2. 片剂的分类

（1）根据压制不同，分为单压片剂、复压片剂、包衣片等。

（2）根据给药途径，分为口服用片剂、口腔用片剂、皮下给药片剂、外用片剂等。

①口服用片剂

a. 普通片：药物与赋形剂等混合、压制成的未包衣片剂，如参茸片、安胃片等。

b. 包衣片：在普通片的外表面包上一层衣膜的片剂，因包衣材料的不同可分为糖衣片、薄膜衣片、肠溶衣片等，如牛黄解毒片、银黄片、盐酸小檗碱片等。

c. 泡腾片：含有泡腾崩解剂的片剂，入水能迅速崩解，溶解后饮用，适用于儿童、老人及吞服药有困难的患者，如维生素 C 泡腾片、独一味泡腾片等。

d. 咀嚼片：在口腔中咀嚼后吞服的片剂，常加入矫味剂蔗糖、薄荷等，以改善口感，适合于小儿服用，对于崩解困难的药物制成咀嚼片可有利于吸收，如健胃消食片、氢氧化铝凝胶片、酵母片、金荞麦咀嚼片等。

e. 分散片：在水中能迅速崩解并均匀分散的片剂，可分散后饮用、咀嚼或含服，如板蓝根分散片、血塞通分散片、银杏叶分散片等。

f. 缓释片或控释片：在规定的释放介质中缓慢地非恒速或恒速释放药物的片剂，具有血药浓度平稳、服药次数少、治疗作用时间长等优点，如复方丹参缓释片、复方罗布麻漂浮型控释片等。

g. 多层片：由两层或两层以上构成，由 2 次或多次加压而制成，各层含有不同的药物或辅料，以达到缓释、控释的效果，如人工麝香骨架缓释双层片。

h. 微囊片：药物微囊化后压制成的片剂，如牡荆油微囊片、羚羊感冒微囊片等。

②口腔用片剂

a. 舌下片：系指置于舌下能迅速溶化，药物经舌下黏膜吸收发挥全身作用的片剂，可免肝脏对药物的首过作用，如硝酸甘油片、喘息定片等。

b. 口含片：系指含于口腔中缓慢溶化产生局部或全身作用的片剂，常用于口腔及咽喉疾病的治疗，如草珊瑚含片、西瓜霜含片、金嗓子喉宝等。

c. 口腔贴片：系指粘贴于口腔，经黏膜吸收后起局部或全身作用的片剂。适用于肝脏首过作用较强的药物，如冰硼贴片等。

③支下给药片剂

a. 植入片：将无菌药片植入皮下后缓缓释放药效，维持长久疗效，甚至可长达数年，如避孕植入片。

b. 皮下注射用片：**经无菌操作制作**的片剂，用时溶解于灭菌注射用水中供皮下或肌内注射的无菌片剂，现已使用较少，如盐酸吗啡注射用片。

④外用片剂

a. 溶液片：临用前溶解成水溶液的片剂，常用于含漱、消毒、洗涤伤口等，如滴鼻用安乃近溶液片、高锰酸钾片等。

b. 阴道片：供置入阴道内产生局部作用的片剂，具有杀菌、消炎、杀精及收敛等作用，如消糜阴道泡腾片。

3. 中药片剂的类型　根据原料特征，中药片剂可分为提纯片、全粉末片、半浸膏片、全浸膏片等。

（1）全粉末片：系指将处方中全部饮片粉碎成为细粉原料与适宜的赋形剂制成的片剂。

（2）全浸膏片：系指将饮片采用适宜的溶剂和方法提取制得浸膏，用全量浸膏制成的片剂。

（3）半浸膏片：系指将部分饮片细粉与部分饮片的稠浸膏混合制成的片剂。此类型在中药片剂中占的比例最大。

（4）提纯片：系指将处方中饮片经过提取，制得单体或有效部位，以此提纯物细粉为原料再与适宜的赋形剂制成的片剂。

（二）片剂的辅料

片剂由药物和辅料组成，辅料也称赋形剂，系指除去片剂中药物以外的所有附加物的总称。按辅料在片剂中的作用不同，可分为稀释剂与吸收剂、润湿剂与黏合剂、崩解剂、润滑剂等。

1. 稀释剂与吸收剂　稀释剂也称填充剂，系指制剂中能增加药物的体积或重量，便于片剂的成型和分剂量的成分，主要适用于**剂量＜0.1g 的药物**制片困难者，以及含**浸膏量多、浸膏黏性太大**的药物，加入适量的稀释剂用来**增加**片剂的**重量和体积**、便于制片；吸收剂系指制剂中能够吸收原料中液体的附加剂，适用于原料药中含有较多**挥发油、脂肪油或其他液体时**，预先加入适量的**吸收剂**。常用的稀释剂和吸收剂需流动性好，可压性高，容纳量大，如淀粉、糊精、糖粉、乳糖、葡萄糖、硫酸钙、甘露醇、磷酸氢钙等。

（1）淀粉：常用淀粉为玉米淀粉，为白色或类白色的粉末，性质稳定，具有吸湿性小、外观色泽好、来源广、价廉的优点。淀粉在水及乙醇中不溶解，但在水中加热到 62～72℃ 可糊化。淀粉可用作稀释剂、吸收剂与崩解剂。淀粉的可压性差，用量宜少，可与糊精、蔗糖等合用，增加黏性改善其可压性。

中药片剂处方中天花粉、淮山药、浙贝母等饮片含淀粉较多时，常粉碎成细粉加入，药物可以发挥治疗作用，又能起到稀释剂、吸收剂和崩解剂的作用，稀释剂还可以减少或不加。中药辅料的这种选用原则体现了中药制剂的特色。

（2）糊精：糊精为淀粉水解的中间产物，同淀粉配合使用，用作片剂的稀释剂或黏合剂。为白色或微带黄色的粉末，不溶于乙醇，微溶于水，能溶于沸水成黏胶状溶液。对主药含量极少的片剂使用淀粉、糊精作填充剂时，控制使用量，防止出现麻点、水印等现象，影响片剂的崩解或主药提取不充分，干扰含量测定。

（3）糖粉：为可溶性片剂的稀释剂，味甜可用作矫味和黏合作用，多用于口含片和咀嚼片；黏性较强，中药中质地疏松或纤维性较强的药物制片，用糖粉作稀释剂，片剂的松散现象可减少，能使片剂表面光洁，硬度增加。糖粉与淀粉、糊精选择适当比例配合使用，可作为乳糖的代用品，用主药含量少的片剂稀释剂。糖粉引湿性较大，酸、碱性较强药物不宜使用。

（4）乳糖：为白色结晶性粉末，无臭、带有甜味，能溶于水，难溶于乙醇，性质稳定，可与大多数药物配伍使用，乳糖无吸湿性，可压性好，制成的片剂光洁美观性质稳定，是一种优良的片剂稀释剂。引湿性药物尤其适用。由喷雾干燥法制得的乳糖为非晶性、球形乳糖，流动性好，粉末可直接压片。但价格较贵，用淀粉、糊精、糖粉按比例7:1:1混合物代替，制成的片剂有一定的硬度和光滑表面，并能很快崩解。

（5）硫酸钙：为白色或类白色粉末，不溶于水，无引湿性，性质稳定并可与多数药物配伍，制成的片剂外观光洁，硬度、崩解度均好。对油类有较强的吸收能力，常作为稀释剂和挥发油的吸收剂。硫酸钙有无水物、半水物和二水物三种形态，作为片剂填充剂常用二水物。用湿法制粒时，温度控制在70℃以下干燥。本品可干扰四环素的吸收。

（6）磷酸氢钙：为白色细微粉末或晶体，呈微碱性，磷酸氢钙与磷酸钙物理性状相似，均无引湿性，能降低药物引湿作用。为中药提取物、油类及含油浸膏类的良好吸收剂，压成的片剂较坚硬。不能与四环素类抗生素及对碱性敏感的药物配伍使用。

（7）甘露醇：作为咀嚼片的稀释剂，常与糖粉配合使用，在口腔中有凉爽和甜感；山梨醇可压性好，可作为咀嚼片的填充剂和黏合剂。

（8）其他：氧化镁、碳酸镁、碳酸钙、氢氧化铝凝胶粉及药用炭等，都可作为片剂的吸收剂，用来吸收挥发油与脂肪油。

2. 润湿剂与黏合剂　系指一类可使无黏性或黏性不足的物料粉末聚集成颗粒，或压缩成型的具黏性的固体粉末或溶液。本身无黏性，但可使物料润湿以产生足够黏性的物质称为**润湿剂**，如中药浸膏粉及含有黏性成分的药材细粉等；本身有黏性的物质称为**黏合剂**，如含纤维矿物质较多的药材。使用目的是为了将药物细粉润湿、黏合制成颗粒以便于压片。常用的润湿剂和黏合剂有：水、乙醇，淀粉浆，阿拉伯胶浆与明胶浆，纤维素衍生物等。

（1）水与乙醇

①水：为润湿剂。凡药物本身具有一定黏性，用水润湿即能黏结制粒。在转动制粒法中，常以水喷雾润湿制粒，经济实用，但应注意使水分散均匀，以免产生结块现象。

②乙醇：为润湿剂，主要用于具有较强黏性的药物，遇水或淀粉浆后，易结成块，或加热干燥时易变质的药物，或药物在水中溶解度大，或颗粒干燥后太硬等使用，以克服制粒时的困难，并缩短受热干燥时间。乙醇浓度一般为30%～70%，乙醇浓度愈高，粉料被润湿后黏性愈小，添加乙醇时应迅速搅拌，并立即制粒，迅速干燥，防止乙醇挥发而使软材结团或制得的颗粒变形结团。用乙醇作润湿剂时应注意防火。

（2）淀粉浆：又称淀粉糊，是由淀粉加水在 70℃ 左右糊化而成的稠厚胶体液，放冷后呈胶冻样。为最常用的黏合剂，常用浓度为 8%～15%，以 10% 最常用，根据主辅药混合后黏性、水中可溶性及颗粒松紧要求等适当选用。淀粉浆能均匀地润湿片剂粉料，制出的片剂崩解性能好，对药物溶出的不良影响小。本品主要用于对湿、热较稳定的药物，而药物本身又不太松散的品种。

（3）阿拉伯胶浆与明胶浆：两者的黏合力均大，压成的片剂硬度大，常用浓度为 10%～20%。主要用于易松散药物或要求硬度大的片剂，如口含片。使用时须注意浓度与用量，浓度过大，用量过多，会影响片剂的崩解度。

（4）纤维素衍生物：常用的有甲基纤维素、羧甲基纤维素钠、低取代羟丙基纤维素、羟丙基甲基纤维素等用作黏合剂。可用其溶液或干燥粉末，加水润湿后制粒。纤维素衍生物溶液常用浓度为 5% 左右。纤维素衍生物因聚合度和取代度不同，黏度等性质不同。乙基纤维素溶于乙醇、不溶于水，作为黏合剂适用于对水敏感的药物，但会阻碍片剂的崩解和药物的释放，常用作缓释制剂的辅料。

（5）其他：聚乙烯吡咯烷酮，溶于醇或水，10% 左右水溶液作为某些片剂的黏合剂。或用 3%～15% 乙醇溶液，用于对湿热敏感药物的黏合剂。

海藻酸钠、聚乙二醇及中药稠膏等都可用于黏合剂。中药稠膏是药物原料可以发挥治疗作用，又有黏性起黏合剂作用。

3. 崩解剂　系指加入处方中促使制剂迅速崩解成小单元并使药物更快溶解的成分。除口含片、舌下片、植入片、控释片、缓释片和中药片剂等以外的其他片剂，均需加入崩解剂。常用的崩解剂有干淀粉、羧甲基淀粉钠、低取代羟丙基纤维素、交联羧甲纤维素钠、交联聚维酮、泡腾崩解剂等。

（1）干淀粉：为最常用的崩解剂，用量一般为配方总量的 5%～20%，用前 100～105℃ 干燥 60 分钟，使含水量 <8%。本品适用于不溶性或微溶性药物的片剂，对易溶性药物的片剂崩解作用较差。淀粉的可压性不好，用量不宜多。淀粉还具有崩解和黏合双重作用。

（2）羧甲基淀粉钠（CMS－Na）：为优良的崩解剂，为白色粉末。具有强吸水性和膨胀性，能吸收其干燥体积 30 倍的水，充分膨胀后体积可增大 200～300 倍。本品用量为 2%～6%，主要用于不溶性药物及可溶性药物片剂的崩解剂，其崩解作用好；流动性好，可以湿法制颗粒压片或直接粉末压片；用量较少，不影响片剂的可压性。

（3）低取代羟丙基纤维素（L－HPC）：为白色或类白色结晶性粉末，在水中不易溶解，但吸水性很好，它的膨润度可达 500%～700%，是一种良好的片剂崩解剂。本品用量为 2%～5%。

（4）泡腾崩解剂：最常用的是由碳酸氢钠和枸橼酸或酒石酸组成的，遇水产生二氧化碳气体，能使片剂迅速崩解。泡腾崩解剂可用于溶液片或泡腾片。用泡腾崩解剂制成的片剂，在生产和贮存时应严格控制水分妥善包装，避免与湿气接触。

（5）表面活性剂：为崩解辅助剂，能增加药物的润湿性，促进水分透入，使片剂容易崩解。常用的表面活性剂有吐温－80、溴化十六烷基三甲铵、十二烷基硫酸钠、硬脂醇磺酸钠等。常用量为 0.2%。

4. 润滑剂　润滑剂的作用为减小颗粒间、颗粒和固体制剂制造设备如片剂冲头和冲模的金属接触面之间的摩擦力，以增加颗粒（或粉）的流动性，以利于将片剂推出模孔，使片剂的剂量准确，片面光洁美观，此类物料称为**润滑剂**。常用的润滑剂有：硬脂酸镁、微粉硅胶、滑石粉、氢化植物油、聚乙二醇类、月桂醇硫酸钠。

（1）硬脂酸镁：为白色细腻疏松的粉末，附着性好，与颗粒混合后分布均匀不易分离，润滑作用好，且片面光滑美观，应用最广泛。本品为疏水性物质，用量宜少以免片剂的崩解（或溶出）迟缓或产生裂片，用量为 0.3%～1.0%。

（2）滑石粉：为含水硅酸镁，为白色结晶粉末，有较好的滑动性，为优良的助流剂。本品不溶于水，但有亲水性，对片剂的崩解作用影响不大，且价廉易得，但本品颗粒细而比重大，附着力较差，多与硬脂酸镁联合使用。常用量为 2%～3%。

（3）氢化植物油：本品以喷雾干燥法制得的粉末，是良好的润滑剂。生产时先将其溶于轻质液状石蜡中，然后喷洒于干颗粒表面，以利于均匀分布。凡不宜用碱性润滑剂的品种均可选用本品。

（4）聚乙二醇类（PEG－4000，PEG－6000）：为乳白色结晶性片状物，具有良好的润滑效果。为水溶性润滑剂。

（5）月桂醇硫酸钠（镁）：为水溶性表面活性剂，润滑作用较好，可以增强片剂的机械强度，促进片剂的崩解和药物的溶出。

（6）微粉硅胶：为轻质白色无水粉末，无臭无味，不溶于水及酸，溶于氢氟酸及热碱溶液，化学性质稳定，比表面积大。为优良的助流剂，主要用于粉末直接压片的助流剂。流动性好，对药物吸附力较大，亲水性强，用量在＞1% 时可加速片剂的崩解，利于药物的吸收。常用量为 0.15%～3%。

（三）片剂的包衣

为了进一步保证片剂质量和便于服用，有些压制片需要在它的表面上包一层物质，使片中的药物与外界隔离，该操作过程称为包衣。

1. 片剂包衣的目的　①增加药物的稳定性，避免药物与空气中的氧、二氧化碳、湿气、光线接触后，易引起潮解、挥发、氧化变色等变化；②掩盖药物的不良气味，便于患者使用；③控制药物在肠道释放，减少药物对胃的刺激性、防止药物被胃液破坏；④控制药物的释放速度和药物的释放部位；⑤改善片剂外观，方便识别。

2. 包衣的种类　根据包衣材料的不同，片剂的包衣通常分为糖衣、薄膜衣。薄膜衣又可分为肠溶性、胃溶性和不溶性三类。

（1）包糖衣：利用蔗糖在药物表面缓缓干燥而析出的蔗糖结晶连接成坚实、细腻的衣膜，是药物与外界隔离的包衣方法。包衣材料主要有蔗糖、明胶、滑石粉、打光蜡。

包糖衣主要步骤有：①包隔离层：可以形成一层不透水的屏障，防止糖浆中的水分浸入片芯；②包粉衣层：消除片剂的棱角，在隔离层外面包一层较厚的粉衣层，使片芯外观圆整；③包糖衣层：可以使粉衣层表面光滑平整坚实；④包有色糖衣：为了片剂的美观和便于识别，并有遮光作用；⑤打光：增加片剂的光泽和疏水性；⑥印记：便于标识，提高药物的识别度，一般用食品级油墨。

（2）包薄膜衣：是指在片芯上包一层较稳定的高分子聚合物衣膜。包薄膜衣的目的在于保护片剂不受空气中湿气、氧气等作用，增加稳定性，掩盖不良气味。

3. 包衣片剂的质量要求　包衣片主要由片芯（素片）与包衣层组成其质量要求与素片有所不同。

（1）片芯：除符合一般片剂质量要求外，应为片面呈弧形而棱角小的双凸片，以利包衣严密；硬度较大、脆性较小，且应干燥，保证滚动时不破碎，包衣后不变色、变质。包衣前应筛去碎片及片粉。

（2）衣层：要求均匀牢固，不与片芯药物发生作用；崩解度需符合规定；在有效期限内保持光亮美观，颜色一致，无裂片脱壳现象，不影响药物溶出和吸收。

（四）片剂的质量要求

1. 外观　应完整光洁色泽均匀。

2. 贮存　除另有规定外，片剂应密封贮存。

3. 重量差异　按照《中国药典》片剂（通则 0101）重量差异检查法检查，应符合规定；糖衣片的片芯应检查重量差异并符合规定，包糖衣后不再检查重量差异；薄膜衣片应在包薄膜衣后检查重量差异并符合规定；凡规定检查含量均匀度的片剂，不再进行重量差异检查。

4. 硬度和脆碎度　片剂应有适宜的硬度和耐磨性，以免包装、运输过程中发生磨损或破碎，除另有规定外，非包衣片应符合《中国药典》片剂脆碎度检查法（通则 0923）的要求，不得检出断裂、龟裂及粉碎的片。对于形状或大小在圆筒中形成严重不规则滚动或特殊工艺生产的片剂，可不进行脆碎度检查。

5. 崩解时限　除另有规定外，按照《中国药典》崩解时限检查法（通则 0921）检查，应符合规定；阴道片按照融变时限检查法（通则 0922）检查，应符合规定；一般的口服片剂需做崩解度检查，咀嚼片不检查崩解时限。凡规定检查溶出度、释放度的片剂，不再进行崩解时限检查。

6. 发泡量　阴道泡腾片按照《中国药典》片剂（通则 0101）发泡量检查法检查，应符合规定。

7. 微生物限度　以动物、植物或矿物来源的非单体成分制成的片剂，生物制品片剂以及黏膜或皮肤炎症或腔道等局部用片剂（如口腔贴片、外用可溶片、阴道片、阴道泡腾片等），照《中国药典》非无菌产品微生物限度检查：微生物计数法（通则 1105）和控制菌检查法（通则 1106）及非无菌药品微生物限度标准（通则 1107）检查，应符合规定。规定检查杂菌的生物制品片剂，可不进行微生物限度检查。

【同步练习】

一、A 型题（最佳选择题）

1. 将处方中全部饮片粉碎成细粉，加适宜辅料制成的中药片剂称

A. 分散片　　　　　B. 全浸膏片　　　　　C. 提纯片　　　　　D. 半浸膏片

E. 全粉末片

本题考点：全粉末片：将处方中的全部饮片粉碎成细粉，加适量辅料制得的片剂。

2. 以下关于片剂包衣目的的说法，错误的是

A. 隔绝空气、避光、防潮，提高药物的稳定性

B. 掩盖药物不良气味，增加用药的顺应性

C. 包薄膜衣可加快药物的溶出度

D. 包肠溶衣可减少药物对胃的刺激

E. 包控释衣可控制药物的释放

本题考点：片剂包衣目的。

3. 按《中国药典》中药制剂微生物限度标准，不属于妇必舒阴道泡腾片的控制菌的是

A. 梭菌　　　　　B. 霉菌　　　　　C. 白色念珠菌　　　　　D. 铜绿假单胞菌

E. 金黄色葡萄球菌

本题考点：阴道、尿道给药制剂的微生物控制菌有金黄色葡萄球菌、铜绿假单胞菌、白色念珠菌、梭菌。

4. 按《中国药典》规定妇必舒阴道泡腾片应检查

A. 发泡量　　　　　B. 溶化性　　　　　C. 溶出度　　　　　D. 融变时限

E. 分散均匀性

本题考点：泡腾片应检查发泡量。

5. 不经胃肠道给药的剂型是

A. 肛门栓　　　　　B. 糖浆剂　　　　　C. 舌下片　　　　　D. 颗粒剂

E. 胶囊剂

本题考点：剂型按给药途径方法分类，不经胃肠道给药的剂型是肛门栓。

6. 除另有规定外，应检查融变时限的片剂是

A. 咀嚼片　　　　　B. 阴道片　　　　　C. 泡腾片　　　　　D. 口崩片

E. 分散片

本题考点：阴道片应进行融变时限检查。

7. 下列既可作填充剂，又可作黏合剂、崩解剂的是

A. 糊精　　　　　B. 淀粉　　　　　C. 微粉硅胶　　　　　D. 微晶纤维素

E. 羧甲基纤维素钠

本题考点：淀粉价廉易得，是片剂最常用的稀释剂、吸收剂和崩解剂。淀粉的可压性较差，使用量不宜太大。必要时可与适量黏合力较强的糊精、糖粉合用，以改善其可压性。中药天花粉、怀山药、浙贝母等含淀粉较多，粉碎成细粉加入，兼有稀释剂、吸收剂和崩解剂的作用。

二、B型题（配伍选择题）
(8—10题共用备选答案)

A. 黏合剂　　　　　B. 润湿剂　　　　　C. 吸收剂　　　　　D. 润滑剂

E. 稀释剂

8. 因原料药（含中间体）含有较多脂肪油而制片困难者需加用

9. 因主药剂量小于0.1g而制片困难者需加用

10. 各类片剂前均需加用

本题考点：片剂赋形剂的应用。

(11—14题共用备选答案)

A. 片衣着色　　　　　B. 包糖衣层　　　　　C. 打光　　　　　D. 包隔离层

E. 包粉衣层

11. 有色糖浆的主要用途是

12. 明胶浆的主要用途是

13. 滑石粉的主要用途是

14. 白蜡的主要用途是

本题考点：片剂包糖衣物料的作用。

三、X 型题（多项选择题）

15. 除另有规定外，应检查崩解时限的片剂有

A. 肠溶片　　　　　　B. 可溶片　　　　　　C. 缓释片　　　　　　D. 舌下片

E. 咀嚼片

本题考点：片剂的崩解时限检查。缓释片、咀嚼片不作崩解时限检查。

16. 压片前干颗粒的处理工序通常应有

A. 整粒　　　　　　B. 加崩解剂　　　　　　C. 加润滑剂　　　　　　D. 加润湿剂

E. 加挥发油或挥发性药物

本题考点：片剂压片前干颗粒的处理工序。

参考答案：1. E　2. C　3. B　4. A　5. C　6. B　7. B　8. C　9. E　10. D　11. A　12. D　13. E　14. C　15. ABD　16. ABCE

十四、气雾剂与喷雾剂

【复习指导】掌握气雾剂与喷雾剂的含义、作用特点和分类；气雾剂与喷雾剂的构成与质量要求；抛射剂的性质、作用与分类。

（一）气雾剂与喷雾剂的特点与分类

1. 气雾剂的特点及分类　气雾剂系指原料药物或原料药物和附加剂与适宜的抛射剂共同装封于具有**特制阀门系统的耐压容器**中，使用时借助**抛射剂**的压力将内容物呈雾状物喷出，用于肺部吸入或直接喷至腔道黏膜、皮肤的制剂。

（1）气雾剂的特点

优点：①具有速效和定位作用；②提高药物的稳定性；③避免药物对胃肠道的刺激及肝对药物的首过效应；④递送时剂量均一；⑤携带方便。

缺点：①生产成本高；②遇热或受撞击可能会发生爆炸，存放要求相对较高；③使用操作不熟练，可能会降低肺部吸收效果；④抛射剂的加入可能引起患者的不适。

（2）气雾剂的分类

①按**内容物状态**分类：可分为溶液型、乳剂型或混悬型气雾剂。

a. 溶液型气雾剂：系指药物溶解于液态抛射剂中形成均相分散体系，使用时药物以极细雾滴喷出。

b. 乳剂型气雾剂：系指药物、乳化剂、抛射剂形成乳剂型非均相分散体系，分为 O/W 型、W/O 型气雾剂。

c. 混悬型气雾剂：系指固体药物以微粒形式分散于液态抛射剂中形成混悬型非均相分散体系。

②按给药途径分类：吸入气雾剂、皮肤给药气雾剂、黏膜或腔道给药气雾剂等。

a. 吸入气雾剂：系指经口吸入沉积于肺部的制剂，通常也被称为压力定量吸入剂。揿压阀门可定量释放活性物质。

b. 鼻用气雾剂：系指经鼻吸入沉积于鼻腔的制剂。揿压阀门可定量释放活性物质。

c. 皮肤给药气雾剂：多用于创面保护、清洁消毒、局麻止血等。

③按处方组成分类：可分为二相气雾剂（气相与液相）和三相气雾剂（气相、液相、固相或液相）。

④按给药定量与否分类：可分为定量气雾剂和非定量气雾剂。

2. 喷雾剂的特点及分类　喷雾剂系指原料药物或与适宜辅料填充于特制的装置中，使用时**借助手动泵**的压力、高压气体、超声振动或其他方法将内容物**呈雾状物释出**，用于肺部吸入或直接喷至腔道黏膜及皮肤等的制剂。

（1）喷雾剂的特点：与气雾剂相比，制备时不需加入抛射剂，对生产设备要求较低，成本也较低；给药剂量准确，通常剂量小于口服或注射用，毒副作用较少。但喷雾剂喷出时多为雾状，粒径较大，多用于皮肤、黏膜等部位疾病的治疗。

（2）喷雾剂分类

①按**内容物组分分类**：分为溶液型、乳状液型、混悬型。

②按**用药途径分类**：分为吸入喷雾剂、鼻用喷雾剂及用于皮肤、黏膜的非吸入喷雾剂。

③按**给药是否定量分类**：分为定量喷雾剂和非定量喷雾剂。

定量吸入喷雾剂系指通过定量雾化器产生供吸入用气溶胶的溶液、混悬液或乳液。

（二）吸入气雾剂与喷雾剂的吸收与影响因素

吸入气雾剂、喷雾剂中的药物是通过肺部吸收的，药物吸收速度很快，不亚于静脉注射。人的呼吸系统是由口、鼻、咽喉、气管、支气管、细支气管、肺泡管及肺泡等组成的。**肺泡**为主要吸收部位，药物是否到达并保持在肺泡中，主要取决于气雾剂**雾化粒子的大小**。

影响吸入气雾剂、喷雾剂中的药物吸收的因素有：

（1）药物的性质：即药物的脂溶性及分子量，药物的吸收速度与药物的脂溶性成正比，与药物的分子量成反比，即脂溶性的小分子药物易于吸收。

（2）雾滴的粒径大小：粒径过大，药物易沉着在口腔、咽部及呼吸道黏膜上，吸收缓慢；粒径过小，雾滴随呼气排出，在肺泡部位的沉积率较低。起局部作用时，雾滴粒径以 $3 \sim 10 \mu m$ 为宜，而发挥全身作用，粒径应在 $0.5 \sim 1 \mu m$。

（3）呼吸频率、呼吸量：呼吸频率、呼吸量影响药物在肺泡的沉积，药物的吸收与呼吸频率成反比，与呼吸量成正比。

（4）制剂因素：吸入制剂的处方组成、给药装置结构都直接影响药物雾滴或粒子的大小、特性及粒子的喷射速度，从而影响药物的吸收。

（三）气雾剂与喷雾剂的构成

气雾剂由药物与附加剂、抛射剂、耐压容器和阀门系统四部分组成。

1. 药物与附加剂

（1）药物：即用于制备气雾剂的药物，可以是中药材提取的有效成分单体、中药材提取的有效部位、中药材的总提取物或中药细粉等；不同的用药部位对药物有不同的要求。

（2）气雾剂的附加剂：包括帮助药物分散的附加剂、增加药物稳定性的附加剂及改善药物气味的附加剂。附加剂应该对呼吸道、皮肤及黏膜无刺激性。用于烧伤、出血等疾病的气雾剂，其附加剂最好有一定防腐、杀菌作用。常用的附加剂有：①潜溶剂与助溶剂，如乙醇、丙二醇、甘油等；②助悬剂与润湿剂，如司盘－85、月桂醇等，可保持混悬型气雾剂中的固体药物微粒均匀分散，不结块、不沉降；③乳化剂，如聚山梨酯类、司盘类、月桂醇硫酸钠等，可将药物与抛射剂均匀乳化，形成乳剂型气雾剂；④其他，包括抗氧剂、防腐剂、芳香矫味剂等。

2. 抛射剂　抛射剂是喷射药物的动力，兼有药物的溶剂和稀释剂的作用。抛射剂多为液化气体，常压下沸点低于室温，在常温下蒸气压大于大气压，当阀门打开时，压力骤然降低，抛射剂急剧气化，与药物一起以雾状喷出至给药部位。抛射剂还应无毒、无致敏性和刺激性；性质稳定，不易与药物等发生化学反应；不可燃和不易爆；来源广，成本低等。常用的抛射剂有以下几类。

（1）氢氟烷烃类：不含氯，不破坏大气臭氧层，对全球气候变暖的影响明显低于氯氟烷烃类，在人体内残留少，毒性低。如四氟乙烷（HFA 134a）、七氟丙烷（HFA－227）。二甲醚（DME）又称甲醚，有很好的水溶性、较好的安全性能，由于其蒸气压较高，一般不单独应用。

（2）压缩气体：常用的有二氧化碳、氮气等，此类抛射剂化学性质稳定，不燃烧。但其液化气体常温下蒸汽压过高，对耐压容器耐压性要求高，目前基本不用于气雾剂，多用于喷雾剂。

（3）碳氢化合物：常用丙烷、正丁烷等，此类抛射剂易燃烧、爆炸，不宜单独使用，常与其他抛射剂混合使用。

3. 耐压容器　耐压容器用于盛装药物、抛射剂和附加剂。耐压容器除能承受气雾剂较大的压力外，还应性质稳定，不与内容物发生理化作用，同时还应考虑到价廉、轻便、耐腐蚀、不易破碎及外形美观等因素。常用的有以下几种。

（1）金属容器：有铝薄板、马口铁和不锈钢 3 种。这类容器的特点是容量大，耐压力高，但是化学稳定性较差，易被药液和抛射剂腐蚀，故常在容器的内壁涂上环氧树脂或乙烯树脂等有机层，以增强其耐腐蚀性能。

（2）玻璃容器：由中性玻璃制成，具有化学稳定性好、耐腐蚀、价廉等优点，但耐压性和耐撞击性能较差。玻璃容器一般用于压力和容积不大的气雾剂，并常在玻璃容器的外壁搪上塑料涂层，既能加强对内部压力的抵抗力，又可缓冲外界的撞击。

（3）塑料容器：常用聚丁烯对苯二甲酸酯树脂和缩乙醛共聚树脂等制成，质轻、牢固、耐压、耐撞击、耐腐蚀。但渗透性较高、成本较高。

4. 阀门系统　阀门系统的基本功能是调节药物和抛射剂从容器中定量流出，并形成微细雾状。其精密程度直接影响产品的质量。有两种类型阀门系统：

（1）一般阀门：由推动钮、橡胶封圈、阀门杆、弹簧、浸入管、封帽组成。

（2）定量阀门：定量阀门除具有一般阀门的部件如封帽、阀杆、内孔、膨胀室、橡胶封圈、弹簧和浸入管外，多了一个定量室，它的容量决定每次用药剂量。定量阀门能一次给出一个较准确的剂量，一般适用于剂量小、作用强或含有毒性药物的吸入气雾剂。

喷雾剂由药物与附加剂、容器和喷射用阀门系统组成。阀门系统主要由泵杆、支撑体、密封垫、固定杯、弹簧、活塞、泵体、弹簧帽和浸入管组成。喷雾剂常用容器主要是塑料和玻璃材质。

（四）气雾剂与喷雾剂的质量要求

1. 气雾剂、喷雾剂生产与贮藏的有关规定

（1）气雾剂、喷雾剂应在要求的洁净度环境中配制，及时灌封于灭菌的洁净干燥容器中。可根据药物的性质添加适宜的溶剂、助溶剂、抗氧剂、抑菌剂、表面活性剂等附加剂，所加附加剂应对呼吸道、皮肤或黏膜无刺激性。

（2）溶液型喷雾剂的药液应澄清；乳状液型喷雾剂的液滴在液体介质中应分散均匀；混悬型喷雾剂应将药物细粉和附加剂充分混匀、研细，制成稳定的混悬液。

（3）二相气雾剂应按处方制得澄清的溶液后按规定量分装。三相气雾剂应将微粉化（或乳化）原料药物加附加剂充分混合后制得混悬液或乳状液分装。在制备过程中，必要时应严格控制水分，防止水分混入。吸入性气雾剂与吸入性喷雾剂供吸入用雾滴（粒）大小应控制在 $10\mu m$ 以下，其中大多数应为 $5\mu m$ 以下，一般不使用饮片细粉。

（4）气雾剂的容器应能耐受气雾剂所需的压力，阀门各部件的尺寸精度和溶胀性必须符合要求并不得与药物或附加剂发生理化反应。

（5）定量气雾剂释出的主药含量应准确，喷出的雾滴（粒）应均匀，吸入气雾剂应保证每揿含量的均匀性。定量气雾剂应标明：每瓶总揿数；每揿从阀门释出的主药含量或每揿从口接器释出的主药含量。

（6）制成的气雾剂应进行泄漏检查，确保使用安全。

（7）吸入喷雾剂和吸入气雾剂除分别符合喷雾剂和气雾剂项下的要求外，还应符合吸入制剂相关项下要求；鼻用喷雾剂和鼻用气雾剂除分别符合喷雾剂和气雾剂项下要求外，还应符合鼻用制剂相关项下要求。

（8）喷雾剂应避光密封贮存。气雾剂应置凉暗处贮存，并避免暴晒、受热、敲打、撞击。

2. 气雾剂、喷雾剂质量检查项目与要求

（1）每瓶总揿次：定量气雾剂每瓶总揿数应不少于标示总揿数。

（2）每瓶总喷次：多剂量定量喷雾剂每瓶总喷次均不得少于其标示总喷次。

（3）递送剂量均一性：定量气雾剂照吸入制剂相关项下方法检查，递送剂量均一性应符合规定；定量吸入喷雾剂、混悬型和乳液型定量鼻用喷雾剂照吸入制剂或鼻用制剂相关项下方法检查应符合规定。

（4）递送速率和递送总量：供雾化器用的吸入喷雾剂应检查活性物质递送速率和递送总量照吸入制剂相关项下方法检查，应符合规定。

（5）**每揿主药含量：**定量气雾剂每揿主药含量应为每揿主药含量标示量的 80%～120%。

（6）每喷主药含量：定量喷雾剂每喷主药含量应为标示含量的 80%～120%。

（7）微细粒子剂量：除另有规定外，吸入气雾剂微细药物粒子剂量应不少于每揿主药含量标示量的 15%。供雾化器用的吸入喷雾剂应照各品种项下规定的方法测定细微粒子剂量，应符合规定。

（8）喷射速率：非定量气雾剂每瓶的平均喷射速率（g/s），均应符合各品种项下的规定。

（9）喷出总量：非定量气雾剂每瓶喷出量均不得少于标示装量的 85%。

（10）每揿喷量：定量气雾剂每瓶 10 个喷量的平均值。除另有规定外，应为标示喷量的 80%～120%。凡进行每揿剂量均一性检查的气雾剂，不再进行每揿喷量检查。

（11）每喷喷量：除另有规定外，定量喷雾剂每瓶 10 次喷量的平均值均应为标示喷量的 80%～120%。凡规定测定每喷主药含量的喷雾剂，不再进行每喷喷量的测定。

（12）粒度：除另有规定外，中药吸入用混悬型气雾剂若不进行微细粒子剂量测定，应作粒度检查。将载玻片置距喷嘴垂直方向 5cm 处喷射次，将适当处理后，400 倍显微镜下检视 25 个视野，计数，平均原料药物粒径应在 5μm 以下，粒径＞10μm 的粒子不得过 10 粒。

（13）装量差异：除另有规定外，单剂量喷雾剂每个的装量与平均装量相比较，超出装量差异限度的不得多于 2 个，并不得有 1 个超出限度 1 倍。

凡规定检查递送剂量均一性的单剂量喷雾剂，一般不再进行装量差异的检查。

（14）装量：非定量气雾剂和非定量喷雾剂照最低装量检查法检查应符合规定。

（15）无菌：用于烧伤、严重创伤或临床必须无菌的气雾剂和喷雾剂，以及供雾化器用的吸入喷雾剂、定量吸入喷雾剂照无菌检查法应符合规定。

（16）微生物限度：除另有规定外，气雾剂和喷雾剂照《中国药典》规定的相关检查法检查应符合规定。

【同步练习】

一、A 型题（最佳选择题）

1. 下列关于吸入气雾剂和吸入喷雾剂的吸收与影响因素的说法，错误的是

A. 药物以雾状吸入可直接作用于支气管平滑肌

B. 吸入给药的吸收速度与药物的脂溶性大小成正比

C. 吸入的雾滴（粒）越小越易达到吸收部分，药物吸收得越多

D. 吸入给药的吸收速度与药物的分子量大小成反比

E. 肺泡是吸入气雾剂与吸入喷雾剂中药物的主要吸收部分

本题考点：吸入气雾剂和吸入喷雾剂的吸收与影响因素。

2. 固体药物以微粒形式分散于液态抛射剂中形成混悬型非均相分散体系

A. 溶液型气雾剂　　　　　　　　　　　B. 乳状液型气雾剂

C. 喷雾剂　　　　　　　　　　　　　　D. 混悬液型气雾剂

E. 吸入粉雾剂

本题考点：混悬型气雾剂的含义。

二、B 型题（配伍选择题）

（3—5 题共用备选答案）

A. 金属离子络合剂　　　B. 乳化剂　　　　　C. 抛射剂　　　　　　D. 抗氧剂

E. 矫味剂

3. 亚硫酸钠可用作偏碱性中药注射液的

4. 乙二胺四乙酸二钠可用作重要注射液的

5. 硬脂酸三乙醇胺可用作药用气雾剂的

本题考点：各剂型中的附加剂应用。

（6—7 题共用备选答案）

A. 乳化剂　　　　　　B. 溶剂　　　　　　C. 抗氧剂　　　　　　D. 助溶剂

E. 助悬剂

6. 聚山梨酯 -80 可用作气雾剂的

7. 月桂醇可用作气雾剂的

本题考点：气雾剂的附加剂应用。

三、X 型题（多项选择题）

8. 关于气雾剂，下列有关喷雾剂质量检查项目的说法正确的是

A. 定量气雾剂应检查每揿主药含量　　　　B. 非定量气雾剂每瓶应检查总喷次

C. 定量喷雾剂应检查每喷主药含量　　　　D. 非定量气雾喷射速度

E. 定量气雾剂应检查递送剂量均一性

本题考点：气雾剂、喷雾剂的质量检查相关要求。

9. 下列有关气雾剂的叙述，错误的有

A. 吸入气雾剂只能起局部治疗作用

B. 气雾剂按处方的组成可分为一相及二相气雾剂

C. 抛射剂可产生抛射力，亦常为气雾剂的溶剂和稀释剂

D. 气雾剂按分散系统可分为溶液型及混悬型气雾剂

E. 含水气雾剂产品可采用压灌法或冷灌法充填抛射剂

本题考点：气雾剂的组成与特点。

10. 定量阀门气雾剂应做

A. 每揿喷量检查　　　　　　　　　　B. 喷射速率检查

C. 每揿主药含量检查　　　　　　　　D. 每瓶总揿次检查

E. 喷出总量检查

本题考点：定量气雾剂的质量检查项目。定量阀门气雾剂应做每揿喷量检查、每揿主药含量检查、每瓶总揿次检查等。

参考答案：1. C　2. D　3. D　4. A　5. B　6. A　7. E　8. ABCDE　9. ABDE
10. ACD

十五、胶剂、膜剂、涂膜剂及其他传统剂型

【复习指导】掌握胶剂、膜剂及其他剂型的种类、各类剂型的含义、特点与临床应用。

（一）胶剂

1. 胶剂的特点与分类　胶剂系指以动物的皮、骨、甲、角等为原料，以水煎取胶质，浓缩成稠膏状，经干燥后制成的固体块状内服制剂。

（1）胶剂的特点：①多用于内服，其功能各有侧重。皮胶补血，甲胶滋阴，角胶温阳。②胶剂为动物水解蛋白，可溶于水。③置阴凉干燥处久贮不变质。④遇高温时易软化霉变。

⑤过于干燥易脆裂。

（2）胶剂的分类：按原料来源不同分为以下几类。

①皮胶类：系指用动物皮为原料经提取浓缩制成的胶剂。现今将以驴皮为原料制成的胶称为阿胶，以牛皮为原料制成的胶称为黄明胶，以猪皮为原料制成的胶称为新阿胶。

②角胶类：主要系指鹿角胶，是以雄鹿骨化的角为原料制成的胶。鹿角胶应呈黄棕色或红棕色半透明状。若制备鹿角胶时掺入部分阿胶，则成品颜色加深。提取胶质后的角渣称为鹿角霜。

③骨胶类：系指用动物的骨骼为原料制成的胶剂。有豹骨（代）胶、狗骨胶及鱼骨胶等。

④甲胶类：系指用龟科动物乌龟的背甲及腹甲或鳖科动物鳖的背甲为原料制成的胶。前者称为龟甲胶，后者称鳖甲胶。

2. 胶剂原料的种类

（1）皮类：驴皮以皮张大、毛色黑、质地肥厚、伤少无病者为好。冬季宰杀剥取的驴皮称"冬板"，质量最好；春秋季剥取的驴皮称"春秋板"，质量次之；夏季剥取的驴皮称"伏板"，质量最差。

（2）角类：鹿角分砍角与脱角两种。"砍角"质重，表面呈灰黄色或灰褐色，质地坚硬有光泽，角中含有血质，角尖对光照视呈粉红色者为佳。春季鹿自脱之角称"脱角"，质轻，表面灰色，无光泽。砍角质优，脱角质次。

（3）龟甲与鳖甲：龟甲为乌龟的背甲及腹甲，腹甲习称"龟板"，板大质厚，颜色鲜明者称"血板"，其质佳，而以产于洞庭湖一带者最为著名，俗称"汉板"，对光照视之微呈透明，色粉红，又称"血片"。鳖甲也以个大、质厚、未经水煮者为佳。

（4）骨类：以骨骼粗大，质地坚实者为优。外观以质润色黄之新品为佳，陈久者产胶量低。

3. 胶剂辅料的种类和作用

（1）冰糖：加入冰糖可使胶剂的透明度和硬度增加，并有矫味作用。

（2）油类：制备胶剂用油有花生油、豆油、麻油 3 种。加油的目的是降低胶的黏度，便于切胶；且在浓缩收胶时，锅内气泡也容易逸散。

（3）酒类：制胶用酒以黄酒为主，尤以绍兴酒为佳，加酒的目的主要是矫味矫臭，同时，有利于气泡逸散，也能改善胶剂的气味。

（4）明矾：加明矾的目的是沉淀胶液中的泥沙杂质，以保证成品洁净，提高透明度。

（二）膜剂

1. 膜剂的特点与分类　膜剂系指原料药物与适宜的成膜材料经加工制成的膜状制剂。供口服或黏膜用。

（1）膜剂的特点：①制备工艺简单，易工业化；②剂量准确，药物稳定性好；③使用方便，适合于多种用药途径；④可制成不同释药速度的制剂；⑤多层型膜剂可避免药物间的配伍禁忌和药物含量测定时相互干扰；⑥生产成本低；⑦便于携带、运输和贮存。由于膜剂厚度一般为 0.1～1mm，载药量小，不适于剂量较大的药物，应用受到限制。

（2）膜剂的分类

①按结构类型：分为单层、多层和夹心型膜剂。

②按给药途径：分为口服膜剂和黏膜用膜剂，如口腔用膜剂、眼用膜剂、鼻用膜剂、阴道膜剂和皮肤外用膜剂等。

2. 膜剂常用成膜材料及其他辅料

（1）成膜材料：成膜材料应无毒、无刺激性、性质稳定、与原料药物兼容性良好。常用的成膜材料有聚乙烯醇（PVA）、丙烯酸树脂类、纤维素类高分子材料等。聚乙烯醇是最常用的成膜材料。

（2）增塑剂：增塑剂的作用是使膜柔软并有一定的韧性与强度。增塑剂的质量应符合《中国药典》规定。常用的有甘油、山梨醇、三乙酸甘油酯、乙二醇等。

（3）其他辅料：其他辅料使用的目的是增加药物的稳定性、帮助药物分散均匀、促进药物的释放，改善膜剂的色、香、味。其他辅料有着色剂、遮光剂、矫味剂、填充剂、表面活性剂等。

常用着色剂：食用色素；常用遮光剂：二氧化钛；矫味剂：蔗糖、甜菊苷等；填充剂：碳酸钙、二氧化硅、淀粉等；常用表面活性剂：吐温－80、十二烷基硫酸钠、豆磷脂等。

（三）涂膜剂

1. 涂膜剂的特点　涂膜剂系指原料药物溶解或分散于含成膜材料的溶剂中，涂搽患处后形成薄膜的外用液体制剂。涂膜剂用时涂布于患处，有机溶剂迅速挥发，形成薄膜保护患处，并能缓慢释放药物起到治疗作用。涂膜剂一般用于无渗出液的损伤性皮肤病等。制备时不需要裱褙材料，工艺简单，使用方便。涂膜剂应避光、密闭贮存，启用后最多可以使用4周。

2. 涂膜剂常用成膜材料及附加剂　涂膜剂常用的成膜材料有聚乙烯醇、聚乙烯吡咯烷酮、乙基纤维素、聚乙烯醇缩甲乙醛和火棉胶等。

增塑剂有甘油、丙二醇、邻苯二甲酸二丁酯等。溶剂常为混合溶剂，丙酮和乙醇单独使用或按一定比例混合使用。

（四）其他传统剂型

1. 锭剂　系指药材细粉与适宜黏合剂制成的不同形状的固体剂型。有长方形、纺锤形、圆锥形、片状等形状。锭剂为传统剂型之一，可供口服、口含、外敷及嗅入用，锭剂内服时可吞服或研细化服；外用时用酒或醋研细供调敷使用。锭剂应平整光滑，色泽一致，无皱缩、飞边、裂隙、变形及空心。

2. 灸剂　系指将艾叶捣或碾成绒状捻成卷烟状或其他形状后，供熏灼穴位或其他患部的剂型。"针"与"灸"是中医治病的重要方法，简单易行，应用广泛。"针"与"灸"根据临床需要，有时合一进行，有时单独进行。灸治是利用"温热刺激"的一种物理疗法。

3. 线剂　系指将丝线或棉线置药液中浸泡煎煮后，再经干燥制成的一种外用剂型。线剂是利用所含药物的轻微腐蚀作用和药线的机械扎紧作用，切断痔核，引流瘘管，以利疮口愈合，达到治疗瘘管和痔疮疾患的目的。现有以线剂结扎治疗法为主、辅以药膏来治疗毛细血管瘤的应用。线剂的制备方法简单，使用方便，能免除手术痛苦的特色治疗方法。

4. 熨剂　系指用铁砂吸附药材的提取物而制得的外用剂型。熨剂为我国民间使用的一种物理疗法的制品，可以使热气入内，宣通经络，驱散邪气。熨剂应用最多的是坎离砂，用铁砂配合治风寒湿痹的药物而制成的，疗效好，使用方便，制法简便，易于保存。

5. **糕剂**　系指药材细粉与米粉、蔗糖等经蒸制而成的香甜可口的形似饼干状的剂型。糕剂为中医传统剂型之一，主要用于小儿脾胃虚弱、面黄肌瘦等慢性消化不良性疾病及病后调理等。糕剂可用开水冲服、拌食服用或直接食用。香甜可口，小儿易于接受。

6. **丹剂**　系指汞与某些矿物类药物在高温条件下经炼制而制得的不同结晶形状的无机汞化合物。丹剂的应用在我国已有 2000 多年的历史，是中国应用最早的化学药品。

丹剂按制备方法分为升丹与降丹两大类。升丹中最常用的是红升丹（又称红粉或三仙丹），为橙红色片状或粉状结晶，其化学成分为氧化汞（HgO）。降丹中常用的是白降丹，为白色针状结晶，其化学成分为氯化汞（$HgCl_2$）。

丹剂按其色泽分为红丹与白丹两类。红丹的主要成分为汞的氧化物；白丹为汞的氯化物。丹剂具有用量少、价廉易得、疗效确切等特点。但丹剂毒性较大，一般不可内服，并在使用中要注意剂量和用药部位，以免引起中毒。指含汞的无机化合物，丹剂主要用作制备其他剂型的原料药。

7. **条剂**　条剂又称纸捻，系指将桑皮纸搓捻成细条，以软膏或淀粉浆为黏合剂黏附药物细粉而制成的外用条状剂型。条剂主要用于中医外科，可插入疮口或瘘管内，以引流脓液、拔毒去腐，生肌敛口。治疗弯曲或分岔瘘管效果较好。用羧甲基纤维素钠、聚乙烯醇、海藻酸钠等可溶性多聚物为基质制备条剂的，具有可溶性和适宜的韧性。

8. **钉剂**　系指药材细粉加糯米粉混匀后，加水、加热制成软材，分剂量，搓成细长而两端尖锐（或锥形）的外用固体剂型，供外用插入用于治疗痔疮、瘘管等使用。

9. **棒剂**　系指将药物制成小棒状的外用固体剂型。棒剂用于中医外科，直接用于皮肤或黏膜上，起腐蚀、收敛等作用，通常多用于眼科。

【同步练习】

一、A 型题（最佳选择题）

1. 既可内服又可外用的剂型有
A. 钉剂　　　B. 锭剂　　　C. 条剂　　　D. 棒剂
E. 丹剂

本题考点：锭剂可供口服、口含、外敷及嗅入用，内服时可吞服或研细化服；外用时用酒或醋研细供调敷使用。

2. 下列膜剂的成膜材料中，最常用的是
A. 聚乙烯醇　　　B. 玉米朊　　　C. 阿拉伯胶　　　D. 聚乙烯胺类
E. 聚乙烯吡咯衍生物

本题考点：成膜材料最常用的是聚乙烯醇。

二、B 型题（配伍选择题）

（3—5 题共用备选答案）
A. 冰糖　　　B. 麻油　　　C. 黄酒　　　D. 花生油
E. 明矾

3. 可沉淀胶剂中的杂质，并能增加胶剂透明度的辅料是
4. 可加胶剂透明度和硬度，并有矫味作用的辅料是

5. 胶剂制备中加入后便于切胶、降低黏性作用的辅料是

本题考点： 胶剂中辅料的应用。

(6—8 题共用备选答案)

A. 钉剂   B. 条剂   C. 丹剂   D. 糕剂

E. 线剂

6. 将棉线或丝线置药液中先浸泡后煮，经干燥制成的一种外用制剂是指

7. 药材细粉与蔗糖、米粉等蒸制成的块状制剂是指

8. 以汞及某些矿物药在高温条件下烧制成不同结晶形状的汞的无机化合物是指

本题考点： 传统剂型中，线剂、丹剂、糕剂的定义。

三、X 型题（多项选择题）

9. 胶剂制备中加油类辅料的目的是

A. 降低胶块的黏度   B. 增加胶剂的透明度

C. 沉淀胶液中的泥沙杂质   D. 矫臭作用

E. 在浓缩收胶时，起消泡作用

本题考点： 胶剂的辅料的作用，油可降低胶块的黏度，便于切胶，且在浓缩收胶时，油可促进锅内气泡的逸散，起消泡的作用。

参考答案： 1. B 2. A 3. E 4. A 5. B 6. E 7. D 8. C 9. AE

十六、药物新型给药系统与制剂新技术

【复习指导】 掌握固体分散体、包合物、微型胶囊等的概念、分类、作用特点、应用与常用的载体材料。

（一）药物新型给药系统

1. 缓释、控释制剂的特点及类型

缓释制剂 系指在规定释放介质中，按要求缓慢地非恒速地释放药物，与相应的普通制剂相比，其给药频率有所减少，且能显著提高患者用药顺应性的制剂。

控释制剂 系指在规定释放介质中，按要求缓慢地恒速或接近恒速地释放药物，与相应的普通制剂比较，其给药频率有所减少，血药浓度比缓释制剂更加平稳，且能显著提高患者用药顺应性的制剂。

（1）缓释、控释制剂的特点：①降低用药频率，提高顺应性；②降低毒副作用，减少刺激性；③减少用药的总剂量；④生产成本高，随机调节剂量受限，临床应用中不能灵活调节药物的剂量。

（2）缓释、控释制剂的类型：有骨架型、膜控型、渗透泵型、离子交换型、胃滞留型等，常用的有以下三种。

①骨架型：系指药物分散在骨架材料中，药物借助骨架片的性质等来释放药物的固体制剂，多以片剂、小丸、颗粒等形式存在。常用的有不溶性骨架材料，如乙基纤维素；溶蚀性骨架材料，如蜂蜡、巴西棕榈蜡、氢化植物油等或脂肪类的生物材料制成；亲水凝胶骨架材料，如羟丙基甲基纤维素（HPMC）。

②膜控型：系指通过包衣膜来控制和调节药物释放行为的一类制剂，可以是包衣片或包

衣小丸。常用的包衣材料有醋酸纤维素、乙基纤维素、聚丙烯酸树脂等。

③渗透泵型：系指利用渗透压原理，将药物、半透膜材料、渗透压活性物质和推动剂等共同制成的能缓慢恒速释放药物的控释制剂。口服渗透泵片是最常用的渗透泵型制剂。

2. 不宜制成缓释、控释制剂的药物

（1）对于毒性大、治疗面很窄，血药浓度和药效没有相关性的药物不宜制成缓释制剂。

（2）某些浓度依赖型抗生素，其抗菌效果依赖于峰浓度，原则上不适于制成缓释制剂。

（3）半衰期很短（＜1 小时）、半衰期很长（＞24 小时）、剂量很大（＞1g）、体内吸收不规则或很差、首过效应大的药物、吸收前有代谢作用的药物。

（4）主动转运吸收或具有特定吸收部位的药物等。

3. 靶向制剂的特点及分类　靶向制剂系指利用载体将药物通过局部给药或全身血液循环而选择性地浓集定位于靶器官、靶组织、靶细胞或细胞内结构等靶区的给药系统，又称靶向给药系统（TDS）。

（1）靶向制剂的特点：与普通制剂相比，靶向制剂可将药物迅速定位到器官、组织或细胞等靶区，提高这些区域的药物浓度，使其他正常区域药物分布甚少，从而减少全身毒性反应，提高药效。

（2）靶向制剂的分类

①按照靶点位置分类

一级靶向：指药物到达特定的器官或组织。

二级靶向：指药物到达组织或器官内特定的细胞。

三级靶向：指药物到达靶细胞的特定细胞器或细胞内。

②按照行为方式分类

被动靶向：指药物微粒被单核－巨噬细胞系统的巨噬细胞（尤其是肝的 kupffer 细胞）摄取，通过正常生理过程运送至肝、脾等器官，其中微粒的粒径对药物在靶部位的吸收和分布起着重要的作用，其次是微粒的表面性质。被动靶向制剂主要包括脂质体、微球、微囊等。

主动靶向：指经过载体修饰的药物作为"导弹"，定向地浓集于靶区发挥药效。如为了防止药物肝内浓集，可以将药物微粒经表面修饰后，不被巨噬细胞识别，或连接单克隆抗体成为免疫微粒，而避免巨噬细胞的摄取以达到改变微粒在体内的自然分布而到达靶部位的目的；也可将药物制成前体药物，在特定靶区被激活而发挥作用。主动靶向制剂主要包括经修饰的纳米粒、脂质体、微球等。

物理化学靶向：指药物应用某些物理化学方法在特定部位发挥药效，如磁性靶向制剂（磁性微球、磁性微囊、磁性乳剂、磁性片剂等）就是应用磁性材料与药物制成磁导向制剂，在足够强的体外磁场引导下，通过血管到达并定位于特定靶区。此外，还有热敏靶向制剂，pH 敏感靶向制剂，栓塞靶向制剂（栓塞微球、栓塞复乳等）。

（二）中药制剂新技术

1. 环糊精包合技术及环糊精包合物的作用　环糊精包合技术系指药物分子进入环糊精分子的空穴结构内，形成环糊精包合物的技术。具有包合作用的环糊精分子叫主分子（又称包合材料），被包合在主分子空穴中的内容分子叫客分子。主分子与客分子之间没有化学反应，包合物的形成是一个物理过程。目前常用的包合材料是环糊精。环糊精是淀粉用嗜碱性芽孢杆菌经培养得到的环糊精葡聚糖转位酶作用后形成的产物，由 $6 \sim 12$ 个 D - 葡萄糖分子以 $1，4$ - 糖苷键连接的环状低聚物化合物，为水溶性、非还原性的白色粉末。常见的有 α、β 和 γ 三种类型，其中 β - 环糊精最为常用。

环糊精包合物的作用：①提高易挥发药物的稳定性；②增加难溶性药物的溶解度，调节药物的释放度；③降低药物的刺激性，掩盖不良气味或味道；④液体药物固体化，便于制剂成型。

2. 微型包囊技术的特点与应用　微型包囊技术系指利用天然的或合成的高分子材料（又称囊材）作为囊膜将固体或液体药物（又称囊心物）包裹成粒径在 $1 \sim 250 \mu m$ 的微小胶囊的过程，简称微囊化。通过微囊化制得的即为微囊。药物形成微囊后，可进一步制成片剂、胶囊剂、注射剂、眼用制剂、贴剂、气雾剂等，应用于临床。

微型包囊技术的**特点**：①提高药物的稳定性。药物被囊材包裹，挥发性成分不易挥发；光线、氧气、湿气等对药物的影响被消除，提高了药物的稳定性。②掩盖药物的不良嗅味，如大蒜素、小檗碱等药物。③防止药物在胃肠道失活，减少药物对胃肠道的刺激。④减少药物的配伍禁忌对复方中相拮抗的药物，分别微囊化可隔离各组分，阻止活性成分之间的化学反应，减少其配伍变化。⑤控制药物的释放速度，可延缓药物的释放，延长药物的作用时间，达到长效目的。⑥靶向作用不同粒径的微囊可将药物浓集于不同的靶向组织或区域，提高疗效，降低药物对其他器官组织的毒副作用。⑦液体药物固体化，便于运输、贮存和使用。

3. 固体分散体的特点、分类、常用的载体与应用　固体分散技术系指将药物与载体混合形成具有高度分散性的固体分散体的技术。固体分散体是药物与载体形成的高度分散的固体物质。固体分散体通常不单独应用，常作为一种制剂的中间体，先将药物制备成固体分散体而后根据需要再制成适宜剂型，如胶囊剂、片剂、软膏剂、栓剂、滴丸剂、微丸剂等。

（1）固体分散体的特点

①提高生物利用度：难溶性药物以分子、胶体、无定形或微晶状态分散于载体中，可增加药物的溶出速率从而提高生物利用度。

②控制药物的释放：载体材料的不同会影响药物的释放速度。水溶性载体材料制备的固体分散体，药物的溶解度增大、溶出速率加快，可达到速释的目的；而使用难溶性载体材料，制得的固体分散体可产生缓控释作用；用肠溶性载体材料制备的固体分散体可在小肠定位释药。

③提高药物稳定性：将易挥发、易分解的不稳定药物制成固体分散体，利用载体的包蔽作用，可延缓药物的水解、氧化或挥发，增加制剂的稳定性。

④掩盖药物的不良气味和刺激性：固体分散体中的药物被载体包埋、吸附，可掩盖药物的不良气味及刺激性，减少药物的不良反应。

⑤液体药物固体化：固体分散体可以使液体药物固体化，便于携带与贮存。

⑥易出现老化现象：固体分散体在长期贮存的情况下，药物分子或微晶重聚，分散度降低，容易出现硬度变大、析出结晶、药物溶出度降低等，称老化现象，影响固体分散体的正常使用。

（2）固体分散体的分类：①按载体材料的性质，可分为速溶、缓释和肠溶型固体分散体；②按药物的分散状态，可分为固体溶液、低共熔混合物、共沉淀物和玻璃态溶液。

（3）固体分散体的载体与应用：固体分散体中决定药物释放特点的是载体材料。常用于固体分散技术的载体材料一般有水溶性、难溶性和肠溶性三大类。

①水溶性载体材料：水溶性载体材料可加快药物的溶出速率，多用于制备速释型固体分散体。常用的有：高分子聚合物（聚乙二醇类、聚乙烯聚吡咯烷酮等），表面活性剂（泊洛沙姆188、磷脂等），有机酸类（枸橼酸、琥珀酸、酒石酸、胆酸等），糖类（右旋糖酐、半乳糖等）和醇类（甘露醇、山梨醇、木糖醇等）等。

②难溶性载体材料：难溶性载体常用于缓控释型固体分散体的制备。比如，乙基纤维素，含季铵基团的丙烯酸树脂及脂质类（胆固醇、β-谷甾醇、棕榈酸甘油酯、胆固醇硬脂酸酯、巴西棕榈蜡、蓖麻油蜡等）都属于难溶性载体材料。

③肠溶性载体材料：肠溶性载体材料有其特殊性，在强酸性胃酸作用下不溶解不破坏，而在肠液中可溶解，特别适用于在胃肠道不稳定而需要定位作用于肠道的药物。一般选用的有醋酸纤维素酞酸酯（CAP）、羟丙甲纤维素酞酸酯（HPMCP）、聚丙烯树脂Ⅱ号和聚丙烯树脂Ⅲ号等。

【同步练习】
一、A 型题（最佳选择题）
1. 可通过巨噬细胞吞噬作用将所载药物分布于作用部位的被动靶向制剂是
A. 前体药物制剂　　B. 微囊　　C. 免疫脂质体　　D. 长循环脂质体
E. 磁性微球
本题考点：被动靶向药物的常见载体有微囊、微球、脂质体。

2. 关于缓释、控释制剂的说法，错误的是
A. 缓释制剂给药后血药浓度较为平稳　　B. 渗透泵片可以均匀地恒速释放药物
C. 药效作用剧烈的药物宜制成控释制剂　　D. 肌内注射药物的混悬液具有缓释作用
E. 胃漂浮片可提高药物在十二指肠的疗效
本题考点：药效剧烈、溶解度小、吸收无规律、吸收差或吸收易受影响药物不适合制成控释制剂。

3. 关于药物β-环糊精包含物作用的说法，错误的是
A. 提高药物的稳定性　　B. 减少药物的刺激性
C. 增加药物的溶解度　　D. 增加药物的靶向性
E. 使液体药物粉末化
本题考点：药物β-环糊精包含物作用的特点。

二、B 型题（配伍选择题）
(4—6 题共用备选答案)
A. 进入靶器官释药的制剂
B. 进入靶组织释药的制剂
C. 进入靶部位的毛细血管床释药的制剂
D. 进入靶部位的特殊细胞释药的制剂

E. 药物作用于细胞内的一定部位的制剂

按照《中国药典》微粒制剂指导原则中靶向制剂的分类

4. 一级靶向制剂系指

5. 二级靶向制剂系指

6. 三级靶向制剂系指

本题考点：靶向制剂按靶向的部位分类。

三、X 型题（多项选择题）

7. 不易制成缓释制剂的药物有

A. 半衰期＞24 小时　　　　　　　　B. 药物剂量＞1g

C. 在肠道内有特定主动吸收部位的药物　　D. 药效剧烈且吸收无规律的药物

E. 易受生理因素影响的药物

本题考点：缓释制剂的特点。

8. 下列关于环糊精包合物说法正确的是

A. 减少药物刺激　　　　　　　　　　B. 使药物具有靶向性

C. 调节药物的释放度　　　　　　　　D. 提高药物的稳定性

E. 增加药物的溶解度

本题考点：环糊精包合物的作用。

参考答案：1. B　2. C　3. D　4. C　5. D　6. E　7. ABCDE　8. ACDE

十七、药物体内过程

【复习指导】掌握药物的体内过程及影响因素及药物动力学的常用术语。

（一）药物的体内过程及影响因素

1. 生物药剂学及其研究的内容　　生物药剂学是研究药物及其制剂在体内的吸收、分布、代谢与排泄过程，阐明药物的剂型因素、用药对象的生物因素与药物效应间相互关系的一门科学。生物药剂学的研究目的是正确评价药物制剂质量、设计合理的剂型及制剂工艺、指导临床合理用药提供科学依据，以确保用药的安全与有效。

生物药剂学研究的内容主要包括：

（1）药物剂型因素的研究

①研究剂型、制剂处方和工艺对药物体内过程的影响。

②研究新的给药途径与给药方法。

③研究药物理化性质与体内转运之间的关系。

④根据机体的生理功能设计控释制剂。

⑤靶向给药系统的研究与设计。

（2）中药及其制剂的体内研究。

（3）药物的构动关系与构效关系研究。

（4）药物及其制剂质量评价研究。

（5）探索生物药剂学研究方法。

2. 药物的吸收、分布、代谢与排泄

（1）药物的吸收：吸收系指药物从用药部位进入体循环的过程。除血管内直接给药外，药物使用后都需要经过吸收才能进入体内。不同给药途径与方法体内过程不同，胃肠道是口服药物的主要吸收部位；非口服给药的药物吸收部位主要有肌肉组织、口腔、皮肤、直肠、肺、鼻腔和眼部等。

（2）药物的分布：系指药物从吸收部位进入血液后，由循环系统运送至体内各脏器组织的过程。

（3）药物的代谢：系指药物在体内被机体吸收后，在各种酶及体液环境下，发生化学结构改变的过程。药物代谢的主要部位在肝脏内进行，肝脏含有大量代谢活性酶，为最重要的代谢器官。此外，血浆、胃肠道、肠黏膜、肺、皮肤、肾、脑和其他部位也有代谢发生。药物代谢反应的主要类型有氧化、还原、水解、结合等反应。

（4）药物的排泄：系指体内的药物以原型及其代谢产物的形式，从各种途径排出体外的过程。肾、胆汁是药物及其代谢产物的主要排泄途径，其他也可由乳汁、唾液、汗腺等途径排泄。

3. 影响药物体内过程的因素　药物的体内过程包括吸收、分布、代谢和排泄等过程。药物吸收后在体内所发生的过程称为药物的配制；代谢和排泄过程又称药物的消除。机体的生物因素或药物的剂型因素影响药物体内的任一过程均会影响药效。

（1）吸收的影响因素

①生理因素

胃肠液的成分和性质：空腹时胃液 pH 约 1.0，有利于弱酸性药物的吸收；小肠部位肠液的 pH 常为 5～7，有利于弱碱性药物的吸收；大肠黏膜部位肠液的 pH 通常为 8.3～8.4；胃肠液中的胆盐、酶类及蛋白质等物质也会影响药物的吸收。

胃排空速率：胃排空速率慢，有利于弱酸性药物在胃中的吸收；胃排空速率快，有利于大多数药物吸收。影响胃排空速率的主要原因有胃内容物的体积、食物的类型、体位及药物性质等。

其他：消化道吸收部位血液或淋巴循环的途径及其流量大小、胃肠本身的运动及食物。

②药物因素

药物的脂溶性和解离度：脂溶性大的药物易于透过细胞膜，未解离的分子型药物比离子型药物易于透过细胞膜。因此，消化道内药物的吸收速度常会受未解离型药物的比例及其脂溶性大小的影响，而未解离型药物的比例取决于吸收部位的 pH。消化道吸收部位的药物分子型比例是由吸收部位的 pH 和药物本身的 pK_a 值决定的。通常弱酸性药物在胃液中、弱碱性药物在小肠中未解离型药物量增加，吸收也增加，反之则减少。

药物的溶出速度：通常固体制剂中药物须经过崩解、释放、溶解后方可通过生物膜被吸收。对于难溶性固体药物，药物的溶出速度可能是吸收的限速过程。因此，减小药物粒径，采用药物的亚稳定性晶型、制成盐类或固体分散体等方法，加快药物的溶出，可促进药物的吸收。

③剂型因素

固体制剂的崩解与溶出：固体制剂崩解成碎片粒后，药物溶出，进而被吸收。因此，固体制剂的崩解是药物溶出和吸收的前提。但药物的溶出速度也将影响药物的吸收。

剂型：剂型不同，其给药途径也不同。通常不同给药途径的药物吸收显效快慢的顺序为：静脉＞吸入＞肌内＞皮下＞舌下或直肠＞口服＞皮肤；口服制剂药物吸收速度快慢的顺序是：溶液剂＞混悬剂＞胶囊剂＞片剂＞包衣片。

制剂处方及其制备工艺：制剂的处方因素主要包括主药和辅料的理化性质及其相互作用等。即使是同一药物制备同种剂型，由于所用辅料或制备工艺不同也可能会因吸收不同而产生不同的疗效。

（2）分布的影响因素

①药物与血浆蛋白的结合：药物在血液中分为血浆蛋白结合型和游离型两种，结合性的药物不易通过血管壁，游离型药物能自由向体内各部转运。

②血液循环与血管通透性：药物主要通过血液循环进行的。主要受组织器官的血流量及毛细血管的通透性影响。脑、肝和胃等脏器和组织血液循环速度快，而肌肉和皮肤、脂肪组织和结缔组织血液循环速度慢。

③组织结合和蓄积：体内其他组织内存在的蛋白、脂肪、DNA 及酶等物质与药物能发生非特异性结合，在分布过程中，药物与组织有亲和性时，药物从组织中解脱进入血液的速度比药物自血液进入组织的速度，连续给药后，组织中的药物浓度逐渐上升的现象称为蓄积。药物蓄积会影响药物的药效，并产生毒副作用。

④血脑屏障、血胎屏障：血脑屏障是指脑毛细血管阻止某些物质由血液进入脑组织的结构。水溶性和极性的药物很难进入脑组织，脂溶性药物能迅速向脑内转运。血胎屏障是指在母体循环与胎儿体循环之间存在着的胎盘屏障。在妊娠后期，大部分药物可通过胎盘到达胎儿体内。孕妇患严重感染或疾病时，胎盘的屏障作用降低。

（3）代谢的影响因素

①给药途径：给药途径不同引起的代谢差异与首过效应有关，胃肠道吸收的药物，经肝门静脉进入肝后，在肝药酶的作用下药物产生生物转化，使得进入体循环的原形药物减少。药物进入体循环前的降解或"失活"称为**肝首过效应**。

②给药剂量与体内酶的作用：药物的代谢是在酶的参与下完成的，体内药物的量超过酶的代谢能力时，代谢反应将出现饱和现象。合并用药时产生的酶诱导作用或抑制作用都能影响药物的代谢。

③生理因素：性别、年龄、个体差异、饮食以及疾病状态等生理因素都会影响药物的代谢。

（4）排泄的影响因素

①肾排泄：包括肾小球过滤、肾小管重吸收和肾小管分泌。药物的血浆蛋白结合率，及药物与血浆蛋白的竞争性结合等可影响药物的肾排泄，与血浆蛋白结合的药物不能被肾小球滤过；肾小管的重吸收主要与药物的脂溶性、pK_a值、尿液的 pH 和尿量密切相关，脂溶性非解离型药物的重吸收多，尿量增加可降低尿液中药物浓度，重吸收减少，排泄增加；肾小管分泌可使药物的肾排泄增加，这一过程是主动转运，有载体参与，但载体缺乏高度特异性，一些阳离子药物之间或阴离子药物之间与载体发生的竞争抑制作用可影响药物的肾小管分泌，从而延长药物在体内的作用时间。血浆蛋白结合率不影响药物的肾小管分泌。

②胆汁排泄：胆汁排泄是肾外排泄中最主要的途径。胆汁排泄是极性太强而不能在肠内

重吸收的有机阴离子和阳离子的**重要消除机制**。经胆汁排泄的药物或药物代谢物，可被小肠中重新吸收进入肝门静脉，这种现象称**肠肝循环**；药物的代谢以结合型经胆汁排泄，若在肠道中水解为原型，脂溶性增加，易被重吸收；具有肠肝循环的药物作用时间长。使用抑制肠道菌群的抗生素可能使肠肝循环减少。

③**其他途径排泄**：药物的其他排泄途径包括从乳汁、唾液、肺、汗液等排泄。药物的乳汁排泄可能影响乳儿的安全，应予关注。

（二）药物动力学常用术语

1. **药物动力学及其研究内容** 药物动力学是应用动力学原理与数学处理的方法，研究药物通过各种途径给药后在体内吸收、分布、代谢、排泄等过程的量变规律的一门科学。药物动力学是研究药物体内过程动态规律的一门学科。药物动力学是生物药剂学对药物体内过程进行定量研究的方法与工具，而生物药剂学又为药物动力学开辟了广泛的实际应用领域。其研究的内容如下。

（1）建立药物动力学模型。选用恰当的数学方法，分析处理实验数据，找出药物量（或浓度）与时间的关系，求出动力学参数。

（2）应用药物动力学参数指导临床合理用药。设计给药方案、确定给药剂量、给药时间间隔及个体化给药方案等，为临床药学工作提供科学依据。

（3）研究制剂的生物利用度。解释与评价制剂的内在质量。

（4）研究药物体外的动力学特征（如溶出速度等）与体内动力学特征的关系，寻找体外测定方法来合理地反映药物制剂的体内特征。

（5）指导与评价药物制剂的设计与生产提供改进药物剂型，研究新产品（如缓释、控释制剂等）的理论依据。

（6）探讨药物化学结构与药物动力学特征之间的关系指导药物化学结构改造，定向寻找高效、低毒的新药。

2. **隔室模型、生物半衰期、表观分布容积、清除率、生物利用度、生物等效性等术语参数及其应用**

（1）**隔室模型**：药物进入体内后，各部位的药物浓度始终在不断变化，这种变化虽然复杂，但仍服从一定的规律。药物动力学研究用隔室模型来模拟机体系统，根据药物的体内过程和分布速度的差异，将机体划分为若干"隔室"或称"房室"。在同一隔室内，各部分的药物均处于动态平衡，但并不意味着浓度相等。最简单的是一房室模型或称单室模型，较复杂的动力学模型，如双室模型和多室模型。

①单室模型：药物进入体内以后，能迅速分布到机体各部位，在血浆、组织与体液之间处于一个动态平衡的均一状态，这时，可把整个机体作为一个隔室，这种模型称为单室模型。

②双室模型：药物进入体内以后，能很快进入机体的某些部位，但对另一些部位，则需要一段时间才能完成分布。这样按药物的转运速度将机体划分为药物分布均匀程度不同的两个独立系统，即双室模型。将血液供应较少、药物分布缓慢的组织器官，如骨骼、脂肪、肌肉等划分为另一个"隔室"，称为周边室或外室。

药物动力学可以处理任意多室模型，但隔室越多，实验和数据处理就越复杂。因此，从实用的角度考虑，药物的体内隔室数不宜多于三个。

（2）**生物半衰期（$t_{1/2}$）**：是指药物效应（生物效应）下降一半所需要的时间。药物的半衰期通常用来衡量药物消除过程的特征。药物作用期的长短，很大程度上取决于药物的半衰期。

$$t_{1/2} = 0.693/K$$

$t_{1/2}$：生物半衰期，K：消除速度常数

（3）**表观分布容积（V）**：是给药剂量或体内药物与血药浓度间相互关系的一个比例常数。

$$V = X/C$$

V：表面分布容积，X：体内药物总量，C：血药浓度

（4）**清除率**：清除率（Cl）是指机体或消除器官在单位时间内能清除掉相当于多少体积的血液中的药物。清除率的单位表示为：体积/时间。清除率表示从血液或血浆中清除药物的速度或效率，并不表示被清除的药物量。单位时间所清除的药物量等于清除率与血药浓度的乘积。

（5）**生物利用度**：生物利用度是指药物吸收进入血液循环的程度与速度。生物利用度包括两方面内容：生物利用程度与生物利用速度。

①生物利用程度（EBA）：即药物进入循环的多少。可通过血药浓度时间曲线下的面积表示。试验制剂与参比制剂的血药浓度时间曲线下面积的比值称相对生物利用度。当参比制剂是静脉注射剂时，则得到的比值为绝对生物利用度。

$$相对生物利用度\ F = \frac{AUC_T}{AUC_R} \times 100\%$$

$$绝对生物利用度\ F = \frac{AUC_T}{AUC_{IV}} \times 100\%$$

式中，脚注 T 与 R 分别代表试验制剂与参比制剂，IV 代表静脉注射剂。

②生物利用速度（RBA）：即药物进入体循环的快慢。生物利用度研究中，常用血药浓度达到峰浓度（C_{max}）的时间（t_{max}）比较制剂中药物吸收的快慢。

生物利用度的评价指标制剂的生物利用度应该用 C_{max}、t_{max} 和 AUC 三个指标全面评价。血药浓度时间曲线上的峰浓度（C_{max}）是与治疗效果及毒性水平有关的重要参数。也与药物吸收的数量有关，若 C_{max} 低于有效治疗浓度，则治疗无效；若 C_{max} 超过最小中毒浓度，则能导致中毒。

（6）**生物等效性**：生物等效性是指含有相同活性物质的两种药品药剂学等效或药剂学可替代，并且它们在相同摩尔剂量下给药后，生物利用度（速度和程度）落在预定的可接受限度内，即两种制剂具有相似的安全性和有效性。

在生物等效性试验中，一般通过比较受试药品和参比药品的相对生物利用度，根据选定的药动学参数和预设的接受限，对两者的生物等效性做出判定。血浆浓度时间曲线下面积 AUC 反映暴露的程度，最大血浆浓度 C_{max}，以及达到最大血浆浓度的时间 t_{max}，是受到吸收速度影响的参数。

【同步练习】

一、A 型题（最佳选择题）

1. 关于药物表观分布容积的说法，正确的是

A. 药物表观分布容积是体内药量与血药浓度的比值

B. 表观分布容积是药物体内分布的真实溶剂

C. 水溶性大的药物表观分布容积大

D. 药物表观分布容积不能超过体液总体积

E. 表观分布容积反映药物在体内分布的快慢

本题考点： 表观分布容积的含义。

2. 用于比较药物不同制剂中吸收速度的药物动力学参数系

A. 药物的总清除率　　　　　　　　B. 药物的生物半衰期

C. 药物的表观分布密积　　　　　　D. 生物等效性（AUC）

E. 药物血药浓度达峰时间

本题考点： 生物等效性的应用。

二、B 型题（配伍选择题）

（3—4 题共用备选答案）

A. 速率常数　　　　　　　　　　　B. 生物等效性

C. 表观分布容积　　　　　　　　　D. 稳态血药浓度

E. 相对生物利用度

3. 体内药量与血药浓度的比值是

4. 描述药物转运（消除）快慢的是

本题考点： 表观分布容积及速率常数的应用。

三、X 型题（多项选择题）

5. 用于评价制剂生物等效性药物动力学参数有

A. 生物半期（$t_{1/2}$）　　　　　　B. 清除率（Cl）

C. 血药峰浓度（C_{max}）　　　　　D. 表观分布容积（V）

E. 血药浓度 – 时间曲线下面积（AUC）

本题考点： 生物等效性药物动力学主要参数（如 AUC、C_{max}）进行统计分析。

参考答案： 1. A　2. D　3. C　4. A　5. CE

第7章 中药药理与毒理

一、中药药理

【复习指导】本节内容历年考试分值占5～6分，重点考查各类中药的主要药理作用，特别是解表药、清热药、祛风湿药、理气药、活血化瘀药的药理作用，希望考生重点掌握。

中药药理学是以传统中医学理论为指导，运用现代临床及相关科学的研究方法，研究中药（中药材、中药饮片、方剂及中成药等）与机体（人、动物及病原体）相互作用和作用规律的一门学科。

（一）中药药性的现代研究与认识

1. 四性与中枢神经系统、自主神经系统、内分泌系统、物质代谢等的关系　中药四性是指四种不相同的药性，概括为寒、热、温、凉。经验与实践的积累说明，四性是中药作用性质的重要概念。它反映了药物作用于机体后，影响人体阴阳盛衰与寒热变化的多方面作用趋势。四性中的寒（凉）与温（热）相对立，而温仅次于热、凉仅次于寒，药性相同，但在程度上有一定差别。故中药四性的实质即可分："寒（凉）与温（热）"两性。属寒（凉）性的药物能使热证消除或减轻，均具有清热泻火、凉血解毒、清虚热滋阴等功效；属温（热）性的药物能减轻或消除寒证，具有祛寒、温里、助阳等功效。

中药四性的现代研究主要从四性与药效学及物质基础的相关性等几个方面进行探讨研究。在现代研究过程中主要涉及内分泌系统、自主神经系统、中枢神经系统、机体物质代谢、抗感染与抗肿瘤等多方面的影响研究。温（热）药多表现为兴奋作用，寒（凉）药多表现为抑制作用。

（1）中枢神经系统：药性寒（凉）的中药对中枢神经系统均具有抑制作用，表现为精神倦怠、语音低微、静卧少动等。如黄芩、苦参等具有镇静作用，钩藤、羚羊角（代）等均具有抗惊厥作用，金银花、连翘等均具有清热作用。药性温（热）的中药对中枢神经系统均具有兴奋作用，表现为中枢兴奋症状，如精神振奋、声高气粗等，如麻黄、马钱子等。热证病人经寒凉药物治疗或寒证病人经温热药物治疗后，中枢神经系统相关症状有明显的改善，即阐明中药药物的寒热之性与中枢神经系统功能之间有影响。

（2）自主神经系统：自主神经功能紊乱多与寒证和热证患者有关，表现用自主神经平衡指数（包括唾液分泌量、心率、体温、呼吸频率、收缩压和舒张压六项定量指标）可以反映交感神经－肾上腺系统功能状态。寒证患者自主神经平衡指数降低（心率慢及呼吸频率减慢、体温低及血压低、唾液分泌量增加），即交感神经－肾上腺系统功能偏低；自主神经的平衡指数增高多体现在热证患者，即交感神经－肾上腺系统功能偏高。采用温热药或寒凉药治疗则可改善自主神经功能紊乱的症状并使自主神经平衡指数趋于正常。

（3）内分泌系统：温（热）药和寒（凉）药明显影响机体的内分泌系统功能。药性寒凉的中药具有抑制内分泌系统功能作用，而药性温热的中药具有促进内分泌系统功能作用。主要体现在影响下丘脑－垂体－肾上腺皮质轴、下丘脑－垂体－甲状腺轴、下丘脑－垂体－肾上腺内分泌轴的功能。例如温热性中药人参可兴奋下丘脑－垂体－肾上腺皮质轴，使血中促肾上腺皮质激素（ACTH）、皮质醇含量升高。附子可兴奋下丘脑垂体甲状腺轴，使血中三碘甲状腺原氨酸（T_3）、甲状腺素（T_4）水平升高；淫羊藿可兴奋下丘脑－垂体－肾上腺轴。

（4）物质代谢：寒证病人的基础代谢偏低，热证病人的基础代谢偏高。纠正热证或寒证异常的能量代谢可通过寒（凉）药或温（热）药影响下丘脑－垂体－甲状腺轴功能和细胞膜钠泵〔Na^+，K^+－ATP 酶）活性。

（5）抗肿瘤、抗感染、抗病毒、抗菌：病原体引起的急性感染，常有发热、疼痛等临床症状，多属于热证，宜用寒凉药为主的方剂进行治疗。寒凉药性多为辛凉解表药与清热药，为临床治疗热证的主要药物。如中药中的清热药有金银花、大青叶及板蓝根等；辛凉解表药的中药有菊花、葛根、柴胡等，均具有抗菌、抗病毒等药理作用。

2. 五味与化学成分、药理作用的关系　中药五味是指药物的酸、苦、甘、辛、咸五种不同的味道。除基本的五味外，有些药物还具有淡味（淡附于甘）或涩味（涩附于酸），统称为五味。目前，五味最早记载于秦国吕不韦主持编撰的《吕氏春秋》。将五味与药物相结合运用最早见于《黄帝内经》和《神农本草经》。《神农本草经》总论载有："药有酸、苦、甘、辛、咸五味"。《素问·藏气法时论》记载了"酸收、苦坚、甘缓、辛散、咸软"等五味的各运用特点。《内经》云："辛甘淡属阳，酸苦咸属阴"，体现了五味具有阴阳五行属性。《洪范》谓："酸味属木、苦味属火、甘味属土、辛味属金、咸味属水"。

现代临床用化学成分与药理作用研究证实，酸、苦、甘、辛、咸五味的物质基础来源于中药中各化学成分。五味与功效、化学成分、微量元素及药理作用之间存在一定的规律性。

（1）辛味药：能行、能散。具有发散、行气、活血、开窍、健胃及化湿等功效。辛味药主要含有挥发油、苷类、生物碱等成分。辛味药中所含的挥发油成分是药理作用的主要物质基础。如麻黄、桂枝等主要含有挥发油等成分。

（2）酸味药：能收、能涩。具有收敛、止血、止汗、止泻、固精等功效。酸涩味药主要含有机酸和鞣质等成分。有机酸类成分，pH 偏低，氢离子浓度是酸味药的基本物质基础。酸涩味药或单涩味药主要含鞣酸，鞣酸有助于局部创面止血、修复组织、黏膜保护等。酸味药的无机元素钾含量极高，钾能维持体液正常渗透压与酸碱平衡。

（3）甘味药：能补、能和、能缓。具有补益、缓急止痛、安神、调和药性等功效。甘味主要含有糖类、蛋白质、氨基酸、苷类等机体代谢所需的营养成分。甘味药体现了"甘之一味，可升可降，可浮可沉，可内可外，有和有缓、有补有泄"的特点。

（4）苦味药：能泄、能燥。具有清热泻火、泻下通便、降泻肺气等功效。苦味药多含生物碱和苷类等成分。要多注意苦味的中药含毒性比例高。

（5）咸味药：能软、能下。具有软坚散结、泻下通便等功效。咸味的无机盐成分突出，富含碘、铁、钾、钙、镁等。咸味药数量少，多为矿物类和动物类药材。如海藻、昆布含碘，可治单纯性甲状腺肿（瘿瘤）。

3. 升降浮沉与药理作用的关系　升降浮沉是依据药物气味厚薄阴阳升降的特性，调节人体的脏腑气机升降出入功能紊乱，反映了药物性能在人体呈现的走向与趋势。一般分为升浮与沉降，升是上升、升提。降是下降、降逆。浮是轻浮、上行、发散。沉是重沉、下行、泻痢。升降浮沉趋向运用源于《黄帝内经》，为升降浮沉理论的产生和发展奠定了基础。金元时期升降浮沉发展较全面，张元素在《医学启源》中旨承《内经》，最先发起"气味厚薄阴阳升降之图"，并运用运气学说观点阐发了药物具有升、降、浮、沉趋向的原理。其后学生李东垣又作了进一步的补充完善归纳，凡升浮的中药均能向上及向外，具有明显的升阳举陷、解表祛邪、散寒催吐等功效；凡沉降的中药均能向下及向内，具有清热泻下、潜阳降逆、止咳平喘、利水、收敛等功效。凡性温热，味辛、甘的中药多数为升浮药；凡性寒凉，味苦、酸、咸的中药多数为沉降药。李时珍指出"酸咸无升、辛甘无降、寒无浮、热无沉"的说法。中药中凡花叶、质轻的多数为升浮药；种子、果实、矿石、质重的多数为沉降药。有极少数例外，如"诸花皆升，旋覆独降；诸子皆降，苍耳独升"。部分药有双向性，如川芎能上行巅顶止头疼、下行血海通月经。

中药炮制和配伍在一定程度上影响或改变中药的升降浮沉之性，多数中药经酒制则升、姜制则散、醋炒则敛、盐制下行等。正如李时珍所说："升降在物，亦在人也"。必须依据中药的特点、功效等综合判断。且酒制上行、姜制则散、醋制入肝、盐制入肾、蜜制入脾胃等。

升降浮沉目前研究难度较大，研究少，不够深入，难以揭示目前升、降、浮、沉药性的相关本质。现代研究中病位、病理的发展趋势，结合药物的药理作用进行分析和临床观察是升、降、浮、沉的主要研究方向。如麻黄发汗解表，既有升浮特性，又有止咳平喘、利尿消肿等沉降的特性等。

4. 归经与药理作用、有效成分分布、微量元素、受体学说的关系　归即药物作用的归属或药物作用的部位；经即经络及所属的脏腑，归经即药物对机体脏腑经络选择性作用与适应范围的归纳。

（1）归经与药理作用：这种相关性基本与中医理论相符合。具有抗惊厥的中药如钩藤、天麻、地龙、全蝎、蜈蚣等均入肝经，这与中医理论"肝主筋""诸风掉眩，皆属于肝"等相一致。但同归一经的药物，在药理作用上也有着一定的差异，应明辨。如同归肺经，黄芩清肺热，干姜温肺寒，百合补肺虚，葶苈子泻肺实。

（2）归经与有效成分的关系：中药的归经与其有效成分在体内存在着明显的规律性联系，中药归经所属的脏腑与有效成分分布最多的脏腑基本一致，符合率极高，因此药物主要成分和归经必然存在一定关系。中药有效成分在体内的选择性分布是中药归经的物质基础。

（3）归经与微量元素的关系：微量元素是中药有效成分之一，中药所含的某些微量元素在体内的迁移、富集、对疾病部位的特异性亲和是中药归经的重要基础。肝经的中药富含铜、锰、锌等微量元素，是药物发挥造血、保肝、保护视力的重要物质基础，这与中医理论"肝藏血""肝开窍于目"相一致。

（4）归经与受体学说的关系：中药归经是药物对机体脏腑经络选择性作用，与受体学说有诸多相似性。受体学说认为药物分子需与特定的受体结合才能产生相应的药理作用，受体有跨系统、跨器官分布、定位的特点，中药归经可能和中药分子与特定受体的亲和力有关。这种中药分子与特定受体的亲和力被认为是中药归经的基础。如细辛归心经，其含消旋去甲乌药碱具有兴奋心肌 β_1 受体作用。

（二）影响中药药理作用的因素

品种、产地、采收季节、贮藏条件、炮制、提取工艺、制剂等对中药的运用均会产生明显的影响。

1. 药物因素　品种、产地、采收季节、贮藏、炮制、剂型和制剂工艺、剂量、配伍与禁忌。

（1）品种：中药品种从《本草经》记载的365种，经历代本草不断整理扩充，发展到现在已达到12 000多种，植物药为主。其中有很多同名异物，品种因此存在混淆的现象。

（2）产地：中药包括植物药、动物药和矿物药。温度、湿度、土壤、光照、大气以及生物之间种群的竞争等诸多因素影响着药材的品质。古人很早就注意到药材与产地等各方面的联系。宋《本草衍义》云："凡用药必择所出土地所宜者，则药力具，用之有据。"唐《新修本草》序中亦云："离其本土，则质同而效异；乖于采摘，乃物是而实非"。说明原产地与药理作用、临床疗效有直接关系及影响。地域性影响药材的产量、质量，在特定地域才能生产出优质药品，逐渐就形成了"道地药材"的概念，如云药（主产云南，如三七）、川药（主产四川，如川贝母）、广药（主产广东、广西，如广陈皮）、怀药（主产河南，如"四大怀药"地黄、牛膝、山药、菊花）、关药（主产山海关以北，如关黄柏）、浙药（主产浙江，如"浙八味"浙贝母、杭白菊、延胡索、玄参、白术、白芍、温郁金、笕麦冬）、藏药（主产青藏高原，如"四大藏药"藏红花、冬虫夏草、雪莲花、炉贝母）等。

中药材的产地不是唯一的，产地不同，同一植物所含的有效成分不同，药理作用不同，临床疗效不稳定。

（3）采收季节：《千金翼方》中记载："夫药采取，不知时节……虽有药名，终无药实，故不依时采收，与朽木不殊……"。民间谚语"当季是药，过季是草""三月茵陈四月蒿，五月六月当柴烧"皆说明了适时采收的关键性。

中药的根、茎、叶、花、果实、种子或全株等不同入药部位在不同生长期所含有效成分的种类和含量有一定差异。根茎类药材在晚秋季节地上部分枯萎或春初发芽前采收（如党参）；叶类、全草类药材以花前盛叶期或花盛开期采收最好（如薄荷）；花类药材多在花含苞欲放或初开时采收（如金银花），少数宜在花盛开时采摘（如菊花、旋覆花）；果实、种子类药一般在充分成熟后采收（如栝楼、枸杞），少数（如青皮、梅子）在未成熟时采收；树皮类（如厚朴、杜仲）在春或夏初剥取；根皮类药及藤木类药（如牡丹皮、忍冬藤）秋末冬初采收为宜。

（4）贮藏条件：贮存保管不当，药物会发生霉烂变质变色、走油、虫蛀等现象会直接影响临床药用疗效及药理作用。必须选择合适堆放场所，要干燥、通风、避免日光直射等。并注意贵重药材（如人参、西洋参、冬虫夏草等）、芳香性药材（沉香、肉桂、丁香等）和胶类药材（阿胶、鹿角胶等）的保管。

（5）炮制：中药炮制是中药传统的制药工艺。中药在应用前或制成各种剂型前必须进行一般（对原药材简单修治整理）或特殊（即炮炙）的加工过程。其化学成分及药理作用均会发生改变。《本草蒙筌》曰："酒制提升；姜制发散；入盐走肾而软坚；用酸注肝而住痛；乳制润枯生血；蜜制甘缓益元……"。中药经过炮制，可使化学成分质和量发生变化。炮制主要药理作用如下。

①降低毒性：有效成分和毒性成分同时存在时，通过炮制可使毒性成分消除或减少，毒副作用也随之而减弱。如巴豆、千金子泻下作用剧烈，宜去油取霜用。

②增强疗效：改变药物有效成分的组成、含量和理化性状，改变其药效；也可改变药物有效成分的溶解度，直接影响煎液中该成分的含量。

③改变药效：如生大黄主要的功效有泻下作用；炮制后的制大黄出现较强抗菌作用；而大黄炭几乎无泻下作用。

④利于贮藏，保持药效稳定：有效成分多数为苷类，如苦杏仁中含苦杏仁苷，白芥子中含白芥子苷等。这些药物多数同时含分解苷的酶，不经炮制处理，苷类在共存酶的作用下将被分解成苷元和糖而失效。故炒制达到"杀酶保苷"作用，以避免疗效降低。

（6）制剂：常用剂型有汤剂、丸剂、冲剂、片剂、中药软胶囊剂、气雾剂、中药搽剂、膜剂、口服液及中药栓剂等剂型已广泛应用于临床，改变了传统的给药方法，提高了药物疗效，也发现了一些新的作用。

①中药制剂工艺变更对疗效的影响：制剂工艺不合理，直接影响制剂成果的疗效。如含有以挥发性成分为主的处方，水煎煮时间较长会使挥发性成分大量遗失。因此工艺制备研究是中药研究中十分重要的部分，与疗效关系密切。制剂生产中，工艺、原料及辅料的变更，会引起制剂有效成分含量和药物释放度改变，从而影响到药物质量和临床疗效。

②中药制剂变更对疗效的影响：中药药物由制剂因素上的差别而有不同的释放性，可影响体内药物的吸收、作用强度、起效和持续时间、毒副作用等。依药物溶解速度得出下列规律：口服液或汤剂＞冲剂＞散剂＞丸剂等。传统的水丸、大蜜丸溶解速度慢，溶出率较低。

（7）剂量、煎煮方法

①剂量对药理作用的影响："中药不传之秘在于量"，说明药物剂量不同，作用不同，如甘草在复方中 1～2g 可调和诸药，5～10g 可抗心律失常，30g 以上具有类皮质样激素作用。有些中药的量效关系不明显，表现出剂量小有效，剂量大药效不明显或相反的效果。如人参小剂量兴奋中枢，大剂量抑制中枢。

②煎煮方法对药理作用的影响：水煮煎汤最常用，汤剂仍是应用最广泛的剂型。汤剂讲究火候，一般来说解表药火力要强，时间要短；补益药火力要温和，时间需长些。根据药物性质和临床用药目的的不同，又有"先煎"或"后下"等具体要求。如龙骨、牡蛎宜先煎；大黄、薄荷宜后下等。不同煎煮方法对中药药效具有重要影响。煎煮方法不同，常影响药效或煎液中活性成分的含量。

（8）配伍：根据病情的衍变需要，选用两种或两种以上中药药物配用，增强原有药物的疗效、扩大治疗范围、调节药物的偏性、降低毒性与副作用。延传至今，中药的配伍分"七情"，《神农本草经》记载："药有单行者，有相须者，有相使者，有相畏者，有相恶者，有相反者，有相杀者。凡此七情，合和视之"。

①相须、相使：相须，即两种功效相似的药物合用，增强原有疗效。如石膏配知母。相使，即功效有某种共性的药物配伍应用，以一药为主一药为辅，辅助提高主药的疗效作用。如黄芪与茯苓相配伍使用。

②相畏、相杀：相畏，即一种药物的毒性或副作用被另一种药物减轻和消除。如配伍中的生姜配半夏。相杀，即一种药物能减轻或消除另一药物的毒性或副作用。如古时应用截疟七宝散，在现代研究中常山通过槟榔的相畏，抑制了常山致恶心、呕吐等消化道的不良反应，但不影响其抗疟作用。

③相恶、相反：相恶，即两药合用后一种药物的功效能被另一种药物削弱或消除。如人参配莱菔子。相反，即两种药物合用后，可产生毒性反应或副作用。因此，古人总结了配伍禁忌经验，分十八反与十九畏。

十八反：即甘草反大戟、芫花、甘遂及海藻；藜芦反人参、丹参、沙参、玄参、苦参、细辛及芍药；乌头反半夏、瓜蒌、贝母、白蔹及白及。

十九畏：即硫黄畏朴硝，水银畏砒霜，狼毒畏密陀僧，巴豆畏牵牛子，丁香畏郁金，牙硝畏三棱，人参畏五灵脂，肉桂畏赤石脂，川乌或草乌畏犀角。

现在临床医学认为，十八反、十九畏在特定条件下是正确的，但十八反、十九畏不是绝对禁忌。在古配方乃至现在临床运用的需要，可见反、畏药同用，如玉壶汤中海藻与甘草同用，女金丸中含肉桂与赤石脂；十八反与十九畏的现代研究不全面，应通过系统仔细研究分析而做出确切的判断方向，既可临床运用又不影响病人的身体健康或生命安全。

2. 机体因素 机体分生理状况、病理状况及心理因素。生理状况、病理状况及心理因素差异也是影响中药药理作用的重要因素。长期应用中药，可引起机体反应性变化。

（1）生理状况：生理状况包括年龄、性别、遗传因素。随年龄增长与衰老，老年人及小儿与一般成年人在药理作用方面有一定区别，因为小儿均处于身体发育阶段，器官及许多系统发育不全，且老年人身体虚弱，肝肾功能慢慢减弱、药物进入机体时对代谢、排泄功能有影响，所以在治病攻邪时应适当减少药量。中医学认为稚阳体质的幼儿不能运用参类等峻补中药；女性月经期应少用或不用活血化瘀相关中药，避免女性月经量出现不止或出血量过多。催吐药、峻泻药运用于孕妇可导致流产；遗传因素对药理也有直接影响，药物代谢酶（肠内菌群）、药物转运蛋白和受体的遗传多态性是导致药物反应个体和群体差异的重要原因，药物代谢具有种族及种属差异性等。

（2）病理状况：病理状况的不同对药物的作用也有影响。肝功能低下的肝病患者服用药物容易蓄积；肾功能低下的患者，排泄功能减弱而使药物或其代谢产物不易排出，导致中毒或蓄积；机体因功能状态的不同而导致药物的作用也不同，适用于气虚证的人参能补脾益肺、大补元气、生津安神等，实证、热证而正气不虚的患者，运用人参后不但无益，反而对机体有害，需正确地辨证论治，保证合理用药。

（3）心理因素：中医提出"七情五志"学说，认为怒、喜、思、悲、恐等精神情志活动和脏腑功能盛衰、气血津液盈亏息息相关。现代研究亦发现，心血管疾病、溃疡性疾病、支气管哮喘和肿瘤等疾病与患者的心理因素密切关联。愉快、乐观的情绪可提高大脑功能，使内分泌、免疫、体温等功能稳定，在此基础上治疗可以增加药物的疗效；而焦虑、抑郁等情绪使患者产生交感神经兴奋、内分泌紊乱、血液黏滞性升高等应激反应，干预药物吸收和代谢。所以，临床用药不可忽视患者的心理因素、情绪状态，以便更好地发挥药物疗效。

（4）环境因素：环境包括地域、时辰节律、饮食起居及气候寒暖的影响。地理有差异，在我国辽阔的疆域，有明显的地理环境差异，北方高且寒，对温热性药物耐受，南方地区温热，对温热药较敏感。药物疗效与气候变化有直接影响，如腠理的致密与疏松在不同气候下，人机体表现亦不一样，冬季少汗，夏季多汗等，运用解表药发汗亦如此，夏季发汗作用较强而冬季则较弱。现代生活中，药与食已同源，生活中很多食物均具有一定的药性，常见温热性的有姜、花椒、茴香等，寒性有苦瓜、百合等。热证患者宜用寒性药物，寒证患者宜用热性药物调理等，及"寒者热之，热者寒之，实者泻之，虚者补之"。时辰节律用药的影响从古至今，古代黄帝内经就有"晨服参芪"等叙述。

（三）中药药理作用的特点

中药是在中医药理论指导下，用于防病治病的物质，包括植物药、动物药、矿物药等。中药对机体最基本的作用是扶正、祛邪、调节机体阴阳失衡。

1. 中药药理作用与功效的一致性与差异性 药理作用与中药功效具有一致性。解表药的发散表邪之功效与发汗、解热、抗病原微生物、抗炎、镇痛作用等相联系，是解除表证（多见上呼吸道感染）的药理学依据；祛风湿药的抗炎、镇痛作用与祛风、散寒、除湿功效相关，是治疗痹证（多见风湿性关节炎或类风湿关节炎）的药理学依据；活血化瘀药的药理作用是改善血流动力学、改善血液流变学、抗血栓、改善微循环等。其作用是其活血化瘀之功效的体现，是治疗血瘀证的药理学依据，多见于心脑血管疾病。

中药药理作用与中药功效之间亦存在差异性。如黄连的主要功效是清热燥湿、泻火解毒，除抗病原体、抗毒素、解热、抗炎、抗肿瘤作用与功效密切相关外，其他药理作用如抗心律失常、降血压、抑制血小板聚集、抗心肌缺血等是现代对黄连作用的研究及新认识。

2. 中药药理作用的多样性　中药的成分多决定了其多样性的作用。人参含皂苷、多糖、挥发油、氨基酸、多肽有机酸等多种成分，功效为益气固脱、补脾益肺、生津、安神益智等，现代研究药理作用广泛，有强心、改善学习记忆能力、增强免疫功能、促进核酸及蛋白质合成、增强肾上腺皮质功能、延缓衰老等作用。

3. 中药药理作用的双向性　随机体状态而产生两种相反的药理作用。人参既能兴奋中枢神经系统又能抑制中枢神经系统，有升压又有降压作用，能降低血糖，又能升高血糖。中药的双向调节机制尚不明确，药用的双向性与剂量大小，成分的多样性，机体的生理、病理状态及外界环境等都有密切关系。

4. 中药量效关系的复杂性　中药的剂量在一定范围内时，剂量的增加，也随之加强药理效应的作用。但进行中药药理研究及分析时，会出现量效关系的不一致性。药理作用的形成主要原因与中药成分复杂、各种有效成分的相互作用、多靶点现象及系统或组织器官的功能状态等密切相关。

（四）各类中药的主要药理作用

1. 解表药　以发散表邪及解除表证为主要功效的中药，称解表药。解表药多数味辛芳香，不易久煎。主要归肺、膀胱经。具有发汗解表、解除表邪的功效，某些药尚兼有利尿消肿、止咳平喘、透疹、止痛等功效。解表药主要用于恶寒、发热、头痛、身痛、无汗或有汗、鼻塞、流涕、脉浮等表证，现代医学多用于上呼吸道感染及传染病初期的症状。解表药按药物性能和临床应用，分为以下两类。

辛温解表药（发散风寒药）多数性温味辛，以发散风寒为主。适用于恶寒重（怕冷）、发热、无汗、头身痛、苔薄白、脉浮紧等外感风寒表证。辛温解表药的发汗、解热、镇痛作用比较强。如桂枝主要成分含挥发油，挥发油中的桂皮醛能刺激汗腺神经，扩张血管而促进血液循环，达到发汗解热作用。桂枝还能促进唾液和胃液的分泌，帮助消化系统消化，排除积气以及缓解胃肠痉挛疼痛。现代研究还具有镇痛、强心等功效。有的解表药具有抗菌、抗病毒、抗炎、镇静、镇痛、抗过敏及调节机体免疫力作用。如麻黄，含麻黄碱、伪麻黄碱等多种生物碱和挥发油，有抗菌、抗病毒、抗炎、抗过敏、平喘、利尿、镇静与镇痛、强心等作用。辛温解表药有麻黄、桂枝、防风、荆芥、紫苏叶、白芷、羌活、香薷、辛夷、苍耳子、细辛、藁本、石胡荽（鹅不食草）、生姜、葱白。

辛凉解表药（发散风热药）性多属辛凉，发汗力较弱。功效以发散风热为主。适用于微恶风寒、发热、咽干口渴、苔薄黄、脉浮数等证的外感风寒或温病初期。发散风热药多具有抗菌、抗病毒、退热和镇痛作用，发汗作用不明显。如薄荷含挥发油（薄荷脑、薄荷酮）。煎剂对人型结核杆菌、伤寒杆菌有抑制作用。挥发油体外实验，对阴道滴虫有很强的杀灭作用。辛凉解表药有薄荷、牛蒡子、桑叶、菊花、葛根、柴胡、升麻、蔓荆子、蝉蜕、浮萍、淡豆豉、木贼。

据现代研究，解表药主要有以下药理作用。

（1）发汗作用：发散风寒类药的发汗作用较强，能促使汗腺分泌汗液。发汗是蒸发散热的方式之一，是机体维持正常体温的一种方式。发汗可帮助机体排泄部分代谢产物，有利于解除表证，发汗主要与中枢神经和外周神经有关。扩张血管，促进血液循环也有助于发汗。

（2）解热作用：解表药大多有不同程度的解热作用，能使机体性发热的体温降低。解表药对正常体温也有降低作用，其解热作用是通过发汗、抗炎、抗菌、抗病毒、扩张血管等作用而达到的。

（3）镇痛作用：头痛、肌肉酸痛是表证常见症状之一，本类药物大多有镇痛作用。

（4）抗炎及抗变态反应：咳、痰、喘症是引起呼吸道炎症的重要原因，是表证基本临床病理过程。解表药抗炎作用是其发挥解表功效的重要药理基础之一，辛凉解表方的抗炎作用较辛温解表方强，能抑制炎症早期毛细血管通透性的增高，并能抑制肉芽形成。抗炎机制可能与抑制炎症介质的合成、释放，兴奋垂体－肾上腺皮质系统，影响核转录因子信号传导途径等有关。

（5）抗病毒及抗菌作用：外邪犯表所致的症状为表证，病毒与细菌就是外邪的重要部分。解表药多数能抑制金黄色葡萄球菌、链球菌、伤寒杆菌、流感杆菌、结核杆菌、流感病毒、腺病毒等多种细菌和病毒的生长。

2. 清热药　凡以清泄里热为主要功效的药物，称为清热药。清热药性多属寒凉，多入胃、肺、肝、大肠经。主要功效具有清热泻火、解毒凉血、燥湿、清虚热等。主要用于里热证，临床表现为发热不恶寒、口渴、口苦、尿黄、舌红苔黄、脉数，甚至神昏谵语等证。根据里热证候不同类型和药物功效的差异，将清热药分为以下六类。

（1）清热泻火药：清热泻火药多数性寒味甘，以清气分热邪为主的热入气分而见高热、口渴、汗出、烦躁、谵语、脉洪大等实热证。本类药解热作用比较突出，还多具有抗菌、抗内毒素、抗炎、镇静等作用。现代医学多见于感染性疾病的流行性乙型脑炎、肺炎等高热期。如知母，含皂苷、黏液质、鞣质、烟酸、胆碱等，其煎剂体外实验对痢疾、伤寒、霍乱、大肠、绿脓、副伤寒等七种革兰阴性菌及葡萄球菌、溶血性链球菌、肺炎双球菌、百日咳杆菌等五种革兰氏阳性菌，均有较强的抗菌作用。清热泻火的药物主要有知母、石膏、夏枯草、芦根、栀子、淡竹叶、天花粉、密蒙花、青葙子、鸭跖草等。

（2）清热燥湿药：清热燥湿药药性多数性寒味苦，苦能燥湿，寒能清热，故有清热燥湿的作用。主要用于湿热证中肠胃湿热所致泄泻、痢疾、痔瘘与肝胆湿热所致的胁肋胀痛、黄疸、口苦。清热燥湿药抗感染作用较突出。有抗菌、抗病毒、抗炎、解热作用，部分还兼有利胆、利尿、降压、抗过敏作用。现代医学多用于呼吸系统、消化系统、妇科、部分感染性疾病、顽固性皮肤真菌感染及湿疹。如黄芩含黄芩苷、黄芩素、汉黄芩苷、汉黄芩素与黄芩新素等，其煎剂能抑制金黄色葡萄球菌、伤寒杆菌、霍乱弧菌、痢疾杆菌、副伤寒杆菌、流感病毒、白喉杆菌等。清热燥湿药有黄芩、黄连、黄柏、龙胆草、苦参、白鲜皮。

（3）清热凉血药：清热凉血药多数为性寒，味苦、甘、咸的中药。能解营分及血分热邪。用于温热病热入营血的发斑发疹、吐血、衄血、便血等多种出血，以及舌绛、烦躁、神昏谵语等症。现代医学多用于感染性疾病极期或败血症期。本类药物主要有解热、镇静、抗菌、抗炎作用。如生地黄含地黄素、生物碱、氨基酸等，对疱癣菌、石膏样小芽孢癣菌、羊毛状小芽孢癣菌等有抑制作用，具有保肝和抗放射性作用。清热凉血药有水牛角、生地黄、玄参、牡丹皮、紫草、赤芍。

（4）清热解毒药：功效以清热解毒为主，治疗各种热毒证。如温病发热、痈肿疮疡、斑疹、热毒、咽喉肿痛及毒蛇咬伤等，现代医学多用于化脓性感染性疾病的肺脓疡、腮腺炎、扁桃体炎、咽喉炎、外伤感染化脓、痢疾及病毒感染的流脑、乙脑等。如金银花含木樨草黄素、肌醇、皂苷等，具有较广的抗菌谱，对脑膜炎双球菌等均有抑制作用。金银花水浸剂比煎剂强。清热解毒药主要分治温热病的金银花、连翘、大青叶、蓼大青叶、青黛、板蓝根、穿心莲、绵马贯众、忍冬藤；治疗疮痈肿毒的半枝莲、蒲公英、鱼腥草、紫花地丁、野菊花、重楼、千里光、皂角刺、漏芦、败酱草、马鞭草、鸦胆子、大血藤、半边莲、山慈姑、白蔹；治疗泻痢的马齿苋、白头翁、秦皮；治疗咽喉肿痛的山豆根、射干、马勃、胖大海、青果、木蝴蝶。

（5）清虚热药：具有清除虚热的功效，适用于虚热证的温病后期邪热伤阴液所致的口燥咽干、手足心热、热退无汗、骨蒸劳热等证。清虚热药有地骨皮、白薇、胡黄连、青蒿、银柴胡。

（6）清热明目药：以治疗肝病或风热目疾为主，适用于目赤肿痛、多泪、目生翳膜等属热之证。现代医学主要作用于眼科疾病。清热明目药有决明子、夏枯草、密蒙花、谷精草、青葙子。

据现代研究，清热药的药理作用主要有以下几方面。

（1）抗病原体作用：病毒、细菌、原虫、真菌等均可被清热药不同程度地杀灭或抑制，常用清热药中只有极少的清热药没有抗病原体成分。其中抗菌及抗病毒作用较为显著的是清热药中的清热燥湿与清热解毒药。

①抗菌谱：抗菌谱较广的多数清热药。能抑制痢疾杆菌、肺炎球菌、溶血性链球菌、金黄色葡萄球菌、变形杆菌、大肠杆菌等的清热药有蒲公英、鱼腥草、龙胆草、紫草、黄连、黄芩、黄柏、金银花等；能抑制钩端螺旋体、结核杆菌等的清热药有黄柏、黄连；能抗多种皮肤癣菌的清热药有金银花、苦参、连翘、鱼腥草、龙胆草、青黛、鱼腥草等；能抗流感病毒、疱疹病毒等的清热药有鱼腥草、金银花、蒲公英、连翘、板蓝根、苦参、穿心莲、紫草、秦皮、贯众等；能抗阿米巴原虫的清热药有鸦胆子、白头翁等；可抗疟原虫的清热药有鸦胆子、青蒿等。

②抗菌有效成分：抗菌有效成分在现代研究中已明确的中药较多，中药的清热药中有效成分亦不相同，有效成分含小檗碱的清热药有三颗针（有毒中药）、黄连、黄柏等。含黄芩素的清热药有黄芩等。含绿原酸的清热药有金银花等。含异绿原酸的清热药有金银花等。含秦皮乙素的清热药有秦皮等。含苦参碱的清热药有苦参、山豆根等。含连翘酯苷的清热药有连翘等。含色胺酮的清热药有板蓝根、青黛等。含癸酰乙醛的清热药有鱼腥草等。

（2）抗毒素作用：清热药能提高机体对内毒素的耐受能力且多数具有抗细菌内毒素功效。清热药中的蒲公英、金银花、水牛角、黄连、黄芩、穿心莲等，能减轻腹泻、肠道黏膜等炎症反应，降低大肠杆菌、霍乱弧菌等内毒素所致死亡率。抗蛇毒作用的中药有苦木、穿心莲等。

（3）抗炎作用：多数清热药抗炎作用明显。里热证的主要病理表现是早、中期炎症，多数清热药对炎症早期抑制作用为强；对中期炎症则因药而异，有抑制也有增强，多数无明显影响；对晚期炎症抑制作用较弱或无。

（4）解热作用：多数清热药对不同致热原所致的动物发热均有不同程度的解热功效。现代研究已有提示，解热作用机制与抑制花生四烯酸代谢、抑制内生致热原生成、抑制下丘脑体温调节中枢热敏神经元活性等相关。

（5）对免疫功能的影响：许多清热药能增强机体抗感染免疫能力，提高白细胞噬异物的能力及单核巨噬细胞系统的吞噬活性、促进抗体生成及促进细胞免疫等。许多清热药又能抑制多型变态反应，如黄芩能抑制过敏介质释放并对抗其作用，黄连、牡丹皮能抑制肥大细胞脱颗粒等。

（6）抗肿瘤作用：中医传承总结与现代研究，肿瘤多与毒邪相关，抗肿瘤作用的中药多为清热药中的金银花、北豆根、青黛、紫草等。

（7）其他作用：清热药其他作用有降压、镇静、利胆、保肝等，如牛黄、牡丹皮、黄芩等。部分清热药还具有利尿、降血脂、抗血凝等作用。

3. 泻下药　凡能泻下通便的药物称为泻下药。主要作用是通腑泄热祛除水饮、泻下通便排除胃肠积滞。运用于肠胃积滞，大便不通，实热内结、水饮停蓄等里实证。现代医学用于各种原因引起的便秘、急性胰腺炎、急性胆囊炎、胸腹腔积液、心肾性水肿。根据其特性及应用范围的不同，分为以下几类。

（1）攻下药：多数为苦寒沉降之品，性寒味苦。泻下作用较强，又能降泻火热。适用于肠胃积滞、里热炽盛、腹满急痛所引起的里实证。除用于便秘外还有清热泻火作用，对高热不退、谵语发狂、火热上炎、上部充血、头痛、目赤、咽喉肿痛、牙龈肿痛、衄血、吐血、咯血等症也可应用。如大黄，含蒽醌衍生物、鞣质，能刺激大肠，分泌增多而产生泻下作用。攻下药有大黄、芒硝、番泻叶、芦荟。

（2）润下药：润下药富含油脂且多数为植物类种子、种仁。润下药主要有火麻仁、郁李仁，其润燥滑肠的作用能缓下通便。适用于年老体弱、产后津枯、阴虚及血虚便秘病患者。

（3）峻下逐水药：峻下逐水药药性猛烈作用的影响，容易引起剧烈腹泻。部分兼有利尿作用，使体内潴留的水饮通过二便排出而消除肿胀，适用于水肿、胸腹积水及痰饮结聚。本类药物多具毒性，应严格掌握使用，保证用药安全。峻下逐水药有甘遂、京大戟、芫花、牵牛子、商陆、千金子、巴豆。

泻下药主要有以下几个方面的药理作用。

（1）泻下药具有不同程度的泻下功效，泻下药及其复方能使肠动增加。根据泻下作用特点的强弱，分为刺激性泻下药、容积性泻下药及润滑性泻下药。

①刺激性泻下：泻下药中主要有致泻成分的中药有巴豆（有毒）、芫花（有毒）、芦荟、番泻叶、大黄等。巴豆所含的巴豆油、芫花所含的芫花酯均能直接或间接刺激肠黏膜，而导致泻下。

②容积性泻下：芒硝主要成分为硫酸钠，口服使肠腔形成高渗状态，从而保留大量水分，肠容积增大，刺激肠壁促进肠动而泻下。

③润滑性泻下：润滑性泻药如火麻仁、郁李仁等含有大量的脂肪油，使肠道润滑，大便软化，同时脂肪油在碱性肠液中能分解产生脂肪酸，可对肠壁产生温和的刺激作用，具有润肠通便作用。

（2）利尿作用：峻下药在泻下同时有较强的利尿作用，对于实证水肿、胸腹积水有一定治疗意义。

（3）抗感染作用：泻下药中不少药物有较强的抗菌、抗病毒、抗炎作用，从而使其在临床应用中发挥较好的抗感染作用。

（4）其他作用：本类药尚有利胆、抗肿瘤（大黄、芦荟、芫花）、增强免疫、降血脂及驱肠虫等作用。

4. 祛风湿药　以祛除风寒湿邪及解除痹痛为主要功效的中药，称为祛风湿药。主要具有祛风、散寒、除湿的功效，还兼有活血、舒筋活络、止痛、强筋骨的作用。现代医学运用于风湿性关节炎、类风湿性关节炎、系统性红斑狼疮、腰肌劳损等疾病。祛风湿药和祛风湿止痹痛类药物的有独活、威灵仙、防己、木防己、秦艽、川乌、草乌、雷公藤、徐长卿、蚕沙；舒筋活络类药物的木瓜、络石藤、海风藤、老鹳草、豨莶草、蕲蛇、乌梢蛇、伸筋草、松节、路路通、桑枝、穿山龙、丝瓜络；祛风湿强筋骨类药物的五加皮、香加皮、桑寄生、槲寄生、鹿衔草、狗脊、千年健、雪莲花。

现代研究表明，祛风湿药主要有以下药理作用。

（1）抗炎作用：本类药物多数有抗炎作用，能明显抑制甲醛、蛋清和角叉菜胶所致大鼠足肿胀和关节肿胀，抑制毛细血管的通透性增高。

（2）镇痛作用：具有镇痛作用的中药有独活、秦艽、青风藤、五加皮、防己等，能提高动物对热刺激、电刺激、化学刺激所致疼痛反应的阈值，也可减少小鼠醋酸扭体次数。青风藤碱镇痛作用部位在中枢，结构与吗啡相似，镇痛作用强度为吗啡的 0.04～0.1 倍，但无成瘾性。粉防己总碱的镇痛效力为吗啡的 1/8。

（3）免疫抑制或调节：风湿性疾病患者常伴有细胞免疫和体液免疫功能紊乱。对机体免疫功能有明显抑制作用的中药有防己、秦艽、雷公藤、青风藤、五加皮等祛风湿药。

（4）其他作用：本类药物尚具有扩张血管、降压、抑制血小板聚集、抗凝血、调节免疫系统功能以及肌松、解痉等作用。

5. 利水渗湿药　凡以通利水道及渗泄水湿为主要功效的中药，称为利水渗湿药。适用于水湿内停引起的水肿、淋病，黄疸、疮疹以及湿邪、湿热所致诸症。现代医学多用于泌尿系统的尿路感染、结石等；肝胆系统的各种肝炎、肝胆系统感染、结石等。分为以下三类。

（1）利水消肿药：功效以利水消肿为主。适用于水湿内停引起的水肿、小便不利等症。利水消肿药有茯苓、猪苓、泽泻、薏苡仁、玉米须、赤小豆。

（2）利尿通淋药：功效以利尿通淋为主，本类药物性多属寒凉，适用于尿频不利，热淋小便灼热，短涩刺痛，尿血或有砂石，小便混浊等症。利尿通淋药有车前草、滑石、萹蓄、瞿麦、石韦、海金沙、地肤子、土茯苓、通草、灯心草。

（3）利湿退黄药：功效以清利湿热、利胆退黄为主，主要用于湿热黄疸症。利湿退黄药有茵陈、金钱草、广金钱草、地耳草、垂盆草、虎杖。

利水渗湿药主要有以下药理作用。

（1）利尿：本类药物的利尿作用程度不一，中药中常见的有茯苓、猪苓、泽泻、车前子、通草、木通、萹蓄、瞿麦、金钱草、茵陈等，药物的采收季节、炮制方法、给药途径、实验动物的种类等因素均能影响利尿作用。

（2）抑制泌尿系统结石形成：金钱草、海金沙、玉米须、车前子、石韦、泽泻和五苓散等能抑制泌尿系统结石形成。

（3）保肝利胆：本类中药有明显的利胆作用的有金钱草、茵陈、半边莲、玉米须等。茵陈能加速胆汁排泄，增加胆酸和胆红素的排出量，降低胆汁中胆固醇含量，同时能扩张胆管收缩胆囊，可预防胆固醇结石形成。泽泻、茵陈、猪苓、垂盆草等均有抗肝损伤，改善肝脏功能的作用。

（4）降血脂、降血糖：泽泻、茵陈、虎杖、茵陈汤、茵陈五苓散均能降血脂；茯苓、薏苡仁、泽泻则具有降血糖的功效。

（5）抗肿瘤：茯苓、泽泻抑制肿瘤的生长及转移，与环磷酰胺等抗癌药合用有一定的协同作用。

（6）抗病原微生物：多数药物具有抗病原微生物作用，具有抗菌作用的中药如茵陈、茯苓、半边莲、猪苓、金钱草、萹蓄、木通等；具有抗真菌作用的中药如茵陈、车前子、木通、地肤子、萹蓄等；具有抗病毒作用的中药如金钱草、茵陈、石韦、虎杖等。

6. 温里药　以祛寒为主要功效的中药，称为温里药，又称祛寒药或温中药。温里药性温热味辛，主要作用有温中、祛寒、温肾回阳等。两方面的病症较为常见：一为寒邪内侵，脾胃阳气受困后见脘腹冷痛、呕逆泻痢、食欲不佳、肢体痹痛等。二为肾阳虚，阴寒内盛而见畏寒肢冷、面色㿠白、痛经、厥逆脉微等亡阳证。现代医学主要用于亡阳证的心源性休克、感染性休克、低血容量性休克等；消化道疾病的慢性胃肠炎或急性胃肠炎、胃及十二指肠溃疡、胃肠道功能紊乱、慢性腹泻等；心血管疾病的心功能不全心肌缺血等；风湿性或类风湿性关节炎。温里药有附子、干姜、肉桂、小茴香、花椒、荜茇、荜澄茄、高良姜、吴茱萸、丁香、八角茴香、山柰、大蒜。

温里药主要药理作用如下。

（1）对消化系统的作用：温里药主要是健胃作用等功效，能促进胃液分泌增加，胃蛋白酶活性增加，胃肠蠕动增强，有助于提高食欲和促进消化吸收，排出胃肠积气。部分药物尚有镇吐作用。

（2）对心血管系统的作用：附子、干姜等温里药有明显的强心、扩张血管、改善循环、抗缺氧、抗休克作用。这些作用是其治疗心阳衰微及亡阳证的药理学基础。

（3）对神经系统的作用：温里药能散寒止痛，故大部分药物皆有明显的镇痛作用。部分药物还有局部及黏膜麻醉、镇静、抗惊厥作用，其散寒功效也与神经系统功能有关，交感神经功能兴奋使产热增加，故能温里祛寒。

7. 理气药　功效有疏通气机，消除气滞，调整脏腑功效的药物称为理气药，又称行气药。多数辛、苦、温、香，主入脾胃、肝胆、肺经。具有行气止痛、疏肝解郁、降气平喘、破气散结等作用。主要用于气滞所致的闷、胀、痛，气逆所致的恶心、呕吐、喘息、呃逆等证候。现代医学运用于消化系统疾病的溃疡病、胃炎、消化不良、肝胆疾病；妇科疾病的痛经、月经不调等；呼吸系统疾病的支气管炎、哮喘等。理气药有枳实、枳壳、陈皮、青皮、佛手、厚朴、木香、香附、乌药、薤白、甘松、九香虫、玫瑰花、沉香、檀香、荔枝核、香橼、刀豆、柿蒂、川楝子。

本类药物主要药理作用分以下几点。

（1）调节胃肠运动：部分理气药如枳实、枳壳可兴奋胃肠平滑肌，促进胃肠运动，使胃肠收缩节律、幅度增加。大多数理气药如枳实、枳壳、陈皮、木香等又具有松弛胃肠平滑肌、抑制胃肠运动等作用。对胃肠功能的双向调节作用往往与胃肠功能状态、药物浓度、剂量等有关。

（2）调节消化液分泌、抗溃疡：许多性味芳香、含挥发油的理气药如木香、陈皮等，能促进消化液的分泌，呈现健胃和助消化作用。含甲基橙皮苷的理气药（如陈皮），能对抗病理性胃酸分泌增多，具有抗溃疡作用。

（3）促进胆汁分泌：肝的疏泄功能与胆汁分泌、排泄功能有关，理气药的利胆作用是其疏肝理气，治疗肝炎、胆囊炎的药理学基础。

（4）对子宫平滑肌的调节作用：理气药对子宫平滑肌有调节作用。枳实、枳壳、陈皮、土木香等对子宫平滑肌有兴奋作用。

（5）松弛支气管平滑肌：理气药对支气管平滑肌有松弛作用。木香、陈皮、香附等能对抗组胺引起的支气管痉挛，增加肺灌流量。其作用机制与直接扩张支气管，抑制迷走神经功能，抗过敏介质释放兴奋 β 受体有关。

（6）对心血管系统的作用：同为芸香科植物、含有辛弗林和 N - 甲基酪胺的理气药，如枳实、枳壳、青皮等静脉注射给药能表现出心血管药理活性，具有强心、升高血压、抗休克作用。

8. **活血化瘀药**　能疏通血脉、祛除瘀血。药性较温和，多属性平或微寒、微温之品，味多辛、苦，主归肝、心经，入血分。临床用于治疗血瘀证。分活血止痛、活血调经、活血疗伤、破血消癥类。其活血止痛类药物多具活血止痛作用，药物有郁金、延胡索、川芎、姜黄、乳香、没药等；活血调经类药物多具有活血、调经等作用，药物有丹参、红花、桃仁、益母草、牛膝等；活血疗伤类药物多具有活血、疗伤等作用，药物有苏木、血竭等；破血消癥类药物多具有破血逐瘀、攻坚等作用，药物有莪术、水蛭、斑蝥等。

活血化瘀药的主要药理作用如下。

（1）改善血液流变学及抗血栓形成：活血化瘀药及其相关的复方，能使血瘀病人血液的浓、黏、凝、聚状态改善。中药作用较明显的有川芎、丹参、益母草、蒲黄、赤芍等。

（2）改善微循环：许多活血化瘀药都具有改善微循环的功效。活血化瘀药或活血化瘀药为主组成的复方，能改善微血管状态及微血流，降低毛细血管通透性，减少毛细血管堵塞及减少微血管周围渗血。其相关的活血化瘀药有益母草、红花、丹参、川芎、姜黄等。

9. **化痰止咳平喘药**　祛痰或消痰，缓解或制止咳嗽、喘息的药物称为化痰止咳平喘药。临床上咳嗽、咳痰、喘息常同时存在。现代医学运用于急慢性支气管炎、上呼吸道感染、急性支气管炎、肺气肿、支气管扩张等证。分为以下几类。

（1）温化寒痰药：温化寒痰药性温燥，具有温化寒痰、燥湿化痰功效。运用于寒痰、湿痰所致的多种病理变化。温化寒痰的药有天南星、芥子、旋覆花、白附子、白前、半夏等。

（2）清化热痰药：清化热痰药具润性且性寒凉，主要功效润燥痰或清化热痰，主要运用于痰热、痰燥等。清化热痰药有桔梗、川贝母、浙贝母、胆南星、前胡、瓜蒌、枇杷叶、海藻、昆布、竹茹、竹沥、天竺黄、黄药子、蛤壳、海浮石、青礞石、胖大海。

（3）止咳平喘药：以止咳、平喘为主要功效，适用于咳嗽、喘息症。止咳平喘药有马兜铃、桑白皮、矮地茶、紫苏子、葶苈子、苦杏仁、百部、紫菀、款冬花、洋金花、岩白菜、枇杷叶、白果、银杏叶。

根据现代研究，化痰止咳平喘药主要有以下几个方面的药理作用。

（1）祛痰作用：本类药物中的温化寒痰药和清化热痰药都具有明显的祛痰作用。动物实验表明，这些药物可刺激黏膜，反射性促使呼吸道分泌增加，从而稀释痰液，便于咳出；部分药物可减轻呼吸道黏液腺的增生肥大，使亢进的分泌功能逐步恢复正常，痰量减少，从而达到祛痰作用。

（2）止咳：苦杏仁、半夏、贝母、款冬花等药有不同程度的镇咳作用。机制有的是直接抑制延髓咳嗽中枢，部分具有抑制局部刺激反应性作用。

（3）平喘：苦杏仁、桔梗、浙贝母、款冬花等中药有一定的平喘作用。如苦杏仁苷在体内分解成微量的氢氰酸，抑制呼吸中枢而平喘；浙贝母碱扩张支气管平滑肌；款冬花醚提物对支气管有扩张作用，平喘机制可能与兴奋神经节有关。

（4）其他作用：半夏抗肿瘤，海藻降血脂，天南星抗惊厥，白花前胡抗癌、抗心脑缺血，川贝母降压，款冬花改善血流动力学、抗血小板活化因子，枇杷叶具有降血糖、抗癌等作用。

10. **补虚药**　补益正气、纠正人体气血阴阳虚衰、治疗虚证的药物，称为补虚药，也称补益药。补益药应用范围较广，有阴、阳、气、血、精、津不足与脏腑各种不同的虚弱证。

补益药分为以下四类。

（1）补气药：性温味甘，主归脾、肺经。以补益肺气、脾气、心气等为主要作用。补气药有人参、党参、五味子、黄芪、白术、山药、大枣、甘草、西洋参、白扁豆、太子参、灵芝、蜂蜜。

（2）补阳药：温补人体肾阳，消除或改善阳虚证。主归肾经。主要适用于肾阳虚所致的四肢不温、腰膝酸软、尿频遗尿、阳痿遗精、脉沉苔白等症，还可用于头晕耳鸣、不孕不育、筋骨不健、小儿行迟等证。补阳药有山茱萸、肉苁蓉、狗脊、补骨脂、杜仲、鹿茸、骨碎补、仙茅、淫羊藿、巴戟天、益智仁、锁阳、沙苑子、菟丝子、冬虫夏草、蛤蚧、续断。

（3）补血药：性温味甘，能滋补生血，主归心肝经。改善血虚证。血虚的主要症状为失眠健忘、眩晕耳鸣、面萎黄、唇甲苍白、心悸怔忡以及妇女月经延迟，量少、色淡，甚至经闭等。补血药有当归、熟地黄、何首乌、枸杞子、白芍、阿胶、桑葚、龙眼肉。

（4）补阴药：性寒（凉）味甘，主归肺胃、肝肾经。能养阴、滋阴、生津，改善阴虚证。主要作用于肺、胃、肾、肝等阴虚证：肺阴虚可见咽干口渴、干咳痰少、咯血、虚热；胃阴虚可见舌绛、舌苔光剥、津少口渴；肾阴虚可见腰膝酸软、手足心热、心烦失眠、耳鸣、遗精、潮热盗汗；肝阴虚可见眼干目昏、眩晕等。补阴药有北沙参、南沙参、枸杞子、麦冬、天冬、百合、玉竹、黄精、石斛、女贞子、墨旱莲、黑芝麻、龟甲、鳖甲。

现代研究表明，补益药具有以下几个方面的药理作用。

（1）调节神经－内分泌－免疫网络的作用

①对中枢神经系统的影响：补虚药对神经系统的作用主要是益智、提高学习记忆功能及神经保护作用。作用环节有：调节大脑皮质的兴奋与抑制过程；改善神经递质传递功能；提高脑组织抗氧化酶活性；改善大脑血氧供应；增加脑内蛋白质合成，促进大脑的发育等。还可通过对内分泌激素（如雌激素、皮质）和细胞因子的影响而改善神经元的功能。

②改善内分泌系统功能：虚证患者存在下丘脑－垂体－内分泌腺轴的紊乱，补虚药可调节下丘脑－垂体－肾上腺皮质/性腺/甲状腺轴功能，如影响肾上腺皮质激素的合成和释放、性激素样作用等，并可通过影响神经递质、神经肽、细胞因子而调节内分泌功能。

③调节机体免疫功能：免疫功能低下或紊乱是虚证的共同表现，补虚药可增强机体固有免疫功能，如提高巨噬细胞、NK 细胞活性等；调节细胞免疫功能，如促进淋巴细胞增殖、调节 T 细胞相关细胞因子等；调节体液免疫功能，如促进抗体生成等。调节免疫的作用与其对内分泌激素的影响有密切关系。

④抗应激：应激刺激引起人体气机紊乱，脏腑阴阳气血失调。许多补虚药及其复方具有抗应激作用，可增强机体对各种有害刺激的非特异性抵抗力，使紊乱的功能恢复正常。

（2）对物质代谢的影响：临床阳虚患者和虚证动物模型有体重下降、蛋白质含量低下的特点，多数补虚药有促进蛋白质和核酸合成的作用。虚证尤其是阴虚证与糖尿病密切相关，补虚药能调节糖代谢，减轻糖尿病及并发症。脂质代谢紊乱也常出现于虚证患者和虚证动物模型，补虚药能改善脂质代谢。

（3）延缓衰老：衰老是虚证的重要病因，补虚药多数有延缓衰老的功效，能延长动物或细胞的寿命，改善和减缓衰老症状。

（4）对心血管系统的影响：补虚药对心血管功能的影响较广泛且常用于防治心血管疾病。补气药可产生正性肌力作用，多数补虚药具有抗心肌缺血、抗心律失常及调节血压作用。

（5）促进造血系统功能：补虚药均有不同程度地促进造血系统功能的功效，尤以补血药明显，主要是提高红细胞数和血红蛋白含量，促进骨髓造血干细胞的生长，升高血小板数，升高白细胞数，使粒细胞的产生率增加。

（6）改善消化系统功能：脾气虚是以消化系统分泌、吸收和运动功能障碍为主的全身性适应调节和营养代谢失调的一种疾病状态。多数补气药能调节胃肠运动，表现为促进小肠吸收，调节胃肠道平滑肌运动以及抗溃疡，保护胃黏膜等作用。

【同步练习】

一、A 型题（最佳选择题）

1. 甘味药含主要的化学成分有

A. 蛋白质　　　　　B. 鞣质　　　　　C. 挥发油　　　　　D. 生物碱

E. 无机盐

本题考点： 甘味药主要含有糖类、蛋白质、氨基酸、苷类等机体代谢所需的营养成分。

二、B 型题（配伍选择题）

（2—4 题共用备选答案）

A. 蛋白质　　　　　B. 鞣质　　　　　C. 挥发油　　　　　D. 生物碱

E. 无机盐

2. 甘味药含的主要化学成分是

3. 酸味药含的主要化学成分是

4. 咸味药含的主要化学成分是

本题考点： 甘味药主要含有糖类、蛋白质、氨基酸、苷类等机体代谢所需的营养成分。酸味药主要含有机酸和鞣质等成分。无机盐成分是咸味药的突出特征。

参考答案： 1. A　2. A　3. B　4. E

二、中药毒理

中药毒理属于中药药理学学科的分支，研究中药毒性对生物体的各种危害。

在 2015 版《中国药典》中，马钱子、马钱子粉、天仙子、川乌、巴豆（巴豆霜）、闹羊花、草乌、斑蝥、红粉共 9 味中药列入大毒药品。三颗针、干漆、土荆皮、山豆根、千金子（千金子霜）、制川乌、天南星、制天南星、木鳖子、甘遂、仙茅、白附子、白果、白屈菜、半夏、朱砂、华山参、全蝎、芫花、苍耳子、两头尖、附子、苦楝皮、金钱白花蛇、京大戟、制草乌、牵牛子、轻粉、香加皮、洋金花、臭灵丹草、狼毒、常山、商陆、硫黄、雄黄、蓖麻子、蜈蚣、罂粟壳、蕲蛇、蟾酥共 41 味中药列入有毒药品。丁公藤、九里香、土鳖虫、大皂角、川楝子、飞扬草、水蛭、艾叶、北豆根、地枫皮、红大戟、两面针、吴茱萸、苦木、苦杏仁、金铁锁、草乌叶、南鹤虱、鸦胆子、重楼、急性子、蛇床子、猪牙皂、绵马贯众、绵马贯众炭、紫萁贯众、蒺藜、榼藤子、鹤虱、小叶莲、翼首乌共 31 味中药列入小毒药品，其中小叶莲、翼首乌为藏族习用药材。

（一）中药成分的毒性

中药种类复杂、品种多及毒性物质多样化。主要文献记载分生物碱类、有机酸类、苷类、毒蛋白类、萜类与内酯类、重金属类等毒性物质。

1. 含生物碱类　生物碱是中药的活性成分，但因其作用强烈，部分生物碱可产生毒性反应。所含生物碱毒性不同，可引起机体中毒反应也不同。

所含乌头碱的雪上一枝蒿、附子、川乌及草乌有先兴奋中枢神经与周围神经，然后再麻痹或者扣制中枢神经与周围神经，导致心脏室颤及心律失常；所含生物碱的雷公藤会引起肝脏、肾脏、心脏坏死或者充血，其原因是生物碱对中脑、延脑、脊髓、视丘的病理改变；所含莨菪碱或东莨菪碱的天仙子及洋金花其毒性作用主要危及神经系统，麻痹或抑制迷走神经，M－胆碱反应系统被阻断而影响周围神经；所含士的宁的马钱子有兴奋中枢神经及脊髓，达中毒量会对呼吸中枢有抑制作用。

2. 含有机类　有机类含马兜铃酸、蒽醌、吡咯里西啶生物碱等。含马兜铃酸的有马兜铃、细辛、关木通、广防己、川木通、川木香等；含蒽醌的有芦荟、大黄等；含吡咯里西啶生物碱的有款冬花、千里光等。

3. 含苷类　苷类含有强心苷、皂苷、黄酮苷、氰苷等几类。

含强心苷的中药有万年青、夹竹桃、罗布麻、香五加、蟾蜍等；含皂苷的有黄药子、商陆等；含黄酮苷的有广豆根、芫花等；含氰苷的有白果、枇杷叶、郁李仁、桃仁、苦杏仁等；此外，还有苍耳子含苍术苷等。

4. 含毒蛋白类　即分为植物毒蛋白及动物毒蛋白。植物毒蛋白类中药有苍耳子、蓖麻子、巴豆等，植物蛋白能刺激或腐蚀胃肠黏膜，导致内脏出血，严重者导致死亡；动物毒蛋白类中药有蜈蚣、金钱白花蛇等。金钱白花蛇能使肾急性衰竭或导致循环衰竭，蜈蚣毒蛋白溶血性较强。

5. 含二萜类　含二萜类的中药有雷公藤、大戟、闹羊花、芫花、黄药子、甘遂等。雷公藤含有二萜类成分，对心与肝脏均具有损害作用，能抑制骨髓，有明显的致癌作用；闹羊花中二萜类化合物能麻痹神经；大戟、甘遂、芫花等含大戟二萜类化合物，对皮肤和消化道有较强的刺激；黄药子为二萜内酯类化合物，长期使用可引起肝肾中毒，损害肾小管而引起肾功能下降等。

6. 含重金属类　重金属又分汞、铅、砷三类。含汞的中药刺激和腐蚀作用强，有朱砂、水银等。服用后多种酶活性被抑制，中枢神经与自主神经功能出现紊乱、精神失常。由于刺激和腐蚀作用强，胃肠道刺激征易出现，消化道易出血，严重者导致急性肾衰竭后致死。含铅的中药有铅粉、密陀僧等，能使消化系统、心血管系统、神经系统、造血系统等受到损害。含砷的中药有雄黄（硫化砷）、砒石（三氧化二砷）等。铅类药物进入消化道及呼吸系统后，会引起急性的胃肠道或口腔黏膜出血、坏死或水肿等症，严重者出现心肾损害、中枢神经损害、肝萎缩等。

（二）中药的不良反应

中药针对疾病的治疗目的所起的作用称为治疗作用，而与治疗目的无关且不利于患者的作用称为不良反应。

1. 副作用　是指在治疗剂量下所出现的与治疗目的无关的作用。

2. 毒性反应　毒性反应分慢性毒性反应、急性毒性反应、致畸、致癌、致突变等。

（1）急性毒性反应：中药进入机体时间较短，引起中毒症状，严重者致死。如未经炮制的生半夏服用极少量即出现口舌麻木症状，过多服用严重者可致呼吸中枢麻痹至死。

（2）慢性毒性反应：多次服用中药或长期服用中药后，所产生的不良症状。在古代已有部分收集和归纳，《本草经》有"下药多毒，不可久服"。金元张子和归纳有"凡药有毒也，非止大毒，小毒，虽甘草、苦参，不可不谓之毒，久服必有偏性，气增而久，夭之由也"。

（3）致畸、致癌、致突变：长期应用毒性中药有致畸、致癌、致突变的作用。致畸的中药有芫花、乌头、甘遂等；致癌的中药有千金子、马兜铃、巴豆、斑蝥等；致突变的中药有石菖蒲、马兜铃、雷公藤、洋金花等。

3. 过敏反应（变态反应）　指已产生免疫的机体再次接受相同抗原刺激时，所发生的组织损伤或功能紊乱的反应。过敏反应即变态反应，生活中常见，类型多样化。

4. 后遗效应　停药后，血药浓度已降至阈浓度以下时残存的药理效应。常见中药有洋金花及天仙子等，服用后可致次日口干、视物模糊等症状。

5. 特异质反应　由药物引起的一类遗传性异常反应，发生在有遗传性药物代谢和反应变异的个体。

6. 依赖性　即患者反复服用中药或长期服用中药后，患者的生理及心理对中药产生依赖，停药后便出现相关的戒断症状，若给予适量药物，症状立即消失，这种现象称为依赖性。麻黄及罂粟壳容易出现生理依赖，应谨慎使用。

【同步练习】

一、A 型题（最佳选择题）

1. 《中国药典》规定，小金丸应检查双酯型生物碱的限量。双酯型生物碱对心血管系统有明显的毒性，处方中含有这类生物碱的中药是

A. 木鳖子　　　　B. 枫香脂　　　　C. 醋乳香　　　　D. 制草乌

E. 醋没药

本题考点： 本题考查具有生物碱类毒性的中药品种。生物碱类中含乌头碱类中药有附子、川乌、草乌、雪上一枝蒿等。

二、X 型题（多项选择题）

2. 因含有强心苷，若使用不当容易引起不良反应的中药有

A. 麦冬　　　　B. 罗布麻叶　　　　C. 香加皮　　　　D. 麝香

E. 地骨皮

本题考点： 中药中含强心苷类药物有蟾蜍、万年青、福寿草、夹竹桃、罗布麻叶、香加皮等。

3. 含有毒蛋白，对胃肠黏膜有刺激和腐蚀作用的中药是

A. 巴豆　　　　B. 苍耳子　　　　C. 苦杏仁　　　　D. 蓖麻子

E. 牛蒡子

本题考点： 中药中含毒蛋白类的药物有蓖麻子、巴豆、望江南、相思子、苍耳子等。

4. 含马兜酸的中药有

A. 马兜铃　　　　B. 广防己　　　　C. 川木通　　　　D. 川木香

E. 细辛

本题考点： 中药中含马兜酸的药物有细辛、马兜铃、川木香、川木通、关木通、青风藤、朱砂莲、广防己、天仙藤等。

答案： 1. D　2. BC　3. ABD　4. ABCDE

第8章　常用中药的鉴别

一、常用植物类中药的鉴别

【复习指导】本部分内容较多，每年的分值比占比较大。其中根及根茎类中药主要掌握其来源、产地、采收加工和性状鉴定。

（一）根及根茎类中药

根及根茎类中药系指入药部位包括植物地下部分的药材饮片。其大多数来源于双子叶植物，其次是单子叶植物，有极少数是蕨类植物。

根（radix）及根茎（rhizoma）是植物两种不同的器官，具有不同的外部形态和内部构造。鉴于很多中药同时具备根和根茎两部分，二者又互有联系，为了便于学习和比较，本书将根及根茎类中药融为同一章节进行讲解。

1. 根类中药的性状鉴定　根类中药指以根或以主根为主，带有部分根茎或部分地上茎残基的药材。就根部而言，根类中药无节、节间和叶及芽。

根类中药的性状鉴定，应着重观察其大小、形状、颜色、表面特征、质地、断面和气味等。其中，形状、表面和断面的特征为根类中药鉴定的重要特征。形状大多为圆柱形、圆锥形和纺锤形等。双子叶植物根一般为直根系，主根发达，呈圆柱形（如黄芪、甘草）、长圆锥形（如白芷）或纺锤形（如明党参、地黄、何首乌），少数为须根系，根部细长，须根簇生于根茎上（如细辛、威灵仙）。单子叶植物根多为须根系，须根的前部及中部膨大为块状根，纺锤形（如麦冬、郁金）。

根的表面常有皮孔样纹理和纵皱纹，部分顶部有根茎或茎残基。根茎即"芦头"，上有茎痕，即"芦碗"，如人参等。

根的质地和断面特征多因药材品种和加工方法不同而存在差异。有的体轻松泡，有的体重质坚；折断面或有粉尘散落（淀粉粒）或呈纤维性、角质样等。

观察根的横断面时，第一要注意区分双子叶植物和单子叶植物。通常双子叶植物的根形成层环纹明显，环内的木部较环外的皮部大，中央一般无髓，自中心向外伴有射线样放射状纹理，木部较为明显，外表面常有栓皮。单子叶植物根内皮层环纹明显，中柱一般比环内皮部小，中灵有髓，自中心向外无射线样纹理，外表无木栓皮层，个别仅有较薄的栓化组织。第二应注意观察根的断面组织中是否存在分泌物及异常构造，如伞形科的植物当归、苍术、白芷等均含有黄棕色油点，蓼科植物何首乌的"云锦花纹"以及商陆科植物商陆的"罗盘纹"等。

2. 根茎类中药的性状鉴定　根茎类中药是一种变态的地下茎，其中包含根状茎（rhizoma）、鳞茎（bulbus）、块茎（tubera）及球茎（cormus）等，根茎类中药入药部位是指地下茎或带有少许根部的地下茎，而鳞茎则带有肉质鳞叶。根茎类中药的性状鉴定，和根类中药一样，同样要注意观察其颜色、形状、大小、表面特征、质地、断面及气味等，其中形状、表面特征和断面特征尤为重要。

（1）形状和表面特征：就外形而言，根状茎与根类中药有着显著不同，常因根茎的种类不同而外形各异。与地上茎中药相同有节和节间。其中单子叶植物尤为明显，节上常会有膜质状或者退化的鳞片状的小叶、叶柄基部残留物、叶痕等，有时可见幼芽或者芽痕，根茎的上部或顶部常伴有残存茎基、茎痕，侧面及下部则有少许细长的不定根或根痕，呈圆柱形、纺锤形等。

鳞茎的地下茎则缩短呈扁平状或皿状，节间极短，上有肉质鳞叶和顶芽，其基部有常呈球形或扁球形的不定根或不定根痕，如川贝母、百合等。

块茎肉质肥大，表面具较短的节间，节上有芽、芽痕和退化的鳞叶及叶痕，常呈不规则块状及类球形，如半夏、天麻等。

球茎表面有明显的节和缩短的节间，节上有膜质鳞叶，顶芽发达，叶芽生于球茎上部，基部具肉质肥大的不定根，常呈不规则块状或类球形，如荸荠等。

（2）横断面特征：观察根茎的横断面，同样应注意区分双子叶植物和单子叶植物。通常来说，双子叶植物根茎外表面常有木栓层，呈环状排列的维管束，中央髓部明显。单子叶植物的根茎外表通常可见表皮或较薄的栓化组织，内皮层有明显环纹，皮层及中柱均有小点散布的维管束，髓部不明显。其次，还要注意根茎有无异常构造，有无分泌物散布，如苍术断面有油点、大黄断面有星点等。

3. 常用根及根茎类中药

狗脊
Cibotii Rhizoma

【来源】蚌壳蕨科植物金毛狗脊 *Cibotium barometz*（L.）J. Sm 的干燥根茎。

【产地】主产于我国福建、四川等省。

【采收加工】秋、冬二季采挖，除去泥沙，干燥；或削去硬枝、叶柄及金黄色绒毛。切厚片，干燥，称"生狗脊片"；蒸后晒至六、七成干，切厚片，干燥，称"熟狗脊片"。

【性状鉴别】

药材：呈不规则的长块状，长 10～30cm，直径 2～10cm。表面深棕色，残留金黄色绒毛；上部有数个红棕色的木质叶柄残基，下部残存黑色细根。质坚硬，不易折断。无臭，味淡、微涩。

以肥大、质坚实无空心、外表略有金黄色绒毛者为佳。

饮片

生狗脊片：呈不规则长条形或圆形纵片，长 5～20cm，直径 2～10cm，片厚 1.5～5mm。切面浅棕色，近边缘 1～4mm 处有一条棕黄色木质部隆起，呈环纹或条状。质脆坚硬，易折断，富粉性，气微，味微涩。

熟狗脊片：呈不规则的纵片。多凹凸不平，直径 1～3cm，全体呈黑棕色，质地坚硬，具明显木质部环纹，折断面棕褐色，气微，味微甜，微涩。

绵马贯众
Dryopteridis Crassirhizomatis Rhizoma

【来源】鳞毛蕨科植物粗茎鳞毛蕨 *Dryopteriscrassirhizoma* Nakai 的干燥根茎及叶柄残基。

【产地】主产于我国黑龙江、辽宁、吉林等省，故又称东北贯众。

【采收加工】秋季采挖，削去叶柄及须根，除去泥沙，直接晒干，或趁新鲜切成两半晒干。

【性状鉴别】

药材：呈长倒卵形，略弯曲，上端钝圆或截形，下端较尖，有的纵剖为两半，长 7～20cm，直径 4～8cm，表面为黄棕色至黑褐色，密布排列整齐的叶柄残基及鳞片，鳞片为条状披针形，每个叶柄残基的外侧常有 3 条弯曲的须根。叶柄残基呈扁圆形，长 3～5cm，直径 0.5～1.0cm；表面有纵棱线，质硬而脆，断面略平坦，棕色或棕绿色，环列有 5～13 个黄白色维管束。气特异，味初淡而微涩，后渐苦而辛。

以根茎个大、质坚实、叶柄残基断面和根茎断面棕绿色为佳。

饮片

绵马贯众：为不规则的厚片。外表面棕黄色至黑褐色，切面淡棕色至红棕色，气特异，味初淡而微涩，后渐苦而辛。

绵马贯众炭：为不规则厚片或碎片，表面焦黑色，内部焦褐色，味涩。

细辛
Asari Radix et Rhizoma

【来源】本品系马兜铃科植物北细辛 *Asarum Heterotropoides* Fr. Schmidt var. *mandshuricum*（Maxim.）Kitag.、汉城细辛 *Asarum sieboldii* Miq. var. *seoulense* Nakai 或华细辛 *Asarum sieboldii* Miq. 的干燥根及根茎。前二者俗称"辽细辛"。

【产地】北细辛和汉城细辛主产于我国东北地区。华细辛主要产于我国陕西、四川、湖北等地。

【采收加工】夏季果熟期或初秋采挖，剔除泥沙及地上部分，阴干。

【性状鉴别】

药材

北细辛：常卷曲呈团。根茎横生为不规则圆柱形，且有短分枝，长 1～10cm，直径 2～4mm；根茎表面为灰棕色，粗糙有环状节，节间长 2～3mm，其分枝顶端有碗状茎痕；根表面灰黄色，平滑并具有纵皱纹；有须根及须根痕。质脆，易折断，断面为黄白色或白色。

汉城细辛：根茎直径 1～5mm，节间长 1～10mm。

华细辛：根茎长 5～20cm，直径 1～2mm，节间长 2～10mm；气味较弱。

均以根灰黄、干燥、杂质少、味辛辣而麻舌者为佳。

饮片：呈不规则段。外表面灰棕色，根茎圆柱形。根细长，表面灰黄色，平滑或具纵皱纹，切面黄白色或白色。质脆。气辛香，味辛辣、麻舌。

大黄
Rhei Radix et Rhizoma

【来源】蓼科植物掌叶大黄 *Rheum palmatum* L、唐古特大黄 *Rheum tanguticum* Maxim. ex Balf. 或药用大黄 *Rheum officinale* Baill. 的干燥根及根茎。

【产地】掌叶大黄：主产于我国甘肃、青海、西藏、四川等地，多为人工栽培，产量占大黄的主要部分。唐古特大黄：主产于我国青海、甘肃、西藏及四川，野生或人工栽培。药用大黄：主产于我国四川、贵州、云南等地。

【采收加工】秋末茎叶枯黄或次春植株发芽前采挖，除去细根，刮去外皮（忌用铁器），加工成卵圆形或圆柱形，直接干燥或切瓣、段、块，穿成串干燥。

【性状鉴别】

药材：呈类圆柱形、卵圆形、圆锥形或不规则块状，长 3～17cm，直径 3～10cm。除去外皮后表面为黄棕色至红棕色，部分有类白色纹理，呈网状，习称"锦纹"（系红棕色射线与类白色薄壁组织所形成），部分棕褐色栓皮残留，多有绳孔及粗皱纹。质坚实，有的中心松软，断面为淡红棕色或黄棕色，呈颗粒性。根茎髓部宽，有"星点"（异常维管束散在），根部层环纹明显，木部发达，有放射状纹理，无髓部及"星点"。气清香，味苦而微涩，嚼之粘牙，有沙粒感，能染黄唾液。

以质坚实，个大，身干、气清香，味苦而微涩者为佳。

饮片

生大黄：为不规则类圆形厚片或块，外表皮黄棕色或棕褐色，具锦纹，切面黄棕色至淡红棕色，较平坦，气清香，味苦而涩。

熟大黄：不规则块片，表面黑色，断面中部隐约可见放射状纹理，质坚硬，气微香。

酒大黄：形如大黄片，表面深棕黄色，有少许焦斑，酒气微。

大黄炭：形如大黄片，表面焦黑色，内部深棕色或焦褐色，质清脆，易折断，焦香气。

虎杖
Polygoni Cuspidati Rhizoma et Radix

【来源】本品为蓼科植物虎杖 *polygonum cuspidatum* Sieb. et Zucc. 的干燥根茎及根。

【产地】主产于我国江苏、浙江、安徽、广东、广西、四川等省区。

【采收加工】春、秋二季采挖，除去须根后洗净，趁鲜切短段或厚片，晒干。

【性状鉴别】

药材：呈圆柱形段状或不规则厚片，长 1 ～ 7cm，直径 0.5 ～ 2.5cm。表皮棕褐色，有纵皱纹及须根痕，切面皮部较薄，木部宽广。棕黄色，有放射状射线纹，根茎髓中有隔或空洞样，木部皮部较易分离。气微，味微苦、涩。

以粗壮、坚实、断面色黄者为佳。

饮片：为棕黄色厚片，质坚硬，气微，味微苦、涩。

何首乌
Polygoni Multiflori Radix

【来源】为蓼科植物何首乌 *Polygonum multiflorum* Thunb. 的干燥块根。

【产地】主产于我国河南、湖北、广西、广东、贵州、四川等地。

【采收加工】秋、冬二季叶枯萎时采挖。削去两端，洗净，个大者切块，晾干。

【性状鉴别】

药材：呈团块状或不规则纺锤形。长 6 ～ 15cm，直径 4 ～ 12cm。表面红棕色或红褐色，皱缩不平，有较浅沟壑，并有横长皮孔样突起及细根痕。体重，质坚实，不易折断，断面较表皮色浅，为浅黄棕色或浅红棕色，显粉性，皮部环列有 4 ～ 11 个类圆形的异型维管束，呈"云锦花纹"，中央木部较大，有的呈木心。气微，味微苦而甘涩。

以个大、身干、体重、质坚实、粉性足者为佳。

饮片

何首乌：呈不规则的块状或厚片。表面红棕色或红褐色，皱缩不平，有较浅沟壑，并有横长皮孔样突起及细根痕。断面较表皮色浅，为浅黄棕色或浅红棕色，显粉性，横切面有的皮孔呈"云锦花纹"，中央木部较大，有的呈木心。气微，味微苦而甘涩。

制何首乌：为不规则皱缩状块片，厚约 1cm，表面黑褐色或棕褐色，凹凸不平。质坚硬，断面为角质样，棕褐色或黑色。气微，味微甘而苦涩。

牛膝
Achyranthis Bidentatae Radix

【来源】本品为苋科植物牛膝 *Achyranthes bidentata* Bl. 的干燥根。

【产地】主产我国河南武陟、沁阳等地，称怀牛膝。河北、山东、江苏等地亦产，为人工栽培品。

【采收加工】冬季茎叶枯萎时采挖，除去须根，洗净泥沙，束成小捆，晒至干皱，将顶端切齐，再晒干。

【性状鉴别】

药材：呈细长圆柱形，挺直或稍弯曲，上端稍粗，长 15～70cm，直径 0.4～1cm。表面灰黄色或淡棕色，有稍扭曲的细纵皱纹、横长皮孔样突起和排列稀疏的侧根痕。质硬脆，易折断，受潮后变软，断面平坦，淡棕色，略呈角质样，有油润感，中心维管束木质部较大，色黄白，外周散布较多黄白色点状维管束，断续排列成 2～4 轮。气微、味微甜而稍苦涩。以根粗长、肉肥、皮细、黄白色者为佳。

饮片

牛膝：呈长圆柱形的短段。长 0.5～1.5cm，直径 0.4～1cm。外表灰黄色或淡棕色，有稍扭曲的细纵皱纹、横长皮孔样突起和排列稀疏的侧根痕。质硬脆，易折断，受潮后变软，断面平坦，淡棕色，略呈角质样，有油润感。气微，味微甜而稍苦涩。

酒牛膝：形如牛膝段。表面色略深，偶见焦斑，微有酒香气。

川牛膝
Cyathulae Radix

【来源】本品为苋科植物川牛膝 *Cyathula officinalis* Kuan 的干燥根。

【产地】主产于我国四川、贵州、云南等地。

【采收加工】秋、冬二季采挖，除去芦头、须根，洗净泥沙，烘或晒至半干，堆放回润，再烘干或晒干。

【性状鉴别】

药材：近圆柱形，微扭曲，向下略细或有少数分枝，长 30～60cm，直径 0.5～3cm。表面色黄棕或灰褐，有纵皱纹、支根痕和多数横长的皮孔样突起。质坚韧、不易折断，断面浅黄色或棕黄色，维管束点状排列成 4～11 轮同心环。气微，味甜。

以条粗壮、质坚韧、分枝少、断面黄白或棕黄、甜味浓者为佳。

饮片

川牛膝：圆形薄片或椭圆形薄片，外皮黄棕色或灰褐色，切面浅黄色或棕黄色，可见大量黄色点状维管束。气微，味甜。

酒川牛膝：形如川牛膝片。表面棕黑色，微有酒气，味甜。

商陆
Phytolaccae Radix

【来源】本品为商陆科植物商陆 *Phytolacca acinosa* Roxb. 或垂序商陆 *Phytolacca americana* L. 的干燥根。

【产地】商陆主产于河南、湖北、安徽等地。垂序商陆产于山东、浙江等地。

【采收加工】秋季至次春采挖，除去须根，洗净泥沙，切成片或块，晒干或阴干。

【性状鉴别】

药材：为纵切或横切的不规则块状片，厚薄不等。外皮灰黄色或灰棕色。横切片弯曲不平，边缘皱缩，直径 2～8cm，切面浅黄棕色或黄白色，木部隆起，形成数个突起的同心性环轮（异常维管束），又称"罗盘纹"；纵切片弯曲或卷曲，长 5～8cm，宽 1～2cm，木部呈平行条状突起。质硬。气微，味稍甜，久嚼后舌部有麻木感。

均以块片大、色白、显粉性，"罗盘纹"明显者为佳。

饮片

生商陆片：为横切或纵切的不规则块片，厚薄不等。外皮灰黄色或灰棕色。切面浅黄棕色或黄白色，木部隆起，形成数个突起的同心性环轮或平行条状突起。

醋商陆片：形如商陆片，黄棕色略有醋气，味稍甜，久嚼麻舌。

银柴胡
Stellariae Radix

【来源】为石竹科植物银柴胡 *Stellaria dichotoma* L. var. *lanceolata* Bge. 的干燥根。

【产地】主产我国宁夏、甘肃、陕西、内蒙古、河北等地。

【采收加工】春、夏间植株萌发或秋后茎叶枯萎时采挖；人工栽培品于种植后第三年9月中旬或第四年4月中旬采挖，除去残茎、须根及泥沙，晒干。

【性状鉴别】

药材

野生品：呈类圆柱形，偶有分枝，长15～40cm，直径0.5～2.5cm。表面浅棕黄色至浅棕色，有扭曲的纵皱纹和支根痕，多有孔穴状或盘状凹陷，即习称"砂眼"，从砂眼处折断可见棕色裂隙中有细砂散出。根头部略膨大，有密集的呈疣状突起的芽苞、茎或根茎的残基，习称"珍珠盘"。质硬且脆，易折断，断面不平坦，较疏松，有裂隙，皮部甚薄，木部有黄、白相间的放射状纹理。气微，味甘。

栽培品：有分枝，下部多扭曲，直径0.6～1.2cm。表面浅棕黄色或浅黄棕色，纵皱纹细腻明显，细支根痕多呈点状凹陷。几无砂眼。根头部有多数疣状突起，折断面质地较紧密，几无裂隙，略呈粉性，木部放射状纹理不明显。味微甜。

均以根细长、表面黄白色并显光泽、顶端有"珍珠盘"、质细润者为佳。

饮片：为类圆形横切片。外表面淡褐色，切面黄白两色相交，两者共同形成菊花心状花纹；形成层明显。有较多裂隙和空洞。质松脆易折断，折断时有粉尘飞出。

太子参
Pseudostellariae Radix

【来源】为石竹科植物孩儿参 *Pseudostellariaheterophylla*（Miq.）Pax ex Pax et Hoffm. 的干燥块根。

【产地】主产江苏、山东、贵州、河南、湖北、湖南等地。生于林下肥沃阴湿地或阴湿山坡石缝中。

【采收加工】夏季茎叶大部分枯萎时采挖，洗净，去须根，沸水略烫后晒干或直接晒干。

【性状鉴别】

药材：呈细长条形或细长纺锤形，略弯曲，长3～10cm，直径0.2～0.6cm。表面黄白色（表面灰黄色至黄棕色），较光滑，微有纵皱纹，凹陷处有须根痕，顶端有茎痕。质硬而脆，断面平坦，淡黄白色，（周边淡黄棕色中心淡黄色）角质样；或类白色，有粉性。气微、味微甘。

以条粗、身干、色黄白、无须根者为佳。

饮片：细长纺锤形，长2～5cm，上端有细小根茎，向下渐细如鼠尾，表面淡黄白色，有细纵皱纹和须根痕。断面平坦，显粉性；皮部淡棕色；形成层环纹隐约可见；木部淡白色。气微、味微甘。

威灵仙
Clematidis Radix et Rhizoma

【来源】为毛茛科植物威灵仙 *Clematis chinensis* Osbeck、棉团铁线莲 *Clematis hexapetok* Pall. 或东北铁线莲 *Clematis manshurica* Rupr. 的干燥根及根茎。

【产地】威灵仙主产于我国江苏、浙江、江西、安徽等省。棉团铁线莲主产于东北及山东省。东北铁线莲主产于东北地区。

【采收加工】秋季采挖，洗净泥沙，晒干。

【性状鉴别】

药材

威灵仙：柱状根茎，长 1.5～10cm，直径 0.3～1.5cm，表面淡棕黄色；顶端有残留茎基；质较坚韧，断面为纤维性；下侧生多数细根。根呈圆柱形，细长而稍弯曲，长 7～15cm，直径 0.1～0.3cm，表面黑褐色，有细纵纹，部分皮部脱落、露出黄白色木部；质硬脆，易折断，断面皮部宽广，木部呈淡黄色，略呈方形，皮部与木部之间常有裂隙。气微，味淡。

棉团铁线莲：根茎呈柱状，较短，长 1～4cm，直径 0.5～1cm。根长 4～20cm，直径 0.1～0.2cm；表面显棕褐色至棕黑色；断面木部为圆形。味咸。

东北铁线莲：根茎呈柱状，长 1～11cm，直径 0.5～2.5cm。根密集，长 5～23cm，直径 0.1～0.4cm；表面呈棕黑色；断面木部近圆形。味辛辣。

均以根粗长、色黑或棕黑色、质坚实、无残茎者为佳。

饮片：呈不规则的段。表面黑褐色、棕褐色或棕黑色，有细小纵纹，部分皮部脱落，则露出黄白色木部。切面皮部较广，木部色淡黄，略呈近圆形或方形，皮部与木部间常有裂隙。气微，味淡。

川乌
Aconiti Radix

【来源】为毛茛科植物乌头 *Aconitum carmichaeli* Debx. 的干燥母根。

【产地】主要栽培于四川。分布于辽宁南部、山东、湖南、广东、广西、四川、贵州、云南等省区。

【采收加工】6 月下旬至 8 月上旬采挖。除去子根、须根及泥沙，晒干。

【性状鉴别】

药材：呈不规则圆锥形，略弯曲，顶端常有残茎，中部多向一侧膨大，长 2～7.5cm，直径 1.2～2.5cm。表面棕褐色或灰棕色，皱缩状，有小瘤状侧根及子根痕。质坚实，不易折断，断面类白色或浅灰黄色，显粉性，为层环多角形。气微，味辛辣、麻舌。

以饱满、质坚实、断面色白、有粉性者为佳。

饮片：制川乌：呈不规则或长三角形片，表面显黑褐色或黄褐色，有灰棕色层环纹。体轻而质脆，断面有光泽。气微，略有麻舌感。

草乌
Aconiti Kusnezoffii Radix

【来源】为毛茛科植物北乌头 *Aconitum kusnezoffii* Reichb. 的干燥块根。

【产地】主产于东北、华北。生长在山地、丘陵、草坡或疏林、草甸地带。

【采收加工】秋季茎叶枯萎时采挖，除去须根及泥沙，干燥。

【性状鉴别】

药材：呈不规则长圆锥形，略弯曲，长 2～7cm，直径 0.6～1.8cm。顶端常有残茎及不定根残基，形如"乌鸦头"；有的顶端一侧有一枯萎的芽，一侧有一圆形或扁圆形不定根残基。表面灰褐色或黑棕褐色，面皱缩，有纵皱纹、点状须根痕和多个瘤状侧根。质硬，断面灰白色或暗灰色，有裂隙，形成层环纹多角形或类圆形，髓部较大或中空。气微，味辛辣、麻舌。

以个大、质坚实、断面灰白色、有粉性、须根少者为佳。

饮片：制草乌：为不规则圆形或近三角形的切片，表面黑褐色，有灰白色多角形形成层环及点状维管束，并有空隙，周边皱缩或弯曲。质脆，气微，味微辛辣，稍有麻舌感。

附子
Aconiti Lateralis Radix Praeparata

【来源】为毛茛科植物乌头 *Aconitum carmichaeli* Debx. 的子根的加工品。

【产地】主产于四川、陕西省。四川为"道地药材"。

【采收加工】6月下旬至8月上旬采挖，除去母根、须根及泥沙，即为"泥附子"，其加工品分三种。

盐附子：选择个大、均匀的泥附子，洗净泥沙，浸入食用胆巴的水溶液中过夜，再加食盐，继续浸泡，每日取出晒晾，并逐渐延长晒晾时间，直至附子表面出现大量结晶盐粒（盐霜）、质地变硬为止。

黑顺片：将泥附子按大小分别洗净，浸入食用胆巴的水溶液中数日，连同浸液煮透，捞出，过水漂清，纵切成约0.5cm的薄片，再用水浸漂，用调色液将附片染成浓茶色，取出，笼蒸，出现油面光泽后，烘至半干，再晒干或继续烘干。

白附片：选择大小均匀的泥附子，洗净，用食用胆巴的水溶液浸泡数日，连同浸液煮透，捞出，剥去外皮，纵切成约0.3cm的薄片，用水浸漂，取出，蒸透，晒干。

【性状鉴别】

药材

盐附子：呈圆锥形，长 4～7cm，直径 3～5cm。表面灰黑色，覆盐霜，顶端有凹陷的芽痕，周围有瘤状突起的支根或支根痕。体重，横切面灰褐色，可见充满盐霜的小空隙及多角形形成层环纹，环纹内侧导管束排列凌乱。气微，味咸而麻，刺舌。

以个大、质坚实、灰黑色、表面起盐霜者为佳。

黑顺片：为上宽下窄纵切片，长 1.7～5cm，宽 0.9～3cm，厚 0.2～0.5cm。外皮黑褐色，切面暗黄色，油润有光泽，半透明，有纵向导管束。质硬而脆，断面角质样。气微、味淡。

以片大、均匀、棕黄色、油润光泽者为佳。

白附片：无外皮，黄白色，半透明，厚约0.3cm。

以片大、黄白色、半透明者为佳。

饮片

淡附片：为上宽下窄纵切片，长 1.7～5cm，宽 0.9～3cm，厚 0.2～0.5cm，外皮褐色。切面褐色，半透明，有纵向导管束。质硬，断面角质样。气微，味淡，口尝无麻舌感。

炮附片：形如黑顺片与白附片。表面鼓起黄棕色，质松脆。气微，味淡。

白芍
Paeoniae Radix Alba

【来源】为毛茛科植物芍药 *Paeonia lactiflora* Pall. 的干燥根。

【产地】主产于我国浙江东阳、安徽亳县、四川中江、贵州、山东等地区，均为栽培品。

【采收加工】夏、秋两季采挖，洗净，除去头尾及细根，用沸水煮后剔除外皮或去皮后再煮，晒干。

【性状鉴别】

药材：呈平直或略弯曲的圆柱形，两端平截，长 5～18cm，直径 1～2.5cm。表面类白色或淡红棕色，光滑或有纵皱纹及细根痕，抑或残留棕褐色外皮。质坚实且不易折断，断面较平坦，类白色或微带棕红色，角质样，形成层环明显，有放射状射线。气微、味微苦、酸。

以根粗、坚实、无白心或裂隙者为佳。

饮片

白芍：为椭圆形或近圆形薄片。质坚脆。切面呈白色或淡红色。

炒白芍：形如饮片白芍，表面微黄色，偶见焦斑。

酒白芍：微有酒气，余同炒白芍。

赤芍
Paeoniae Radix Rubra

【来源】为毛茛科植物芍药 *Paeonia lactiflor* Pall. 及川赤芍 *Paeonia veitchii* Lynch 的干燥根。

【产地】芍药主产于内蒙古和东北等地。川赤芍主产于四川、甘肃等地。多为野生。

【采收加工】春、秋两季采挖，除去根茎、须根，洗净泥沙，晒干。

【性状鉴别】

药材：呈略弯曲的圆柱形，长 5～40cm，直径 0.5～3cm。表面棕褐色，粗糙，有纵向沟壑及皱纹，并有须根痕及横向突起的皮孔，部分外皮易脱落。质硬而脆，易折断，断面为粉白色或粉红色，皮部窄，木部有明显放射样纹理，个别有裂隙。气微香，味微苦、酸涩。

以根粗长、断面粉白色、粉性大者为佳。

饮片：为类圆形切片。外表皮棕褐色。切面粉白色或粉红色，皮部窄，木部放射状纹理明显，有的具裂隙。有芳香气。炒赤芍呈棕黄色，有焦斑。

黄连
Coptidis Rhizoma

【来源】为毛茛科植物黄连 *Coptis chinensis* Franch. 三角叶黄连 *Coptis deltoidea* C. Y. Cheng et Hsiaoet 或云连 *Coptis teeta* Wall. 的干燥根茎。药材依次习称"味连""雅连""云连"。

【产地】味连主产于四川、重庆、湖北、陕西、甘肃等地，主要为栽培品，为商品黄连的主要来源；雅连产于四川洪雅、峨眉等地，亦为栽培品，有少量野生；云连主产于云南钦德、碧江及西藏地区，原系野生，现有栽培。

【采收加工】味连（栽培4～6年）秋季采挖，以第五年采挖为最佳，除去地上部分及泥土，一般采用烘干法干燥，在"撞笼"内撞去须根。云连在干燥后，用水将表面喷湿，切片，再干燥。

【性状鉴别】

药材

味连：多成簇集聚，常弯曲如鸡爪，习称"鸡爪黄连"。单枝根茎长 3～6cm，直径 0.3～0.8cm。表面灰黄色或黄褐色，粗糙，有结节状隆起、须根及须根痕，但不规则，有的节间表面平滑如茎秆，习称"过桥"，上部残留褐色鳞叶，顶端常留有残余的茎或叶柄。质坚硬，断面不整齐，皮部橙红色或暗棕色，木部鲜黄色或橙黄色，纹理呈放射状，髓部红棕色，有时空心。气微，味极苦。

雅连：多为单枝，略成圆柱形，微弯曲，长 4～8cm，直径 0.5～1cm。"过桥"较长，顶端有少许残茎。

云连：多为单枝，弯曲呈较细小钩状，形如蝎尾，长 2～5cm，直径 0.2～0.4cm。表面棕黄色。少有"过桥"且较短，折断面较平坦，黄棕色。

均以粗壮、坚实、断面红黄色者为佳。

饮片

黄连：呈不规则的薄片。外表灰黄色或黄褐色，粗糙，有细小的须根。切面鲜黄色或红黄色，具放射状纹理，气微，味极苦。

姜黄连：形如黄连片，表面棕黄色，具姜气而微带焦香。

酒黄连：形如黄连片，色泽加深，略有酒香气。

萸黄连：形如黄连片，表面棕黄色。有吴茱萸的辛辣香气。

升麻
Cimicifugae Rhizoma.

【来源】 为毛茛科植物大三叶升麻 *Cimicifuga heracleifolia* Kom、兴安升麻 *Cimicifuga dahurica* (Turcz.) Maxim. 或升麻 *Cimicifuga foetida* L. 的干燥根茎。

【产地】 主产于辽宁、吉林、黑龙江等省。

【采收加工】 秋季采挖，除去泥土，须根晒干时，用火燎去须根，再晒至全干，撞去表皮及残存须根。

【性状鉴别】

药材：呈不规则长块状，多分枝或结节状，长 10～20cm，直径 2～4cm。表面黑褐色或棕褐色，洞内壁显网状沟纹，下面凹凸不平，具须根痕，上有数个圆形、空洞状茎基痕。质坚而轻，不易折断，断面淡黄白色或黄绿色，不平坦，有裂隙，纤维性。气微、味微苦而涩。

以个大、质坚、表面黑褐色、断面黄绿色、无须根者为佳。

饮片：为棕褐色或黑绿色中片，有网状花纹，纤维性，质脆。

防己
Stephaniae Tetrandrae Radix

【来源】 为防己科植物粉防己 *Stephania tetrandra* S. Moore 的干燥根。

【产地】 主产于安徽、浙江、江西、湖北、湖南等省。

【采收加工】 秋季采挖，洗净泥沙，剔除粗皮，晒至半干，切段，个大者再纵切成瓣，干燥。

【性状鉴别】

药材：呈不规则圆柱形、半圆柱形或块状，多弯曲，形似"猪大肠"；长 5～10cm，直径 1～5cm。表面淡灰黄色，弯曲处有深陷的横向沟壑而成结节状的瘤块样。体重，质坚实，断面平坦，灰白色，富粉性，有放射状纹理，但排列稀疏，习称"车轮纹"。气微，味苦。

以个大、质实、粉性足、色黄白者为佳。

饮片：为类圆形或半圆形的厚片。外表皮淡灰黄色。切面灰白色，富粉性，有稀疏的放射状纹理。气微，味苦。

北豆根

Menispermi Rhizoma

【来源】为防己科植物蝙蝠葛 *Menispermum dauricum* DC. 的干燥根茎。

【产地】主产于我国东北、河北、山东等地。

【采收加工】春、秋两季采挖，除去茎叶、须根，洗净，晒干。

【性状鉴别】

药材：呈细长弯曲圆柱形，有分枝，长 30～50cm，直径 0.3～0.8cm。表面黄棕色至暗棕色，多有弯曲的细根，及突起的根痕及纵皱纹，外皮轻剥则落。质坚韧，难折断，断面不整齐，呈纤维性，木部淡黄色，呈放射状排列，中心有髓。气微、味苦。

以粗壮、杂质少、味苦者为佳。

饮片：为不规则的圆形厚片。表面淡黄色至棕褐色，木部淡黄色，可见放射状纹理，显纤维性，中心有髓，色白。气微，味苦。

延胡索（元胡）

Corydalis Rhizoma

【来源】为罂粟科植物延胡索 *Corydalis yanhusuo* W. T. Wang 的干燥块茎。

【产地】主产于我国浙江东阳、磐安等地。湖北、湖南、江苏等地多为栽培品。

【采收加工】夏初茎叶枯萎时采挖，除去须根，洗净泥沙，用沸水煮至恰无白心时，捞起，晒干。

【性状鉴别】

药材：呈不规则扁球形，直径 0.5～1.5cm，表面黄色或黄褐色，有不规则网状皱纹。顶端有略凹陷的茎痕，底部常有疙瘩状凸起。质硬而脆，断面黄色，角质样，有蜡样光泽。气微，味苦。

以个大、饱满、质坚实、断面色黄者为佳。

饮片

延胡索片：为不规则的圆形厚片，表面黄色或黄褐色。有不规则的细皱纹。切面黄色，角质样，具蜡样光泽。气微，味苦。

醋延胡索：形如延胡索或片，表面和切面深黄色或黄褐色。质较硬，略有醋气。

板蓝根

Isatidis Radix

【来源】为十字花科植物菘蓝 *Isatis indigotica* Fort. 的干燥根。

【产地】主产于河北、江苏、河南、安徽等地。全国均有栽培品。

【采收加工】秋季采挖，除去泥沙，晾晒干燥。

【性状鉴别】

药材：呈稍扭曲的圆柱形，长 10～20cm，直径 0.5～1cm。表面淡灰黄色或淡棕黄色，有纵向皱纹、横长皮孔样突起及支根痕。根头略膨大，可见密集的疣状突起和暗绿色或暗棕色轮状排列的叶柄残基。体实，质略软，易折断，断面皮部黄白色，木部黄色。气微、味微甜而后苦涩。

以条长、形粗、体实者为佳。

饮片：为圆形厚片。外表皮淡灰黄色至淡棕黄色，有纵向皱纹。切面皮部黄白色，木部黄色。气微，味微甜后苦涩。

地榆
Sanguisorbae Radix

【来源】为蔷薇科植物地榆 *Sanguisorba officinalis* L. 或长叶地榆 *Sanguisorba officinalis* L. var. *longifolia*（Bert.）Yü et Li 的干燥根。后者习称"绵地榆"。

【产地】地榆主产于东北及内蒙古、山西、陕西等地。长叶地榆主产于安徽、浙江、江苏、江西等地。

【采收加工】春季将发芽时或秋季枯萎后挖出，除去须根，洗净晒干。或趁鲜切片，干燥。

【性状鉴别】

药材

地榆：根呈圆柱形或不规则的纺锤形，略弯曲，长5～25cm，直径0.5～2cm。表面灰褐色或暗棕色，粗糙，有纵皱纹。质硬脆，断面较平坦，呈粉红色或淡黄色，木部黄色或黄褐色，呈放射状纹理。气微、味微苦而涩。

绵地榆：根呈长圆柱形，稍弯曲，着生于短粗的根茎上；表面红棕色或棕紫色，有细纵纹及横裂纹。质坚韧，不易折断，断面黄棕色或红棕色，皮部有大量黄白色或黄棕色绵状纤维，气微，味微苦涩。

均以条粗、质硬，断面色红者为佳。

饮片

生品：为不规则圆形片或斜片，外表皮灰褐色至深褐色。切面较平坦，粉红色、淡黄色或黄棕色，木部略呈放射状排列；皮部有多数黄棕色绵状纤维。气微，味微苦涩。

地榆炭：形如地榆片，表面焦黑色，内部棕褐色，具焦香气，味微苦涩。

苦参
Sophorae Flavescentis Radix

【来源】为豆科植物苦参 *Sophora flavescens* Ait. 的干燥根。

【产地】主产于我国山西、河南、河北等省。其他大部分省区亦产。

【采收加工】春、秋两季采挖，除去根头及小支根，洗净，干燥，或趁鲜切片，干燥。

【性状鉴别】

药材：呈长圆柱形，下部常有分枝，长10～30cm，直径1～6.5cm。表面灰棕色或棕黄色，具纵皱纹及横长皮孔，外皮薄，多破裂反卷，轻剥易落，皮落处显黄色，光滑。质硬，不易折断，断面呈纤维性；切片厚0.3～0.6cm，切面黄白色，具放射状纹理及裂隙，有的具异型维管束呈同心性环列或不规则散在。气微，味极苦。

以条匀、断面色黄白、味极苦者为佳。

饮片：为类圆形或不规则的厚片。外表皮灰棕色或棕黄色，切面黄白色，呈纤维性，具放射状纹理和裂隙，有的可见同心性环纹。气微，味极苦。

山豆根
Sophorae Tonkinensis Radix et Rhizoma

【来源】 为豆科植物越南槐 *Sophora tonkinensis* Gagnep. 的干燥根及根茎。

【产地】 产于广东、广西，习称"广豆根"。

【采收加工】 秋季采挖，除去茎叶及须根，洗净泥土，干燥。

【性状鉴别】

药材：根茎呈不规则结节状，顶端常残留茎基，其下着生数条根。根呈长圆柱形，常有长短不一的分枝，直径 0.7～1.5cm。表面灰棕色至棕褐色，有不规则的纵皱纹及横长皮孔样突起。质坚硬，难折断，断面略平坦，皮部浅棕色，木部淡黄色。有豆腥气，味极苦。

以根条粗、外色棕褐、质坚、味苦浓者为佳。

饮片：为不规则的类圆形厚切片，外表皮部棕色至棕褐色，木部淡黄色。有豆腥气，味极苦。

葛根
Puerariae Lobatae Radix

【来源】 为豆科植物野葛 *Pueraria lobata*（Willd.）Ohwi 的干燥根。习称"野葛"。

【产地】 主产于我国湖南、河南、广东、浙江、四川等地。

【采收加工】 秋、冬两季采挖，趁鲜切成长方形厚片或小块，干燥。

【性状鉴别】

药材：呈纵切的长方形厚片或小方块，长 5～35cm，厚 0.5～1cm。外皮淡棕色，有纵向皱纹，粗糙，切面黄白色，有的纹理明显。质韧，纤维性强。气微，味微甜。

以片大、质坚实、色白、粉性足纤维少者为佳。

饮片：呈不规则的厚片，或边长为 0.5～1.2cm 的方块，切面浅黄重色至棕黄色。质韧，纤维性强，气微，味微甜。

粉葛
Puerariae Thomsonii Radix

【来源】 本品为豆科植物甘葛藤 *pueraria thomsonii* Benth. 的干燥根。

【产地】 主产于我国广东、广西等地，多为栽培品。

【采收加工】 秋、冬两季采挖，除去外皮，稍干后截段，或纵切两半，亦可切成厚片，干燥。

【性状鉴别】

药材：呈圆柱形、类纺锤形或半圆柱形，长 12～15cm，直径 4～8cm；部分为纵切或斜切的厚片，大小不一。表面黄白色或淡棕色。体重，质坚硬，富粉性；横切面可见由纤维形成的同心性环纹，纵切面可见纤维形成的数条纵向皱纹，有的呈棉毛状。气微，味微甜。

饮片：呈不规则的厚片或立方块状。表面黄白色或淡棕色。切面黄白色，横切面有时可见由纤维形成的浅棕色同心性环纹，纵切面可见由纤维形成的数条纵向皱纹。体重，质硬，富粉性。气微，味微甜。

甘草
Glycyrrhizae Radix et Rhizoma

【来源】 为豆科植物甘草 *Glycyrrhiza uralensis* Fisch. 胀果甘草 *Glycyrrhiza inflata* Bat. 或

光果甘草 *Giycyrrhiza glabra* L. 的干燥根及根茎。

【产地】甘草：主产于我国内蒙古西部、陕西、甘肃、宁夏、青海、新疆等地，习称"西草"；主产于我国内蒙古东部、黑龙江、吉林、辽宁、河北、山西等地（包括新疆部分产品），习称"东草"，又通称为"内蒙古甘草"。胀果甘草：主产于我国新疆、陕西、甘肃等地，习称"新疆甘草"或"西北甘草"。光果甘草：主产于我国新疆、甘肃等地，欧洲部分地区亦产，习称"欧甘草"或"洋甘草"。

【采收加工】春、秋二季采挖，以春季采收者为佳，除去须根及茎基，切成适当长度的段，晒干。亦有把外皮削除，切成长段晒干，习称"粉甘草"。

【性状鉴别】

药材

甘草：根呈圆柱形，无分枝，长 25～100cm，直径 0.6～3.5cm。外皮松紧不均，表面红棕色或灰棕色，有明显的纵皱纹、沟纹、皮孔及稀疏的细根痕。质坚实，断面略呈纤维性，色黄白，粉性，形成层环明显及放射状纹理，有的有裂隙。根茎呈圆柱形，断面中央有髓。气微，味甜而特殊。

胀果甘草：根及根茎木质粗壮，个别有分枝，外皮粗糙，多灰棕色或灰褐色。质坚硬，木质纤维多，粉性差。根茎不定芽多而粗大。

光果甘草：根及根茎质地较坚实，个别有分枝，外皮不粗糙，多灰棕色或灰褐色，有细小不明显皮孔。

均以外皮细紧、色红棕、质坚实、断面黄白色、粉性足、味甜者为佳。

饮片

甘草：为类圆形或椭圆形的厚片，外表面红棕色至灰棕色，粗糙，具纵皱纹，切面略显纤维性，中心黄白色，有明显放射状纹理及形成层环。质坚实，具粉性。气微，味甜而特殊。

蜜炙甘草：形如甘草片。略有黏性，具焦香气，味甜。

黄芪
Astragali Radix

【来源】为豆科植物蒙古黄芪 *Astragalus membranaceus*（Fisch.）Bge. var. *mongholicus*（Bge.）Hsiao 或膜荚黄芪 *Astragalus membranaceus*（Fisch.）Bge. 的干燥根。

【产地】主产于我国山西、黑龙江、内蒙古等省区。以栽培的蒙古黄芪质量为最佳。

【采收加工】春、秋两季采挖，除去须根、根头及泥土，晒干。

【性状鉴别】

药材：呈上粗下细的圆柱形，少有分枝，长 30～90cm，直径 1～3.5cm。表面淡棕黄色或淡棕褐色，有明显的纵皱纹或纵向沟壑。质硬而韧，不易折断，断面纤维性强，显粉性，皮部黄白色，木部淡黄色，有放射状纹理及裂隙，老根中心偶呈枯朽状，黑褐色或呈空洞。气微，味微甜，嚼之微有豆腥味。

以条粗长、皱纹少、质坚而绵、断面色黄白、粉性足、无黑心及空洞、味甜者为佳。

饮片

黄芪：椭圆形或类圆形厚切片，表面黄白色至淡棕褐色，可见纵皱纹或纵沟。切面黄白色，木部淡黄色，有放射状纹理及裂隙，有的中心偶有枯朽状，黑褐色或呈空洞。气微，味微甜，嚼之有豆腥味。

蜜炙黄芪：圆形或椭圆形厚片，外表皮浅棕黄或棕褐色，略有光泽。切面皮部浅黄色，木质部黄色，有的中心偶有枯朽状，黑褐色或呈空洞，具蜜香气，味甜，略带黏性，嚼之微有豆腥味。

远志
Polygalae Radix

【来源】　为远志科植物远志 *Polygala tenuifolia* Willd. 或卵叶远志 *Polygala sibirica* L. 的干燥根。

【产地】　主产于陕西、山西、吉林、河南、山东等省区。分布于我国大部分地区。

【采收加工】　春、秋二季采挖，除去残茎、须根及泥土，晒干。或除去木心后晒干，称"远志肉"。

【性状鉴别】

药材：呈圆柱形，略弯曲，长 3～15cm，直径 0.3～0.8cm。表面灰黄色至灰棕色，有较密且深陷的横皱纹、纵皱纹及细小疙瘩状支根痕，老根的横皱纹较密且深陷更甚，略呈结节状。质硬而脆，易折断，面皮部棕黄色，木部黄白色，且皮部与木部易分离。气微，味苦、微辛，嚼之有刺喉感。

以根粗壮、皮厚、去净木心者为佳。

饮片

远志：为圆柱形的段。外表皮灰黄色至灰棕色，有横皱纹。切面棕黄色，中空。气微，味苦、微辛，嚼之有刺喉感。

制远志：形如远志段，表面黄棕色，味微甜。

人参
Ginseng Radix et Rhizoma

【来源】　为五加科植物人参 *Panax ginseng* C. A. Mey. 的干燥根及根茎。野生者称为"山参"，栽培者称为"园参"。播种在山林野生状态下自然生长的又称"林下山参"，习称"籽海"。

【产地】　山参主产于我国吉林、辽宁、黑龙江等地。主要为栽培品。

【采收加工】　园参及林下参多于秋季采收，除去地上及支根部分，洗净泥沙，晒或烘干。如不除去支根，晒干或烘干，则称"全须生晒参"。洗净去除不定根和支根，蒸透（3～6 小时），晒干或烘干，称"红参"。野山参 7 月下旬至 9 月果实成熟并变红时采挖，保持完整，晒干。将净鲜参真空冷冻干燥，称为"活性参"，可防止有效成分损失，提高产品质量。山参随时可以采收，以果实成熟或落下时采收较好（即 9 月）。采收时应注意拨开泥土挖取，避免支根或须根受损。山参通常只加工成生晒参。

【性状鉴别】

药材

山参：主根粗短，与根茎（芦头）等长或稍短，呈圆柱形、菱角形或人字形。表面灰黄色，有纵向皱纹，上端或中下部有紧密而深陷的环状横纹，习称"铁线纹"。支根2～3条，须根少而细长，清晰不乱，有明显的疣状突起，习称"珍珠疙瘩"。根茎细长，个别粗短，中上部具稀疏或密集而深陷的茎痕，有的靠近主根的一段根茎较光滑而无茎痕，习称"圆芦"。不定根较粗。

园参：主根呈圆柱形或纺锤形，长 3～15cm，直径 1～2cm。表面灰黄色，上部有断续的粗横纹及明显的纵皱纹。下部有支根 2～3 条，全须生晒参着生多数细长的须根，须根上常有不明显的细小疣状突起。根茎多弯曲，长 1～4cm，直径 0.3～1.5cm，具不定根和稀疏的凹窝状茎痕。质较硬，断面淡黄色，显粉性，有棕黄色形成层环纹，皮部有黄棕色点状树脂道及放射状裂隙。香气特异，味微苦、甘。

林下参：其形状与产地、生长环境、生长年限等不同而有较大的差异，多与山参相似。均以条粗、质硬、完整者为佳。

饮片：为圆形或类圆形的薄片。外表灰黄色。切面淡黄白色或类白色，显粉性，有棕黄色形成层环纹，皮部有黄棕色的点状树脂道及放射性裂隙。体轻，质脆。香气特异，味微苦、甘。

红参
Ginseng Radix et Rhizoma Rubra

【来源】本品为五加科植物人参 *Panax ginseng* C. A. Mey. 的栽培品经蒸制后的干燥根及根茎。

【产地】主产于我国吉林、辽宁、黑龙江等地。

【采收加工】秋季采挖，洗净，蒸约 3 小时，取出，干燥。

【性状鉴别】

药材：主根呈扁方柱形或圆柱形、纺锤形，长 3～10cm，直径 1～2cm，部分下部具 2～3 条扭曲交叉的支根；表面红棕色，半透明，有时有不透明的暗褐色斑块，具纵沟、皱纹及细根痕，上部可见断续的不明显环纹，根茎上有茎痕；质坚硬而脆，折断面平坦，角质样。气微香而特异，味甘，微苦。

饮片：为椭圆形或类圆形薄片，外表皮红棕色，半透明，断面平坦，角质样，质硬而脆，气微香特异，味甘、微苦。

西洋参
Panacis Quinquefolii Radix

【来源】为五加科植物西洋参 *Panax quinquefolium* L. 的干燥根。

【产地】原产于加拿大和美国。现我国东北、华北、西北等地引种栽培成功。

【采收加工】秋季采挖，除去地上部分、泥土、芦头、侧根及须根，洗净，晒干或低温干燥。

【性状鉴别】

药材：呈纺锤形、圆锥形或圆柱形。长 3～12cm，直径 0.8～2cm。外表浅黄褐色或黄白色，可见横向环纹和线性皮孔状突起，并有细密的浅纵纹和须根痕。主根中下部有一至数条侧根，多已折断。有的上端有根茎（芦头），环节明显，茎痕（芦碗）圆形或半圆形，具不定根（艼）或已折断。体重，质坚实，不易折断，断面平坦，淡黄白色，略显粉性，皮部可见棕色点状树脂道，棕黄色形成层环，木部纹理略呈放射状。气微而特异，味微苦、甘。

以条粗、完整、质硬、表面横纹紧密，气清香、味浓者为佳。

饮片：为圆形或类圆形薄片，外表淡黄褐色，断面淡黄白色至黄白色，形成层环棕黄色，皮部有黄棕色点状树脂道。木部纹理呈放射状纹理排列。气微而特异，味微苦、甘。

三七
Notoginseng Radix et Rhizoma

【来源】为五加科植物三七 *Panaxnotoginseng*（Burk.）F. H. Chen 的干燥根和根茎。

【产地】主产于我国广西、云南省区。云南省文山县、马关县、砚山县等地为中药三七的道地产区，多系栽培品。

【采收加工】于秋季开花前采收，洗净，分开主根、支根及根茎，干燥。支根习称"筋条"，根茎习称"剪口"。

【性状鉴别】

药材

主根：呈圆柱形或类圆锥形，长 1～6cm，直径 1～4cm。表面灰褐色（铁皮）或灰黄色（铜皮），有断续纵皱纹及支根痕。顶端有茎痕，周围有瘤状突起（习称"狮子头"）。体重，质坚实，断面灰绿色、黄绿色或灰白色，木部微呈放射状纹理。气微，味苦回甜。

筋条：呈圆柱形或圆锥形，长 2～6cm，上端直径约 0.8cm，下端直径约 0.3cm。

剪口：呈不规则的皱缩块状及条状，表面有数个明显的茎痕及环纹，断面中心灰绿色或白色，边缘深绿色或灰色。

均以根粗壮、颗粒大而圆、体重、质坚、表面光滑、断面色灰绿或黄绿、无裂缝、气味浓厚者为佳。

饮片：三七粉，为灰黄色粉末，气微，味苦回甜。

白芷

Angelicae dahuricae Radix

【来源】为伞形科植物白芷 *Angelica dahurica*（Fisch. ex Hoffm.）Benth. et Hook. f. 或杭白芷 *Angelica. dahurica*（Fisch. ex Hoffm.）Benth. et Hook. f. var. *formosana*（Boiss.）Shan et Yuan 的干燥根。

【产地】产于我国河南长葛、禹县地区者习称"禹白芷"；产于河北安国地区者习称"祁白芷"；产于浙江、福建、四川、江苏、安徽等省者习称"杭白芷"和"川白芷"。

【采收加工】夏、秋间叶黄时采挖，除去须根和泥沙，晒干或低温干燥。

【性状鉴别】

药材：呈长圆锥形，长 10～25cm，直径 1.5～2.5cm。表面灰棕色或黄棕色，根头部为钝四棱形或近圆形，具纵皱纹、支根痕及皮孔样的横向突起，部分排列成四纵行。顶端有凹陷的茎痕。质坚实，断面白色或灰白色，显粉性，有棕色形成层环，近方形或近圆形，皮部散有多数棕色油点，气芳香，味辛、微苦。

均以独枝、条粗壮、体重、粉性足、香气浓者为佳。

饮片：呈类圆形的厚切片。外表皮灰棕色或黄棕色。切面白色或灰白色，具粉性，有棕色形成层环，近方形或近圆形，皮部散有多数棕色油点。气芳香，味辛、微苦。

当归

Angelicae Sinensis Radix

【来源】为伞形科植物当归 *Angelica sinensis*（Oliv.）Diels 的干燥根。

【产地】主产于我国甘肃，以岷县产量高，质量最佳。云南、四川、陕西、湖北等省亦产。因产地不同，商品有"岷归"（甘肃）、"秦归"（甘肃，四川）、"川归"（四川）、"云归"（云南）之分。

【采收加工】秋末采挖，除去须根和泥沙，晾至水分稍蒸发后，捆成小捆，上棚，以烟火慢慢熏干。切忌晒干。

【性状鉴别】

药材

全体（全归）：略呈圆柱形，下部有 3～5 条支根或更多，长 15～25cm，表面浅棕色至棕褐色，具纵皱纹和横长皮孔样突起。

根头（归头）：直径 1.5～4cm，具环纹，上端圆钝，或具数个明显突出的根茎痕，有紫色或黄绿色的茎和叶鞘的残基。

主根（归身）：略呈圆柱形，长 1～3cm，表面凹凸不平；支根（归尾）：直径 0.3～1cm，上粗下细，多扭曲，有少数须根痕。质柔韧，断面黄白色或淡黄棕色，皮部厚，有裂隙和多数棕色点状分泌腔，木部色较淡，有黄棕色形成层环。香气浓郁，味甘、辛、微苦。

以主根粗长、油润、色黄棕、断面色黄白、气味浓郁者为佳。

饮片

当归片：呈类圆形、椭圆形或不规则形薄切片。外表皮浅棕色至棕褐色。切面浅棕黄色或黄白色，平坦，有裂隙，中间有浅棕色的形成层环，并有多数棕色的油点，香气浓郁，味甘、辛、微苦。

酒当归：形如当归片。切面深黄色或浅棕黄色，略有焦斑。香气浓郁，并略有酒香气。

羌活
Notopterygii Rhizoma et Radix

【来源】 为伞形科植物羌活 *Notopterygium incisum* Ting ex H. T. Chang 或宽叶羌活 *Notopterygium forbesii* H. de Boiss. 的干燥根茎及根。

【产地】 羌活主产于我国四川、云南、青海、甘肃等省区。宽叶羌活主产于我国四川、青海、陕西、河南等省区。

【采收加工】 栽培 3～4 年秋季倒苗后至早春萌芽前割除地上部分，挖取根茎，抖净泥沙，砍去芦头，除去须根，切成 10～13cm 长的短节，晒干或烘干。

【性状鉴别】

药材

羌活：为圆柱状略弯曲的根茎，长 4～13cm，直径 0.6～2.5cm，顶端具茎痕。表面棕褐色至黑褐色，节间缩短，呈紧密隆起的环状，外形似蚕，习称"蚕羌"；或节间延长如竹状，习称"竹节羌"。体轻，质脆，轻折易断。断面不平整，有多数裂隙，皮部黄棕色至暗棕色，油润，油点呈棕色，木部黄白色，具放射状纹理，髓部黄色至黄棕色。气香、味微苦而辛。

宽叶羌活：为根茎及根。根茎类圆柱形，根类圆锥形；表面棕褐色，近根茎处有较密的环纹，长 8～15cm，直径 1～3cm，习称"条羌"。有的根茎粗大，呈不规则结节状，顶部有数个茎基，根较细，习称"大头羌"。质松脆，轻折易断，断面略平坦，皮部浅棕色，木部黄白色。气味较淡。

均以根茎粗壮，有横节如蚕形，表面棕色，断面质紧密，香气浓郁者为佳。

饮片：呈类圆形、不规则横切或斜切片，表皮棕褐色至黑褐色，切面外侧棕褐色，木部黄白色，有的可见放射状纹理。体轻，质脆，气香，味微苦而辛。

前胡
Peucedani Radix

【来源】 为伞形科植物白花前胡 *Peucedanum praeruptorum* Dunn. 的干燥根。

【产地】主产于我国浙江、江西、四川等省。

【采收加工】冬季至次春茎叶枯萎或早春末抽花时采挖，除去须根、茎叶、洗净，晒干或低温干燥。

【性状鉴别】

药材：呈不规则的纺锤形、圆柱形或圆锥形，稍扭曲，下部有分枝，长 3～15cm，直径 1～2cm。表面灰黄色至黑褐色，根头部常有茎痕及纤维状叶鞘残基，上部有密集的细环纹，下部有纵沟、纵皱纹及横向皮孔。质较柔软，干者质硬，易折断，断面不整齐，淡黄白色，皮部散有多数棕黄色油点，具棕色形成层环纹，射线呈放射状。气芳香，味微苦、辛。

以根粗壮、皮部厚、质柔软、油点多、香气浓者为佳。

饮片

前胡：为类圆形或不规则的薄片，外表皮黑褐色或灰黄色，有时可见残留的纤维状叶鞘残基。切面黄白色至淡黄色，皮部散有多数棕黄色油点，可见一棕色环纹及放射状纹理。气芳香，味微苦、辛。

蜜前胡：形如前胡片。表面黄褐色，略具光泽，滋润。味微甜。

川芎
Chuanxiong Rhizoma

【来源】为伞形科植物川芎 *Ligusticum chuanxiong* Hort. 的干燥根茎。

【产地】均为栽培。主产于我国四川都江堰、彭州市、崇州市。贵州、云南、陕西、湖北、湖南等地亦有出产。

【采收加工】夏季当茎上的节盘显著突出，并略带紫色时采收，除去茎叶及泥沙，晒至半干后再烘干，再去须根。

【性状鉴别】

药材：为不规则结节状团块，如拳，直径 2～7cm。表面灰褐色至褐色，粗糙皱缩，有多数平行隆起的轮节，顶端有凹陷的类圆形茎痕，下侧及轮节上有多数小瘤状根痕。质坚实，不易折断，断面黄白色或灰黄色，散有黄棕色的油室（油点）。形成层环呈波状。气浓香，味苦、辛，稍有麻舌感，微回甜。

以个大饱满、质坚实，断面色黄白、油性大，香气浓者为佳。

饮片

川芎：为不规则厚切片，外表面灰褐色或褐色，有皱缩纹。切面黄白色或灰黄色，具明显波状环纹或多角形纹理，散生黄棕色油点（油室）。质坚实。气浓香，味苦、辛，微甜。

酒川芎：色略深，偶见焦斑，略有酒气。

藁本
Ligustici Rhizoma et Radix

【来源】为伞形科植物藁本 *Ligusticum sinense* Oliv. 或辽藁本 *Ligusticum jeholense* Nakai et kitag. 的干燥根茎及根。

【产地】藁本主产于我国陕西、甘肃、河南、四川等地。辽藁本主产于我国辽宁、吉林、河北等地。

【采收加工】栽种 2 年即可收获。在 9～10 月倒苗后，挖取地下部分，去掉残茎及泥土，晒干或焙干。

【性状鉴别】

药材

藁本：根茎呈不规则结节状圆柱形，略扭曲，有分枝，长 3～10cm，直径 1～2cm。表面棕褐色或暗棕色，粗糙，有纵向皱纹，上侧残留多个凹陷的圆形茎基，下侧有多数点状突起的根痕及残根。体轻，质较硬，轻折易断，断面黄色或黄白色，呈纤维状。气浓香，味辛、苦、微麻。

辽藁本：体量较小，根茎呈不规则团块状或柱状，长 1～3cm，直径 0.6～2cm。有多条细长弯曲的根。

均以个大体粗、质坚、香气浓郁者为佳。

饮片

藁本片：为不规则的厚切片。外表面棕褐色至黑褐色，粗糙。切面皮部黄白色至浅黄褐色，有裂隙或孔洞，纤维性。气浓香，味辛、苦、微麻。

辽藁本片：外表皮可见呈毛刺状根痕和残根突起，或有呈枯朽空洞的老茎残基。切面木部有放射状纹理和裂隙。

防风

Saposhnikoviae Radix

【来源】为伞形科植物防风 *Saposhnikovia divaricata* （Turcz.） Sehischk. 的干燥根。药材习称"关防风"。

【产地】主产于我国东北、华北及内蒙古、陕西、宁夏、甘肃、山东等地。

【采收加工】春、秋二季采挖未抽花茎植株的根，除去须根，洗净泥沙，晒干。

【性状鉴别】

药材：呈长圆锥形或长圆柱形，下部渐细，有的略弯曲，长 15～30cm，直径 0.5～2cm。表面灰棕色或棕褐色，粗糙，有纵向皱纹、多数横长皮孔样突起及点状的细根痕。根头部有明显密集的环纹（习称"蚯蚓头"），有的环纹上残存棕褐色毛状叶基。体轻，质松，轻折易断，断面不平坦，皮部棕黄色至棕色，有裂隙，木部呈黄色。气特异，味微甘。

以条粗壮、断面皮部色浅棕、木部色浅黄者为佳。

饮片：为圆形或椭圆形厚切片，外表面灰棕色或棕褐色，有纵向皱纹，有的可见横长皮孔样突起、密集的环纹或残存的毛状叶基。切面皮部棕黄色至棕色，有裂隙，具放射状纹理。木部黄色。气特异，味微甘。

柴胡

Bupleuri Radix

【来源】为伞形科植物柴胡 *Bupleurum chinense* DC. 或狭叶柴胡 *Bupleurum scorzonerifolium* willd. 的干燥根。按性状不同，分别习称"北柴胡"和"南柴胡"。

【产地】北柴胡主产于我国河北、河南、辽宁、湖北、陕西等省。南柴胡主产于我国湖北、四川、安徽、黑龙江、吉林等省。

【采收加工】春、秋二季采挖，除去茎叶及泥土，干燥。

【性状鉴别】

药材

北柴胡：呈圆柱形或长圆锥形，长 6～15cm，直径 0.3～0.8cm。根头膨大，顶端残留 3～15 个茎基或短纤维状叶基，下部有分枝。表面黑褐色或浅棕色，具纵皱纹、支根痕及皮孔。质硬而韧，不易折断，断面显纤维性，皮部浅棕色，木部黄白色。气微香，味微苦。

南柴胡：根较细，呈圆锥形，顶端有多数细毛状枯叶纤维，下部多不分枝或稍分枝。表面红棕色或黑棕色，靠近根头处多有细密环纹。质稍软，轻折易断，断面略平坦，不显纤维性。具败油气。

均以条粗长、分枝少、须根少者为佳。

饮片

北柴胡：不规则厚切片。外表皮黑褐色或浅棕色，具纵皱纹和支根痕。切面淡黄白色，显纤维性。质硬。气微香，味微苦。

醋北柴胡：形如北柴胡片，表面淡棕黄色，略有醋气，味微苦。

南柴胡：类圆形或不规则片状。外表皮红棕色或褐色。有时可见根头处具细密环纹或有细毛状枯叶纤维。切面黄白色，平坦。具败油气。

醋南柴胡：形如南柴胡片，呈黄褐色，质干脆，略有醋香气。

北沙参
Glehniae Radix

【来源】为伞形科植物珊瑚菜 *Glehnia littoralis* Fr. Schmidt ex Miq. 的干燥根。

【产地】主产于我国山东、辽宁、河北、江苏等地。

【采收加工】夏、秋两季采挖，除去须根，洗净，稍晾，用开水烫后剥去外皮，干燥。亦可洗净直接干燥。

【性状鉴别】

药材：呈细长圆柱形，偶有分枝，长 15～45cm，直径 0.4～1.2cm。表面淡黄白色，略粗糙，偶有残留外皮，不去外皮者表面黄棕色。均有细纵皱纹及纵向沟壑，并伴有棕黄色点状细根痕；顶端常留有黄棕色根茎残基；上端稍细，中部略粗，下部渐细。质脆，轻折易断，断面皮部呈浅黄白色，木部为黄色。气特异，味微甘。

以粗细均匀、去净栓皮、色黄白者为佳。

饮片：为类圆形或椭圆形段片，淡玉白色至淡黄白色。切面玉白色；形成层环明显，淡棕色；木部色稍黄，木质部束呈放射状排列，射线部位常破裂成裂隙或成空洞。质坚硬而脆，易折断。

龙胆
Gentianae Radix et Rhizoma

【来源】为龙胆科植物条叶龙胆 *Gentiana manshurica* Kitag.、龙胆 *Gentiana scabra* Bge.、三花龙胆 *Gentiana triflora* Pall. 或坚龙胆 *Gentiana rigescens* Franch. 的干燥根及根茎。前三种习称"龙胆"，后一种习称"坚龙胆"。

【产地】龙胆主产于我国东北地区，全国除西北和西藏外均有出产。三花龙胆主产于我国东北及内蒙古等地。条叶龙胆主产于我国东北地区，河南江苏等地亦有出产。坚龙胆主产于我国云南、四川等地。

【采收加工】春、秋两季采挖，除去地上残茎，洗净，干燥。

【性状鉴别】

药材

龙胆：根茎呈不规则块状，长 1～3cm，直径 0.3～1cm；表面暗灰棕色或深棕色，上端有茎痕或残留茎基，周围及下端着生多数细长的根。根呈细长略扭曲圆柱形，长 10～

20cm，直径 0.2～0.5cm；表面浅黄色或黄棕色，上部有明显的横皱纹，下部较细，有纵皱纹及支根痕。质脆，轻折易断，断面略平坦，皮部黄白色或淡黄棕色，木部色较浅，呈点状环列。气微，味甚苦。

坚龙胆：外表无横皱纹，外皮膜质，易脱落。木部黄白色，易与皮部分离。

均以根粗长、色黄棕者为佳。

饮片

龙胆：呈不规则形的段。根茎呈不规则块片，表面暗灰色或深棕色。根为圆柱形，表面淡黄色至黄棕色，有的有横皱纹，具纵皱纹。切面皮部黄白色至棕黄色，木部色较浅。气微，味甚苦。

坚龙胆：呈不规则形的段。根表面无横皱纹，膜质外皮已脱落，表面黄棕色至深棕色。切面皮部黄棕色，木部色较浅。

秦艽
Gentianae Macrophyllae Radix

【来源】为龙胆科植物秦艽 *Gentiana macrophylla* Pall.、麻花秦艽 *Gentiana straminea* Maxim.、粗茎秦艽 *Gentiana crassicaulis* Duthie ex Burk. 或小秦艽 *Gentiana dahurica* Fisch. 的干燥根。前三种按性状不同分别习称"秦艽""麻花艽"，后一种习称"小秦艽"。

【产地】秦艽主产于我国甘肃、山西、陕西等地，以甘肃产量最大，质量最好。粗茎秦艽主产于我国西南地区。麻花秦艽主产于我国四川、甘肃、青海、西藏等地。小秦艽主产于我国河北、内蒙古及陕西等地。

【采收加工】春、秋两季采挖，除去茎叶及泥沙；秦艽及麻花艽晒软，堆积"发汗"至表面呈红黄色或灰黄色时，摊开晒干；或不经"发汗"直接晒干；小秦艽趁鲜搓去黑皮，晒干。

【性状鉴别】

药材

秦艽：呈上粗下细的类圆柱形，扭曲不直，长 10～30cm，直径 1～3cm。表面灰黄色或黄棕色，有扭曲的纵皱纹，顶端有残存茎基及纤维状叶鞘。质硬而脆，轻折易断，断面略显油性，皮部黄色或棕黄色，木部黄色。气特异，味苦、微涩。

麻花艽：呈类圆锥形，多由数个小根交错纠聚成发辫状或麻花状，长约 20cm，直径可达 7cm。表面棕褐色，粗糙，有网孔状裂隙。质松脆，轻折易断，断面多呈枯朽状。

小秦艽：呈类圆柱形或类圆锥形，长 8～15cm，直径 0.2～1cm。表面棕黄色。主根单一，顶端常有残存茎基及纤维状叶鞘。下部多分枝，质轻脆，轻折易断，断面色黄白。

均以粗壮、质实、色棕黄、气味浓者为佳。

饮片：为类圆形厚片。外表皮黄棕色、灰黄色或棕褐色，粗糙，有扭曲纵纹或网状孔纹。切面皮部黄色或棕黄色，木部黄色，有的中心呈枯朽状。气特异，味苦、微涩。

徐长卿
Cynanchi Paniculati Radix

【来源】为萝摩科植物徐长卿 *Cynanchum paniculatum*（Bge.）Kitag. 的干燥根及根茎。

【产地】我国大部分地区均有出产。

【采收加工】秋季采挖，除去杂质，阴干。

【性状鉴别】

药材：根茎呈不规则柱状，有盘节，长 0.5～3.5cm，直径 0.2～0.4cm，有的顶端带有细圆柱形的残茎，长约 2cm，直径 1～2mm，断面中空；根茎节处周围着生多数根。根呈细长圆柱形，弯曲，长 10～16cm，直径 0.1～0.15cm；表面淡黄白色至淡棕黄色或棕色，具微细纵皱纹，并有纤细的须根。质脆，轻折易断，断面呈粉性，皮部类白色或黄白色，形成层环呈淡棕色，木部细小，黄棕色。气香，味微辛凉。

以香气浓、残茎及杂质少者为佳。

饮片：为不规则的段。表面淡黄白色至淡棕黄色或棕色，具微细纵皱纹，并有纤细的须根。质脆，轻折易断，断面粉性，皮部类白色或黄白色，形成层环淡棕色，木部细小，黄棕色。气香，味微辛凉。

白前
Cynanchi Stauntonii Rhizoma et Radix

【来源】　为萝藦科植物柳叶白前 *Cynanchum stauntonii*（Decne.）Schltr. ex Levl. 或芜叶白前 *Cynanchum glaucescens*（Decne.）Hand. – Mazz. 的干燥根茎和根。

【产地】　主产于我国浙江、江苏、安徽等地。

【采收加工】　秋季采挖，洗净，晒干。

【性状鉴别】

药材

柳叶白前：根茎呈细长圆柱形，有分枝，稍弯曲，长 4～15cm，直径 0.15～0.4cm。表面黄白色或黄棕色，节明显，节间长 1.5～4.5cm，顶端有残茎。质脆，断面中空。节处簇生纤细弯曲的根，长可达 10cm，直径不及 0.1cm，有多次毛须状分枝，常盘曲成团。气微，味微甜。

芜花叶白前：根茎较短小或略呈块状；表面灰绿色或灰黄色，节间长 1～2cm。质较硬。根稍弯曲，直径约 0.1cm，分枝少。

均以根茎粗、须根长者为佳。

饮片

白前：为黄白色的段片，味微甜。

炒白前：外表皮淡棕黄色，有的可见焦斑，具焦香气。蜜炙白前：外表皮棕黄色至黄棕色，滋润而不黏手，有蜜糖香气。味甜、微涩。

白薇
Cynanchi Atrati Radix et Rhizoma

【来源】　为萝藦科植物白薇 *Cynanchum atratum* Bge. 或蔓生白薇 *Cynanchum versicolor* Bge. 的干燥根和根茎。

【产地】　主产于我国安徽、辽宁、湖北、山东等地。

【采收加工】　春、秋两季采挖，洗净，干燥。

【性状鉴别】

药材：根茎粗而短，有结节，多弯曲。上部有圆形的茎痕，下部及两侧则簇生多数细长的根，根长 10～25cm，直径 0.1～0.2cm。表面呈棕黄色。质脆，轻折易断，断面皮部呈黄白色，木部为黄色。气微，味微苦。

以根粗长、色棕黄、杂质少者为佳。

饮片：白薇：根为短段，表面棕黄色。质脆，轻折易断，断面皮部为黄白色，木部则呈黄色。气微，味微苦。

紫草
Arnebiae Radix

【来源】为紫草科植物新疆紫草 *Arnebia euchroma*（Royle）Johnst. 或内蒙紫草 *Arnebia guttata Bunge* 的干燥根。分别称为"软紫草"和"内蒙紫草"。

【产地】新疆紫草主产我国新疆。内蒙紫草主产我国内蒙古。

【采收加工】春、秋两季采挖，除去泥沙，干燥。

【性状鉴别】

药材

新疆紫草（软紫草）：呈不规则的长圆柱形，多扭曲，长 7～20cm，直径 1～2.5cm。表面紫红色或紫褐色，皮部疏松，呈条形片状，常 10 余层重叠，易剥落。顶端有的可见分枝的茎残基。体轻，质松软，轻折易断，断面不整齐，木部较小，呈黄白色或黄色。气特异，味微苦、涩。

内蒙紫草：呈圆锥形或圆柱形，扭曲，长 6～20cm，直径 0.5～4cm。根头部略粗大，顶端有 1 个或多个残茎，被短硬毛。表面紫红色或暗紫色，皮部略薄，常数层相叠，易剥离；质硬而脆，轻折易断，断面较整齐，皮部紫红色，木部较小，黄白色，气特异，味涩。

均以条长、粗大、色紫、皮厚者为佳。

饮片

新疆紫草：为不规则的圆柱形切片或条形片状，直径 1～2.5cm。紫红色或紫褐色，皮部深紫色。圆柱形切片，木部较小，黄白色或黄色。

内蒙紫草：为不规则的圆柱形切片或条形片状，有的可见短硬毛。直径 0.5～4cm，质硬而脆。紫红色或紫褐色。皮部深紫色。圆柱形切片，木部较小，黄白色或黄色。

丹参
Salviae Mihiorrhizae Radix et Rhizoma

【来源】为唇形科植物丹参 *Salvia miltiorrhiza* Bge. 的干燥根及根茎。

【产地】主产于我国四川、安徽、江苏、山东、河北等地。

【采收加工】春、秋二季采挖，除去须根、泥沙，干燥。

【性状鉴别】

药材：根茎粗而短，顶端偶有残留茎基。根数条，长圆柱形，略弯曲，有的分枝并具须状细根，长 10～20cm，直径 0.3～1cm。表面棕红色或暗棕红色，粗糙，有纵皱纹。老根外皮疏松，多显紫棕色，常呈鳞片状剥落。质硬而脆，轻折易断，断面疏松，有裂隙，显纤维性，皮部棕红色，木部灰黄色或紫褐色，有黄白色导管束，呈放射状排列。气微，味微苦涩。

栽培品：较粗壮，直径 0.5～1.5cm。表面红棕色，具纵皱纹，外皮紧贴不易剥落。质坚实，断面较平整，略呈角质样。

均以条粗壮、色紫红者为佳。

饮片

丹参：为类圆形或椭圆形的厚切片。外表皮棕红色或暗棕红色，粗糙，具纵皱纹。切面有裂隙或略平整而致密，有的呈角质样，皮部棕红色，木部灰黄色或紫褐色，有黄白色放射状纹理。气微，味微苦涩。

酒丹参：形如丹参片。表面红褐色，略有酒香气。

<h1 style="text-align:center">黄芩</h1>
Scutellariae Radix

【来源】　为唇形科植物黄芩 *Scutellaria baicalensis* Georgi 的干燥根。

【产地】　主产于我国河北、山西、内蒙古、辽宁、吉林等地。以山西产量最大，河北承德产质量最好。

【采收加工】　春、秋两季采挖，除去泥沙及须根，晒至半干后撞去粗皮，再晒干。

【性状鉴别】

药材：呈圆锥形，扭曲，根头粗大，有茎痕或残存茎基，长 8～25cm，直径 1～3cm。表面棕黄色或深黄色，有扭曲的纵皱纹或不规则网纹，并有稀疏的疣状细根痕。质硬而脆，轻折易断，断面呈黄色，中心红棕色；老根中心呈暗棕色或棕黑色，呈枯朽状或已成空洞。气微，味苦。

栽培品：较细长，多有分枝。表面浅黄棕色，外皮紧贴，有较细腻纵皱纹。断面黄色或浅黄色，略呈角质样。味微苦。

以条长、质坚实、色鲜黄、味苦者为佳。

饮片

黄芩：为类圆形短段或不规则形薄切片，外表皮黄棕色至棕褐色，切面黄棕色或黄绿色，具放射状纹理。

酒黄芩：形如黄芩片。略带焦斑，略有酒香气。

<h1 style="text-align:center">玄参</h1>
Scrophulariae Radix

【来源】　为玄参科植物玄参 *Scrophularia ningpoensis* Hemsl. 的干燥根。

【产地】　主产于我国浙江。湖北、江苏、江西、四川等地亦有出产。

【采收加工】　于冬季茎叶枯萎时采挖，除去根茎、幼芽、须根及泥沙，晒或烘至半干，堆放 3～6 日，发汗至内部黑色，再晒干或烘干。

【性状鉴别】

药材：呈类圆柱形，中部略粗或上粗下细，有的微弯曲如羊角，长 6～20cm，直径 1～3cm。表面灰黄色或灰褐色，有不规则的纵沟、横向皮孔样突起及稀疏的横裂纹和须根痕。质坚实，不易折断，断面略平坦，黑色，微有光泽。气特异似焦糖，味甘、微苦。用水浸泡后，水呈墨黑色。

以条粗壮、质坚实、断面黑色、无裂隙者为佳。

饮片：为类圆形或椭圆形薄切片。外表皮灰黄色或灰褐色。切面黑色，微有光泽，有的具裂隙。气特异似焦糖，味甘、微苦。

<h1 style="text-align:center">地黄</h1>
Rehmanniae Radix

【来源】　为玄参科植物地黄 *Rehmannia glutinosa* Libosch. 的新鲜或干燥块根。

【产地】　主产于我国河南、辽宁、河北、山东等地。以河南温县、博爱、武陟、孟县等地产量最大，质量最佳。

【采收加工】　秋季采挖，除去芦头、须根及泥沙，即为"鲜地黄"；将地黄缓缓烘焙至内部变黑，约八成干则为"生地黄"；将生地黄照蒸法或酒炖法，炮制至内外全黑润，取出晒至八成干时，即为"熟地黄"。

· 321 ·

【性状鉴别】

药材

鲜地黄：呈纺锤形或条状，长 8～24cm，直径 2～9cm。表面浅红黄色，外反薄，有弯曲的皱纹、芽痕、横长皮孔样突起及不规则疤痕。肉质，易折断，断面皮部淡黄白色，可见橘红色油点，木部黄白色，有放射状纹理。气微，味微甜、微苦。以粗壮、色红黄者为佳。

生地黄：呈不规则团块状或长圆形，中部膨大，两端渐细，稍扁而扭曲，长 6～12cm，直径 2～6cm。表面灰黑色或灰棕色，极皱缩，具不规则横曲纹。体重，质较软而韧，不易折断，断面棕黑色或乌黑色，有光泽，具黏性。气微，味微甜。

均以块大、体重、断面乌黑色者为佳。

饮片

生地黄：为类圆形或不规则的厚切片。外表皮棕黑色或棕灰色，极皱缩，具不规则的横曲纹。切面棕黑色或乌黑色，有光泽，具黏性。气微，味微甜。

熟地黄：呈不规则的块片状，大小不一；表面乌黑色，有光泽，黏性大；质柔软而带韧性。不易折断，断面乌黑色，有光泽。气微，味甜。

胡黄连

Picrorhizae Rhizoma

【来源】 为玄参科植物胡黄连 *Picrorhiza scrophulariiflora* Pennell 的干燥根茎。

【产地】 主产于我国西藏南部、云南西北及四川西部等地。

【采收加工】 于秋季地上部分枯萎时采挖，除去须根及泥沙，晒干。

【性状鉴别】

药材：呈略弯曲的圆柱形，偶有分枝，长 3～12cm，直径 0.3～1cm。表面灰棕色至暗棕色，粗糙，有较密的环节、稍隆起的芽痕或根痕，上端密被暗棕色鳞片状的叶柄残基。体轻，质硬而脆，轻折易断，断面略平坦，淡棕色至暗棕色，木部有 4～10 个类白色点状维管束，成环排列，髓部灰黑色。气微，味极苦。

以条粗、体轻、质脆、味苦者为佳。

饮片：为不规则的圆形薄切片，切面灰黑色或棕黑色，有白色点状维管束，成环排列，气微，味极苦。

巴戟天

Morindae Officinalis Radix

【来源】 为茜草科植物巴戟天 *Morinda officinalis* How 的干燥根。

【产地】 主产于我国广东、广西、福建等地。

【采收加工】 全年均可采挖，洗净，除去须根，晒至六、七成干，轻轻捶扁，晒干。

【性状鉴别】

药材：呈略弯曲的扁圆柱形，长短不一，直径 0.5～2cm。表面灰黄色或暗灰色，具纵纹及横裂纹，有的皮部横向断离并露出木部，形似连珠或鸡肠，习称"鸡肠风"。质坚韧，断面皮部厚，呈紫色或淡紫色，易与木部剥离；木部坚硬，为黄棕色或黄白色，木部表面有纵沟，直径 0.1～0.5cm，断面略呈齿轮状。气微，味甘而微涩。

以条粗、显连珠状、肉厚、紫黑色、木心小者为佳。

饮片

巴戟肉：为扁圆柱形短段或不规则块。表面灰黄色或暗灰色，具纵皱纹和横裂纹。切面皮部厚，紫色或淡紫色，中空。气微，味甘而微涩。

盐巴戟：形如巴戟肉。气微，味甘、咸而微涩。

制巴戟天：同巴戟肉。

茜草
Rubiae Radix et Rhizoma

【来源】 为茜草科植物茜草 *Rubia cordifolia* L. 的干燥根及根茎。

【产地】 主产于陕西、山西、河南等地。陕西淳化县为人工栽培品。

【采收加工】 春、秋二季采挖，除去茎叶、泥沙，干燥。

【性状鉴别】

药材：根茎呈结节状，丛生粗细不等的根。根呈圆柱形，略弯曲，长 10～25cm，直径 0.2～1cm。表面红棕色或暗棕色，具细纵皱纹及少数细根痕；皮部脱落处呈黄红色。质脆，易折断，断面平坦，皮部窄，紫红色，木部宽广，浅黄红色，可见多数导管小孔。气微，味微苦，久嚼刺舌。

以条粗、表面红棕色、断面红黄色，无茎基者为佳。

饮片：为不规则厚片或段。切面皮部狭，紫红色，木部宽广，浅黄红色，可见多数导管小孔。气微，味微苦，久嚼刺舌。

茜草炭：形如茜草片或段。表面黑褐色，内部棕褐色，气微，味苦、涩。

续断
Dipsaci Radix

【来源】 为川续断科植物川续断 *Dipsacus aspers* Wall. ex Henry 的干燥根。

【产地】 主产于湖北、四川、云南、贵州等地。

【采收加工】 秋季采挖，除去根头及须根，用微火烘至半干，堆置"发汗"至内部变绿时，再烘干。不宜日晒，药材易变硬。

【性状鉴别】

药材：呈圆柱形，略扁，有的微弯曲，长 5～15cm，直径 0.5～2cm。表面灰褐色或黄褐色，有稍扭曲或明显扭曲的纵皱及沟纹，可见横裂的皮孔样斑痕及少数须根痕。质软，久置后变硬，易折断，断面不平坦，皮部墨绿色或棕色，外缘褐色或淡褐色，木部黄褐色，维管束呈放射状排列。气微香，味苦、微甜而后涩。

以条粗、质软、内呈墨绿色者为佳。

饮片

续断片：为类圆柱形或椭圆形厚片。切面皮部墨绿色或棕褐色，木部灰黄色或黄褐色，可见放射状排列的导管束纹，形成层部位多有深色环。气微，味苦、微甜而涩。

酒续断：形如续断片。表面微黑色或灰褐色。略有酒气。

盐续断：形如续断片。表面黑褐色，味微咸。

天花粉
Trichosanthis Radix

【来源】 为葫芦科植物栝楼 *Trichosanthes kirilowii* Maxim. 或双边栝楼 *Trichosanthes rosthornii* Herms 的干燥根。

【产地】 栝楼主产我国河南、山东等地。双边栝楼主产我国四川、湖南等地。

【采收加工】秋、冬两季采挖，洗净，除去外皮，切段或纵剖成瓣，干燥。

【性状鉴别】

药材：呈不规则纺锤形、圆柱形或瓣块状，长8～16cm，直径1.5～5.5cm。表面黄白色或淡棕黄色，有纵皱纹、细根痕及略凹陷的横长皮孔，部分有黄棕色外皮残留。质坚实，断面白色或淡黄色，富粉性，横切面可见黄色木质部，有明显点状小孔，略呈放射状排列，纵切面可见黄色条状筋脉纹。气微，味微苦。

以色白、质坚实、粉性足者为佳。

饮片：为类圆形、半圆形或不规则的厚切片。外表皮黄白色或淡棕黄色。切面可见黄色木质部小孔，略呈放射状排列。气微，味微苦。

桔梗

Platycodonis Radix

【来源】本品为桔梗科植物桔梗 *platycodon grandiflorum*（Jacq.）A. DC. 的干燥根。

【产地】我国多数地区均有出产，以东北、华北产量较大，华东地区质量较好。

【采收加工】春、秋两季采挖，洗净，除去须根，趁鲜剥去外皮，亦可不去外皮，干燥。

【性状鉴别】

药材：呈圆柱形或略呈纺锤形，下部渐细，部分有分枝，略扭曲，长7～20cm，直径0.7～2cm。表面淡黄白色至黄色，不去外皮者表面黄棕色至灰棕色，有不规则扭曲纵向皱沟，并有横长的皮孔样斑痕及支根痕，上部有横纹。有的顶端有较短的根茎或不明显，其上有数个半月形茎痕。质脆，断面不平坦，有棕色形成层环，皮部黄白色，有裂隙，木部淡黄色。气微，味微甜后苦。

以根粗大，色白、质坚实、味苦者为佳。

饮片：呈椭圆形或不规则厚切片。外皮多已除去但偶有残留。切面皮部黄白色，较窄；形成层环纹明显，呈棕色；木部宽，有较多裂隙，习称"金井玉栏"。气微，味微甜后苦。

党参

Codonopsis Radix

【来源】为桔梗科植物党参 *Codonopsis pilosula*（Franch.）Nannf.、素花党参 *Codonopsis pilosula Nannf. var. modesta*（Nannf.）L . T. Shen 或川党参 *Codonopsis tangshen* Oliv. 的干燥根。前者习称"潞党"，后二者分别习称"西党"和"条党"。

【产地】主产于我国山西、陕西、甘肃、四川及东北等地。栽培品主产于山西平顺、长治、壶关等地。素花党参主产于甘肃文县、四川南坪、松潘等地。川党参主产于重庆、四川、湖北等地。

【采收加工】秋季采挖，洗净，晒干。

【性状鉴别】

药材

党参（潞党）：呈稍弯曲长圆柱形，长10～35cm，直径0.4～2cm。表面灰黄色、黄棕色至灰棕色，根头部有多数疣状突起的茎痕及芽，习称"狮子盘头"，每个茎痕的顶端呈凹下的圆点状；根头下有细致紧密的环状横纹，向下渐稀疏，有的达全长的一半，栽培品环状横纹少或无；全体有纵皱纹和散在的横长皮孔样突起，支根断落处常有黑褐色胶状物。质稍柔软或稍硬且略带韧性，断面略平坦，有裂隙或放射状纹理，皮部淡棕黄色至黄棕色，木部淡黄色至黄色。有特殊香气，味微甜。

素花党参（西党参）：长 10～35cm，直径 0.5～2.5cm。表面黄白色至灰黄色，根头下致密的环状横纹常达全长的一半以上。断面裂隙较多，皮部灰白色至淡棕色。

川党参（条党）：长 10～45cm，直径 0.5～2cm。表面灰黄色至黄棕色，有明显不规则的纵沟。质较软而结实，断面裂隙较少，皮部黄白色。

均以条粗壮、狮子盘头大、横纹多、质柔润、气味浓，嚼之无渣者为佳。

饮片

党参片：呈类圆形的厚切片。外表皮灰黄色、黄棕色至灰棕色，有时可见根头部有多数疣状突起的茎痕和芽。切面皮部淡棕黄色至黄棕色，木部淡黄色至黄色，有裂隙或放射状纹理。有特殊香气，味微甜。

米炒党参：形如党参片，表面深黄色，偶见焦斑。

南沙参
Adenophorae Radix

【来源】　为桔梗科植物轮叶沙参 *Adenophora tetraphylla*（Thunb.）Fisch. 或沙参 *Adenophora stricta* Miq. 的干燥根。

【产地】　主产于安徽、浙江、江苏、贵州等地。

【采收加工】　春、秋二季采挖，除去须根，洗后趁鲜刮去粗皮，洗净，干燥。

【性状鉴别】

药材：呈圆锥形或圆柱形，略弯曲，长 7～27cm，直径 0.8～3cm。表面黄白色或淡棕黄色，凹陷处常有残留粗皮，上部多有深陷横纹，呈断续的环状，下部有纵纹和纵沟。顶端具 1 个或 2 个根茎。体轻，质松泡，易折断，断面不平坦，黄白色，多裂隙。气微，味微甘。

以条粗长、饱满、色黄白者为佳。

饮片：呈圆形、类圆形或不规则形厚片。外表皮黄白色或淡棕黄色，切面黄白色，有不规则裂隙。气微，味微甘。

木香
Aucklandiae Radix

【来源】　本品为菊科植物木香 *Aucklandia lappa* Decne. 的干燥根。

【产地】　主产于云南。四川、西藏亦产，多为栽培品。

【采收加工】　秋、冬二季采挖，除去泥沙和须根，切段，大的再纵剖成瓣，干燥后撞去粗皮。

【性状鉴别】

药材：呈圆柱形或半圆柱形，长 5～10cm，直径 0.5～5cm。表面黄棕色至灰褐色，有明显的皱纹、纵沟及侧根痕。质坚，不易折断，断面灰褐色至暗褐色，周边灰黄色或浅棕黄色，形成层环棕色，有放射状纹理及散在的褐色点状油室。气香特异，味微苦。

以质坚实，香气浓、油性大者为佳。

饮片

木香：呈类圆形或不规则的厚片。外表皮黄棕色至灰褐色，有纵皱纹。切面棕黄色至棕褐色，中部有明显菊花心状的放射纹理，形成层环棕色，褐色油点（油室）散在。气香特异，味微苦。

煨木香：形如木香片，表面为黄棕色，气微香，味微苦。

白术
Atractylodis Macrocephalae Rhizoma

【来源】为菊科植物白术 *Atractylodes macrocephala* Koidz. 的干燥根茎。

【产地】主产于浙江、安徽、湖南、湖北、江西等地。多为栽培品。

【采收加工】冬季下部叶枯黄、上部叶变脆时采挖，除去泥沙，烘干或晒干，再除去须根。

【性状鉴别】

药材：为不规则的肥厚团块，长 3～13cm，直径 1.5～7cm。表面灰黄色或灰棕色，有瘤状突起及断续的纵皱和沟纹，并有须根痕，顶端有残留茎基和芽痕。质坚硬不易折断，断面不平坦，黄白色至淡棕色，有棕黄色的点状油室散在；烘干者断面角质样，色较深，角质样，有裂隙。气清香，味甘、微辛，嚼之略带黏性。

以个大、质坚实、断面色黄白、香气浓者为佳。

饮片

白术：为不规则厚片。表面灰黄色或灰棕色。切面黄白色至淡棕色，有棕黄色的点状油室散在，烘干者断面角质样，色较深，角质样，有裂隙。气清香，味甘、微辛，嚼之略带黏性。

麸炒白术：形如白术片。表面黄棕色或黄褐色，偶见焦斑，有焦香气。

苍术
Atractylodis Rhizoma

【来源】为菊科植物茅苍术 *Atractylodes lancea*（Thunb.）DC. 或北苍术 *Atractylodes chinensis*（DC.）Koidz. 的干燥根茎。

【产地】茅苍术主产于江苏、湖北、河南、安徽、浙江等地。北苍术主产河北、山西、陕西等地。辽宁、吉林、山东、内蒙古有产。

【采收加工】春、秋二季挖取，除去茎叶、细根、泥沙，晒干，撞去须根。

【性状鉴别】

药材

茅苍术：呈不规则连珠状或结节状圆柱形，略弯曲，偶有分枝，长 3～10cm，直径 1～2cm。表面灰棕色，有皱纹、横曲纹及残留须根，顶端具茎痕或残留茎基。质坚实，断面黄白色或灰白色，散有多数橙黄色或棕红色点状油室，习称"朱砂点"；暴露稍久，可析出白色细针状结晶，习称"起霜"或"吐脂"。气香特异，味微甘、辛、苦。

北苍术：呈疙瘩状或结节状圆柱形，长 4～9cm，直径 1～4cm。表面黑棕色，除去外皮者黄棕色。质较疏松，断面散有黄棕色点状油室。香气较淡，味辛、苦。

均以个大、质坚实、断面朱砂点多、香气浓者为佳。

饮片

苍术：为不规则类圆形或条形厚片。外表皮灰色至黄棕色，有皱纹，有时可见根痕。切面黄白色或灰白色，散在多数橙黄色或棕红色油室，有的可析出白色细针状结晶。气香特异，味微甘、辛、苦。

麸炒苍术：形如苍术片。表面深黄色，散有多数棕褐色油室。有焦香气。

紫菀
Asteris Radix et Rhizoma

【来源】为菊科植物紫菀 *Aster tataricus* L.f. 的干燥根及根茎。

【产地】主产于河北、安徽、河南、黑龙江等地。

【采收加工】春、秋二季采挖，除去母根（指有节的根茎）和泥沙，晒干；或将须根编成辫状，或直接晒干。

【性状鉴别】

药材：根茎呈不规则块状，大小不一，顶端常带茎、叶残基，下端簇生多数细根，长3～15cm，直径0.1～0.3cm，多编成辫状。表面紫红色或灰红色，有纵皱纹。质较柔韧，断面灰白色或灰棕色，边缘紫红色，中央有一细小点状淡黄色木心。气微香，味甜、微苦。

以根长、色紫红、质柔韧者为佳。

饮片

紫菀：为不规则厚片或段。切面淡棕色，中心具棕黄色的木心。气微香，味甜，微苦。

蜜紫菀：形如紫菀片（段）。表面棕褐色或紫棕色，略带黏性。有蜜香气，味甜。

三棱
Sparganii Rhizoma

【来源】为黑三棱科植物黑三棱 *Sparganium stoloniferum* Buch. – Ham. 的干燥块茎。商品称"京三棱"。

【产地】主产于江苏、河南、山东、山西等地。

【采收加工】冬、春二季采挖，除去残茎及须根，洗净泥土，削去外皮，晒干。

【性状鉴别】

药材：呈圆锥形，略扁，长2～6cm，直径2～4cm。表面黄白色或灰黄色，有刀削痕，有小点状须根痕，略呈横向环状排列。体重，质坚实，入水下沉，难折断。断面黄白色，致密。气微，味淡，嚼之微有麻辣感。

以体重、质坚实、去净外皮、表面黄白色者为佳。

饮片

三棱：为类圆形薄片。外表皮灰棕色。切面灰白色或黄白色，粗糙，有多数明显的细筋脉点。气微，味淡，嚼之微有麻辣感。

醋三棱：形如三棱片，切面黄色至黄棕色，偶见焦斑，微有醋香气。

泽泻
Alismatis Rhizoma

【来源】为泽泻科植物泽泻 *Alisma orientale*（Sam.）Juzep. 的干燥块茎。

【产地】主产于福建浦城、建阳，四川、江西等地。多为栽培品。前者为"建泽泻"，后者为"川泽泻"。

【采收加工】冬季茎叶开始枯萎时采挖，洗净，干燥，除去须根和粗皮。

【性状鉴别】

药材：呈类球形、椭圆形或卵圆形，长2～7cm，直径2～6cm。表面淡黄色至淡黄棕色，有不规则的横向环状浅沟纹和多数细小突起的须根痕，底部有的有瘤状芽痕。质坚实，断面黄白色，粉性，有多数细孔。气微，味微苦。

以个大、坚实、色黄白、粉性大者为佳。习惯以建泽泻质量为佳。为圆形厚片。

饮片

泽泻：为圆形或椭圆形厚片。外表皮淡黄色至淡黄棕色，可见细小突起的须根痕。切面黄白色至淡黄色，粉性，有多数细孔。气微，味微苦。

盐泽泻：形如泽泻片。表面淡黄棕色或黄褐色，偶见焦斑，味微咸。

香附
Cyperi Rhizoma

【来源】 为莎草科植物莎草 *Cyperus rotundwus* L. 的干燥根茎。

【产地】 主产于山东、浙江、湖南等地。

【采收加工】 秋季采挖，燎去须毛，直接晒干，或以沸水略煮或蒸透后，晒干，习称"光香附"；或燎后直接晒干者。习称"毛香附"。

【性状鉴别】

药材：多呈纺锤形，有的略弯曲，长 2～3.5cm，直径 0.5～1cm。表面棕褐色或黑褐色，有纵皱纹，并有 6～10 个略隆起的环节，"毛香附"在节上有棕色的毛须，并残留根痕；去净毛须者（光香附）较光滑，环节不明显。质硬，经蒸煮者断面黄棕色或红棕色，角质样；生晒者断面色白而显粉性，内皮层环纹明显，中柱色较深，有点状维管束散在。气香，味微苦。

以肥大、粗壮、质地饱满、粉性足者为佳。

饮片

香附：为不规则的厚片或颗粒状。外表皮棕褐色或黑褐色，切面色白或黄棕色，质硬，内皮层环纹明显。气香，味微苦。

醋香附：形如香附片，表面黑褐色。微有醋香气，味微苦。

四制香附：形如香附片。表面棕褐色，内部黄褐色，具有清香气。

天南星
Arisaematis Rhizoma

【来源】 为天南星科植物天南星 *Arisaema erubescens*（Wall.）Schott、异叶天南星 *Arisaema heterophyllum* Bl. 或东北天南星 *Arisaema amurense* Maxim. 的干燥块茎。

【产地】 天南星、异叶天南星全国多数地区均产。东北天南星主产于东北、内蒙古、河北等地。

【采收加工】 秋、冬二季茎叶枯萎时采挖，除去须根及外皮，干燥。

【性状鉴别】

药材：呈扁球形，高 1～2cm，直径 1.5～6.5cm。表面类白色或淡棕色，较光滑，顶端有凹陷的茎痕，周围有麻点状根痕，有的块茎周边有小扁球形侧芽。质坚硬，不易破碎，断面不平坦，白色，粉性。气微辛，味麻辣。

以个大、色白、粉性足者为佳。

饮片：制天南星：呈类圆形或不规则形的薄片，黄色或淡棕色，质脆易碎，断面角质状。气微，味涩，微麻。

半夏
Pinelliae Rhizoma

【来源】 为天南星科植物半夏 *Pinellia ternata*（Thunb.）Breit. 的干燥块茎。

【产地】 主产于四川、湖北、河南、贵州等地。

【采收加工】 夏、秋二季采挖，洗净，除去外皮和须根，晒干。

【性状鉴别】

药材：呈类球形，有的稍偏斜，直径 1～1.5cm。表面白色或浅黄色，顶端有凹陷的茎痕，周围密布麻点状根痕；下面钝圆，较光滑。质坚实，断面洁白，富粉性。气微，味辛辣、麻舌而刺喉。

以色白、质坚实、粉性足者为佳。

饮片

姜半夏：呈现片状、不规则颗粒状或类球形，表面棕色至棕褐色。质硬脆，断面淡黄棕色，常具角质样光泽。气微香，味淡，微有麻舌感，嚼之略粘牙。

法半夏：呈类球形或破碎成不规则颗粒状。表面淡黄白色、黄色或棕黄色。质较松脆或硬脆，断面黄色或淡黄色，颗粒者质稍硬脆。气微，味淡略甘、微有麻舌感。

清半夏：呈椭圆形、类圆形或不规则的片。切面淡灰色至灰白色，可见灰白色点状或短线状维管束迹，有的残留栓皮处下方显淡紫红色斑纹。质脆，易折断，断面略呈角质样。气微，味微涩，微有麻舌感。

石菖蒲
Acori Tatarinowii Rhizoma

【来源】为天南星科植物石菖蒲 *Acorus tatarinowii* Schott 的干燥根茎。

【产地】主产于四川、浙江、江西、江苏等地。

【采收加工】秋、冬二季采挖，除去须根和泥沙，晒干。

【性状鉴别】

药材：呈扁圆柱形，多弯曲，常有分枝，长 3～20cm，直径 0.3～1cm。表面棕褐色或灰棕色，粗糙，有疏密不匀的环节，节间长 0.2～0.8cm，具细纵纹，一面残留须根或圆点状根痕；叶痕呈三角形，左右交互排列，有的其上有毛鳞状的叶基残余。质硬，断面纤维性，类白色或微红色，内皮层环明显，可见多数维管束小点及棕色油细胞。气芳香，味苦、微辛。

以条粗、断面色类白、香气浓者为佳。

饮片：呈扁圆形或长条形的厚片。外表皮棕褐色或灰棕色，有的可见环节及根痕。切面纤维性，类白色或微红色，有明显环纹及油点。气芳香，味苦、微辛。

百部
Stemonae Radix

【来源】为百部科植物直立百部 *Stermona sessilifolia*（Miq.）Miq.、蔓生百部 *stemona japonica*（BL.）Miq. 或对叶百部 *Stemona tuberosa* Lour. 的干燥块根。

【产地】主产于安徽、江苏、湖北等地。

【采收加工】春、秋二季采挖，除去须根，洗净，置沸水中略烫或蒸至无白心，取出，晒干。

【性状鉴别】

药材

直立百部：呈纺锤形，上端较细长，皱缩弯曲，长 5～12cm，直径 0.5～1cm。表面黄白色或淡棕黄色，有不规则深纵沟，间或有横皱纹。质脆，易折断，断面平坦，角质样，淡黄棕色或黄白色，皮部较宽，中柱扁缩。气微，味甘、苦。

蔓生百部：两端稍狭细，表面多不规则皱褶和横皱纹。

对叶百部：呈长纺锤形或长条形，长 8～24cm，直径 0.8～2cm。表面浅黄棕色至灰棕色，具浅纵皱纹或不规则纵槽。质坚实，断面黄白色至暗棕色，中柱较大，髓部类白色。

均以条粗壮、质坚实、色黄白为佳。

饮片

百部：呈不规则厚片或不规则条形斜片；表面灰白色、棕黄色，有深纵皱纹；切面灰白色、淡黄棕色或黄白色，角质样；皮部较厚，中柱偏缩。质韧软。气微、味甘、苦。

蜜百部：形同百部片，表面棕黄色或褐棕色，略带焦斑，稍有黏性。味甜。

川贝母

Fritillariae Cirrhosae Bulbus

【来源】为百合科植物川贝母 *Fritillaria cirrhosa* D. Don、暗紫贝母 *Fritillaria unibracteata* Hsiao et K. C. Hsia、甘肃贝母 *Fritillaria przewalskii* Maxim. 或梭砂贝母 *Fritillaria delavayi* Franch. 、太白贝母 *Fritillaria taipaiensis* P. Y. Li 或瓦布贝母 *Fritillaria unibracteata* Hsiao et K. C. Hsiavar. *wabuensis*（S Y. Tang et S C. Yue）Z. D. Liu，S. Wang et S. C. Chen 的鳞茎。按性状不同分别习称"松贝""青贝""炉贝"和"栽培品"。

【产地】川贝母主产于四川、甘肃、青海、西藏等地。暗紫贝母主产于四川阿坝藏族自治州、青海等地。甘肃贝母主产于甘肃、青海、四川等地。梭砂贝母主产于云南、四川、青海、西藏等地。

【采收加工】夏、秋二季或积雪融化时采挖，除去须根、粗皮及泥沙，晒干或低温干燥。

【性状鉴别】

药材

松贝：呈类圆锥形或近球形，先端钝圆或稍尖，底部平，微凹入，中心有一灰褐色的鳞茎盘，偶有残存须根，可直立放稳，俗称"观音坐莲"。高 0.3～0.8cm，直径 0.3～0.9cm。表面类白色。外层鳞叶 2 瓣，大小悬殊，大瓣紧抱小瓣，未抱部分呈新月形，习称"怀中抱月"；顶端闭合，内有类圆柱形、顶端稍尖的心芽和小鳞叶 1～2 枚。质硬而脆，断面白色，富粉性。气微，味微苦。

青贝：呈类扁球形或圆锥形，高 0.4～1.4cm，直径 0.4～1.6cm。表面白色或黄白色；外层鳞叶 2 瓣，大小相近，相对抱合，顶部开裂，内存心芽和小鳞叶 2～3 枚及细圆柱形的残茎。

炉贝：呈长圆锥形，底部偏斜不平，稍凸尖，不能直立，高 0.7～2.5cm，直径 0.5～2.5cm。表面类白色（白炉贝）或浅棕黄色（黄炉贝），有的具棕色斑块，习称"虎皮斑"；外层鳞叶 2 瓣，大小相近，顶部开裂而略尖，基部稍尖或较钝。

栽培品：呈类扁圆形或短圆柱形，高 0.5～2cm，直径 1～2.5cm。表面类白色或浅棕黄色，稍粗糙，有的具浅黄色斑点。外层鳞叶 2 瓣，大小相近，顶部多开裂而较平。

均以质坚实、粉性足、色白者为佳。

饮片：同药材。

浙贝母

Fritillariae Thunbergii Bulbus

【来源】为百合科植物浙贝母 *FritiUaria thunbergii* Miq. 的干燥鳞茎。

【产地】主产于浙江、余姚等地。江苏、安徽、湖南亦产。多数为栽培品。

【采收加工】初夏植株枯萎时采挖，洗净。大小分开，大者除去芯芽，习称"大贝"；小者不去芯芽，习称"珠贝"。分别撞擦，除去外皮，拌以煅过的贝壳粉，吸去擦出的浆汁，干燥；或取鳞茎，大小分开，洗净，除去芯芽，趁新鲜切成厚片，洗净，干燥，习称"浙贝片"。

【性状鉴别】

药材

大贝：为鳞茎外层的单瓣鳞叶，呈新月形，一面凸出，一面凹入，肥厚，高 1～2cm，直径 2～3.5cmm。表面类白色至淡黄色，内表面白色或淡棕色，内外表面均显粗糙，被有白色粉末。质硬而脆，易折断，断面白色至黄白色，富粉性。气微，味微苦。

珠贝：为完整的鳞茎，呈扁圆形。上下略平，形似算盘珠，故称"珠贝"，高 1～1.5cm，直径 1～2.5cm。表面类白色，外层鳞叶 2 瓣，大小相近，肥厚，略呈肾形，相对抱合，内有小鳞叶 2～3 枚及干缩的残茎。

浙贝片：为鳞茎外层的单瓣鳞叶切成的片。椭圆形或类圆形，直径 1～2cm，边缘表面淡黄色，切面平坦，粉白色。质脆，易折断，断面粉白色，富粉性。

以鳞叶肥厚、质坚实、粉性足、断面色白、味苦者为佳。

饮片：为鳞茎外层的单瓣鳞叶切成的片，呈椭圆形或类圆形，直径 1～2cm，厚 0.2～0.4cm。表面淡黄色，切面平坦，粉白色。质硬而脆，易折断，断面粉白色，富粉性。

黄精
Polygonati Rhizoma

【来源】为百合科植物滇黄精 *Polygonatum kingianum* Coll. et Hemsl.、黄精 *Polygonatum sibiricum* Red. 或多花黄精 *Polygonatum cyrtonema* Hua 的干燥根茎。按形状不同，习称"大黄精""鸡头黄精""姜形黄精"。

【产地】滇黄精主产于贵州、广西、云南等地；黄精主产于河北、内蒙古、陕西等地；多花黄精主产于贵州、湖南、云南等地。

【采收加工】春、秋二季采挖，除去须根，置沸水中略烫或蒸至透心，干燥。

【性状鉴别】

药材

大黄精：呈肥厚肉质的结节块状，结节可长 10cm 以上，宽 3～6cm，厚 2～3cm。表面淡黄色至黄棕色，具环节，有皱纹及根痕，结节上侧茎痕呈圆盘状，周围凹入，中部突出。质硬而韧，不易折断，断面角质，淡黄棕色至淡棕色。气微，味甜，嚼之有黏性。

鸡头黄精：呈结节状弯曲形，长 3～10cm，直径 0.5～1.5cm，结节长 2～4cm，略呈圆锥形，常有分枝，形似"鸡头"。表面黄白色或灰黄色，半透明，有纵皱纹；茎痕圆形，直径 5～8cm。

姜形黄精：呈长条结节块状，长短不等，常数个块状结节相连，略似姜形。表面灰黄色或黄褐色，粗糙，结节上侧有突出的圆盘状茎痕，直径 0.8～1.5cm。

均以块大、肥润、色黄、断面透明、味甜者为佳。味苦者不可入药。

饮片

黄精：为不规则的厚片，外表皮淡黄色至黄棕色。切面略呈角质样，淡黄色至黄棕色，可见多数淡黄色筋脉小点。质稍硬而韧。气微，味甜，嚼之有黏性。

酒黄精：呈不规则的厚片。表面棕褐色至黑色，有光泽，中心棕色至浅褐色，可见筋脉小点。质较柔软。味甜，略有酒气。

玉竹
Polygonati Odorati Rhizoma

【来源】本品为百合科植物玉竹 *polygonatum odoratum*（Mill）Druce 的干燥根茎。

【产地】主产于湖南、河南、江苏、浙江等地。

【采收加工】秋季采挖，除去须根，洗净，晒至柔软后，反复揉搓、晾晒至无硬心，晒干；或先蒸透后再揉搓至半透明，晒干。

【性状鉴别】

药材：呈扁长圆柱形，长4～18cm，直径0.3～1.6cm。表面黄白色或淡黄棕色，半透明，具纵皱纹、有微隆起的波状环节、具白色圆点状的须根痕和圆盘状茎痕。质硬而脆，或稍软，易折断，断面黄白色，角质样或显颗粒性，可见筋脉点散在。气微，味甘，嚼之发黏。

以条长、肥壮、色黄白者为佳。

饮片：为不规则的厚片或段，外表皮黄白色至淡黄棕色，半透明，切面黄白色，角质样或显颗粒性。气微，味甘，嚼之发黏。

重楼
Paridis Rhizoma

【来源】为百合科植物云南重楼 *Paris polyphylla* Smithvar. *yunnanensis*（Franch.）Hend. – Mazz. 或七叶一枝花 *Paris polyphylla* Simth var. *chinensis*（Franch.）Hara 的干燥根茎。

【产地】主产于云南、四川、广西、陕西等地。

【采收加工】秋季采挖，除去须根，洗净，晒干。

【性状鉴别】

药材：呈结节状扁圆柱形，略弯曲，长5～12cm，直径1.0～4.5cm。表面黄棕色或灰棕色，外皮脱落呈白色；密生层状突起的粗环纹，一面结节明显，结节上有椭圆形凹陷茎痕，另一面有疏生的须根或疣状须根痕。顶端具鳞叶及茎的残基。质坚实，断面平坦，白色至淡棕色，粉性或角质样。气微，味微苦、麻。

以粗壮、质坚实、断面白色、粉性足者为佳。

饮片：为类圆形或扁圆形薄片。

土茯苓
Smilacis Glabrae Rhizoma

【来源】为百合科植物光叶菝葜 *Smilax glabra* Roxb. 的干燥根茎。

【产地】主产于广东、湖南、湖北、浙江等地。

【采收加工】夏、秋二季采挖，除去须根，洗净，干燥；或趁鲜切成薄片，干燥。

【性状鉴别】

药材：略呈圆柱形，稍扁或不规则条块，有结节状隆起，具短分枝；长5～22cm，直径2～5cm。表面黄棕色或灰褐色，凹凸不平，有坚硬的须根残基。分枝顶端有圆形芽痕，有的外皮显不规则裂纹，并有残留的鳞叶。质坚硬。切片呈长圆形或不规则块片，厚1～5mm，边缘不整齐；切面类白色至淡红棕色，粉性，可见点状维管束及多数小亮星；质略韧，折断时有粉尘飞扬。以水湿润后有黏滑感。气微，味微甘、涩。

以粉性大、断面淡红棕色者为佳。

饮片：为长圆形或不规则薄片。切面类白色至淡红棕色，粉性。可见点状维管束及多数小亮点；以水湿润后有黏滑感。气微，味微甘、涩。

天冬
Asparagi Radix

【来源】为百合科植物天冬 *Asparagus cochinchinensis*（Lour.）Merr. 的干燥块根。

【产地】主产于贵州、四川、广西等地。

【采收加工】秋、冬二季采挖，洗净泥土，除去茎基及须根，置沸水中煮或蒸至透心后，趁热除去外皮，洗净，干燥。

【性状鉴别】

药材：呈长纺锤形，略弯曲，长 5～18cm，直径 0.5～2cm。表面黄白色至淡黄棕色，半透明，光滑或具深浅不等的纵皱纹，偶有残存的灰棕色外皮，对光透视，可见中央有一条不透明的细木心。质硬或柔润，有黏性，断面角质样，中柱黄白色。气微，味甜、微苦。

以条粗壮、色黄白、半透明者为佳。

饮片：呈短圆柱形段片。

麦冬
Ophiopogonis Radix

【来源】为百合科植物麦冬 *Ophiopogon japonicus*（Thunb.）Ker – Gawl. 的干燥块根。

【产地】主产于浙江（杭麦冬）、四川（川麦冬）等地。

【采收加工】夏季采挖，洗净泥土，反复暴晒、堆置，至七八成干，除去须根，干燥。

【性状鉴别】

药材：呈纺锤形，两端略尖，长 1.5～3cm，直径 3～6mm。表面淡白色或灰黄色，有细纵纹。贡柔韧，断面黄白色，角质样，半透明，中心有一细小木心（中柱）。气微香，味甘、微苦、嚼之发黏。

以个大、色黄白、半透明、质柔、嚼之发黏者为佳。

饮片：形如麦冬，或为轧扁的纺锤形块片。表面淡黄色或灰黄色，有细纵纹。质柔软，断面黄白色，半透明，中柱细小。气微香，味甘、微苦。

山麦冬
Liriopes Radix

【来源】本品为百合科植物湖北麦冬 *Liriope spicata*（Thunb.）Lour. var. *proifera* Y. T. Ma 或短葶山麦冬 *liriope muscari*（Decne.）Baily 的干燥块根。

【产地】主产于四川、浙江、广西等地。

【采收加工】夏季采挖，洗净，反复暴晒堆积，至近干，除去须根，干燥。

【性状鉴别】

药材

湖北麦冬：呈纺锤形，两端略尖，长 1.2～3cm，直径 0.4～0.7cm；表面淡黄色至棕黄色，具不规则纵皱纹；质柔软，干后脆硬，易折断，断面淡黄色至棕黄色，角质样，中柱细小；气微，味甜，嚼之发黏。

短葶山麦冬：稍扁，长 2～5cm，直径 0.3～0.8cm；具粗纵纹；味甘，微苦。

饮片：呈纺锤形，两端略尖，断面淡黄色至棕黄色，角质样。

知母
Anemarrhenae Rhizoma

【来源】为百合科植物知母 *Anemarrhena asphodeloides* Bge. 的干燥根茎。

【产地】主产于河北省。山西、内蒙古、陕西及东北西部亦产。

【采收加工】春、秋二季采挖，除去须根及泥沙，晒干，习称"毛知母"；或除去外皮，晒干，习称"知母肉"。

【性状鉴别】

药材：呈长条状，微弯曲，略扁，偶有分枝，一端有浅黄色的茎叶残痕，习称"金包头"；长3～15cm，直径0.8～1.5cm。表面黄棕色至棕色，上面有一纵向凹沟，具紧密排列的环状节，节上密生黄棕色的残存叶基，由两侧向根茎上方生长。下面隆起而略皱缩，并有凹陷或突起的点状根痕。质硬，易折断，断面黄白色，内皮层环明显。气微，味微甜、略苦，嚼之带黏性。知母肉表面无叶基纤维，白色，有扭曲的沟纹，有时可见叶痕及根痕。

以条粗、质坚实、断面黄白色者为佳。

饮片

知母：为不规则类圆形的厚片。外表皮黄棕色或棕色，可见少量残存的黄棕色叶基纤维和凹陷或突起的点状根痕。切面黄白色至黄色。气微，味微甜，略苦，嚼之带黏性。

盐知母：形如知母片，表面色泽加深微带焦斑，微有咸味。

山药
Rhizoma Dioscoreae

【来源】为薯蓣科植物薯蓣 *Dioscorea opposita* Thunb. 的干燥根茎。

【产地】主产于河南新乡地区的温县、武陟、博爱、沁阳等县。湖南、江西等地亦产。

【采收加工】冬季茎叶枯萎后采挖，切去根头，洗净，除去外皮及须根，干燥，习称"毛山药"；或除去外皮，趁鲜切厚片，干燥，称为"山药片"。也有选择肥大顺直的干燥山药，置清水中，浸至无干心，闷透，用木板搓成圆柱形，切齐两端，晒干，打光，习称"光山药"。

【性状鉴别】

药材

毛山药：略呈圆柱形，弯曲而稍扁，长15～30cm，直径1.5～6cm。表面黄白色或淡黄色，有纵沟、纵皱及须根痕。体重质坚，不易折断，断面白色，颗粒状，富粉性，中央无木心。气微，味淡、微酸，嚼之发黏。

山药片：为不规则的厚片，皱缩不平，切面白色或黄白色，质坚脆，粉性。气微，味淡，微酸。

光山药：呈圆柱形，两端平齐，长9～18cm，直径1.5～3cm。表面光滑，白色或黄白色。

均以条长、体粗、质坚实、粉性足、色洁白者为佳。

饮片

山药：为类圆形厚片。表面类白色或淡黄白色，质脆，易折断。切片类白色，富粉性。

麸炒山药：形如药材，切面黄白色或黄色，偶有焦斑，略具焦香气。

射干
Belamcandae Rhizoma

【来源】为鸢尾科植物射干 *Belamcanda chinensis*（L.）DC. 的干燥根茎。

【产地】主产于河南、湖北、江苏、安徽等地。湖南、陕西、浙江亦产。

【采收加工】春初刚发芽或秋末茎叶枯萎时采挖，除去须根及泥沙，干燥。

【性状鉴别】

药材：呈不规则结节状，长3～10cm，直径1～2cm。表面黄褐色、棕褐色或黑褐色，皱缩，有排列较密的环纹。上面有数个圆盘状凹陷的茎痕，偶有茎基残存；下面有残留的细根及根痕。质硬，难折断，断面黄色，颗粒性。气微，味苦、微辛。

以粗壮、无须根、质硬、断面色黄者为佳。

饮片：呈不规则形或长条形的薄片。外表皮黄褐色、棕褐色或黑褐色，皱缩，可见残留的须根和须根痕，有的可见环纹。气微，味苦、微辛。

莪术
Curcumae Rhizoma

【来源】为姜科植物蓬莪术 Curcuma phaeocaulis Val.、广西莪术 Curcuma kwangsiensis S. G. Lee et C. F. Liang 或温郁金 Curcuma wenyujin Y. H. Chen et C. Ling 的干燥根茎。后者习称"温莪术"。

【产地】蓬莪术主产于四川、福建、广东等地。广西莪术主产于广西。温莪术主产于浙江、四川、江西等地。

【采收加工】冬季茎叶枯萎后采挖，洗净泥土，煮或蒸至透心，晒干或低温干燥后除去须根及杂贡。

【性状鉴别】

药材

蓬莪术：呈圆锥形、卵圆形或长纺锤形，顶端多钝尖，基部钝圆，长 2～8cm，直径1.5～4cm。表面灰黄色至灰棕色，有突起的环节及圆形微凹陷的须根痕，有的两侧各有 1 列下陷的芽痕和类圆形的侧生根茎痕，有的可见刀削痕。体重，质坚实，难折断，断面灰褐色至蓝褐色，蜡样，常附有灰棕色粉末，皮层与中柱易分离，内皮层环纹棕褐色。气微香，味微苦、辛。

广西莪术：环节稍突起。断面黄棕色至棕色，常附有淡黄色粉末，内皮层环纹黄白色。

温莪术：断面黄棕色至棕褐色，角质样，常附有淡黄色或黄棕色粉末。气香或微香。

均以个大、质坚实、气香者为佳。

饮片

莪术：为类圆形或椭圆形厚片。外表灰黄色或灰棕色，有时可见环节或须根。切面黄绿色、黄棕色或棕褐色，内皮层环纹明显，散在"筋脉"小点。气微香，味微苦而辛。

醋莪术：形如莪术，色泽加深，角质样，略有醋香气。

姜黄
Curcumae Longae Rhizoma

【来源】本品为姜科植物姜黄 Curcuma longa L. 的干燥根茎。

【产地】主产于四川、福建、广东等地。广东、江西、湖北亦产。

【采收加工】冬季茎叶枯萎时采挖，洗净，煮或蒸至透心。晒干，除去须根。

【性状鉴别】

药材：呈不规则卵圆形、圆柱形或纺锤形，习称"圆形姜黄"或"蝉肚姜黄"，常弯曲，有的具短叉状分枝，习称"指形姜黄"；长 2～5cm，直径 1～3cm。表面深黄色，粗糙，有皱缩的纹理、明显的环节、圆形分枝痕及须根痕。质坚实，不易折断，断面棕黄色至金黄色，角质样，有蜡样光泽，内皮层环纹明显，微管束呈点状散在。气香特异，味苦、辛。

以条粗、质坚实、断面橙黄色、气味浓者为佳。

饮片：呈类圆形或不规则形厚片。外表皮深黄色，切面棕黄色或金黄色，角质样，内皮层环纹明显，维管束点状散在，气香特异，味苦、辛。

郁金
Curcumae Radix

【来源】 为姜科植物温郁金 Curcuma wenyujin Y. H. Chen et C. Ling、姜黄 Curcuma longa L.、广西莪术 Curcuma kwangsiensis S. G. Lee et C. F. Liang 或蓬莪术 Curcuma phaeocaulis Val. 的干燥块根。前两者分别习称为"温郁金"和"黄丝郁金"，其余按性状不同习称"桂郁金"或"绿丝郁金"。

【产地】 主产于福建、四川、广西等地。浙江、江西等地亦产。

【采收加工】 冬季茎叶枯萎后采挖，洗净泥土，除去细根，蒸或煮至透心，干燥。

【性状鉴别】

药材

温郁金：呈长圆形或卵圆形，稍扁，有的微弯曲，两端渐尖，长 3.5～7cm，直径 1.2～2.5cm。表面灰褐色或灰棕色，具不规则的纵皱纹，纵皱纹隆起处色较浅。质坚实，难折断，断面灰棕色，角质样，有光泽，内皮层环纹明显，气微香，味微苦。

黄丝郁金：呈纺锤形，有的一端细长，长 2.5～4.5cm，直径 1～1.5cm。表面棕灰色或灰黄色，有细皱纹。断面橙黄色，外周棕黄色至棕红色，平滑，角质，有蜡样光泽，内皮层环黄色。气芳香，味辛辣。

桂郁金：呈长圆形或长圆锥形，大小相差悬殊，长 2～6.5cm，直径 1～1.8cm。表面具疏浅纵纹或较粗糙网状皱纹。质较脆，易折断，断面浅棕色。气微，味微辛苦。

绿丝郁金：呈长椭圆形，较粗壮，长 1.5～3.5cm，直径 1～1.2cm。气微，味淡。

均以质坚实、外皮皱纹细、断面色黄者为佳，经验鉴别认为黄丝郁金质量最佳。

饮片：为椭圆形或长条形薄片。外表皮灰黄色、灰褐色至灰棕色，具不规则的纵皱纹。切面灰棕色、橙黄色至灰黑色。角质样，内皮层环明显。

天麻
Gastrodiae Rhizoma

【来源】 为兰科植物天麻 Gastrodia elata Bl. 的干燥块茎。

【产地】 主产于四川、云南、贵州、陕西等地。

【采收加工】 立冬后至次年清明前采挖，立即洗净，蒸透，敞开低温干燥。

【性状鉴别】

药材：呈椭圆形或长条形，略扁，皱缩而稍弯曲，长 3～15cm，直径 1.5～6cm，厚 0.5～2cm。表面黄白色至黄棕色，有纵皱纹及由潜伏芽排列而成的横环纹多轮，有时可见棕褐色菌索。顶端有残留茎基（春麻）或红棕色至深棕色鹦嘴状的芽苞（冬麻），习称"鹦哥嘴"或"红小瓣"，另一端有圆脐形疤痕，习称"肚脐疤"。质坚硬，不易折断，断面较平坦，黄白色至淡棕色，角质样。气微，味甘。

以个大体重、质坚实、有鹦哥嘴、断面角质明亮、半透明、无空心者为佳。

饮片：为不规则的薄片。外表皮淡黄色至棕黄色，有时可见点状排成的横环纹。切面黄白色至淡棕色。角质样，半透明。气微，味甘。

白及
Bletillae Rhizoma

【来源】 为兰科植物白及 BletiUa striata （Thunb.） Reichb. F. 的干燥块茎。

【产地】主产贵州、四川、云南、湖北等地。

【采收加工】夏、秋二季采挖，除去须根，洗净，置沸水中煮或蒸至无白心，晒至半干，除去外皮，晒干。

【性状鉴别】

药材：呈不规则扁圆形，多有2～3个爪状分枝，长1.5～5cm，厚0.5～1.5cm。表面灰白色或黄白色，有数圈同心环节和棕色点状须根痕，上面有突起的茎痕，下面有连接另一块茎的痕迹。质坚硬，不易折断，断面类白色，角质样。气微，味苦，嚼之有黏性。

以个大、饱满、色白、半透明、质坚实者为佳。

饮片：为不规则薄片。外表皮灰白色或黄白色。切面类白色，角质样，半透明，维管束小点状，散在。质脆。气微，味苦，嚼之有黏性。

【同步练习】

一、A 型题（最佳选择题）

1. 下列药材中不产于河南的是

A. 地黄　　　　　B. 牛膝　　　　　C. 当归　　　　　D. 菊花

E. 山药

本题考点："四大怀药"地黄、牛膝、菊花、山药，主产于河南。

2. 绵马贯众的入药部位为

A. 块根　　　　　　　　　　　　　　B. 根茎

C. 干燥根茎和叶柄残基　　　　　　　D. 块茎

E. 鳞茎

本题考点：绵马贯众的入药部位为鳞毛蕨科植物粗茎鳞毛蕨的干燥根茎和叶柄残基。

3. 桔梗顶端较短的根茎习称

A. 蚯蚓头　　　　B. 芦头　　　　　C. 狮子盘头　　　D. 芦碗

E. 金包头

本题考点：根顶端带有的根茎俗称"芦头"。

4. 呈圆柱形，根头略膨大，可见暗绿色或暗棕色轮状排列的叶柄残基和密集的疣状突起的药材为

A. 乌头　　　　　B. 地榆　　　　　C. 延胡索　　　　D. 山豆根

E. 板蓝根

本题考点：板蓝根呈圆柱形，稍扭曲。表面淡灰黄色或淡棕黄色，有纵皱纹、横长皮孔样突起及支根痕。根头略大，可见暗绿色或暗棕色轮状排列的叶柄残基和密集的疣状突起。体实，质略软，断面皮部黄白色，木部黄色。气微，味微甜后苦涩。

5. 绵地榆（即长叶地榆）主产于

A. 东北　　　　　B. 内蒙古　　　　C. 山西　　　　　D. 陕西

E. 安徽

本题考点：绵地榆（长叶地榆）主产于安徽、浙江、江苏、江西等地。

6. 山豆根的气味

A. 气微，味微苦而酸

B. 味极苦，有豆腥气

C. 香气浓郁，味苦、辛，稍麻舌，微回甜

D. 气微，味微甜，嚼之微有豆腥气

E. 香气浓郁，味甘、辛、微苦

本题考点：山豆根有豆腥气，味极苦。

7. 川乌断面可见多角形环纹，即

A. 内皮层　　　　　　　　　　　B. 石细胞环带

C. 纤维层　　　　　　　　　　　D. 形成层

E. 外皮层

本题考点：川乌断面形成层环纹呈多角形。

8. 苦参属于

A. 蔷薇科　　　　B. 防己科　　　　C. 豆科　　　　D. 十字花科

E. 五加科

本题考点：苦参为豆科植物苦参的干燥根。

9. 来源于毛茛科北乌头的药材是

A. 乌头　　　　B. 附子　　　　C. 草乌　　　　D. 盐附子

E. 威灵仙

本题考点：草乌为毛茛科植物北乌头的干燥块根。

10. 蓬莪术主产于

A. 四川　　　　B. 广西　　　　C. 江苏　　　　D. 浙江

E. 中国台湾

本题考点：蓬莪术主产于四川、福建、广东等地。

11. 盐附子的性状和表面特征是

A. 类圆形，表面灰棕色，有盐霜，较光滑

B. 长圆形，表面淡棕色，皱缩，有盐霜

C. 圆锥形，表面黄褐色，有盐霜，较光滑

D. 圆锥形，表面灰黑色，有盐霜，顶端有凹陷的芽痕

E. 不规则圆锥形，表面灰褐色，皱缩

本题考点：盐附子呈圆锥形。表面灰黑色，被盐霜。顶端有凹陷的芽痕，周围有瘤状突起的支根或支根痕。

12. 呈纺锤形，两头略尖。表面黄白色或淡黄色，有细纵皱纹。质柔软，断面黄白色，半透明，中柱细小的药材是

A. 天冬　　　　B. 山麦冬　　　　C. 麦冬　　　　D. 百部

E. 射干

本题考点：麦冬呈纺锤形，两端略尖。表面淡黄色或灰黄色，有细纵皱纹。质柔韧，断面黄白色，半透明，中柱细小。气微香，味甘、微苦。

13. 黄丝郁金的来源是

A. 温郁金　　　　　B. 姜黄　　　　　C. 蓬莪术　　　　　D. 广西郁金

E. 桂郁金

本题考点：黄丝郁金为姜科植物姜黄的干燥块根。

14. 白芍为毛茛科植物芍药根的

A. 晒干品　　　　　　　　　　　B. 蒸制品

C. 沸水去皮后煮的加工品　　　　D. 阴干品

E. 烘干品

本题考点：白芍为毛茛科植物芍药的干燥根，夏、秋两季采挖，洗净，除去头尾和细根，置沸水中煮后，除去外皮或去皮后再煮，晒干。

15. 味连的原植物为

A. 黄连　　　　　B. 雅连　　　　　C. 云南黄连　　　　　D. 峨眉野连

E. 三角叶黄连

本题考点：味连为毛茛科植物黄连的干燥根茎。

16. 以下可用鲜品入药的是

A. 地黄　　　　　B. 何首乌　　　　　C. 黄连　　　　　D. 人参

E. 大黄

本题考点：地黄为玄参科植物地黄的新鲜或干燥块根。

17. 《中国药典》规定浙贝母的入药部位是

A. 根茎　　　　　B. 根及根茎　　　　　C. 鳞茎　　　　　D. 块茎

E. 块根

本题考点：浙贝母为百合科植物浙贝母的干燥鳞茎。

18. 姜黄与黄丝郁金的区别

A. 同科不同属植物　　　　　　　B. 同属不同种植物

C. 同种植物，药用部位不同　　　D. 不同科植物

E. 不同植物，药用部位相同

本题考点：姜黄为姜科植物姜黄的干燥根茎；黄丝郁金为姜科植物姜黄的干燥块根。

19. 三棱的药用部位是

A. 根　　　　　B. 根茎　　　　　C. 块根　　　　　D. 根及根茎

E. 块茎

本题考点：三棱为黑三棱科植物黑三棱削去外皮的干燥块茎。

20. 表面黄白色或淡棕黄色；质松泡；气微，味微甘的药材是

A. 玉竹　　　　　B. 山药　　　　　C. 桔梗　　　　　D. 地黄

E. 南沙参

本题考点：南沙参呈圆锥形或圆柱形，略弯曲，表面黄白色或淡棕黄色；体轻，质松泡，易折断，断面不平坦，黄白色，多裂隙。气微，味微甘。

21. 根头部有多数瘤状突起的茎痕，习称"狮子盘头"的是

A. 人参   B. 丹参   C. 党参   D. 桔梗

E. 白术

本题考点： 党参药材呈长圆柱形，稍弯曲。表面黄棕色至灰棕色，根头部膨大，有多数疣状突起的茎痕及芽，习称"狮子盘头"。

22. 根呈圆柱形，略扭曲，长 10～20cm，直径 0.2～0.5cm，上部多有显著的横皱纹，下部较细，有纵皱纹及支根痕，味甚苦的药材是

A. 泽泻   B. 板蓝根   C. 龙胆   D. 南沙参

E. 防风

本题考点： 龙胆的性状鉴别。

23. 三七加工时剪下的芦头、支根、须根晒干后，其商品规格分别是

A. 剪口、筋条、绒根   B. 筋条、剪口、绒根

C. 芦头、筋条、绒根   D. 芦头、腿、须

E. 根头、支根、须

本题考点： 药材三七的采收加工。

24. 切面类白色至淡红棕色，粉性可见点状维管束及多数小亮点的饮片是

A. 粉葛   B. 泽泻   C. 山药   D. 土茯苓

E. 天花粉

本题考点： 药材土茯苓的性状鉴别特征。

25. 切面皮部墨绿色或棕褐色，木部灰黄色或黄褐色，可见放射状排列的导管束纹，形成层部位有深色环的饮片是

A. 莪术   B. 川芎   C. 续断   D. 羌活

E. 生地黄

本题考点： 药材续断的性状鉴别特征。

26. 表面灰黄色或黄褐色，有不规则结节状隆起，有的节间表面平滑如茎秆，习称"过桥"的药材是

A. 桔梗   B. 羌活   C. 黄连   D. 玉竹

E. 巴戟天

本题考点： 药材黄连的性状鉴别特征。

27. 横断面类白色或浅灰黄色，形成层环纹呈多角形的药材是

A. 白及   B. 川乌   C. 白芍   D. 川牛膝

E. 白附子

本题考点： 药材川乌的性状鉴别特征。

28. 表面黄棕色至黑褐色，密被排列整齐叶柄残基及鳞片的药材是

A. 何首乌   B. 绵马贯众   C. 石通   D. 骨碎补

E. 天南星

本题考点： 药材绵马贯众的性状鉴别特征。

29. 来源于单子叶植物，须根先端膨大，呈纺锤形的药材是
A. 百部 　　　　B. 附子 　　　　C. 玄参 　　　　D. 泽泻
E. 太子参
本题考点：药材百部的来源和性状鉴别特征。

二、B 型题（配伍选择题）
(30—32 题共用备选答案)
A. 赤芍 　　　　B. 山豆根 　　　　C. 白芷 　　　　D. 板蓝根
E. 细辛
30. 类白或灰白色，具粉性，皮部散有多数棕色油点；气芳香，味辛、味苦的饮片是
31. 粉白色或粉红色，皮部窄，木部放射状纹理明显，具有裂隙，气微香，味微苦、酸涩的饮片是
32. 黄白色或白色，质脆，气辛香，味辛辣、麻舌的饮片是
本题考点：药材的性状鉴别。

(33—34 题共用备选答案)
A. 黄芩 　　　　B. 当归 　　　　C. 续断 　　　　D. 香附
E. 射干
33. 采收加工时，用微火烘至半干，堆置"发汗"至内部变绿色时，再烘干的是
34. 采收加工时，待水分稍蒸发后变软时，捆成小把，上棚，以烟火慢慢熏干的是
本题考点：药材的采收加工。

(35—36 题共用备选答案)
A. 四川 　　　　B. 云南 　　　　C. 广东 　　　　D. 河南
E. 浙江
35. 地黄的道地药材产地是
36. 玄参的道地药材产地是
本题考点：道地药材的产地。

(37—39 题共用备选答案)
A. 三棱 　　　　B. 天麻 　　　　C. 知母 　　　　D. 香附
E. 白芷
37. 表面棕褐色或黑褐色，有 6～10 个略隆起的环节，节上有未除净的棕色毛须及须根断痕的药材是
38. 表面黄白色或灰黄色，有刀削痕，须根痕小点状，略呈横向环状排列的药材是
39. 表面黄白色至淡黄棕色，有点状突起（潜伏芽）排列而成的横环纹多轮的药材是
本题考点：药材香附、三棱、天麻的性状鉴别特征。

(40—42 题共用备选答案)
A. 莪术 　　　　B. 绵马贯众 　　　　C. 何首乌 　　　　D. 胡黄连
E. 白芍
40. 切面灰黑色灰棕褐色，木部有 4～10 个类白色点状维管束排列成环的饮片是

41. 切面黄绿色、黄棕色或棕褐色，内皮层环纹明显，散在"筋脉"小点的饮片是

42. 切面类白色或微带棕红色，形成层明显，可见稍隆起的筋脉纹呈放射状排列的饮片是

本题考点： 药材胡黄连、莪术、白芍的性状鉴别特征。

(43—44 题共用备选答案)

A. 附子　　　　　　B. 砂仁　　　　　　C. 龙胆　　　　　　D. 当归

E. 南沙参

43. 产于四川的道地药材是

44. 产于东北的道地药材是

本题考点： 附子为毛茛科植物乌头的子根的加工品。主产于四川、陕西。龙胆为龙胆科植物龙胆、条叶龙胆、三花龙胆或坚龙胆的干燥根及根茎。主产于东北、内蒙古等地。

三、X 型题（多项选择题）

45. 《中国药典》2015 版一部规定细辛的原植物来源是

A. 北细辛　　　　　B. 汉城细辛　　　　C. 华细辛　　　　　D. 花脸细辛

E. 南坪细辛

本题考点： 细辛的来源，本品为马兜铃科植物北细辛、汉城细辛或华细辛的干燥根及根茎。

46. 狗脊的鉴别特征有

A. 外被金黄色绒毛

B. 质坚硬，不易折断

C. 叶柄基部横切面分体中柱多呈"U"形

D. 质轻、易碎

E. 横切面可见凸起的木质部环纹

本题考点： 狗脊的性状鉴别。

47. 药材川贝母来源于下列哪些植物

A. 太白贝母　　　　B. 暗紫贝母　　　　C. 梭砂贝母　　　　D. 甘肃贝母

E. 瓦布贝母

本题考点： 川贝母的来源。

48. 质硬坚实、断面角质样的药材有

A. 郁金　　　　　　B. 延胡索　　　　　C. 葛根　　　　　　D. 黄芪

E. 天麻

本题考点： 郁金、延胡索、天麻均具有质坚硬、断面角质样。

49. 《中国药典》收录的半夏药材及其饮片的有

A. 半夏　　　　　　B. 清半夏　　　　　C. 姜半夏　　　　　D. 京半夏

E. 法半夏

本题考点： 半夏药材及其饮片有：半夏、清半夏、姜半夏、法半夏。

参考答案： 1. C　2. C　3. B　4. E　5. E　6. B　7. D　8. C　9. C　10. A　11. D

12. C　13. B　14. C　15. A　16. A　17. C　18. C　19. E　20. E　21. C　22. C　23. A
24. D　25. C　26. C　27. B　28. B　29. A　30. C　31. A　32. E　33. C　34. B　35. D
36. E　37. D　38. A　39. B　40. D　41. A　42. E　43. A　44. C　45. ABC　46. ABE
47. ABCDE　48. ABE　49. ABCE

（二）茎木类中药的鉴定

【复习指导】本章节主要熟悉几个常用中药的来源，显著的性状特征。注意其形状、大小、粗细、颜色、表面特征、质地、折断面及气、味。如是带叶的茎枝，其叶则按叶类中药的要求进行观察。

1. 茎类中药的性状鉴定　茎类中药系指药用部位为植物的茎藤、茎枝、茎及茎的髓部。又分为木本植物和草本植物。药用部位为木本植物茎藤的，如川木通、大血藤、鸡血藤等；药用部位为茎枝的，如桂枝、桑枝等；药用部位为茎刺的，如皂角刺；药用部位为茎翅状附属物的，如鬼箭羽；药用部位为茎的髓部的，如灯心草、通草等；药用植物为草本植物茎藤的，如天仙藤等。

茎类中药一般应注意其形状、大小、粗细、颜色、表面特征、质地、折断面及气、味。如带叶的茎枝，其叶则按叶类中药的要求进行鉴定。

木质藤茎和茎枝，常呈圆柱形或扁圆柱形，如木通；有的大小粗细不一，有的扭曲不直，表面多黄棕色，少数为特殊颜色，如钩藤，表面呈红棕色和紫红色；外表粗糙，可见深浅不一的裂纹，具皮孔，节膨大有叶痕及枝痕。质地坚实，断面呈纤维状或裂片状，大部分为木部，双子叶植物茎可见放射状纹理排列，有些可见明显小孔，如川木通、青风藤；有些可见特殊的环纹，如鸡血藤。也可通过气味来帮助鉴别，如海风藤味苦，有辛辣感；青风藤味苦，但无辛辣感。

草质藤茎较细长，常呈圆柱形，也有呈类方柱形，有的可见数条纵向的棱线隆起。表面多浅黄绿色，也有紫红褐色，如首乌藤；有明显的节、节间和叶痕；质脆，易折断，断面髓部明显，类白色，疏松，有的呈空洞状。大多数草本植物茎被列入全草类中药，如石斛、苏梗等。

2. 木类中药的性状鉴定　木类中药系指药用植物为木本植物茎形成层以内各部分。木类中药的药用部位实际为木材。木材又分心材和边材。心材形成较早，位于木质部的内部，蓄积了较多的物质，如树脂、树胶、单宁、挥发油等，颜色较深，质地致密。边材形成较晚，主含水分较多，颜色较浅，又称液材。大多木类中药以心材入药，如降香、苏木等。个别用木材，如沉香。木类中药常呈不规则的块状、厚片状和长条状。有的具黑褐色树脂与白色木质部相间的斑纹，如沉香；有的表面呈黄红色至棕红色，如苏木；有的表面紫红色或红褐色，如降香；也有因季节不同而出现年轮，如苏木。亦可通过药材的质地和气味来帮助鉴别，如进口的沉香体重，具香气；沉香体轻，香气淡。

3. 常用茎木类中药

木通
Akebiae Caulis

【来源】本品为木通科植物木通 *Akebia quinata*（Thunb.）Decne.、三叶木通 *Akebia trifoliate*（Thunb.）Koidz. 或白木通 *Akebia. trifoliate*（Thunb.）Koidz. var. *australis*（Diels）Rehd. 的干燥藤茎。

【产地】木通主产于河南、山东、安徽、江苏等地。三叶木通主产于河北、山西、山东、河南等地。白木通主产于江苏、浙江、江西、广西等地。

【采收】秋季采收，截取茎部，除去细枝，阴干。

【性状鉴别】

药材：呈圆柱形，常稍扭曲，长 30～70cm，直径 0.5～2cm。表面灰棕色至灰褐色，外皮粗糙而有许多不规则的裂纹或纵沟纹，具突起的皮孔。节部膨大或不明显，具侧枝断痕。体轻，质坚实，不易折断，断面不整齐，皮部较厚，黄棕色，可见淡黄色颗粒状小点，木部黄白色，射线呈放射状排列，髓小或有时中空，黄白色或黄棕色。气微，味微苦而涩。

以条匀、断面色黄者为佳。

饮片：呈圆形、椭圆形或不规则的形，外表皮灰棕色或灰褐色。切面射线呈放射状排列，髓部小或有时中空。气微，味微苦而涩。

槲寄生
Herba Visci

【来源】本品为桑寄生科植物寄生 *Viscum coloratum*（Komar.）Nakai 的干燥带叶茎枝。

【产地】主产于东北、华北、陕西、甘肃等地。

【采收】冬季至次春采割，除去粗茎，切段，干燥，或蒸后干燥。

【性状鉴别】

药材：茎枝呈圆柱形，常有 2～5 个叉状分枝，长约 30cm，直径 0.3～1cm；表面黄绿色、金黄色或黄棕色。有明显纵皱纹；节膨大，节上有分枝或枝痕，体轻，质脆，易折断，断面不平坦。皮部黄色，木部较浅，有放射状射线，髓部偏向一边，叶对生于枝梢，易脱落，无柄；叶片呈长圆形披针形，长 2～7cm，宽 0.5～1.5cm；先端钝圆，基部楔形，全缘；表面黄绿色，有细皱纹，主脉 5 出，中间 3 条明显；革质。气微，味微苦，嚼之有黏性。

以枝嫩、色黄绿、叶多、杂质少为佳。

饮片：呈不规则的厚片。茎外皮黄绿色、黄棕色或棕褐色。切面皮部黄色，木部浅黄色，有放射状纹理，髓部常偏向一边。叶片黄绿色至黄棕色，全缘，有细皱纹；革质。气微，味微苦，嚼之有黏性。

桑寄生
Herba Taxilli

【来源】本品为桑寄生科植物桑寄生 *Taxillus chinensis*（DC.）Danser 的干燥带叶茎枝。

【产地】主产于福建、广东、广西、海南等地。

【采收】冬季至次春采割，除去粗茎，切段，干燥，或蒸后干燥。

【性状鉴别】

药材：茎枝呈圆柱形，长 3～4cm，直径 0.2～1cm；表面红褐色或灰褐色，具细纵纹，并有多数细小突起的棕色皮孔，嫩枝有的可见棕褐色茸毛；质坚硬，断面不整齐，皮部红棕色，木部色较浅。叶多卷缩，表面黄褐色，幼叶被细茸毛，先端钝圆，基部圆形或宽楔形，全缘；革质。气微，味涩。

以枝细、色红褐、叶未脱落者为佳。

饮片：为厚片或不规则短段，余同药材，气微，味涩。

大血藤
Sargentodoxae Caulis

【来源】本品为木通科植物大血藤 *Sargentodoxa cuneata*（Oliv.）Rehd. et Wils. 的干燥

藤茎。

【产地】 主产于江西、湖北、河南、江苏等地。

【采收加工】 秋、冬二季采收，除去侧枝及叶、趁鲜截段或切厚片，晒干。

【性状鉴别】

药材：呈圆柱形，略弯曲，长 30 ～ 60cm，直径 1 ～ 3cm。表面灰棕色，粗糙，外皮常呈鳞片状剥落，剥落处显暗红棕色，有的可见膨大的节和略凹陷的枝痕或叶痕。质硬，断面皮部红棕色，有数处向内嵌入木部，木部黄白色，有多数细孔状导管，射线放射状排列。气微，味微涩。

以条匀、粗如拇指者为佳。

饮片：为类圆形或椭圆形厚片，外表面灰棕色，粗糙。切面皮部红棕色，有数处向内嵌入木质部，木质部黄白色，有多数细孔状导管，呈放射状排列。气微，味微涩。

苏木
Sappan Lignum

【来源】 为豆科植物苏木 *Caesalpinia sappan* L. 的干燥心材。

【产地】 主产于中国台湾、广东、广西、贵州、云南等省区。

【采收加工】 多于秋季采伐，除去白色边材，干燥。用时刨成薄片或劈成小块片。

【性状鉴别】

药材：呈长圆柱形或对剖半圆柱形，长 10 ～ 100cm，直径 3 ～ 12cm。表面黄红色至棕红色，具刀削痕，常见纵向裂缝。质坚硬，断面略具光泽，年轮明显，有的可见暗棕色、质松、带亮星的髓部。气微，味微涩。

以粗大、质坚实、色红黄者为佳。

饮片：为刨成或劈成的薄片或碾成的粗粉，片表面为黄红色至棕红色，可见红黄相间的纵向条纹。

鸡血藤
Spatholobi Caulis

【来源】 为豆科植物密花豆 *Spatholobus suberectus* Dunn 的干燥藤茎。

【产地】 主产于广东、广西、云南等省区。

【采收加工】 秋、冬二季采收，除去枝叶，切片，晒干。

【性状鉴别】

药材：呈椭圆形、长矩圆形或不规则的斜切片，厚 0.3 ～ 1cm。栓皮灰棕色，有的可见灰白色斑，栓皮脱落处显红棕色。质坚硬。切面木部红棕色或棕色，导管孔多数；韧皮部有树脂状分泌物呈红棕色至黑棕色，与木部相间排列呈数个同心性椭圆形环或偏心性半圆形环；髓部偏向一侧。气微，味涩。

以树脂状分泌物多者为佳。

饮片：为厚约 3mm 的斜切薄片或碎块片，可见到木质部呈红棕色，与含有黑红色树脂状分泌物的韧皮部相间，形成偏心形纹理，横切面上木质部可见到导管孔，质硬。

降香
Dalbergiae Odoriferae Lignum

【来源】 为豆科植物降香檀 *Dalbergia odorifera* T. Chen 树干和根的干燥心材。

【产地】主产于广东、海南岛等省。

【采收加工】全年均可采收，除去边材，阴干。

【性状鉴别】

药材：呈类圆柱形或不规则块状，大小不一。表面紫红色至红褐色，切面有致密的纹理。质坚硬，富油性。火烧有黑烟及油冒出，残留白色灰烬。气微香，味微苦。

以色紫红，质坚实，富油性，香气浓者为佳。

饮片：为刨或劈成的薄片或碾成的细粉，块片表面紫红色至暗红色，切面有致密纹理。

沉香
Aquilariae Lignum Resinatum

【来源】为瑞香科植物白木香 *Aquilaria sinensis*（Lour.）Gilg 含有树脂的木材。

【产地】主产于广东省。广西、福建等省区亦产。

【采收加工】本品全年均可采收。割取含树脂的木材，除去不含树脂的部分，阴干。

【性状鉴别】

药材：呈不规则块、片状或盔帽状，有的为小碎块。表面凹凸不平，有加工的刀痕，偶有孔洞，可见黑褐色树脂与黄白色木部相间的斑纹，孔洞及凹窝表面多呈朽木状。质较坚实，断面刺状。燃烧时发浓烟及强烈香气，并有黑色油状物渗出。气芳香、味苦。

以体重、色棕黑油润、燃之有油渗出、香气浓烈者为佳。

饮片：加工时劈成小碎块，可见黑褐色树脂与黄白色木部相间的斑纹。用时捣碎或研成细粉。

通草
Tetrapanacis Medulla

【来源】为五加科植物通脱木 *Tetrapanax papyriferus*（*Hook.*）K. Koch 的干燥茎髓。

【产地】产于贵州、云南、四川、湖北、湖南、广西等省区。

【采收加工】秋季割取 2～3 年生植物的茎干，截段，趁鲜用细木棍顶出茎髓，理直，晒干。

【性状鉴别】

药材：呈圆柱形，长短粗细不等，一般长 20～40cm，直径 1～2.5cm。表面白色或淡黄色，有浅纵沟纹。体轻，质松软，稍有弹性，易折断，断面平坦，显银白色光泽，中央有直径为 0.3～1.5cm 的空洞或半透明圆形的薄膜，纵剖面呈梯状排列，实心者少见。气微，味淡。

以条粗、色白洁、有弹性者为佳。

饮片：为圆形厚片。

钩藤
Uncafiae Ramulus CUB Uncis

【来源】为茜草科植物钩藤 *Uncaria rhynchophyUa*（Miq.）Jacks.、大叶钩藤 *Uncaria macrophylla* Wall.、毛钩藤 *Uncaria hirsuta* Havil.、华钩藤 *Uncarin sinensis*（Oliv.）Havil. 或无柄果钩藤 *Uncaria sessilifructus* Roxb. 的干燥带钩茎枝。

【产地】主产于广西，广东、湖北、湖南等地，大叶钩藤主产于广西、广东、云南等地，华钩藤主产于广西、贵州、湖南、湖北等地，毛钩藤主产于福建、广东、广西等地，无柄果钩藤主产于广东、广西、云南等地。

【采收加工】秋、冬二季采收，去叶，切段，晒干。

【性状鉴别】

药材：茎枝呈圆柱形或类方柱形，长 2～3cm，直径 0.2～0.5cm。表面红棕色至紫红色者具纤纵纹，光滑无毛；黄绿色至灰褐色者有的可见白色点状皮孔，被黄褐色柔毛。多数枝节上对生两个向下弯曲的钩（不育花序梗），或仅一侧有钩，另一侧为突起的疤痕；钩略扁或稍圆，基部较阔，先端细尖；钩基部的枝上可见叶柄脱落后的窝状痕迹和环状托叶痕。质坚韧，断面黄棕色，皮部纤维性，髓部黄白色或中空，气微，味淡。

以双钩、茎细、钩结实、光滑、色紫红、无枯枝钩者为佳。

饮片：为不规则的段，余同药材。

石斛
Dendrobii Caulis

【来源】为兰科植物金钗石斛 *Dendrobium nobile Lindl.*、鼓槌石斛 *Dendrobium chrysotoxum Lindl.* 或流苏石斛 *Dendrobium fimbriatum Hook.* 的栽培品及其同属植物近似种的新鲜或干燥茎。

【产地】主产于广西、贵州、广东、云南、四川等地。

【采收加工】全年均可采收，以春末夏初和秋季采集者为好。鲜用者除去根和泥沙；干用者采收后，去净根、叶及杂质，用开水略烫或烘软，再边搓边晒，至叶鞘搓净，干燥。

【性状鉴别】

药材

鲜石斛：呈圆柱形或扁圆柱形，长约30cm，直径0.4～1.2cm。表面黄绿色，光滑或有纵纹，节明显，色较深，节上有膜质叶鞘。肉质，多汁，易折断。气微，味微苦而回甜，嚼之带黏性。

金钗石斛：呈扁圆柱形，长20～40cm，直径0.4～0.6cm，节间长2.5～3cm。表面金黄色或黄中带绿色，有深纵沟，有光泽，呈"之"字形弯曲，质硬而脆，断面较平坦而疏松。气微，味苦。

鼓槌石斛：呈粗纺锤形。中部直径1～3cm，具3～7节，表面光滑，金黄色，有明显突起的棱。质轻而松脆，断面海绵状。气微，味淡，嚼之有黏性。

流苏石斛：呈长圆柱形，长20～150cm，直径0.4～1.2cm，节明显，节间长2～6cm。表面黄色至暗黄色，有深纵槽。质疏松，断面平坦或呈纤维性。味淡、微苦、嚼之有黏性。

鲜石斛以肉质、多汁、嚼之黏性强者为佳。干石斛以色金黄、有光泽、质柔韧者为佳。

饮片

干石斛：呈扁圆柱形或圆柱形的段。表面金黄色、绿黄色或棕黄色，有光泽，有深纵沟或纵棱，有的可见棕色的节。切面黄白色至黄褐色，有多数散在筋脉点。气微，味淡或微苦，嚼之有黏性。

鲜石斛：呈圆柱形或扁圆柱形的段。直径0.4～1.2cm。表面黄绿色，光滑或有纵纹，肉质多汁。气微，味微苦而回甜，嚼之有黏性。

铁皮石斛
Dendrobii Officinalis Caulis

【来源】为兰科植物铁皮石斛 *Dendrobium officinale* Kimura et Migo 的干燥茎。

【产地】主产于云南、浙江等地。

【采收加工】11月至翌年3月采收，除去杂质，剪去部分须根，边加热边扭成螺旋形或弹簧状，烘干；或切成段，干燥或低温烘干，前者习称"铁皮枫斗"（耳环石斛），后者习称"铁皮石斛"。

【性状鉴别】

药材：呈螺旋形或弹簧状，通常为2～6个旋纹，茎拉直后长3.5～8cm，直径0.2～0.4cm。表面黄绿色或略带金黄色，有细纵皱纹，节明显，节上有时可见残留的灰白色叶鞘；一端可见茎基部留下的短须根。质坚实，易折断，断面平坦，灰白色至灰绿色，略呈角质状。气微，味淡，嚼之有黏性。

饮片：为圆柱形的段，长短不等。

【同步练习】

一、A型题（最佳选择题）

1. 原植物属于五加科的药材是

A. 木通　　　　　B. 川木通　　　　　C. 通草　　　　　D. 钩藤

E. 降香

本题考点：药材通草为五加科植物通脱木的干燥茎髓。

2. 平整的横断面皮部呈红棕色环状，有数处向内嵌入木部，木部黄白色的药材是

A. 川木通　　　　B. 鸡血藤　　　　　C. 粉防己　　　　D. 大血藤

E. 桂枝

本题考点：大血藤药材的性状鉴别。

3. 切面韧皮部有红棕色至黑棕色分泌物，与木质部相间排列，呈数个同心型椭圆形环或偏心性半圆环的药材

A. 鸡血藤　　　　B. 大血藤　　　　　C. 降香　　　　　D. 苏木

E. 川木通

本题考点：药材鸡血藤的性状鉴别。

二、B型题（配伍选择题）

（4—5题共用备选答案）

A. 鸡血藤　　　　B. 沉香　　　　　C. 大血藤　　　　D. 钩藤

E. 降香

4. 挥发油中含白木香酸及白木香醛，来源于瑞香科植物的药材是

5. 含鞣质及多种黄酮类成分，来源于豆科植物的药材是

本题考点：药材沉香和鸡血藤的来源和性状鉴别。

（6—7题共用备选答案）

A. 沉香　　　　　B. 大血藤　　　　　C. 降香　　　　　D. 苏木

E. 通草

6. 药材表面紫红色或红褐色，有致密的纹理，质硬，有油性的是

7. 药材切面有银白色光泽，髓部中空或有半透明的薄膜，体轻，质松软，有弹性的是

本题考点：药材降香和通草的性状鉴别。

（8—9 题共用备选答案）

A. 降香   B. 大血藤   C. 鸡血藤   D. 苏木

E. 沉香

8. 表面紫红色或红褐色，切面有致密纹理的药材是

9. 表面黄红色至棕红色，具刀削痕，常见纵向裂缝的药材是

本题考点： 药材降香、苏木的性状鉴别特征。

（10—11 题共用备选答案）

A. 桑寄生   B. 槲寄生   C. 石斛   D. 钩藤

E. 海风藤

10. 为扁圆柱形或圆柱形段，表面金黄色、绿黄色或棕黄色，有光泽，有深纵沟或纵棱的饮片是

11. 为厚片或不规则短段，外表红褐色或灰褐色，具细纵纹，并有多数细小突起的棕色皮孔的饮片是

本题考点： 药材石斛、桑寄生的性状鉴别特征。

三、X 型题（多项选择题）

12. 《中国药典》2015 版一部收载的石斛品种有

A. 鼓槌石斛   B. 细叶石仙桃   C. 流苏金石斛   D. 流苏石斛

E. 金钗石斛

本题考点： 石斛的来源鉴别。

参考答案： 1. C 2. D 3. A 4. B 5. A 6. C 7. E 8. A 9. D 10. C 11. A 12. ADE

（三）皮类中药

【复习指导】本章节主要掌握几位常用中药的来源、性状鉴定，比如形状、表面、折断面、气味等。其中折断面、气味是皮类中药重要的鉴定依据。

1. 皮类中药的性状鉴定　皮（cortex）类中药通常是指裸子植物或被子植物（其中主要是双子叶植物）的茎干、枝和根的形成层以外部分的药材。其中以干皮、枝皮较多，如黄柏、肉桂等；根皮较少，如牡丹皮、香加皮等。

皮类中药的性状鉴定主要观察其形状、大小、色泽、表面、质地、断面、气味这一顺序进行。由于植物来源、取皮的部位、采收加工和干燥的程度不同，药材的形态特征也不同。故在性状鉴别时，应仔细观察。表面特征分为两部分，即外表面和内表面，要分别进行观察、描述。

（1）形状：皮类中药一般较薄，由于生长状态不同，干燥时内、外表面的收缩程度不一，除在加工中由于外加压力所形成的造型外，一般皮类中药多呈不同程度的弯曲。对皮类中药的形状描述常见术语如下。①平坦：皮片呈板片状，较平整，多为加工时由于堆叠加压所形成，如黄柏、杜仲等。②弯曲：皮片横向向内弯曲，通常，取自枝干或较小茎干的皮易收缩成弯曲状。③反曲：皮片向外表面略弯曲，皮的外层呈凹陷状，如石榴树皮。④槽状或半管状：皮片向内弯曲呈半圆形，如合欢皮。⑤管状或筒状：皮片向内弯曲至两侧相接近成管状，这类形状常见于加工时用抽心法抽去木质部的皮类中药，如牡丹皮。⑥单卷筒状：皮

片向一面卷曲，以致两侧重叠，如肉桂。⑦双卷筒状：皮片两侧各自向内卷成筒状，如厚朴。⑧复卷筒状：几个单卷或双卷的皮重叠在一起呈筒状，如锡兰桂皮。

（2）外表面：通常为木栓层，较粗糙，常有片状剥离的落皮层和纵横深浅不同的裂纹，有的树干皮片外表面常有斑片状的地衣、苔藓等物附生，常呈现灰白色斑，根皮及去栓皮者则无此特征。多数树皮尚可见到皮孔，而皮孔的颜色和皮孔分布的密度常是鉴别皮类中药的特征之一。少数枝干皮上有刺，如红毛五加皮；或有钉状物，如海桐皮，均为皮类中药具有鉴别意义的重要特征。除去木栓层或部分刮去木栓层的皮片表面常较光滑，如桑白皮、川黄柏、刮丹皮等。

（3）内表面：一般较外表面平滑，与去栓皮的外表面相比，颜色常较深，常有粗细不等的纵向皱纹，有的因树皮的内层组织有纤维存在而形成微细的纵纹理。有的皮的内表面可见具有一定形状的结晶性析出物，如牡丹皮。也有内表面显网状皱纹或平滑坚硬，如秦皮。

（4）折断面：皮类中药横向折断面的特征与皮的各部组织的组成和排列方式有密切关系，因此是皮类中药的重要鉴别特征，折断面的形状主要有以下几点。

①平坦状：由于组织中富有薄壁组织而缺少纤维束或石细胞群，故折断面较平坦，无显著突起物，如牡丹皮。

②颗粒状：组织中富有石细胞群的皮，折断面常呈颗粒状突起，如肉桂。

③纤维状：组织中富含纤维的皮，折断面多显细的纤维状物或刺状物突出，如桑白皮、合欢皮。

④层状：有的皮组织构造中的纤维束和薄壁组织成带状间隔排列，故折断时裂面形成明显的层片状，如苦楝皮等。

此外，有些皮的断面外层较平坦或呈颗粒状，内层显纤维状，说明纤维主要存在于韧皮部，如厚朴。有的皮类中药在折断时有胶质丝状物相连，如杜仲。亦有些皮由于含大量淀粉，且组织常较疏松，故在折断时有粉尘飞出，如白鲜皮。

（5）气味：气味也是鉴别皮类药材的重要特征之一，辨别气味时，应折断或刀削药材，对新鲜断面进行鉴别，各种皮的外形有时很相似，但其气味却完全不同。如香加皮和地骨皮，前者有特殊香气，味苦而有刺激感，后者气味均较微弱。

2. 常用皮类中药

桑白皮
Codex Monri

【来源】为桑科植物桑 *Morus alba* L. 的干燥根皮。

【产地】主产于安徽、河南、浙江、江苏、湖南等地。全国各地均有，野生或栽培。

【采收加工】秋末叶落时至次春发芽前采挖根部，趁鲜时除去泥土及须根，刮去黄棕色粗皮（栓皮），纵向剖开皮部，剥取根皮，晒干。

【性状鉴别】

药材：呈扭曲的卷筒状、槽状或板片状，长短宽窄不一，厚1～4mm。外表面白色或淡黄白色，较平坦，偶有残留的橙黄色或棕黄色鳞片状粗皮；内表面黄白色或灰黄色，有细纵纹。体轻，质韧，纤维性强，难折断，易纵向撕裂，撕裂时有粉尘飞扬。气微，味微甘。以色白、皮厚、粉性足者为佳。

饮片：蜜桑白皮，呈不规则的丝条状。表面为深黄色或棕黄色，略具光泽，滋润，纤维性强，易纵向撕裂。气微，微甜。

牡丹皮
Moutan Codex

【来源】 为毛茛科植物牡丹 *Paeonia suffruticosa* Andr. 的干燥根皮。

【产地】 主产于安徽、河南、四川、湖南、陕西、山东等省。现全国各地都有栽培。

【采收加工】 秋季采挖根部，除去细根和泥沙，剥取根皮，晒干或刮去粗皮，除去木心，晒干。前者习称连丹皮，后者习称刮丹皮。

【性状鉴别】

药材

连丹皮：呈筒状或半筒状，有纵剖开的裂缝，略向内卷曲或张开，长 5～20cm，直径 0.5～1.2cm，皮厚 0.1～0.4cm。外表面灰褐色或黄褐色，有多数横长皮孔样突起和细根痕，栓皮脱落处粉红色。内表面淡灰黄色或浅棕色，有明显细纵纹，常见发亮的结晶（系针状、片状或柱状的牡丹酚结晶）。质硬脆，易折断，折断面较平坦，淡粉红色，粉性。气芳香，味微苦而涩。

刮丹皮：外表面有刮刀削痕，外表面红棕色或淡灰黄色，有时可见灰褐色斑点状残存外皮。均以条粗长、皮厚、无木心、断面色白、粉性足、结晶多、香气浓者为佳。

饮片：呈圆形或卷曲形的薄片，连丹皮外表面灰褐或黄褐色，栓皮脱落处粉红色；刮丹皮外表面红棕色或淡灰黄色。内表面有时可见发亮的结晶。切面淡粉红色，粉性。气芳香，味微苦而涩。

厚朴
Magnoliae Officinalis Codex

【来源】 为木兰科植物厚朴 *Magnolia officinalis* Rehd. et Wils. 或凹叶厚朴 *Magnolia offici-nalis* Rehd. et Wils. var. *bilobaRehd.* et Wils. 的干燥干皮、根皮及枝皮。

【产地】 主产于四川、湖北、浙江、江西等省。

【采收加工】 4～6月剥取。根皮和枝皮直接阴干；干皮置沸水中微煮后，堆置阴湿处，"发汗"至内表面呈紫褐色或棕褐色时，再蒸软，取出，卷成筒状，晒干或烘干。

【性状鉴别】

药材

干皮：呈卷筒状或双卷筒状，长 30～35cm，厚 0.2～0.7cm，习称"筒朴"；近根部的干皮一端展开如喇叭口，长 13～25cm，厚 0.3～0.8cm，习称"靴筒朴"。外表面灰棕色或灰褐色，粗糙，有时呈鳞片状，较易剥落，有明显的椭圆形皮孔和纵皱纹。刮去粗皮者显黄棕色。内表面紫棕色或深紫褐色，较平滑，具细密纵纹，划之显油痕。质坚硬，不易折断，断面颗粒性，外层灰棕色，内层紫褐色或棕色，有油性，有时可见多数发亮的细小结晶（厚朴酚结晶）。气香、味辛辣、微苦。

根皮（根朴）：呈单筒状或不规则块片；有的弯曲似鸡肠，习称"鸡肠朴"。质硬，较易折断，断面纤维性。

枝皮（枝朴）：呈单筒状，长 10～20cm，厚 0.1～0.2cm，质脆，易折断，断面纤维性。

均以皮厚、肉细、油性足、内表面色紫棕而有发亮结晶状物、香气浓者为佳。

饮片

厚朴：为弯曲丝条状或单、双卷筒状。外表面灰褐色，有时可见椭圆形皮孔或纵皱纹。

内表面紫棕色或深紫褐色。较平滑，具细密纵纹，划之显油痕。切面颗粒性，有油性，有的可见小亮星。气香，味辛辣、微苦。

姜厚朴：形如厚朴丝，表面灰褐色，偶见焦斑，略有姜辣气。

肉桂
Cinnamomi Cotex

【来源】为樟科植物肉桂 *Cinnamomum cassias* Presl 的干燥树皮。

【产地】主产于广东、广西等省区。云南、福建等省亦产。多为栽培品。

【采收加工】多于秋季剥取，阴干。

【性状鉴别】

药材：呈槽状或卷筒状，长 30～40cm，宽或直径为 3～10cm，厚 0.2～0.8cm。外表面灰棕色，稍粗糙，有不规则的细皱纹及横向突起的皮孔，有时可见灰白色的斑纹；内表面红棕色，较平坦，有细纵纹，用指甲刻画可见油痕。质硬而脆，易折断，断面不平坦，外层呈棕色而较粗糙，内层红棕色而油润，两层间有一条黄棕色的线纹（石细胞环带）。香气浓烈，味甜，辣。

以不破碎、体重、外皮细、肉厚、断面色紫、油性大、香气浓厚、味甜辣、嚼之渣少者为佳。

饮片：外表面灰棕色，内侧红棕色而油润，两层间有一条黄棕色的线纹。气香浓烈，味甜，辣。

杜仲
Eucommiae Codex

【来源】为杜仲科植物杜仲 *Eucommia ulmoides* Oliv. 的干燥树皮。

【产地】主产于湖北、四川、贵州、云南、陕西等省。多为栽培品。

【采收加工】4～6月剥取栽植近十年的树皮，趁鲜刮去粗皮，晒干；或将剥下树皮内表面相对层层叠放，使之"发汗"至内皮呈紫褐色时，取出晒干。

【性状鉴别】

药材：呈板片状或两边稍向内卷，大小不一，厚 3～7mm。外表面淡棕色或灰褐色，有明显的纵皱纹或纵裂槽纹，有的树皮较薄，未去粗皮，可见明显的皮孔。内表面暗紫色，光滑。质脆，易折断，断面有细密、银白色、富弹性的橡胶丝相连。气微、味稍苦。

以皮厚、块大、去净粗皮、断面丝多、内表面暗紫色者为佳。

饮片

杜仲：为切成的小方块或丝状，外表面淡棕色或灰褐色，有明显的皱纹。内表面暗紫色，光滑，断面有细密、银白色、富弹性的橡胶丝相连。气微，味稍苦。

盐杜仲：形如杜仲块或丝，表面黑褐色，内表面褐色，折断时橡胶丝弹性较差。味微咸。

合欢皮
Albiziae Cortex

【来源】为豆科植物合欢 *Albizia julibrissin* Durazz. 的干燥树皮。

【产地】我国大部分地区均有野生或栽培。主产于长江流域各省。

【采收加工】夏、秋二季剥取，晒干。

【性状鉴别】

药材：呈卷曲筒状或半筒状，长 40～80cm，厚 0.1～0.3cm。外表面灰棕色至灰褐色，稍有纵皱纹，有的成浅裂纹，密生明显的椭圆形横向皮孔，棕色或棕红色，偶有突起的横棱或较大的圆形侧枝痕，常附有地衣斑；内表面淡黄棕色或黄白色，平滑，有细密纵纹。质硬而脆，易折断，断面淡黄棕色或黄白色，呈纤维性裂片状。气微香，味淡、微涩、稍刺舌，而后喉头有不适感。

以皮细嫩、皮孔明显者为佳。

饮片：为块片或弯曲的丝状，外表面灰棕色至灰褐色，内表面淡黄棕色或黄白色，平滑，有细密纵纹。气微香，味淡、微涩、稍刺舌，而后喉头有不适感。

黄柏
Phellodendri Chinensis Codex

【来源】 为芸香科植物黄皮树 *Phellodendron chinense* Schneid. 的干燥树皮，习称"川黄柏"。

【产地】 主产于四川、贵州、湖北、云南、湖南等省。

【采收加工】 剥取树皮后，除去粗皮，晒干。

【性状鉴别】

药材：呈板片状或浅槽状，长宽不一，厚 1～6mm。外表面黄褐色或黄棕色，平坦或具纵沟纹，有的可见皮孔痕及残存的灰褐色粗皮；内表面暗黄色或淡棕色，具细密的纵棱纹。体轻，质硬，断面纤维性，呈裂片状分层，深黄色。气微，味极苦，嚼之有黏性。

以皮厚、断面色黄者为佳。

饮片

黄柏丝：呈丝条状。外表面暗黄色或淡棕色，具细密的纵棱纹。断面纤维性，呈裂片状分层，深黄色。味极苦。

盐黄柏：形如黄柏丝，表面深黄色，偶有焦斑。味极苦，微咸。

黄柏炭：形如黄柏丝，表面焦黑色，内部深褐色或棕褐色体轻，质脆，易折断。味苦涩。

关黄柏
Phellodendri amurensis Coflex

【来源】 为芸香科植物黄檗 *Phellodendron amurense* Rupr. 的干燥树皮。为药材黄柏的商品品种之一。

【产地】 主产于吉林、辽宁、内蒙古、河北等省。以辽宁产量最大。

【采收加工】 全年可采，剥取树皮，趁鲜除去粗皮，晒干。

【性状鉴别】

药材：呈板片状或浅槽状，长宽不一，厚 2～4mm。外表面黄绿色或淡棕黄色，较平坦，有不规则的纵裂纹，皮孔痕小而少见；偶有灰白色的粗皮残留；内表面黄色或黄棕色。体轻，质硬，断面纤维性，有的呈裂片状分层，鲜黄色或黄绿色。气微，味极苦，嚼之有黏性，可使唾液染成黄色。

以皮厚、断面色黄者为佳。

饮片

关黄柏：呈丝状，外表面黄绿色或淡棕黄色，较平坦。内表面黄色或黄棕色，呈裂片状分层，切面鲜黄色或黄绿色。气微，味极苦，嚼之有黏性。

盐关黄柏：形如关黄柏丝，深黄色，偶见焦斑，略具咸味。

关黄柏炭：形如关黄柏丝，表面焦黑色、断面焦褐色质轻而脆，味微苦、涩。

白鲜皮
Dictamni Codex

【来源】为芸香科植物白鲜 *Dictamnus dasycarpus* Turcz. 的干燥根皮。

【产地】主产于辽宁、河北、山东等省。

【采收加工】春、秋二季采挖根部，洗净泥土，除去细根及外面粗皮，剥取根皮，干燥。

【性状鉴别】

药材：呈卷筒状，长 5～15cm，直径 1～2cm，厚 0.2～0.5cm。外表面灰白色或淡灰黄色，具细皱纹及细根痕，常有突起的颗粒状小点；内表面类白色，有细纵纹。质脆，折断时有白粉飞扬，断面不平坦，略带层片状。迎光检视有闪烁的小亮点。有羊膻气，味微苦。

以条大、皮厚、色灰白者为佳。

饮片：为不规则的厚片。外表面灰白色或淡灰黄色，切面类白色，略呈层片状。有羊膻气，味微苦。

秦皮
Fraxini Codex

【来源】为木犀科植物苦枥白蜡树 *Fraxinus rhynchophylla* Hance、白蜡树 *Fraxinus chinensis* Roxb.、尖叶白蜡树 *Fraxinus szaboana* Lingelsh. 或宿柱白蜡树 *Fraxinus stylosa* Lingelsh. 的干燥枝皮或干皮。

【产地】苦枥白蜡树主产于东北三省。白蜡树主产于四川。尖叶白蜡树、宿柱白蜡树主产于陕西。

【采收加工】夏、秋二季剥取，晒干。

【性状鉴别】

药材

枝皮：呈卷筒状或槽状，长 10～60cm，厚 0.15～0.3cm。外表面灰白色、灰棕色至黑棕色或相间呈斑状，平坦或稍粗糙，并有灰白色圆点状皮孔及细斜皱纹，或具分枝痕。内表面黄白色或棕色，平滑。质硬而脆，断面纤维性，黄白色。气微，味苦。

干皮：为长条状块片，厚 3～6mm。外表面灰棕色，具龟裂状沟纹及红棕色圆形或横长的皮孔。质坚硬，断面纤维性较强。

以条长、外皮薄而光滑者为佳。

饮片：为长短不一的丝状条状，外表面灰白色、灰棕色或黑棕色。内表面黄白色或棕色，平滑。切面纤维性。质硬。气微，味苦。

香加皮
Penplocae Codex

【来源】为萝藦科植物杠柳 *Penploca sepium* Bge. 的干燥根皮。

【产地】主产于山西、河南、河北、山东等地。

【采收加工】春、秋二季采挖，剥取根皮，晒干。

【性状鉴别】

药材：呈卷筒状或槽状，少数呈不规则块片状，长 3～10cm，直径 1～2cm，厚 0.2～

0.4cm。外表面灰棕色或黄棕色，栓皮松软常呈鳞片状，易剥落。内表面淡黄色或淡黄棕色，较平滑，有细纵纹。体轻，质脆，易折断，断面不整齐，黄白色。有特异香气，味苦。

以块大、皮厚、香气浓、无木心者为佳。

饮片：呈不规则的厚片。外表面灰棕色或黄棕色，栓皮常呈鳞片状。内表面淡黄色或淡黄棕色，有细纵纹。切面黄白色。有特异香气，味苦。

地骨皮
Lycii Cortex

【来源】为茄科植物枸杞 *Lycium chinense* Miller 或宁夏枸杞 *Lycium barbarum* L. 的干燥根皮。

【产地】枸杞主产于河南、山西、江苏、陕西、浙江等地。多为野生。河南、山西产量较大。江苏、浙江品质较好。宁夏枸杞主产于宁夏、甘肃等地区。

【采收加工】春初或秋后采挖根部，洗净，剥取根皮，晒干。

【性状鉴别】

药材：呈筒状或槽状，长 3～10cm，直径 0.5～1.5cm，厚 0.1～0.3cm。外表面灰黄色至棕黄色，粗糙，有不规则纵裂纹，易成鳞片状剥落。内表面黄白色或灰黄色，较平坦，有细纵纹。体轻，质脆，易折断。断面不平坦，外层黄棕色，内层灰白色。气微，味微甘而后苦。

以块大、肉厚、无木心者为佳。

饮片：呈筒状或槽状，长短不一。断面不平坦，外层黄棕色，内层灰白色，体轻，质脆，易折断，断面不平坦，气微，味微甘而后苦。

【同步练习】

一、**A 型题**（最佳选择题）

1. 气香浓烈，味甜辣的饮片是

A. 黄柏　　　　　B. 牡丹皮　　　　　C. 秦皮　　　　　D. 香加皮

E. 肉桂

本题考点：肉桂气香浓烈，味甜、辣。黄柏气微，味极苦。牡丹皮气芳香，味微苦而涩。秦皮气微，味苦。香加皮有特异的香气，味苦。

2. 外表面粗糙，易呈鳞片状剥落；体轻，质脆，易折断，断面不平坦，外层呈黄棕色，内层灰白色的药材是

A. 桑白皮　　　　B. 秦皮　　　　　C. 地骨皮　　　　D. 黄柏

E. 杜仲

本题考点：药材地骨皮的性状鉴别特征。

3. 原植物属于木兰科的药材是

A. 肉桂　　　　　B. 杜仲　　　　　C. 秦皮　　　　　D. 厚朴

E. 黄柏

本题考点：药材厚朴的来源鉴别。

4. 呈筒状或半筒状。内表面淡灰黄色或浅棕色。常见发亮的结晶，断面平坦，淡粉红色，显粉性的药材是

A. 桑白皮　　　　　B. 白鲜皮　　　　　C. 地骨皮　　　　　D. 牡丹皮

E. 香加皮

本题考点：药材牡丹皮的性状鉴别特征。

二、B型题（配伍选择题）

（5—7题共用备选答案）

A. 合欢皮　　　　　B. 秦皮　　　　　C. 白鲜皮　　　　　D. 杜仲

E. 地骨皮

5. 外表面淡灰棕色或灰褐色，断面有细密、银白色、富弹性的橡胶丝相连，气微的药材是

6. 外表灰白色，具有细纵皱纹及细根痕的药材是

7. 外表面灰棕色至灰褐色，密生棕色或棕红色皮孔、气微香的药材是

本题考点：药材杜仲、白鲜皮、合欢皮的性状鉴别特征。

（8—9题共用备选答案）

A. 合欢皮　　　　　B. 香加皮　　　　　C. 肉桂　　　　　D. 厚朴

E. 桑白皮

8. 内表面红棕色划之显油痕，断面两层中间有深黄棕线纹，芳香浓烈，味甜、辣的药材是

9. 内表面深紫色或深紫褐色，划之显油痕，断面有的可见多数小亮星。气香，味辛辣、微苦的药材是

本题考点：药材肉桂、厚朴的性状鉴别特征。

三、X型题（多项选择题）

10. 牡丹皮的性状鉴别特征

A. 外表面灰褐色或淡红棕色

B. 内表面灰褐色或淡红棕色

C. 内表面淡灰黄色或棕色，有的可见白色晶体

D. 折断面纤维性

E. 气芳香

本题考点：药材牡丹皮的性状鉴别特征。

参考答案：1. E　2. C　3. D　4. D　5. D　6. C　7. A　8. C　9. D　10. ACE

（四）叶类中药

【复习指导】掌握其来源、性状鉴定。尤其注意叶的性状、大小、长度、宽度等情况。

1. **叶类中药的性状鉴定**　叶（folium）类中药系指药用部位一般多用完整而已长成的干燥叶。叶类药材多为单叶，仅少数用复叶的小叶，如番泻叶。也有只用嫩叶的，如苦竹叶。还有少数带有部分嫩枝，如侧柏叶。也有个别药材只用叶的部分如叶柄入药的，如桂丁。

叶类中药的鉴定首先应观察大量叶片的颜色和状态，是完整的或是破碎的；是单叶或是复叶的小叶片；有无茎枝或叶轴等，在鉴定时要选择具有代表性的样品来观察。由于叶片多数较薄，再经采制、干燥、包装和运输等过程，往往皱缩或破碎，观察特征时有时需在水中浸泡湿润展开后才能识别。观察时应注意叶的形状、长度、宽度、叶端、叶缘、叶基以及叶

脉的情况；叶片上下表面的色泽及有无毛茸和腺点；叶脉的类型、凹凸程度和分布状况；叶片的质地；叶柄的有无及长短；叶翼、叶轴、叶鞘、托叶及茎枝的有无、叶片的气和味等。在观察叶片的表面特征时，可借助解剖镜或放大镜仔细观察叶上下表面的腺点、毛茸、腺鳞等。

2. 常用的叶类中药

侧柏叶
Platycladi Cacumen

【来源】为柏科植物侧柏 *Platycladus orientalis*（L.）Franco 的干燥枝梢及叶。

【产地】主产于江苏、广东、河北、山东。我国特产。除新疆、青海外，大多数地区均有，遍及全国。多为栽培品。

【采收加工】全年均可采收，多在夏、秋二季采收嫩枝叶，阴干。

【性状鉴别】

药材：多分枝，小枝扁平。叶细小鳞片状，交互对生，贴伏于小枝上，深绿色或黄绿色。质脆，易折断，气清香，味苦涩、微辛。

以枝嫩、色深绿，无碎末、硬梗及杂质者为佳。

饮片

侧柏叶：呈扁平细条状，灰绿色至黄绿色。叶细小，长约 2cm，贴伏于枝上，先端微尖，质脆，易折断。

侧柏炭：形如侧柏叶，表面黑褐色。质脆，易折断，断面焦黄色。气香，味微苦涩。

淫羊藿
Epimedii Folium

【来源】为小檗科植物淫羊藿 *Epimediumbrevic ornum* Maxim. 、箭叶淫羊藿 *Epimedium sagittatum*（Sieb. et Zucc.）Maxim. 、柔毛淫羊藿 *Epimedium pubescens* Maxim. 或朝鲜淫羊藿 *Epimedium koreanum* Nakai 的干燥叶。

【产地】淫羊藿主产于陕西、山西、河南、广西等地。箭叶淫羊藿主产于湖北、四川、浙江等地。柔毛淫羊藿主产于四川、湖北、陕西等地。朝鲜淫羊藿主产于辽宁、吉林、黑龙江等地。

【采收加工】夏、秋季茎叶茂盛时采收，除去粗梗和杂质，晒干或阴干。

【性状鉴别】

药材

淫羊藿：三出复叶，小叶片卵圆形，长 3～8cm，宽 2～6cm；先端渐尖，顶生小叶基部心形，两侧小叶较小，偏心形，外侧较大，呈耳状，边缘具黄色刺毛状细锯齿；上表面黄绿色，下表面灰绿色，主脉 7～9 条，基部有稀疏细长毛，细脉两面突起，网脉明显；小叶柄长 1～5cm。叶片近革质。气微，味微苦。

箭叶淫羊藿：三出复叶，小叶片长卵形至卵状披针形，长 4～12cm，宽 2.5～5cm；先端渐尖，两侧小叶基部明显偏斜，外侧呈箭形。下表面疏被粗短状伏毛或近无毛。叶片革质。

柔毛淫羊藿：叶下表面及叶柄密被绒毛状柔毛。

朝鲜淫羊藿：小叶较大，长 4～10cm，宽 3.5～7cm，先端长尖。叶片较薄。

以色青绿、无枝梗、叶完整者为佳。

饮片

淫羊藿：呈丝片状。上表面绿色、黄绿色或浅黄色，下表面灰绿色，网脉明显，中脉及细脉凸出，边缘具黄色刺毛状细锯齿。近革质。气微，味微苦。

炙淫羊藿：形如淫羊藿丝。表面浅黄色显油亮光泽。微有羊脂油气。

大青叶
Isatidis Folium

【来源】为十字花科植物菘蓝 *Lsatis indigotica* Fort. 的干燥叶。

【产地】主产于河北、陕西、江苏、安徽等省。大多为栽培品。

【采收加工】夏、秋二季分2～3次采收，5月中旬，采后及时施肥。6月下旬可采收第二次。如施肥得当，8月亦可在采收一次。除去杂质，晒干。

【性状鉴别】

药材：多皱缩卷曲，有的破碎。完整叶片展平后呈长椭圆形至长圆状倒披针形，长5～20cm，宽2～6cm；上表面暗灰绿色，有的可见色较深稍突起的小点；先端钝，全缘或微波状，基部狭窄下延至叶柄呈翼状；叶柄长4～10cm，淡棕黄色。质脆。气微，味微酸、苦、涩。

以完整、无柄、色暗灰绿色者为佳。

饮片：为不规则的破碎叶片，多皱缩卷曲，表面暗灰绿色。

蓼大青叶
Polygoni Tinctorii Folium

【来源】为蓼科植物蓼蓝 *Polygonum tinctorium* Ait. 的干燥叶。

【产地】主产于河北、山东、辽宁、陕西等省。

【采收加工】夏、秋二季枝叶茂盛时采收两次，除去茎枝及杂质，干燥。

【性状鉴别】

药材：多皱缩、破碎，完整者展平后呈椭圆形，长3～8cm，宽2～5cm。蓝绿色或黑蓝色，先端钝，基部渐狭，全缘。叶脉浅黄棕色，于下表面略突起。叶柄扁平，偶带膜质托叶鞘。质脆。气微，味微涩而稍苦。

以叶片完整、色蓝绿、无杂质者为佳。

饮片：形如药材。蓝绿色或黑蓝色，气微，味微涩而稍苦。

枇杷叶
Eriobotryae Folium

【来源】为蔷薇科植物枇杷 *Eriobotrya japonica*（Thunb.）Lindl. 的干燥叶。

【产地】主产于广东连县、阳山、清远；江苏震泽、南通；广西临桂、平东、恭城等地。以江苏产量最大，广东质量最佳。

【采收加工】全年均可采收，多在4～5月采叶，广东所产皆为拾取自然落叶者，色较紫。晒至七、八成干时，扎成小把，再晒干。

【性状鉴别】

药材：呈长圆形或倒卵形，长12～30cm，宽4～9cm。先端尖，基部楔形，边缘有疏锯齿，近基部全缘。上表面灰绿色、黄棕色或红棕色，较光滑；下表面密被黄色绒毛，主脉于下表面显著突起，侧脉羽状；叶柄极短，被棕黄色绒毛。革质而脆，易折断。气微，味微苦。

以叶完整、色绿、叶厚者为佳。

饮片

枇杷叶：呈丝条状，长约 3cm，宽 5 ～ 10mm。表面灰绿色、黄棕色或红棕色，较光滑。下表面可见茸毛，主脉突出。革质而脆。气微，味微苦。

蜜炙枇杷叶：形如枇杷叶丝，表面黄棕色或红棕色，微显光泽，略带黏性。有蜜糖香气，味微甜。

番泻叶
Folium Sennae

【来源】为豆科植物狭叶番泻 *Cassia angustifolia* Vahl 或尖叶番泻 *Cassia acutifolia* Delile 的干燥小叶。

【产地】狭叶番泻主产于红海以东至印度一带，现盛产于印度南端的丁内未利（Tinn. evelly），故商品又名印度番泻叶或丁内未利番泻叶，埃及和苏丹亦产。尖叶番泻主产于埃及尼罗河中上游，由亚历山大港输出，故商品又称埃及番泻叶或亚历山大番泻叶。现我国广东、海南及云南西双版纳等地均有栽培。

【采收加工】狭叶番泻在开花前摘下叶片，阴干后用水压机打包；尖叶番泻在 9 月果实将成熟时，剪下枝条，摘取叶片晒干，按全叶与碎叶分别包装。

【性状鉴别】

药材

狭叶番泻：呈长卵形或卵状披针形，长 1.5 ～ 5cm，宽 0.4 ～ 2cm。全缘，叶端急尖，叶基稍不对称。上表面黄绿色，下表面浅黄绿色，无毛或近无毛，叶脉稍隆起，革质。气微弱而特异，味微苦。稍有黏性。用开水浸泡呈茶色。

尖叶番泻：呈披针形或长卵形，长 2 ～ 4cm，宽 0.7 ～ 1.2cm，略卷曲，叶端短尖或微突，叶基不对称，两面均有细短毛茸，质地较薄脆，微呈革质状。气微弱而特异，味微苦。

均以叶片大、完整、色绿、梗少、无泥沙杂质者为佳。

饮片：同药材。

罗布麻叶
Apocyni Veneti Folium

【来源】为夹竹桃科植物罗布麻 *APocynum venetum* L. 的干燥叶。

【产地】主产于西北、华北及东北各省区。现江苏、山东、安徽、河北等省有大量种植。

【采收加工】秋季采收，除去杂质，干燥。

【性状鉴别】

药材：多皱缩卷曲，有的破碎。完整叶片展平后呈椭圆状披针形或卵圆状披针形，长 2 ～ 5cm，宽 0.5 ～ 2cm。淡绿色或灰绿色，先端钝，有小芒尖，基部钝圆或楔形，边缘具细齿，常反卷，两面无毛，叶脉于下表面突起；叶柄细，长约 4mm。质脆，气微，味淡。

以完整、色绿者为佳。

饮片：同药材。

紫苏叶
Perillae Folium

【来源】本品为唇形科植物紫苏 *perilla frutescens* （L.）Britt. 的干燥叶（或带嫩枝）。

【产地】主产于江苏、河北、浙江等地。多为栽培品。

【采收加工】夏季枝叶茂盛时采收，除去杂质，晒干。

【性状鉴别】

药材：叶片多皱缩卷曲、破碎，完整者展平后呈卵圆形，长4～11cm，宽2.5～9cm，先端急尖，基部圆形，边缘具圆齿状；两面紫色或上表面绿色，下表面紫色，疏生灰白毛，下表面有多数凹点状的腺鳞。叶柄长2～7cm，紫绿或紫色。嫩枝呈紫绿色，直径2～5mm。断面中部有髓。气清香，味微辛。

以叶完整、色紫、气清香者为佳。

饮片：呈不规则的段或未切叶。多皱缩卷曲、破碎，完整的叶展开后呈卵圆形，边缘具圆锯齿。两面紫色或紫绿色，疏生灰白毛。叶柄紫色或紫绿色。气清香，味辛辣。

艾叶
Artemisiae Argyi Folium

【来源】为菊科植物艾 *Artemisia argyi* Levi. et Vant 的干燥叶。

【产地】主产于山东、安徽、湖北、河北等省。全国大部分地区均有分布。

【采收加工】夏季花未开时采摘，除去杂质，晒干。

【性状鉴别】

药材：多皱缩、破碎，有短柄。完整叶片展平后呈卵状椭圆形，羽状深裂，裂片椭圆状披针形，边缘有不规则的粗锯齿；上表面灰绿色或深黄绿色，有稀疏的柔毛和腺点；下表面密生灰白色绒毛。质柔软。气清香，味苦。

以色青、背面灰白色、绒毛多、叶厚、质柔软而韧、香气浓郁者为佳。

饮片

艾叶：同药材。

醋艾叶：呈不规则的碎片，表面黑褐色，有细条状叶柄。具醋香气。

【同步练习】

一、A 型题（最佳选择题）

1. 侧柏叶的药用部位

A. 嫩枝条　　　　　B. 枝梢及叶　　　　　C. 地上部分　　　　　D. 复叶

E. 单叶

本题考点：药材侧柏叶为柏科植物侧柏的干燥枝梢及叶。

2. 《中国药典》规定大青叶来源于

A. 蔷薇科　　　　　B. 马鞭草科　　　　　C. 蓼科　　　　　D. 十字花科

E. 毛茛科

本题考点：药材大青叶的来源。

3. 多皱缩，破碎；完整的叶片展平后，上表面灰绿色，有稀疏柔毛和腺点，下表面密生灰白色绒毛；质柔软；气清香，味苦的药材是

A. 罗布麻叶　　　　　B. 艾叶　　　　　C. 枇杷叶　　　　　D. 大青叶

E. 番泻叶

本题考点：药材艾叶的性状鉴别。

4. 药用部位为干燥小叶的药材是

A. 艾叶　　　　　B. 枇杷叶　　　　　C. 番泻叶　　　　　D. 紫苏叶

E. 蓼大青叶

本题考点： 药材番泻叶为豆科植物狭叶番泻叶或尖叶番泻叶的干燥小叶。

5. 呈丝片状，上表面绿色、黄绿色或浅黄色，下表面灰绿色网脉明显，近革质，气微，味微苦的饮片是

A. 淫羊藿　　　　B. 大青叶　　　　　C. 紫苏叶　　　　　D. 枇杷叶

E. 蓼大青叶

本题考点： 药材淫羊藿的性状鉴别特征。

二、B 型题（配伍选择题）

(6—7 题共用备选答案)

A. 枇杷叶　　　　B. 大青叶　　　　　C. 番泻叶　　　　　D. 罗布麻叶

E. 侧柏叶

6. 叶细小鳞片状，交互对生，贴伏于枝上，深绿色或黄绿色的药材是

7. 完整叶展平后呈椭圆状针形，淡绿色或灰绿色，先端有小芒尖，边缘具细齿的药材是

本题考点： 药材侧柏叶和罗布麻叶的性状鉴别特征。

(8—9 题共用备选答案)

A. 蔷薇科　　　　B. 马鞭草科　　　　C. 蓼科　　　　　　D. 十字花科

E. 菊科

8. 枇杷叶原植物所属的科是

9. 艾叶原植物所属的科是

本题考点： 药材枇杷叶为蔷薇科植物枇杷的干燥叶。药材艾叶为菊科植物艾的干燥叶。

三、X 型题（多项选择题）

10. 狭叶番泻叶的性状特征有

A. 卵状披针形至线状披针形　　　　　B. 全缘

C. 基部对称　　　　　　　　　　　　D. 叶片革质

E. 叶片有压迭线纹

本题考点： 药材番泻叶的性状鉴别特征。

参考答案： 1. B　2. D　3. B　4. C　5. A　6. E　7. D　8. A　9. E　10. ABDE

(五) 花类中药

【复习指导】 熟悉掌握其来源、性状鉴定。其中特别注意花类中药入药部分常考。

1. 花类中药的性状鉴定　花（flos）类中药系指药用部位通常包括完整的花、花序或花的某一部分。例如，开放的单花（槐花、闹羊花、洋金花、红花）、花蕾（辛夷、丁香、槐米、芫花、金银花）、花序（鸡冠花、款冬花、菊花、旋覆花）、雄蕊（莲须）、花粉粒（松花粉、蒲黄）、柱头（西红花）、花柱（玉米须）等。

首先要辨明花类中药的入药部分，是单花、花序还是花的某一部分。花的形状比较特异，花类中药由于药用部位和种类不同，差异较大，完整者常见有圆锥形、棒状、团簇状、丝状、

粉末状等，大多有鲜艳的颜色和香气。鉴定时，要注意观察花托、萼片、花瓣、雄蕊和雌蕊的数目及其着生位置、形状、颜色、被毛与否、气味等。以花序入药者，除观察单朵花外，还需注意花序类别、总苞片及苞片的数目等。菊科植物还应观察花序托的形状、有无被毛等。由于花类中药经采制、干燥等多道工序，常皱缩破碎，必要时需湿润后在解剖镜下观察。

2. 常用的花类中药

辛夷
Magnoliae Flos

【来源】为木兰科植物望春花 *Magnolia biondii* Pamp. 、玉兰 *Magnolia denudata* Desr. 或武当玉兰 *Magnolia sprengeri* Pamp. 的干燥花蕾。

【产地】望春花主产于河南、湖北，质量最佳。玉兰多为栽培，主产于安徽安庆县，称"安春花"，质量较次。武当玉兰主产于四川、湖北、陕西。

【采收加工】冬末春初花未开放时采收，除去枝梗，阴干。

【性状鉴别】

药材

望春花：呈长卵形，似毛笔头，长 1.2～2.5cm，直径 0.8～1.5cm。基部常具短梗，长约 5mm，梗上有类白色点状皮孔。苞片 2～3 层，每层 2 片，两层苞片间有小鳞芽，苞片外表面密被灰白色或灰绿色茸毛，内表面类棕色，无毛。花被片 9，类棕色，外轮花被片 3，条形，约为内两轮长的 1/4，呈萼片状，内两轮花被片 6，每轮 3，轮状排列。雄蕊和雌蕊多数，螺旋状排列。体轻，质脆。气芳香，味辛凉而稍苦。

玉兰：花蕾长 1.5～3cm，直径 1～1.5cm。基部枝梗较粗壮，皮孔浅棕色。苞片外表面密被灰白色或灰绿色茸毛。花被片 9，内外轮同型。

武当玉兰：长 2～4cm，直径 1～2cm。基部枝梗粗壮，皮孔红棕色。苞片外表面密被淡黄色或淡黄绿色茸毛，有的最外层苞片茸毛已脱落而呈黑褐色。花被片 10～12（15），内外轮无显著差异。

均以完整、内瓣紧密、无枝梗、气香浓者为佳。

饮片：同药材。

槐花
Sophorae Flos

【来源】为豆科植物槐 *Sophora japonica* L. 的干燥花及花蕾。

【产地】主产于河北、山东、河南、辽宁等地。以河北、山东、河南产量较大。

【采收加工】夏季花开放或花蕾形成时采收，及时干燥，除去枝、梗及杂质。前者习称"槐花"，后者习称"槐米"。

【性状鉴别】

药材

槐花：皱缩而卷曲，花瓣多散落。完整者花萼钟状，黄绿色，先端 5 浅裂；花冠蝶形，花瓣 5，黄色或黄白色，1 片较大，近圆形，先端微凹，其余 4 片长圆形。雄蕊 10 个，其中 9 个基部连合，花丝细长。雌蕊 1 个，圆柱形，弯曲。体轻，气微，味微苦。以色黄白，整齐，无枝梗杂质者为佳。

槐米：呈卵形或椭圆形，长 2～6mm，直径约 2mm。花萼下部有数条纵纹。萼的上方为黄白色未开放的花瓣。花梗细小。体轻，手捻即碎。气微，味微苦涩。

以花蕾充实、花萼色绿而厚、无枝梗杂质者为佳。

饮片
炒槐花：表面深黄色。
槐花炭：表面焦褐色。

丁香
Caryophylli Flos

【来源】　为桃金娘科植物丁香 *Eugenia caryophllata* Thunb. 的干燥花蕾。

【产地】　主产于坦桑尼亚、马达加斯加、马来西亚、印尼等国家。现我国海南及广东有栽培。

【采收加工】　当花蕾由绿色经黄转红色，花瓣尚未开放时采摘，除去花梗，晒干或 50℃以下干燥。

【性状鉴别】

药材：略呈研棒状，长 1～2cm。萼筒圆柱状，略扁，有的稍弯曲，长 0.7～1.4cm，直径 0.3～0.6cm，红棕色或棕褐色，用指甲刻画有油渗出，上部有 4 枚三角状的萼片，十字状分开。花冠圆球形，直径 0.3～0.5cm，花瓣 4，覆瓦状抱合，棕褐色至褐黄色，花瓣内为雄蕊和花柱，搓碎后可见众多黄色细粒状的花药。质坚实，富油性，入水则萼筒垂直下沉（与已去油的丁香区别）。气芳香浓烈，味辛辣、有麻舌感。

以入水下沉，形态完整，香气浓烈者为佳。

饮片：同药材。

洋金花
Daturae Flos

【来源】　为茄科植物白曼陀罗 *Datura metel* L. 的干燥花。

【产地】　主产于江苏、浙江、福建、广东等地。多为栽培品。

【采收加工】　4～11 月花初开时采收，晒干或低温干燥。

【性状鉴别】

药材：多皱缩成条状，完整者 9～15cm。花萼呈筒状，长为花冠的 2/5，灰绿色或灰黄色，先端 5 裂，基部具纵脉纹 5 条，表面微有茸毛；花冠呈喇叭状，淡黄色或黄棕色，先端 5 浅裂，裂片有短尖，短尖下有明显的纵脉纹 3 条，两裂片之间微凹；雄蕊 5 个，花丝贴生于花冠筒内，长为花冠的 3/4；雌蕊 1 个，柱头棒状。烘干品质柔韧，气特异；晒干品质脆，气微，味微苦。

以身干、朵大、黄棕色、无破碎者为佳。

饮片：同药材。

金银花
Lonicerae Japonicae Flos

【来源】　为忍冬科植物忍冬 *Lonicera japonica* Thunb. 的干燥花蕾或带初开的花。

【产地】　主产于河南、山东，以河南密县质最佳，特称密银花；山东产量大，称东银花或济银花。

【采收加工】　夏初花开放前采收，干燥。

【性状鉴别】

药材：呈棒状，上粗下细，略弯曲，长 2～3cm，上部直径约 3mm，下部直径约

1.5mm。表面黄白色或绿白色（贮久色渐深），密被短柔毛。偶见叶状苞片。花萼绿色，先端5裂，裂片有毛，长约2mm。开放者花冠筒状，先端二唇形；雄蕊5个，附于筒壁，黄色；雌蕊1个，子房无毛。气清香，味淡、微苦。

以花蕾多、完整、色淡、气清香者为佳。

饮片：同药材。

山银花
Lonicerae Flos

【来源】本品为忍冬藤植物灰毡毛忍冬 *Lonicera Macranthoides* Hand. – Mazz、红腺忍冬 *Lonicera hypoglauca* Miq. 或华南忍冬 *Lonicera confuse* DC. 或黄褐忍冬 *Lonicera fulvo tomentosa* Hsu et S. C. Cheng 的干燥花蕾或带初开的花。

【产地】灰毡毛忍冬主产于湖南、广西及贵州等省区。红腺忍冬主产于广西、四川、云南、湖南等省区。华南忍冬主产于广东、广西等省区。多为栽培品。

【采收加工】夏初花开放时采收，干燥。

【性状鉴别】

药材

灰毡毛忍冬：呈棒状，略弯曲，长3～4.5cm，上部直径约2mm，下部直径约1mm；表面绿棕色或黄白色，总花梗集结成簇，开放者花冠裂片不及全长的1/2；质稍硬，手捏之稍有弹性；气清香，味微苦甘。

红腺忍冬：长2.5～4.5cm，直径0.8～2mm；表面黄白色或黄棕色，无毛或疏被毛；萼筒无毛，先端5裂，裂片长三角形，被毛；开放者花冠下唇反转，花柱无毛。

华南忍冬：花蕾长1.6～3.5cm，直径0.5～2mm；萼筒和花冠密被灰白色毛。子房有毛。

黄褐忍冬：长1～3.4cm，直径1.5～2mm。花冠表面淡黄色或黄棕色，密被黄色茸毛。

饮片：同药材。

款冬花
Farfarae Flos

【来源】为菊科植物款冬 *Tussilago farfara* L. 的干燥花蕾。

【产地】主产于河南、甘肃、山西、陕西等地。

【采收加工】12月或地冻前当花尚未出土时采挖，除去花梗及泥沙，阴干。

【性状鉴别】

药材：呈长圆棒状。单生或2～3个基部连生，习称"连三朵"，长1～2.5cm，直径0.5～1cm。上端较粗，下端渐细或带有短梗，外面被有多数鱼鳞状苞片。苞片外表面紫红色或淡红色，内表面密被白色絮状茸毛。体轻，撕开后可见白色茸毛。气香，味微苦而辛。

以花蕾肥壮、色紫红、无花梗者为佳。

饮片：蜜款冬花：表面棕黄色或棕褐色，略带黏性，具蜜香气，味微甜。

菊花
Chrysanthemi Flos

【来源】为菊科植物菊 *Chrysanthemum morifolium* Ramat. 的干燥头状花序。

【产地】主产于安徽、河南、浙江、山东等地，多栽培。药材按产地和加工方法不同，

分为 "亳菊" "滁菊" "贡菊" "杭菊" "怀菊"。浙江省桐乡市，以杭白菊种植面积、产量居全国首位而被国家农业部命名为 "中国杭白菊之乡"。

【采收加工】9～11 月花盛开时分批采收，阴干或焙干，或熏、蒸后晒干。

【性状鉴别】

药材

亳菊：呈倒圆锥形或圆筒形，有时稍压扁呈扇形，直径 1.5～3cm，离散。总苞碟状；总苞片 3～4 层，卵形或椭圆形，草质，黄绿色或褐绿色，外面被柔毛，边缘膜质。花托半球形，无托片或托毛。舌状花数层，雌性，位于外围，类白色，劲直，上举，纵向折缩，散生金黄色腺点；管状花多数，两性，位于中央，为舌状花所隐藏，黄色，顶端 5 齿裂。瘦果不发育，无冠毛。体轻，质柔润，干时松脆。气清香，味甘、微苦。

滁菊：呈不规则球形或扁球形，直径 1.5～2.5cm。舌状花类白色，不规则扭曲，内卷，边缘皱缩，有时可见淡褐色腺点；管状花大多隐藏。

贡菊：呈扁球形或不规则球形，直径 1.5～2.5cm。舌状花白色或类白色，斜升，上部反折，边缘稍内卷而皱缩，通常无腺点；管状花少，外露。

杭菊：呈碟形或扁球形，直径 2.5～4cm，常数个相连成片。舌状花类白色或黄色，平展或微折叠，彼此粘连，通常无腺点；管状花多数，外露。

怀菊：呈不规则球形或扁球形，直径 1.5～2.5cm。多数为舌状花，舌状花类白色或黄色，不规则扭曲，内卷，边缘皱缩，有时可见腺点；管状花大多隐藏。

均以身干、色白（黄）、花朵完整不散瓣、香气浓郁，无杂质者为佳。

饮片：同药材。

红花

Carthami Flos

【来源】为菊科植物红花 *Cartharmts tinctorius* L. 的干燥花。

【产地】原产埃及，现我国各地多有栽培。主产于新疆、河南、四川、江苏和浙江等地。新疆塔城地区是我国红花的主要产区，种植红花达数十万亩，该地区的额敏县更因出产高品质红花而被国家命名为 "中国红花之乡"。

【采收加工】夏季 5～7 月花由黄变红时择晴天早晨露水未干时摘取管状花，注意勿伤基部子房，以便继续结果。将所摘的花阴干或弱阳光下晒干。

【性状鉴别】

药材：本品为不带子房的管状花，长 1～2cm。表面红黄色或红色。花冠筒细长，先端 5 裂，裂片呈狭条形，先端渐尖，长 0.5～0.8cm；雄蕊 5，花药聚合成筒状，黄白色；柱头长圆柱形，顶端微分叉。质柔软。气微香，味微苦。

以花瓣长、色红黄、鲜艳、质柔软者为佳。

饮片：形同药材。

西红花

Croci Stigma

【来源】为鸢尾科植物番红花 *Crocus sativus* L. 的干燥柱头。

【产地】主产于西班牙、希腊、法国和中亚细亚一带。现我国部分地区浙江、上海、北京等地少量引种成功。

【采收加工】花期摘取柱头，摊放在竹匾内，上盖一张薄吸水纸后晒干，或 40～50℃ 烘干，或通风处晾干。

【性状鉴别】

药材：呈线形，三分枝，长约3cm。暗红色，上部较宽而略扁平，顶端边缘显不整齐的齿状，内侧有一短裂隙，下端有时残留一小段黄色花柱。体轻，质松软，无油润光泽，干燥后质脆易断。气特异，微有刺激性，味微苦。

以嫩润有光泽、色红黄、气香者为佳。

饮片：形同药材。

【同步练习】

一、A型题（最佳选择题）

1. 略呈研棒状，长1～2cm，花冠圆球形，花瓣内为雄蕊和花柱，萼筒圆柱状，略扁，红棕色，气芳香浓烈的药材是

A. 辛夷　　　　　B. 山银花　　　　　C. 丁香　　　　　D. 西红花

E. 槐米

本题考点：药材丁香的性状鉴别特征。

2. 西红花柱头的性状鉴别特征是

A. 红色，柱头

B. 暗红色棒状，具短尖

C. 黄色，呈长喇叭状

D. 黄色，边缘有细齿，内方有一短裂缝

E. 暗红色，基部窄，先端宽扁，边缘呈细齿状，内方有一短裂缝

本题考点：药材西红花为鸢尾科植物番红花的干燥柱头。

3. 常单生或2～3个基部连生，苞片外表面紫红色，内表面密被白色絮状绒毛的药材是

A. 丁香　　　　　B. 金银花　　　　　C. 款冬花　　　　　D. 红花

E. 槐花

本题考点：药材款冬花的性状鉴别特征。

二、B型题（配伍选择题）

（4—8题共用备选答案）

A. 菊花　　　　　B. 夏枯草　　　　　C. 红花　　　　　D. 西红花

E. 蒲黄

4. 以头状花序入药的药材是

5. 以花入药的药材是

6. 以花粉入药的药材是

7. 以柱头入药的药材是

8. 以果穗入药的药材是

本题考点：菊花为菊科植物菊的干燥头状花序；红花为菊科植物红花的干燥花；蒲黄为香蒲科植物水烛香蒲、东方香蒲或同属植物的干燥花粉；西红花为鸢尾科植物番红花的干燥柱头；夏枯草为唇形科植物夏枯草的干燥果穗。

（9—10 题共用备选答案）

A. 花蕾　　　　　B. 花粉粒　　　　　C. 柱头　　　　　D. 雄蕊

E. 花柱

9. 莲须的药用部位是

10. 丁香的药用部位是

本题考点： 莲须为睡莲植物莲的干燥雄蕊；丁香为桃金娘科植物丁香的干燥花蕾。

三、X 型题（多项选择题）

11. 菊花按产地和加工方法不同可分为

A. 亳菊　　　　　B. 滁菊　　　　　C. 贡菊　　　　　D. 杭菊

E. 野菊

本题考点： 菊花按产地加工方法不同，可分为"亳菊""滁菊""贡菊""杭菊""怀菊"。

12. 药用部位为花的某一部分的中药是

A. 西红花　　　　　B. 槐花　　　　　C. 蒲黄　　　　　D. 莲须

E. 旋覆花

本题考点： 药材西红花、蒲黄、莲须的药用部位。

参考答案： 1. C　2. E　3. C　4. A　5. C　6. E　7. D　8. B　9. D　10. A　11. ABCD　12. ACD

（六）果实及种子类中药

【复习指导】 本章节主要能区分开是以果实或种子为入药部分。注意观察其形态、大小、表面颜色等性状特征。

果实和种子类中药：系指药用部位为植物的果实或种子。实际上应分为果实类中药和种子类中药两类。果实和种子植物体中是两种不同的器官，在商品药材中果实和种子常一起入药，如五味子、马兜铃和栀子；也有只用种子入药的，如决明子和沙苑子；少数药材以果实的形式贮存、销售，药用时再剥去果皮，如砂仁、巴豆等。这两类药材关系密切，但外形和组织构造又有较大区分，因此，列入一章，并分别加以概述。

1. 果实类中药的性状鉴定　果实类中药系指药用部位为果实或者果实的某一部分（除种子外）。

果实类中药常采用完全成熟、近成熟或幼小的果实入药，药用部位一般包括果穗、完整果实和果实的一部分。果穗入药，如桑葚；完整果实入药，如女贞子；果皮入药，如陈皮、青皮、大腹皮等；果柄入药，如甜瓜蒂。柿蒂则采用果实上的宿萼，橘络、丝瓜络则采用中果皮部分的维管束组织等。

鉴定果实类中药，应注意观察其形状、大小、颜色、顶端、基部、表面、质地、断面及气味等特征，果实类中药形态各异，有的类球形或椭圆形，如五味子、山楂等；有的半球形或半椭圆形，如枳实、木瓜等；有的圆柱形，如小茴香、鹤虱等；果实表面多带有附属物，如顶端有花柱基，下部有果柄及果柄脱落的痕迹，如枳实、香橼；有的带有宿存的花被，如地肤子；有的可见凹下的油点，如陈皮、吴茱萸。伞形科植物的果实，表面具有隆起的肋线，如茴香、蛇床子；有的果实具纵直棱角，如使君子；果实类中药具有浓烈的香气及特殊的味感，如陈皮香气浓郁、枸杞子味甜、鸦胆子味极苦、乌梅味极酸等；剧毒中药，如巴豆、马钱子等鉴别口尝时应特别注意安全。完整的果实，观察外形后，还应剖开观察内部的种子性状特征。

2. 种子类中药的性状鉴定　种子类中药系指入药部位常采用成熟完整的种子。少数用种子的某一部分，如肉豆蔻衣，龙眼肉则是假种皮；绿豆衣用种皮，肉豆蔻用除去种皮的种仁；大豆黄卷则是用发芽的种子；淡豆豉则为种子的发酵品。

种子类中药的性状鉴定主要应注意观察种子的形状、大小、颜色、表面纹理、种脐、合点、种脊、质地、纵横剖面及气味等特征，种子大多呈类球形或扁圆形，少数呈线形、纺锤形或肾形。表面常有各种纹理，如蓖麻子；有的具毛茸，如马钱子。种子表面常可见种脐、合点、种脊等特征，少数种子有种阜存在，如千金子。剥去种皮可见种仁部分，有的种子具发达的胚乳，如马钱子；无胚乳的种子，则子叶常特别肥厚，如苦杏仁；有的种子浸入水中显黏性，如车前子、葶苈子等。

3. 常用果实及种子类中药

地肤子
Kochiae Fructus

【来源】为藜科植物地肤 *Kochia scoparia*（L.）Schrad. 的干燥成熟果实。

【产地】主产山东、江苏、河南、河北等地。全国各地均有。

【采收加工】秋季果实成熟时采收植株，晒干，打下果实，除去杂质。

【性状鉴别】

药材：呈扁球状五角星形，直径 1～3mm。外被宿存花被，表面灰绿色或浅棕色，周围具膜质小翅 5 枚，背面中心有微突起的点状果梗痕及放射状脉纹 5～10 条；剥离花被，可见膜质果皮，半透明，种子扁卵形，长约 1mm，黑色。气微，味微苦。

以身干、饱满、色灰绿、杂质少者为佳。

饮片：同药材。

五味子
Schisandrae Chinensis Fructus

【来源】为木兰科植物五味子 *Schisandra chinensis*（Turcz.）Baill. 的干燥成熟果实，习称"北五味子"。

【产地】主产于吉林、辽宁、黑龙江等地。

【采收加工】秋季果实成熟时采摘，晒干或蒸后晒干，除去果梗及杂质。

【性状鉴别】

药材：呈不规则的球形或扁球形，直径 0.5～0.8cm。表面红色、紫红色或暗红色，皱缩，显油润，有的表面呈黑红色或出现"白霜"。果肉柔软，种子 1～2 粒，肾形，表面棕黄色，有光泽，种皮薄而脆。果肉气微，味酸，种子破碎后，有香气，味辛、微苦。

以粒大、果皮紫红、肉厚、柔润、杂质少者为佳。

饮片：醋五味子：形如五味子，表面乌黑色，油润，稍有光泽。果肉柔软，有黏性；种子表面棕红色，有光泽。微有醋香气。

南五味子
Schisandrae Sphenantherae Fructus

【来源】为木兰科植物华中五味子 *Schisandra Sphenantherae* Rehd. et Wils. 的干燥成熟果实。

【产地】江苏、安徽、浙江、江西、福建等地。

【采收加工】8 月下旬至 10 月上旬采收，随熟随采。晒干或烘干。除去果柄和杂质。

【性状鉴别】

药材：呈球形或扁球形，直径 4～6mm；表面棕红色至暗棕色，干瘪，皱缩，果肉常紧贴于种子上；种子 1～2 枚，肾形，表面棕黄色，有光泽，种皮薄而脆；果肉气微，味微酸。

饮片：醋南五味子：形同药材。表面棕黑色，油润，稍有光泽。微有醋香气。

葶苈子
Descurainiae Semen Lepidii Semen

【来源】为十字花科植物独行菜 *Lepidium apetalum* Willd. 或播娘蒿 *Descurainia sophia* (L.) Webb ex Prantl 的干燥成熟种子。前者习称北葶苈子，后者习称南葶苈子。

【产地】独行菜主产于华北、东北等地区。播娘蒿主产华东、中南等地区。

【采收加工】夏季果实成熟时采割植株，晒干，搓出种子，除去杂质。

【性状鉴别】

药材

北葶苈子：呈扁卵形，长 1～1.5mm，宽 0.5～1mm。一端钝圆，另一端尖而微凹，种脐位于凹入端。味微辛辣，黏性较强。

南葶苈子：呈长圆形略扁，长 0.8～1.2mm，宽约 0.5mm。表面棕色或红棕色，微有光泽，具纵沟 2 条，其中 1 条较明显。一端钝圆，另一端微凹或较平截，种脐类白色位于凹入端。气微，味微辛、苦，略带黏性。

取本品少量，加水浸泡后，用扩大镜观察。北葶苈子透明状黏液层较厚，其厚度可超过种子宽度的 1/2 以上；南葶苈子透明状黏液层较薄，其厚度约为种子宽度的 1/5 以下。

均以籽粒饱满、身干、表面黄棕色、有光泽、黏性强、杂质少者为佳。

饮片：同药材。

木瓜
Fructus Chaenomelis

【来源】为蔷薇科植物贴梗海棠 *Chaenomelesspeciosa* (Sweet) Nakai 的干燥近成熟果实。

【产地】主产于安徽、湖北、四川、浙江等地。以安徽宣城木瓜、湖北资丘木瓜和浙江淳安木瓜、四川宣汉木瓜质量最好。四川产量最大，称川木瓜。

【采收加工】夏、秋二季果实绿黄时采收，置沸水中烫至外皮灰白色，对半纵剖，晒干。

【性状鉴别】

药材：呈长圆形，多纵剖成两半，长 4～9cm，宽 2～5cm，厚 1～2.5cm。外表面紫红色或红棕色，有不规则的深皱纹；剖面边缘向内卷曲，果肉红棕色，中心部分凹陷，棕黄色；种子扁长三角形，多脱落。质坚硬。气微清香，味酸。

以质坚实、肉厚、色紫红、味酸者为佳。

饮片：木瓜：呈月牙形薄片，外表紫红色或棕红色，有不规则的深皱纹。切面棕红色。气微清香，味酸。

山楂
Crataegi Fructus

【来源】为蔷薇科植物山里红 *Crataegus pinnatifida* Bge. var. *major* N. E. Br. 或山楂

Crataegus pinnatifida Bge. 的干燥成熟果实。

【产地】主产于山东、河北、河南、辽宁等地。山里红均为栽培品，山楂多为野生。

【采收加工】秋季果实成熟时采收，切片，干燥。

【性状鉴别】

药材：为圆形片，皱缩不平，直径 1～2.5cm，厚 0.2～0.4cm。外皮红色，具皱纹，有灰白色小斑点。果肉深黄色至浅棕色。中部横切片具 5 粒浅黄色果核，但核多脱落而中空。有的片上可见短而细的果梗或花萼残迹。气微清香，味酸、微甜。

以片大、皮红、肉厚者为佳。

饮片

净山楂：形如山楂片，除去杂质及脱落的核。果肉深黄色至浅棕色，外皮红色，味酸、微甜。

炒山楂：形如山楂片，气清香，味酸甜。

焦山楂：表面焦褐色，内部黄褐色。有焦香气。

苦杏仁
Armeniacae Semen Amarum

【来源】为蔷薇科植物山杏 *Prunus armeniaca* L. var. *ansu* Maxim. 、西伯利亚杏 *Prunus sibirica* L. 、东北杏 *Prunus mandshurica*（Maxim.）*Koehne* 或杏 *Prunus armeniaca* L. 的干燥成熟种子。

【产地】山杏主产于辽宁、河北、内蒙古、山东等地，多野生，亦有栽培。西伯利亚杏主产于东北、华北等地，野生。东北杏主产于东北各地，野生。杏主产于东北、华北及西北等地，栽培。

【采收加工】夏季采收成熟果实，除去果肉及核壳，取出种子，晒干。

【性状鉴别】

药材：呈扁心形，长 1～1.9cm，宽 0.8～1.5cm，厚 0.5～0.8cm。表面黄棕色至深棕色，一端尖，另一端钝圆，肥厚，左右不对称，尖端一侧有短线形种脐，圆端合点处向上具多数深棕色的脉纹。种皮薄，子叶 2 枚，乳白色，富油性。气微，味苦。

以颗粒饱满、完整、味苦者为佳。

饮片：燀苦杏仁：本品呈扁心形。表面乳白色或黄白色，一端尖，另端钝圆，肥厚，左右不对称，富油性。有特异的香气，味苦。

桃仁
Persicae Semen

【来源】为蔷薇科植物桃 *Prunus persica*（L.）Batsch 或山桃 *Prunus davidiana*（Carr.）Franch. 的干燥成熟种子。

【产地】主产于四川、陕西、河北、山东等地。

【采收加工】果实成熟后采收，除去果肉及核壳，取出种子，晒干。

【性状鉴别】

药材

桃仁：呈扁长卵形，长 1.2～1.8cm，宽 0.8～1.2cm，厚 0.2～0.4cm。表面黄棕色至红棕色，密布颗粒状突起。一端尖，中部膨大，另端钝圆稍偏斜，边缘较薄。尖端一侧有短线形种脐，圆端有颜色略深不甚明显的合点，自合点处散出多数纵向维管束。种皮薄，子叶

2，类白色，富油性。气微，味微苦。

山桃仁：呈类卵圆形，较小而肥厚，长约 0.9cm，宽约 0.7cm，厚约 0.5cm。

以颗粒饱满、均匀、完整者为佳。

饮片

燀桃仁：呈扁长卵形，长 1.2～1.8cm，宽 0.8～1.2cm，厚 0.2～0.4cm。表面浅黄白色，一端尖，中部膨大，另端钝圆稍偏斜，边缘较薄。子叶 2，富油性。气微香，味微苦。

燀山桃仁：呈类卵圆形，较小而肥厚，长约 1cm，宽约 0.7cm，厚约 0.5cm。

乌梅
Mume Fructus

【来源】 为蔷薇科植物梅 *Prunus mume*（Sieb.） Sieb. et Zucc. 的干燥近成熟果实。

【产地】 主产于四川、浙江、福建、广东、贵州等地。

【采收加工】 夏季果实近成熟时采收，低温烘干后闷至色变黑。

【性状鉴别】

药材：呈类球形或扁球形，直径 1.5～3cm。表面乌黑色或棕黑色，皱缩不平，基部有圆形果梗痕。果核坚硬，椭圆形，棕黄色，表面有凹点。种子扁卵形，淡黄色。气微，味极酸。

以个大、肉厚、柔润、味极酸者为佳。

饮片

乌梅肉：呈不规则块状，乌黑色或棕黑色，质柔软，味酸。

乌梅炭：表面焦黑色，皮肉鼓起，质脆，味稍酸，带苦味。

金樱子
Rosae Laevigatae Fructus

【来源】 为蔷薇科植物金樱子 *Rosa laevigata Michx.* 的干燥成熟果实。

【产地】 主产于广东、江西、浙江、广西等地。

【采收加工】 10～11 月果实成熟变红时采收，干燥，除去毛刺。

【性状鉴别】

药材：为花托发育而成的假果，呈倒卵形，长 2～3.5cm，直径 1～2cm。表面红黄色或红棕色，有突起的棕色小点，系毛刺脱落后的残基；顶端有盘状花萼残基，中央有黄色柱基，下部渐尖。质硬，切开后，花托壁厚 1～2mm，内有多数坚硬的小瘦果，内壁及瘦果均有淡黄色绒毛。气微，味甘、微涩。

以个大、肉厚、色红、有光泽、去净刺者为佳。

饮片：金樱子肉：呈倒卵形纵剖瓣。表面红黄色或红棕色，有突起的棕色小点。顶端有花萼残基，下部渐尖花托壁厚 1～2mm，内部淡黄色，残存淡黄色绒毛。气微，味甘、微涩。

沙苑子
Astragali Complanati Semen

【来源】 为豆科植物扁茎黄芪 *Astragalus complanatus* R. Br. 的干燥成熟种子。

【产地】 主产于陕西、河北、辽宁、山西等地。

【采收加工】 秋末冬初果实成熟尚未开裂时采割植株，晒干，打下种子，除去杂质。

【性状鉴别】

药材：略呈肾形而稍扁，长 2～2.5mm，宽 1.5～2mm，厚约 1mm。表面光滑，褐绿色或灰褐色，边缘一侧微凹处具圆形种脐。质坚硬，不易破碎，子叶 2，淡黄色，胚根弯曲，长约 1mm。气微，味淡，嚼之有豆腥味。

以颗粒饱满、身干、无杂质、色绿褐者为佳。

饮片：盐沙苑子：形同药材，表面鼓起，深褐绿色或深灰褐色，气微，味微咸，嚼之有豆腥味。

决明子
Cassiae Semen

【来源】豆科植物决明 *Cassia obtusifolia* L. 或小决明 *Cassia. torc* L. 的干燥成熟种子。

【产地】主产于安徽、江苏、广东、湖北、四川等地。

【采收加工】秋季采收成熟果实，晒干，打下种子，除去杂质。

【性状鉴别】

药材

决明：略呈菱方形或短圆柱形，两端平行倾斜，长 3～7mm，宽 2～4mm。表面绿棕色或暗棕色，平滑有光泽，一端较平坦，另端斜尖，背腹面各有 1 条突起的棱线，棱线两侧各有 1 条斜向对称而色较浅的线形凹纹。质坚硬，不易破碎，种皮薄，子叶 2，黄色，呈"S"形折曲并重叠。气微，味微苦。

小决明：呈短圆柱形，较小，长 3～5mm，宽 2～3mm。表面棱线两侧各有 1 片宽广的浅黄棕色带。

均以颗粒饱满、身干、无杂质、色绿棕者为佳。

饮片：炒决明子：形同药材，微鼓起，表面绿褐色或暗棕色，偶见焦斑。微有香气。

补骨脂
Psoraleae Fructus

【来源】为豆科植物补骨脂 *Psoralea corylifolia* L. 的干燥成熟果实。

【产地】主产于四川、河南、陕西等地。

【采收加工】秋季果实成熟时采收果序，晒干，搓出果实，除去杂质。

【性状鉴别】

药材：呈肾形，略扁，长 3～5mm，宽 2～4mm，厚约 1.5mm。表面黑色、黑褐色或灰褐色，具细微网状皱纹。顶端钝圆，有一小突起，凹侧有果梗痕。质硬。果皮薄，与种子不易分离，种子 1 枚，子叶 2，黄白色，有油性。气香，味辛、微苦。

以粒大、饱满、身干、杂质少、色黑者、气味浓为佳。

饮片：盐补骨脂：形如补骨脂。表面黑色或黑褐色，微鼓起，气微香，略有咸味。

枳壳
Aurantii Fructus

【来源】为芸香科植物酸橙 *Citrus aurantium* L. 及其栽培变种的干燥未成熟果实。

【产地】主产于江西、四川、湖北、贵州等地，多系栽培。

【采收加工】7 月果皮尚绿时采收，自中部横切为两半，晒干或低温干燥。

【性状鉴别】

药材：呈半球形，直径 3～5cm。外果皮棕褐色至褐色，有颗粒状突起，突起的顶端有凹点状油室；有明显的花柱残迹或果梗痕。切面中果皮黄白色，光滑而稍隆起，厚 0.4～1.3cm，边缘散有 1～2 列油室；瓤囊 7～12 瓣，少数至 15 瓣，汁囊干缩呈棕色至棕褐色，内藏种子。质坚硬，不易折断。气清香，味苦、微酸。

以个大、果肉厚、色白、质坚实、香气浓者为佳。

饮片
枳壳：为不规则弧状条形或新月形薄片，长达 5cm，宽达 1.3cm。切面外果皮棕褐色至褐色，中果皮黄白色至黄棕色，近外缘有 1～2 列点状油室，内侧有的有少量紫褐色瓤囊。

麸炒枳壳：外表黄褐色，偶有焦斑，质脆易折断。

吴茱萸
Evodiae Fructus

【来源】 为芸香科植物吴茱萸 *Evodia rutaecarpa*（Juss.）Benth.、石虎 *Evodia rutaecarpa*（Juss.）Benth. var. *officinalis*（Dode）Huang 或疏毛吴茱萸 *Evodia rutaecarpa*（*Juss.*）*Benth. vat. bodinieri*（*Dode*）*Huang* 的干燥近成熟的果实。

【产地】 主产于贵州、广西、湖南、云南等省区。多系栽培。以贵州、广西产量较大，湖南常德产者质量最好，销往全国各地，并出口。

【采收加工】 8～11 月果实呈茶绿色尚未开裂时，剪下果枝，晒干或低温干燥，除去枝、叶、果梗等杂质。

【性状鉴别】

药材：果实呈球形或略呈五角状扁球形，直径 2～5mm。表面暗黄绿色至褐色，粗糙，有多数点状突起或凹下的细小油点。顶端稍有下陷，呈五角星状裂隙，基部残留被有黄色绒毛的果梗。质硬而脆，横切面可见子房 5 室，每室有淡黄色种子 1 粒。气芳香浓郁，味辛辣而苦。用水浸泡果实，有黏液渗出。

以粒小、饱满略实、仁绿、香气浓烈者为佳。

饮片：制吴茱萸：本品形如吴茱萸，表面棕褐色至暗褐色。

巴豆
Crotonis Fructus

【来源】 为大戟科植物巴豆 *Croton tiglium* L. 的干燥成熟果实。

【产地】 主产于四川、贵州、云南、广西等省区。多系栽培。

【采收加工】 秋季果实成熟时采收，堆置 2～3 天发汗，摊开晾晒或烘干。

【性状鉴别】

药材：呈卵圆形，一般具三棱，1.8～2.2cm，直径 1.4～2cm。表面灰黄色或稍深，粗糙，有纵线 6 条，顶端平截，基部有果柄痕。破开果壳，可见 3 室，每室含种子 1 粒。种子呈略扁的椭圆形，长 1.2～1.5cm，直径 0.7～0.9cm，表面棕色或灰棕色，一端有小点状的种脐及种阜的疤痕，另端有微凹的合点，其间有隆起的种脊；外种皮薄而脆，内种皮呈白色薄膜；种仁黄白色，油质。气微，味辛辣。

以种子饱满、种仁色黄白者为佳。

酸枣仁
Ziziphi Spinosae Semen

【来源】 为鼠李科植物酸枣 *Ziziphus jujuba* Mill. var. *spinosa*（Bunge）Hu ex H. F. Chou

的干燥成熟种子。

【产地】主产于河北、陕西、辽宁、河南等省。

【采收加工】秋末冬初采收成熟果实，除去果肉及核壳，收集种子，晒干。

【性状鉴别】

药材：呈扁圆形或扁椭圆形，长 5～9mm，宽 5～7mm，厚约 3mm。表面紫红色或紫褐色，平滑有光泽，有的有裂纹。有的两面均呈圆隆状突起；有的一面较平坦，中间有 1 条隆起的纵线纹；另一面微突起，一端凹陷，可见线形种脐；另一端有细小突起的合点。种皮较脆，胚乳白色，子叶 2 枚，浅黄色，富油性。气微，味淡。

以粒大、饱满、完整、有光泽、外皮紫红色、无核壳者为佳。

饮片：炒酸枣仁：外表面紫褐色至棕褐色，微鼓起，偶有焦斑。种皮较脆，味淡，具焦香气。

小茴香
Foeniculi Fructus

【来源】为伞形科植物茴香 *Foeniculum vulgore* Mill. 的干燥成熟果实。我国各地均有栽培。原产于欧洲。

【产地】主产于西北、华北和东北地区。

【采收加工】秋季果实初熟时采割植株，晒干，打下果实，除去杂质。

【性状鉴别】

药材：为双悬果，呈圆柱形，有的稍弯曲，长 4～8mm，直径 1.5～2.5mm。表面黄绿色或淡黄色，两端略尖，顶端残留有黄棕色突起的柱基，基部有时有细小的果梗。分果呈长椭圆形，背面有纵棱 5 条，接合面平坦而较宽。横切面略呈五边形，背面的四边约等长。有特异香气，味微甜、辛。

以粒大、饱满、色黄绿、香气浓烈者为佳。

饮片：盐小茴香：形如小茴香，微鼓起，色泽加深，偶有焦斑。味微咸。

蛇床子
Cnidii Fructus

【来源】为伞形科植物蛇床 *Cnidium monnieri*（L.）Cuss. 的干燥成熟果实。

【产地】主产于河北、山东、广西、浙江等省区。

【采收加工】夏、秋二季果实成熟时采收，除去杂质，晒干。

【性状鉴别】

药材：为双悬果，呈椭圆形，由两个分果合抱而成，长 2～4mm，直径约 2mm。表面灰黄色或灰褐色，顶端有 2 枚向外弯曲的柱基，基部偶有细梗。分果的背面有薄而突起的纵棱 5 条，接合面平坦，有 2 条棕色略突起的纵棱线。果皮松脆，揉搓易脱落，种子细小，灰棕色，显油性。气香，味辛凉，有麻舌感。

以颗粒饱满、色灰黄、香气浓者为佳。

饮片：同药材。

山茱萸
Corni Fructus

【来源】为山茱萸科植物山茱萸 *Comus offtcinalis* Sieb. et Zucc. 的干燥成熟果肉。

【产地】主产于浙江临安、淳安及河南、安徽、陕西等省。以浙江产量大，品质优，有"杭萸肉""淳萸肉"之称。

【采收加工】秋末冬初果皮变红时采收果实，用文火烘或置沸水中略烫后，及时除去果核，干燥。

【性状鉴别】

药材：呈不规则的片状或囊状，长 1～1.5cm，宽 0.5～1cm。表面紫红色至紫黑色，皱缩，有光泽。顶端有圆形宿萼痕，基部有果梗痕。质柔软。气微，味酸、涩、微苦。

以肉质厚、色紫红、柔软油润者为佳。

饮片：酒山萸肉：形如山萸肉，表面紫黑或黑色，质滋润柔软，微有酒香气。

连翘
Fructus Forsythiae

【来源】为木犀科植物连翘 *Forsythia suspensa*（Thunb.）Vahl 的干燥果实。

【产地】主产于山西、陕西、河南等省。多为栽培。

【采收加工】秋季果实初熟尚带绿色时，摘下果实，除去杂质，蒸熟，晒干，习称"青翘"；果实熟透色黄时采收，晒干，除去杂质，习称"老翘"。

【性状鉴别】

药材：呈长卵形至卵形，稍扁，长 1.5～2.5cm，直径 0.5～1.3cm。表面有不规则的纵皱纹及多数突起的小斑点，两面各有 1 条明显的纵沟。顶端锐尖，基部有小果梗或已脱落。青翘多不开裂，表面绿褐色，突起的灰白色小斑点较少；质硬；种子多数，黄绿色，细长，一侧有翅。老翘自顶端开裂或裂成两瓣，表面黄棕色或红棕色，内表面多为浅黄棕色，平滑，具一纵隔；质脆；种子棕色，多已脱落。气微香，味苦。

"青翘"以身干、完整、色较绿、不开裂者为佳；"老翘"以身干、色黄、瓣大、壳厚者为佳。

饮片：形如药材。

女贞子
Ligustri Lucidi Fructus

【来源】为木犀科植物女贞 *Ligustrum lucidum* Ait. 的干燥成熟果实。

【产地】主产于浙江、江苏、福建、湖南等省。

【采收加工】冬季果实成熟时采收，除去枝叶，稍蒸或置沸水中略烫后，干燥；或直接干燥。

【性状鉴别】

药材：呈卵形、椭圆形或肾形，长 6～8.5mm，直径 3.5～5.5mm。表面黑紫色或灰黑色，皱缩不平，基部常有果梗痕或具宿萼及短梗。体轻。外果皮薄，中果皮稍松软，易剥离，内果皮木质，黄棕色，具纵棱，破开后种子通常为 1 粒，略呈肾形，紫黑色，油性。气微，味甘、微苦涩。

以粒大、饱满、色灰黑、质坚实、无杂质者为佳。

饮片：酒女贞子：色泽黑润，表面附有白色粉霜。体轻，略具酒香气。

马钱子
Strychni Semen

【来源】马钱科植物马钱 *Strychnos nux-vomica* L. 的干燥成熟种子。

【产地】马钱主产于印度、越南、泰国等国。

【采收加工】冬季采收成熟果实，取出种子，洗净附着的果肉，晒干。

【性状鉴别】

药材：呈纽扣状圆板形，常一面隆起，一面微凹下，直径 1.5～3cm，厚 0.3～0.6cm。表面密被灰棕或灰绿色绢状茸毛，自中间向四周呈辐射状排列，有丝样光泽。边缘稍隆起，较厚，有突起的珠孔，底面中心有突起的圆点状种脐。质坚硬，不易折断，平行剖面可见淡黄白色胚乳，角质状，子叶心形，叶脉 5～7 条。气微，味极苦。

以个大、肉厚饱满、色灰棕微带绿，茸毛细密，质坚无破碎者为佳。

饮片

生马钱子：性状同药材。

制马钱子：形如马钱子，两面均膨胀鼓起，边缘较厚。外表棕褐色或深棕色，质坚脆，平行剖面可见棕褐色或深棕色胚乳。气微香，味极苦。

菟丝子
Cuscuta Semen

【来源】为旋花科植物南方菟丝子 *Cuscuta australis* R. Br. 或菟丝子 *Cuscuta chinensis* Lam. 的干燥成熟种子。

【产地】主产于江苏、辽宁、吉林、河北等省。

【采收加工】秋季果实成熟时采收植株，晒干，打下种子，除去杂质。

【性状鉴别】

药材：呈类球形，直径 1～2mm，表面灰棕色至棕褐色，粗糙，种脐线性或扁圆形。质坚实，不易以指甲压碎。气微，味淡。本品用沸水浸泡，表面有黏性，加热至种皮破裂时，露出黄白色卷旋状的胚，形如吐丝。

以色灰黄、颗粒饱满者为佳。

饮片：盐菟丝子：形如菟丝子，表面棕黄色（色泽较菟丝子深），裂开，味微咸，略有香气。

牵牛子
Pharbitidis Semen

【来源】为旋花科植物裂叶牵牛 *Pharbitis nil*（L.）Choisy 或圆叶牵牛 *Pharbitis purpurea*（*L.*）*Voigt* 的干燥成熟种子。

【产地】主产于辽宁省。此外，全国各省均有野生或栽培。

【采收加工】秋末果实成熟、果壳未开裂时采割植株，晒干，打下种子，除去杂质。

【性状鉴别】

药材：呈三棱卵形，似橘瓣状，长 4～8mm，宽 3～5mm。表面灰黑色（黑丑）或淡黄白色（白丑），背面有 1 条浅纵沟，腹面棱线的下端有一点状种脐，微凹。质硬，横切面可见淡黄色或黄绿色皱缩折叠的子叶，微显油性。气微，味辛、苦，有麻感。水浸泡后种皮呈龟裂状，手捻之，有明显的黏滑感。

以颗粒饱满者为佳。

饮片：炒牵牛子：表面微鼓起，灰黑色，切面微显油性，微具香气，味辛、苦，有麻舌感。用时捣碎。

枸杞子
Lycii Fructus

【来源】 为茄科植物宁夏枸杞 *Lycium barbarum* L. 的干燥成熟果实。

【产地】 主产于宁夏、甘肃、青海、内蒙古等地，以宁夏中宁县和中卫市枸杞子量大，质优。

【采收加工】 夏、秋二季果实呈红色时采收，热风烘干，除去果梗，或晾至皮皱后，晒干，除去果梗。

【性状鉴别】

药材：呈类纺锤形或椭圆形，长 6～20mm，直径 3～10mm。表面红色或暗红色，顶端有小突起状的花柱痕，基部有白色的果梗痕。果皮柔韧，皱缩；果肉肉质，柔润。种子20～50 粒，类肾形，扁而翘，长 1.5～1.9mm，宽 1～1.7mm，表面浅黄色或棕黄色。气微，味甜。

以粒大、肉厚、籽小、色红、质柔、味甜者为佳。

饮片：同药材。

栀子
Gardeniae Fructus

【来源】 为茜草科植物栀子 *Gardenia jasminoides* Ellis 的干燥成熟果实。

【产地】 主产于湖南、江西、湖北、浙江等省。

【采收加工】 9～11 月果实成熟呈红黄色时采收，除去果梗及杂质，蒸至上汽或置沸水中略烫，取出，干燥。

【性状鉴别】

药材：呈长卵圆形或椭圆形，长 1.5～3.5cm，直径 1～1.5cm。表面红黄色或棕红色，具 6 条翅状纵棱，棱间常有 1 条明显的纵脉纹，并有分枝。顶端残存萼片，基部稍尖，有残留果梗。果皮薄而脆，略有光泽；内表面色较浅，有光泽，具 2～3 条隆起的假隔膜。种子多数，扁卵圆形，集结成团，深红色或红黄色，表面密具细小疣状突起。气微，味微酸而苦。

以皮薄、饱满、色红黄者为佳。

饮片

炒栀子：不规则的碎块状，果皮表面黄褐色，皮薄而脆。

焦栀子：形状同栀子或为不规则的碎块，外表面焦褐色或焦黑色，内表面棕色，种子黄棕色或棕褐色。果皮薄而脆。

栝楼
Trichosanthis Fructus

【来源】 为葫芦科植物栝楼 *Trichosanthes kirilowii* Maxim. 或双边栝楼 *Trichosanthes rosthornii* Harms 的干燥成熟果实。

【产地】 栝楼主产于山东长清、肥城等地，河北、山西、陕西等省亦产。双边栝楼主产于江西、湖北、湖南等省。

【采收加工】 秋季果实成熟时，连果柄剪下，编成长辫，悬挂于通风避雨处阴干，或剥开去瓤，将外壳（瓜蒌皮）与种子（瓜蒌仁）分别干燥。

【性状鉴别】

药材：呈类球形或宽椭圆形，长 7～15cm，直径 6～10cm。表面橙红色或橙黄色，皱缩或较光滑，顶端有圆形花柱残基，基部略尖，具残存的果梗。轻重不一。质脆，易破开，内表面黄白色，有红黄色丝络，果瓤橙黄色，黏稠，与多数种子黏结成团。具焦糖气味微酸、甜。

以个大、不破、色橙黄、糖味浓者为佳。

饮片：本品呈不规则的丝或块状。外表面橙红色或橙黄色，皱缩或较光滑；内表面黄白色，有红黄色丝络，果瓤橙黄色，与多数种子黏结成团。具焦糖气，味微酸、甜。

牛蒡子
Arctii Fructus

【来源】为菊科植物牛蒡 *Arctium lappa L.* 的干燥成熟果实。

【产地】主产于东北及浙江等省。四川、湖北、河北、河南等省亦产。

【采收加工】秋季果实成熟时采收果序，晒干，打下果实，除去杂质，再晒干。

【性状鉴别】

药材：呈长倒卵形，略扁，微弯曲，长 5～7mm，宽 2～3mm。表面灰褐色，带紫黑色斑点，有数条纵棱，通常中间 1～2 条较明显。顶端钝圆，稍宽，顶面有圆环，中间具点状花柱残迹；基部略窄，着生面色较淡。果皮较硬，子叶 2，淡黄白色，富油性。气微，味苦后微辛而稍麻舌。

以粒大、饱满、外皮灰褐色者为佳。

饮片：炒牛蒡子：稍鼓起，或已破碎，外表面棕褐色至黑褐色，常有焦斑，果皮微硬而脆。具焦香气，味苦，后微辛。

薏苡仁
Coicis Semen

【来源】为禾本科植物薏苡 *Coix lacryma-jobi* L. var. *mayuen.*（Roman.）Stapf 的干燥成熟种仁。

【产地】主产于河北、福建、辽宁等省。均系栽培。

【采收加工】秋季果实成熟时采割植株，晒干，打下果实，再晒干，除去外壳、黄褐色种皮及杂质，收集种仁。

【性状鉴别】

药材：呈宽卵形或长椭圆形，长 4～8mm，宽 3～6mm。表面乳白色，光滑，偶有残存的黄褐色种皮；一端钝圆，另一端较宽而微凹，有一淡棕色点状种脐；背面圆凸，腹面有 1 条较宽而深的纵沟。质坚实，断面白色，粉性。气微，味微甜。

以粒大、饱满、色白、完整无破碎者为佳。

饮片：麸炒薏苡仁：形如薏苡仁，微鼓起，表面微黄色，有麸香。

槟榔
Arecae Semen

【来源】为棕榈科植物槟榔 *Areca catechu L.* 的干燥成熟种子。

【产地】主产于海南、云南、广东等省。福建、广西、中国台湾南部亦有栽培。原产于印度尼西亚、马来西亚等国，以印度尼西亚、印度、菲律宾等地产量大。

【采收加工】春末至秋初采收成熟果实，用水煮后，干燥，除去果皮，取出种子，干燥。

【性状鉴别】

药材：呈扁球或圆锥形，高 1.5～3.5cm，底部直径 1.5～3cm。表面淡黄棕色或淡红棕色，具稍凹下的网状沟纹，底部中心有圆形凹陷的珠孔，其旁有一明显疤痕状种脐。质坚硬，不易破碎，断面可见棕色种皮与白色胚乳相间的大理石样花纹。气微，味涩、微苦。

以鸡心形、个大、坚实、体重、断面颜色鲜艳、无空泡、无破裂者为佳。

饮片：炒槟榔片：形如槟榔片。表面微黄色，可见大理石样花纹。

砂仁
Amomi Fructus

【来源】 为姜科植物阳春砂 *Amomum villosum Lour.*、绿壳砂 *Amomum villosum Lour. var. xanthioides T. L. Wu et Senjen* 或海南砂 *A momum longiligulare T. L. Wu* 的干燥成熟果实。

【产地】阳春砂主产于广东省，以阳春、信宜、高州产者最著名，多为栽培。绿壳砂主产于云南南部临沧、文山、思茅等地。海南砂主产于海南及广东湛江地区。

【采收加工】夏、秋二季果实成熟时采收，晒干或低温干燥。

【性状鉴别】

药材

阳春砂、绿壳砂：果实呈椭圆形或卵圆形，有不明显三棱，长 1.5～2cm，直径 1～1.5cm。表面棕褐色，密生刺状突起，顶端有花被残基，基部常有果梗。果皮薄而软。种子集结成团，具三钝棱，中有白色隔膜，将种子团分成 3 瓣，每瓣有种子 5～26 粒。种子为不规则多面体，直径 2～3mm；表面棕红色或暗褐色，有细皱纹，外被淡棕色膜质假种皮；质硬，胚乳灰白色。气芳香而浓烈，味辛凉、微苦。以个大、饱满、坚实、种仁红棕色、香气浓、搓之果皮不易脱落者佳。

海南砂：果实呈长椭圆形或卵圆形，有明显三棱，长 1.5～2cm，直径 0.8～1.2cm。表面被片状、分枝的软刺，基部具果梗痕。果皮厚而硬。种子团较小，每瓣有种子 3～24 粒；种子直径 1.5～2mm。气味稍淡。

均以个大、饱满、坚实、香气浓者为佳。数种砂仁以阳春砂质量为优。

饮片：同药材。

草果
Tsaoko Fmctus

【来源】为姜科植物草果 *Amomum tsao-ko* Crevost et Lemaire 的干燥成熟果实。

【产地】主产于云南、广西、贵州等省区。多为栽培。

【采收加工】秋季果实成熟时采收，除去杂质，晒干或低温干燥。

【性状鉴别】

药材：呈长椭圆形，具三钝棱，长 2～4cm，直径 1～2.5cm。表面灰棕色至红棕色，具纵沟及棱线，顶端有圆形突起的柱基，基部有果梗或果梗痕。果皮质坚韧，易纵向撕裂。剥去外皮，中间有黄棕色隔膜，将种子团分成 3 瓣，每瓣有种子多为 8～11 粒。种子呈圆锥状多面体，直径约 5mm；表面红棕色，外被灰白色膜质假种皮，种脊为一条纵沟，尖端有凹陷的种脐；质硬，胚乳灰白色。具特异香气，味辛、微苦。

以个大、饱满、色红棕、气味浓者为佳。

饮片：姜草果仁：颗粒饱满，呈棕褐色，略有焦斑。气香，味辛辣、微苦。

豆蔻
Amomi Fructus Rotundus

【来源】 为姜科植物白豆蔻 *Amomum kravanh Pierre ex Gagnep.* 或爪哇白豆蔻 *Amomum compactum Soland ex Maton* 的干燥成熟果实。按产地不同分为"原豆蔻"和"印尼白蔻"。

【产地】 白豆蔻由柬埔寨、泰国、越南、缅甸等国进口；爪哇白豆蔻多由印度尼西亚进口。二者在我国海南省和云南南部均有栽培。

【采收加工】 夏、秋间果实成熟时采收，晒干或低温干燥。

【性状鉴别】

药材

原豆蔻：呈类球形，直径 1.2～1.8cm。表面黄白色至淡黄棕色，有 3 条较深的纵向槽纹，顶端有突起的柱基，基部有凹下的果柄痕，两端均具浅棕色绒毛。果皮体轻，质脆，易纵向裂开，内分 3 室，每室含种子约 10 粒；种子呈不规则多面体，背面略隆起，直径 3～4mm，表面暗棕色，有皱纹，并被有残留的假种皮。气芳香，味辛凉略似樟脑。

印尼白蔻：个略小，直径 0.8～1.2cm。表面黄白色，有的微显紫棕色。果皮较薄。种子瘦瘪。气味较弱。

均以个大完整、果皮薄而白、种仁饱满、气味浓者为佳。

饮片：形如药材，气浓香特异，味辛凉。

益智
Alpiniae Oxyphyllae Fructus

【来源】 为姜科植物益智 *Alpinia oxyphylla Miq.* 的干燥成熟果实。

【产地】 主产于海南省山区，广东雷州半岛、广西等地亦产。

【采收加工】 夏、秋间果实由绿变红时采收，晒干或低温干燥。

【性状鉴别】

药材：呈椭圆形，两端略尖，长 1.2～2cm，直径 1～1.3cm。表面棕色或灰棕色，有纵向凹凸不平的突起棱线 13～20 条，顶端有花被残基，基部常残存果梗。果皮薄而稍韧，与种子紧贴，种子集结成团。中有隔膜将种子团分为 3 瓣，每瓣有种子 6～11 粒。种子呈不规则的扁圆形，略有钝棱，直径约 3mm，表面灰褐色或灰黄色，外被淡棕色膜质的假种皮；质硬，胚乳白色。有特异香气，味辛、微苦。

以粒大、饱满、气味浓者为佳。

饮片：盐益智：呈不规则的扁圆形，略有钝棱，直径约 3mm。外表面棕褐至黑褐色。质坚硬。胚乳白色。有特异香气。味辛、微咸。

【同步练习】

一、A 型题（最佳选择题）

1. 木瓜的道地药材产地是

A. 广东　　　　　B. 广西　　　　　C. 安徽　　　　　D. 新疆

E. 辽宁

本题考点： 木瓜以安徽宣城的质量最好。

2. 金樱子剥开外皮（花托）后可见内壁呈浅红色，内有
A. 多数淡黄色的小瘦果，表面光滑
B. 多数淡黄棕色的小种子，表面光滑
C. 多数淡黄棕色的小种子，表面被绒毛
D. 多数淡黄色小瘦果，外被绒毛
E. 多数淡黄色的小种子，表面具疣状突起
本题考点：金樱子切开后，花托壁厚 1～2mm，内有多数坚硬的小瘦果，内壁及瘦果均有淡黄色茸毛。

3. 乌梅的果核特征是
A. 类球形，表面光滑
B. 类球形或扁球形，表面皱缩不平，基部有圆形果梗痕，味极酸
C. 圆球形，表面光滑
D. 纺锤形，顶端有尖刺，表面光滑
E. 卵圆形，顶端有尖刺，表面有不规则深沟纹
本题考点：乌梅的性状鉴别特征。

4. 形似橘瓣状，表面黑色、淡黄白色，加水浸泡皮显龟裂状，手捻有黏滑感的是
A. 牵牛子　　　　B. 女贞子　　　　C. 牛蒡子　　　　D. 补骨脂
E. 巴豆
本题考点：牵牛子，似橘瓣状，表面灰黑色（黑丑）或淡黄白色（白丑），背面有 1 条浅纵沟，腹面棱线的下端有一点状种脐，微凹。质硬，横切面可见淡黄色或黄绿色皱缩折叠的子叶，微显油性。气微，味辛、苦，有麻感。水浸泡后种皮呈龟裂状，手捻之，有明显的黏滑感。

5. 五味子的主产地区
A. 华东　　　　B. 华南　　　　C. 西南　　　　D. 西北
E. 东北
本题考点：五味子主产于吉林、辽宁、黑龙江等省。以上省市均属于东北，故五味子的主产地区是东北。

6. 呈纽扣状扁板形，表面密被灰棕色或灰绿色绢状绒毛，自中央向四周呈辐射状排列的药材是
A. 马钱子　　　　B. 栀子　　　　C. 牛蒡子　　　　D. 沙苑子
E. 金樱子
本题考点：药材马钱子的性状鉴别。

7. 呈肾形，略扁，具细微网状皱纹的是
A. 地肤子　　　　B. 决明子　　　　C. 补骨脂　　　　D. 沙苑子
E. 五味子
本题考点：药材补骨脂呈肾形，略扁，表面黑色、黑褐色或灰褐色，具细微网状皱纹。

8. 呈扁圆形或扁椭圆形，表面紫红色或紫褐色，平滑有光泽，一端凹陷，可见线形种脐，另一端有细小突起的合点。此药材是

A. 郁李仁　　　　　　B. 桃仁　　　　　　C. 酸枣仁　　　　　　D. 砂仁
E. 薏苡仁
本题考点：药材酸枣仁的性状鉴别特征。

二、B 型题（配伍选择题）
(9—11 题共用备选答案)
A. 五味子　　　　　　B. 小茴香　　　　　　C. 女贞子　　　　　　D. 枸杞子
E. 栀子
9. 来源于茄科，表面红色或暗红色的药材是
10. 来源于木犀科，表面黑紫色或灰黑色的药材是
11. 来源于茜草科，表面红黄色或棕红色的药材是
本题考点：枸杞子的来源及性状鉴别；女贞子的来源及性状鉴别；栀子的来源及性状鉴别。

(12—14 题共用备选答案)
A. 牛蒡子　　　　　　B. 决明子　　　　　　C. 肉豆蔻　　　　　　D. 山茱萸
E. 龙眼肉
12. 药用部位为种子的是
13. 药用部位为果实的是
14. 药用部位为种仁的是
本题考点：决明子、牛蒡子和肉豆蔻的来源鉴别。

(15—19 题共用备选答案)
A. 海南省　　　　　　　　　　　　　　B. 广东省
C. 宁夏回族自治区　　　　　　　　　　D. 江西、四川、湖北等省
E. 安徽、湖北、四川等省
15. 枳壳主产于
16. 木瓜主产于
17. 槟榔主产于
18. 阳春砂主产于
19. 枸杞子主产于
本题考点：枳壳主产于江西、四川、湖北、贵州等省；木瓜主产于安徽、湖北、四川、浙江等省；槟榔主产于海南、云南、广东等地；阳春砂主产于广东省；枸杞子主产于宁夏、甘肃、青海、新疆等省。

(20—22 题共用备选答案)
A. 山茱萸　　　　　　B. 酸枣仁　　　　　　C. 薏苡仁　　　　　　D. 豆蔻
E. 桑葚
20. 药用部位为干燥成熟种子的药材是
21. 药用部位为干燥成熟果肉的药材是
22. 药用部位为干燥成熟果实的药材是
本题考点：酸枣仁为鼠李科植物酸枣的干燥成熟种子；山茱萸为山茱萸科植物山茱萸的干燥成熟果肉；豆蔻为姜科植物白豆蔻或爪哇白豆蔻的干燥成熟果实。

三、X 型题（多项选择题）

23. 来源于蔷薇科植物的药材是

A. 葶苈子　　　　　B. 金樱子　　　　　C. 山楂　　　　　D. 木瓜

E. 苦杏仁

本题考点：熟悉掌握药材的来源鉴别。

24. 栝楼的性状特征有

A. 呈类球形或长椭圆形

B. 表面橙红色或浅棕色，皱缩或较光滑

C. 基部有残基的果柄

D. 剖开后，内部无瓤

E. 具焦糖气，味微酸甜

本题考点：药材栝楼的性状鉴别特征。

参考答案：1. C　2. D　3. B　4. A　5. E　6. A　7. C　8. C　9. D　10. C　11. E　12. B　13. A　14. C　15. D　16. E　17. A　18. B　19. C　20. B　21. A　22. D　23. BCDE　24. ABCE

（七）全草类中药

【复习指导】掌握其来源、性状鉴别。其中全草类中药材的茎的形状、叶的形态须熟悉掌握。

1. 全草类中药的性状鉴定　全草类中药系指药用部位为干燥草本植物的地上部分，又称草类药材，如广藿香、淫羊藿、益母草等；亦有少数带有根及根茎，如紫花地丁、蒲公英等；有的为小灌木的草质茎或肉质茎，如麻黄、肉苁蓉等。

全草类中药的性状鉴定，应按所包括的器官如根、茎、叶、花、果实、种子等分别处理，这些器官的性状特征已在前面各章中分别进行了详细的论述，要强调的是，对全草类中药的鉴别应是综合性的。此类药材主要由草本植物的全株或地上部分的某些器官直接干燥而成，因此，对其进行原植物的分类鉴定尤为重要，原植物的特征一般反映了该药材性状的特征。

2. 常用全草类中药

麻黄
Ephedrae Herba

【来源】为麻黄科植物草麻黄 *Ephedra sinica* Stapf、中麻黄 *Ephedra intermedia* Schrenk et C. A. Mey. 或木贼麻黄 *Ephedra equisetina* Bge. 的干燥草质茎。

【产地】主产于陕西、辽宁、内蒙古、河北、河南、山西等地。

【采收加工】秋季采割绿色的草质茎，在通风处阴干或晒干。暴晒过久或受霜冻均变色，影响质量。

【性状鉴别】

药材

草麻黄：呈细长圆柱形，少分枝，直径1～2mm。有的带少量棕色木质茎。表面淡绿色至黄绿色，有细纵脊线，触之微有粗糙感。节明显，节间长2～6cm。节上有膜质鳞叶，长

3～4mm，裂片2（稀3），锐三角形，先端灰白色，反曲，基部联合成筒状，红棕色。体轻，质脆，易折断，断面略呈纤维性，周边绿黄色，髓部红棕色，近圆形。气微香，味涩、微苦。

中麻黄：多分枝，直径1.5～3mm，有粗糙感。节上膜质鳞叶长2～3mm，裂片3（稀2），先端急尖，断面髓部呈三角状圆形。

木贼麻黄：较多分枝，直径1～1.5cm，无粗糙感。节间长1.5～3cm，膜质鳞叶长1～2mm，裂片2（稀3），上部为短三角形，灰白色，先端多不反曲，基部棕红色至棕黑色。

均以色淡绿或黄绿、内心色红棕、手拉不脱节、味苦涩者为佳。色变枯黄、脱节者不可供药用。

饮片：长1～2cm的段，呈细长的圆柱形短段。外表为淡黄色至黄绿色，粗糙，有细纵脊线，节上有细小鳞叶。切面中心显红黄色。气微香，味涩，微苦。

蜜麻黄：形如麻黄段。表面深黄色，微有光泽，略具黏性。有蜜糖香气，味甜。

鱼腥草
Houttuyniae Herba

【来源】为三白草科植物蕺菜 *Houttuynia cordata* Thunb. 的新鲜全草或干燥地上部分。

【产地】主产于长江以南各省。

【采收加工】鲜品全年均可采割；干品夏季茎叶茂盛花穗多时采收，除去杂质，晒干。

【性状鉴别】

药材

鲜鱼腥草：茎呈圆柱形，长20～45cm，直径0.25～0.45cm；上部绿色或紫红色，下部白色，节明显，下部节上生有须根，无毛或被疏毛。叶互生，叶片心形，长3～10cm，宽3～11cm，先端渐尖，全缘；上表面绿色，密生腺点，下表面紫红色，叶柄细长，基部与托叶合生成鞘状。穗状花序顶生。有鱼腥气，味微涩。

干鱼腥草：茎呈扁圆柱形，扭曲，表面棕黄色，具纵棱数条；质脆，易折断。叶片卷曲皱缩，展平后呈心形，上表面暗黄绿色至暗棕色，下表面灰绿色或灰棕色，穗状花序顶生，黄棕色。搓破有鱼腥气，味微涩。

均以茎叶完整，无杂质者为佳。

饮片：为不规则的段。茎呈扁圆柱形，表面淡红棕色至黄棕色，有纵棱。叶片多破碎，黄棕色至暗棕色。穗状花序黄棕色。搓破有鱼腥气，味微涩。

紫花地丁
Herba Violae

【来源】为堇菜科植物紫花地丁 *Viola yedoensis* Makino 的新鲜或干燥全草。

【产地】主产于江苏、浙江、安徽及东北地区。

【采收加工】春、秋二季时采收，除去杂质，晒干。

【性状鉴别】

药材：多皱缩成团，主根长圆锥形，直径1～3mm，淡黄棕色。有细纵皱纹。叶基生，灰绿色，展平后叶片披针形或卵状披针形，长1.5～6cm，宽1～2cm；先端钝，基部截形或稍心形，边缘具钝锯齿，两面有毛；叶柄细，长2～6cm，上部具明显狭翅。花茎纤细；花瓣5，紫堇色或淡棕色，花距细管状。蒴果椭圆形或3裂，内有多数淡棕色种子。气微，味微苦而带黏性。

以色绿、叶整、茎叶及蒴果皆生茸毛者为佳。

饮片：多皱缩成团，根、叶均有，有时可见花和蒴果。

金钱草
Herba Lysimachiae

【来源】为报春花科植物过路黄 *Lysimachia christinae* Hance 的干燥全草。

【产地】主产于四川，长江流域，山西、陕西、云南、贵州等地亦产。

【采收加工】夏、秋二季时采收，除去杂质，晒干。

【性状鉴别】

药材：常缠结呈团，无毛或被疏柔毛。茎扭曲，表面棕色或暗棕红色，具纵纹。下部茎节上有时具须根，断面实心。叶对生，皱缩，展平后呈宽卵形或心形，长 1～4cm，宽 1～5cm，基部微凹，全缘；表面灰绿色或棕褐色，下表面色较浅，主脉明显突起；水浸后，对光照视可见黑色或褐色条纹（分泌道），叶柄长 1～4cm。有的带花，花黄色，单生叶腋，具长梗。蒴果球形。气微，味淡。

以色绿、叶完整、气清香者为佳。

饮片：为不规则的段。茎棕色或暗棕红色，有纵纹，实心。叶对生，展开后呈宽卵圆形或心形，上表面灰绿色或棕褐色，主脉明显突出，用水浸后，对光透视可见黑色或褐色条纹。偶见黄色花，单生叶腋。气微，味淡。

广金钱草
Desmodii Styracifolii Herba

【来源】本品为豆科植物广金钱草 *Desmodium styracifolium*（Osb.） Merr. 的干燥地上部分。

【产地】主产于广东、广西、福建、四川、云南。

【采收加工】夏、秋二季时采割，除去杂质，晒干。

【性状鉴别】

药材　茎圆柱形，长可达 1m；密被黄色伸展的短柔毛；质稍脆，断面中央有髓。叶互生，小叶 1 或 3，圆形或矩圆形，直径 2～4cm；先端微凹，基部心形或钝圆，全缘；上表面黄绿色或灰绿色，无毛，下表面具灰白色紧贴的绒毛，侧脉羽状；叶柄长 1～2cm，托叶 1 对，披针形，长约 0.8cm。气微香，味微甘。

以叶多、色绿者为佳。

饮片　常缠结成团，余同药材。

广藿香
Pogostemonis Herba

【来源】为唇形科植物广藿香 *Pogostemon cablin*（Blanco）*Benth.* 的干燥地上部分。

【产地】主产于广东省广州市的石牌，海南、广西、云南等省区有栽培。

【采收加工】夏秋季枝叶繁茂时采收，将全株拔起，去根，日晒夜闷，反复至干。

【性状鉴别】

药材：茎略呈方柱形，多分枝，枝条稍曲折，长 30～60cm，直径 0.2～0.7cm；表面密被柔毛；质脆，易折断，断面中部有髓；老茎类圆柱形，直径 1～1.2cm，被灰褐色栓皮。叶对生，皱缩成团，展平后叶片呈卵形或椭圆形，长 4～9cm，宽 3～7cm；两面均被灰白色绒毛；先端短尖或钝圆，基部楔形或钝圆，边缘具大小不规则钝锯齿；叶柄细，长 2～5cm，被柔毛。气香特异，味微苦。

以茎叶粗壮、不带须根、香气浓厚者为佳。

饮片：为不规则的小段，茎略呈方柱形，表面灰褐色、灰黄色或带红棕色，被柔毛。切面有白色髓。叶破碎或皱缩成团，完整者展平后呈卵形或椭圆形，两面均被灰白色绒毛；基部楔形或钝圆，边缘具大小不规则的钝齿；叶柄细，被柔毛。气香特异，味微苦。

荆芥
Schizonepetae Herba

【来源】 为唇形植物荆芥 *Schizonepeta tenuifolia* Briq. 的干燥地上部分。

【产地】 主产于江苏、浙江、河南、河北、山东等地。多为栽培品。

【采收加工】 夏、秋二季花开到顶，穗绿时采割地上部分，除去杂质，晒干。

【性状鉴别】

药材：呈方柱形，上部有分枝，长 50～80cm，直径 0.2～0.4cm；表面淡黄绿色或淡紫红色，被短柔毛；体轻，质脆，断面类白色。叶对生，大多脱落或仅少数残留，叶片 3～5 羽状分裂，裂片细长。穗状轮伞花序顶生，长 2～9cm，直径约 0.7cm。花冠多已脱落；宿萼钟状，先端 5 齿裂淡棕色或黄绿色，被短柔毛；小坚果棕黑色。气芳香，味微涩而辛凉。

以色淡黄绿、穗长而密、香气浓者为佳。

饮片：为不规则的段。茎呈方柱形，表面淡黄绿色或淡紫红色，被短柔毛，切面类白色。叶多已脱落。可见穗状轮伞花序，内有棕黑色小坚果。气芳香，味微涩而辛凉。

荆芥炭：为不规则小段，长 5mm，全体黑褐色。茎方柱形，体轻，质脆，断面焦褐色。叶对生，多已脱落。花冠多脱落，宿萼钟状。略具焦香气，味苦而辛。

益母草
Leonur Herba

【来源】 为唇形科植物益母草 *Leonurus japonicus* Houtt. 的新鲜或干燥地上部分。

【产地】 全国各地均产。有野生或栽培品。

【采收加工】 鲜品春季幼苗期至初夏花前期采割；干品夏季茎叶茂盛、花未开或初开时采收，晒干，或切段晒干。

【性状鉴别】

药材

鲜益母草：幼苗期无茎，基生叶圆形，5～9 浅裂，每裂片有 2～3 钝齿。花前期茎呈方柱形，上部多分枝，四面凹下成纵沟，长 30～60cm，直径 0.2～0.5cm，表面青绿色；质鲜嫩，断面中部有髓，叶交互对生，有柄；叶片青绿色，质鲜嫩，揉之有汁；下部茎生叶掌状 3 裂，上部叶羽状深裂或浅裂成 3 片，裂片全缘或具少数锯齿。气微，味微苦。

干益母草：直径约 5mm；茎表面灰绿或黄绿色；体轻，质韧，断面中部有髓。叶片灰绿色，多皱缩、破碎、易脱落，轮伞花序腋生，小花淡紫色，花萼筒状，花冠二唇形。切段者长约 2cm。

均以质嫩、叶多、色灰绿为佳；质老、枯黄、无叶者不可供药用。

饮片：呈不规则的段。茎方柱形，四面凹下成纵沟，灰绿色或黄绿色，切面中部有白髓。叶片灰绿色，多皱缩、破碎。轮状花序腋生，花黄棕色，花萼筒状，花冠二唇形。气微，味微苦。

薄荷

Menthae Haplocalycis Herba

【来源】为唇形科植物薄荷 *Mentha haplocalyx* Briq. 的干燥地上部分。

【产地】主产于江苏的太仓、浙江、湖南等地。四川、河南、云南亦产。

【采收加工】夏、秋二季茎叶茂盛或花开至三轮时，选晴天，分次采割，晒干或阴干。

【性状鉴别】

药材：茎呈方柱形，有对生分枝，长 15～40cm，直径 0.2～0.4cm；表面紫棕色或淡绿色，有明显的节和棱。棱角处有柔毛，节间长 2～5cm；质脆，断面白色，髓部中空。叶对生，有短柄；叶片皱缩或卷曲，完整者展平后呈宽披针形、长椭圆形或卵形，长 2～7cm，宽 1～3cm；上表面深绿色，下表面灰绿色，稀被茸毛，有凹点状腺鳞。轮伞花序腋生，花萼钟状，先端 5 齿裂，花冠淡紫色。揉搓后有特异清凉香气，味辛凉。

以叶多、色深绿、气味浓者为佳。

饮片：呈不规则的段。茎方柱形，表面紫棕色或淡绿色。具纵棱线，棱角处有茸毛。切面白色，中空。叶多破碎，上表面深绿色，下表面灰绿色，稀被茸毛。轮状花序腋生，花萼钟状，先端 5 齿裂，花冠淡紫色。揉搓后有特异清凉香气，味辛凉。

半枝莲

Scutellariae Barbatae Herba

【来源】为唇形科植物半枝莲 *Scutellaria barbata* D. don 的干燥全草。

【产地】主产于河北、河南、山西、陕西等地。

【采收加工】夏、秋二季茎叶茂盛时采挖，洗净，晒干。

【性状鉴别】

药材：长 15～35cm，无毛或花轴上疏被毛。根纤细。茎丛生，较细，方柱形；表面暗紫色或棕绿色。叶对生，有短柄；叶片多皱缩，展平后呈三角状卵形或披针形，长 1.5～3cm，宽 0.5～1cm；先端钝，基部宽楔形，全缘或有少数不明显的钝齿；上表面暗绿色，下表面灰绿色。花单生于茎枝上部叶腋，花萼裂片钝或较圆；花冠二唇形，棕黄色或浅蓝紫色，长约 1.2cm，被毛。果实扁球形，浅棕色。气微，味微苦。

以色绿，叶多者为佳。

饮片：饮片为不规则的段。茎方柱形，中空，表面暗紫色或棕绿色。叶对生，多破碎；上表面暗绿色，下表面灰绿色。花萼下唇裂片钝或较圆；花冠唇形，棕黄色或浅蓝紫色，被毛。果实扁球形，浅棕色。气微，味微苦。

香薷

Moslae Herba

【来源】为唇形科植物石香薷 *Mosla chinensis* Maxim. 或江香薷 *M. chinensis* 'Jiangxiangru' 的干燥地上部分。前者习称"青香薷"，后者习称"江香薷"。

【产地】青香薷主产于广西、广东、湖南、湖北等地，系野生；江香薷主产于江西、浙江，多栽培。

【采收加工】夏季茎叶茂盛、花盛时择晴天采割，除去杂质、泥沙，阴干。

【性状鉴别】

药材

青香薷：长 30～50cm，基部紫红色，上部黄绿色或淡黄色，全体密被白色茸毛。茎方柱形，基部类圆形，直径 1～2mm，节明显，节间长 4～7cm；质脆，易折断。叶对生，多皱缩或脱落，叶片展平后呈长卵形或披针形，暗绿色或黄绿色，边缘有 3～5 疏浅锯齿。穗状花序顶生及腋生，苞片圆卵形或圆倒卵形，脱落或残存；花萼宿存，钟状，淡紫色或灰绿色，先端 5 裂，密被茸毛。小坚果 4，直径 0.7～1.1mm，近圆球形，具网纹。气清香而浓，味微辛而凉。

江香薷：长 55～66cm。表面黄绿色，质较柔软。边缘有 5～9 疏浅锯齿。果实直径 0.9～1.4mm，表面具疏网纹。

均以枝嫩、穗多、香气浓者为佳。

饮片： 切段，余同药材。

肉苁蓉
Cistanches Herba

【来源】 为列当科植物肉苁蓉 *Cistanche deserticola* Y. C. Ma 或管花肉苁蓉 *Cistanche tubulosa*（Schrenk）Wight 的干燥带鳞叶的肉质茎。

【产地】 主产于内蒙古、新疆、陕西、青海、甘肃等地。

【采收加工】 多于春季苗未出土或刚出土时采挖，除去花序，切段，晒干。

【性状鉴别】

药材

肉苁蓉：呈扁圆柱形，稍弯曲，长 3～15cm，直径 2～8cm。表面棕褐色或黑灰色，密被覆瓦状排列的肉质鳞叶，通常鳞叶先端已断。体重，质硬，微有柔性，不易折断，断面棕褐色，淡棕色点状维管束排列成波状环纹。气微，味甜、微苦。

管花肉苁蓉：呈类纺锤形、扁纺锤形或扁圆柱形，稍弯曲，长 5～25cm，直径 2～9cm。表面棕褐色至黑棕色，断面颗粒状，灰棕色至棕褐色，散生点状维管束。

以肉质茎粗壮肥大、密被鳞叶、表面棕色、内部棕黑色显油润者为佳。

饮片

肉苁蓉片：厚约 3mm 的不规则形切片，表面灰棕色或棕褐色，有的可见肉质鳞片。切面黄棕色、灰棕色或棕褐色，有淡棕色或棕黄色点状维管束，排列成不规则波状或成条状散列。气微，味甜、微苦。

管花肉苁蓉片：为不规则形切片，厚约 3mm。表面棕褐色至黑褐色。切面散生点状维管束。

酒苁蓉：表面颜色加深，微有酒香。

穿心莲
Andrographis Herba

【来源】 为爵床科植物穿心莲 *Andrographis paniculata*（Burm. F.）Nees 的干燥地上部分。

【产地】 主产于广东、广西、福建等省。现云南、四川、江西、江苏等地亦有栽培品。

【采收加工】 秋初茎叶茂盛时采割，晒干。

【性状鉴别】

药材： 茎呈方柱形，多分枝，长 50～70cm，节稍膨大；质脆，易折断。单叶对生，短柄或近无柄；叶片皱缩，易碎，完整者展开后呈披针形或卵状披针形，长 3～12cm，宽 2～5cm，先端渐尖，基部楔形下延，全缘或波状；上表面绿色，下表面灰绿色，两面光滑。气微，味极苦。

以色绿、叶多者为佳。

饮片：呈不规则的段，茎方形，节稍膨大。断面不平坦，具类白色髓。叶对生，披针形，多破碎，上表面绿色，下表面灰绿色，两面光滑。气微，味极苦。

车前草
Plantaginis Herba

【来源】 为车前科植物车前 Plantago asitica L. 或平车前 Plantago depressa Willd. 的干燥全草。

【产地】 车前全国各地均产；平车前主产于东北、华北及西北等地。

【采收加工】 夏季采挖，除去泥沙，晒干。

【性状鉴别】

药材

车前：根丛生，须状。叶基生，具长柄；叶片皱缩，展平后呈卵状椭圆形或宽卵形，长6～13cm，宽2.5～8cm；表面灰绿色或污绿色；具明显弧形脉5～7条；先端钝或短尖，基部宽楔形，全缘或有不规则浅齿。穗状花序数条，花茎长。朔果盖裂，萼宿存。气微香，味微苦。

平车前：主根直而长。叶片较狭，长椭圆形或椭圆状披针形，长5～14cm，宽2～3cm。

均以叶片完整、色灰绿者为佳。

饮片：为不规则的段，须根状或直而长。叶片皱缩，多破碎，表面灰绿色或污绿色，脉明显。可见穗状花序。气微，味微苦。

茵陈
Artemisiae Scopariae Herba

【来源】 为菊科植物滨蒿 Artemisia scoparia Waldst. et Kit. 或茵陈蒿 Artemisia capillaris Thunb. 的干燥地上部分。

【产地】 茵陈蒿主产于陕西、山西、安徽等省；滨蒿主产于东北地区及河北、山东等省。春天采收的习称"绵茵陈"，秋天采收的习称"茵陈蒿"。

【采收加工】 春季幼苗高6～10cm时采收或秋季花蕾长成至花初开时采收，除去杂质及老茎，晒干。

【性状鉴别】

药材

绵茵陈：多卷曲呈团状，灰白色或灰绿色，全体密被灰白色茸毛，绵软如绒。茎细小，长1.5～2.5cm，直径0.1～0.2cm，除去表面白色茸毛后，可见皱纹；质脆，易折断。叶具柄；展平后多为一至三回羽状分裂，叶片长1～3cm，宽约1cm；小裂片卵形或稍呈倒披针形、条形，先端锐尖。气清香，味微苦。

花茵陈：茎呈圆柱形，多分枝，长30～100cm，直径2～8mm；表面淡紫色或紫色，有纵条纹，被短柔毛；体轻，质脆，断面类白色。叶密集或脱落；下部叶二至三回羽状深裂，裂片条形或细丝形，两面密被白色柔毛；茎生叶一至二回羽状全裂，基部抱茎，裂片细丝状，头状花序卵形，多数集成圆锥状，长1.2～1.5mm，直径1～1.2mm，有短梗；总苞片3～4层，卵形，苞片3裂；外层雄花6～10个，可多达15个，内层两性2～10个。瘦果长圆形，黄棕色。气芳香，味微苦。

以质嫩、柔软、色灰白、香气浓者为佳。

饮片：多用绵茵陈，卷曲成团状，表面灰白色或灰绿色，密被毛茸。

青蒿
Artemisiae Annuae Herba

【来源】为菊科植物黄花蒿 *Artemisia annua* L. 的干燥地上部分。

【产地】主产于湖北、浙江、江苏、安徽等地。全国各地均产。

【采收加工】秋季花盛开时采收，除去老茎，阴干。

【性状鉴别】

药材：茎呈圆柱形，上部多分枝，长 30～80cm，直径 0.2～0.6cm；表面黄绿色或棕黄色，具纵棱线。质略硬，易折断，断面中部有白色髓。叶互生，暗绿色或棕绿色，多皱缩或破碎，完整者展平后为三回羽状深裂，裂片及小裂片矩圆形或长椭圆形，两面被短毛。气香特异，味微苦。

以色绿、叶多、身干、香气浓者为佳。

饮片：切段，余同药材。

大蓟
Cirsii Japonici Herba

【来源】为菊科植物蓟 *Cirsium japonicum* Fisch. ex Dc. 的干燥地上部分。

【产地】主产于安徽、山东、浙江、江苏等地，全国大部分地区均产。

【采收加工】夏、秋二季花开时采割地上部分，除去杂质，晒干。

【性状鉴别】

药材：茎呈圆柱形，基部直径可达 1.2cm；表面绿褐色或棕褐色，有数条纵棱，被丝状毛；断面灰白色，髓部疏松或中空。叶多皱缩破碎，完整叶片展平后呈倒披针形或倒卵状椭圆形，羽状深裂，边缘具不等长针刺；上表面灰绿色或黄棕色，下表面色较浅，两面均被灰白色丝状毛。头状花序顶生，球形或椭圆形，总苞黄褐色，羽状冠毛灰白色。气微，味淡。

以条粗、叶多、色灰绿者为佳。

饮片：呈不规则的段。茎呈圆柱形，表面绿褐色，有数条纵棱，被丝状毛；断面灰白色，髓部疏松或中空。叶多皱缩破碎，边缘具不等长针刺，两面均被灰白色丝状毛。头状花序多破碎。气微，味淡。

大蓟炭：为长 1.5～2cm 的小段。外表黑色。质地疏脆，断面棕黑色。气焦香。

蒲公英
Taraxaci Herba

【来源】为菊科植物蒲公英 *Taraxacum mongolicum* Hand.-Mazz.、碱地蒲公英 *Taraxacum borealisinense* Kitam. 及同属数种植物的干燥全草。

【产地】主产于山西、河北、山东及东北等地。全国各地均有野生。

【采收加工】夏至秋季花初开时采挖，除去杂质，洗净，晒干。

【性状鉴别】

药材：呈皱缩卷曲的团块。根呈圆锥形，多弯曲，长 3～7cm；表面棕褐色，根头部有棕褐色或黄白色的茸毛，有的已脱落。叶基生，多皱缩破碎，完整叶片呈倒披针形，绿褐色或暗灰色，先端尖或钝，边缘浅裂或羽状分裂。基部渐狭，下延呈柄状，下表面主脉明显。

花茎 1 至数条，每条顶生头状花序，总苞片多层，内面一层较长，花冠黄褐色或淡黄白色。有的可见多数具白色冠毛的长椭圆形瘦果。气微，味微苦。

以叶多、色绿、根长者为佳。

饮片：为不规则的段，余同药材。

淡竹叶
Lophatheri Herba

【来源】　为禾本科植物淡竹叶 *Lophatherum gracile* Brongn. 的干燥茎叶。

【产地】　主产于浙江、江苏、湖南、湖北、广东、福建等地。

【采收加工】　夏季未抽花穗前，割取地上部分，晒干或置通风处阴干。

【性状鉴别】

药材：茎呈圆柱形，长 25～75cm，有节，表面淡黄绿色，断面中空。叶鞘开裂。叶片披针形，有时皱缩卷曲，长 5～20cm，宽 1～3.5cm；表面浅绿色或黄绿色。叶脉平行，具横行小脉，形成长方形网格状，下表面尤为明显。体轻，质柔软。气微，味淡。

以叶多、质软、色青绿、不带根及花穗者为佳。

饮片　饮片切段，余同药材。

【同步练习】

一、A 型题（最佳选择题）

1. 表面被绒毛的中药材是

A. 金钱草　　　B. 穿心莲　　　C. 石斛　　　D. 荆芥

E. 广藿香

本题考点：广藿香的性状鉴别特征。

2. 下列不是荆芥的鉴别特征的是

A. 茎呈方柱形　　　　　　B. 断面髓部类白色

C. 叶互生　　　　　　　　D. 穗状轮伞花序

E. 小坚果

本题考点：荆芥茎方柱形，上部有分枝，表面淡黄绿色或淡紫红色，被短绒毛；体轻，质脆，断面类白色。叶对生多已脱落，叶片 3～5 羽状分裂，裂片细长。穗状轮状花序顶生，花冠多已脱落，宿萼钟形，顶端 5 裂齿，淡棕色或黄绿色，被短绒毛，内藏棕色小坚果，气芳香，味微涩而辛凉。

3. 薄荷最著名的产地是

A. 四川　　　B. 河北　　　C. 云南　　　D. 江苏

E. 广东

本题考点：薄荷著名的产地是江苏。

4. 羽状复叶互生，小叶圆形或矩圆形，上表面无毛，下表面具灰白色紧贴绒毛的药材是

A. 金钱草　　　B. 广金钱草　　　C. 广藿香　　　D. 穿心莲

E. 香薷

本题考点：药材广金钱草的性状鉴别特征。

5. 茎方柱形，节稍膨大，叶柄短，叶片完整，展平后呈披针形或卵状披针形，上表面绿色，下表面灰绿色，两面光滑，味极苦的药材是

A. 清香蒿　　　　B. 穿心莲　　　　C. 半枝莲　　　　D. 广藿香

E. 绵茵陈

本题考点： 药材穿心莲的性状鉴别特征。

6. 多皱缩成团，主根长圆锥形，淡棕黄色。叶基生，灰绿色，展开后叶片呈披针形或卵状披针形，蒴果椭圆形或3裂的药材是（　　）

A. 大蓟　　　　B. 蒲公英　　　　C. 半枝莲　　　　D. 紫花地丁

E. 车前草

本题考点： 药材紫花地丁的性状鉴别特征。

二、B型题（配伍选择题）

（7—8题共用备选答案）

A. 麻黄　　　　B. 茵陈　　　　C. 广藿香　　　　D. 蒲公英

E. 益母草

7. 呈棕褐色皱缩卷曲的团块状的药材是

8. 茎呈方柱形，质脆，气香特异的药材是

本题考点： 药材蒲公英和广藿香的性状鉴别特征。

三、X型题（多项选择题）

9. 药材青蒿的性状鉴别特征是

A. 呈圆柱形，上部多分枝　　　　B. 表面黄绿色或棕黄色

C. 中部有髓，白色　　　　D. 两面被茸毛

E. 气香，味微苦

本题考点： 药材青蒿的性状鉴别特征。

参考答案： 1. E　2. C　3. D　4. B　5. B　6. D　7. D　8. C　9. ABCDE

（八）藻、菌、地衣类中药

【复习指导】 本章节需掌握药材数量较少，熟悉掌握常用中药的来源及性状鉴别即可。

藻类（algae）、菌类（fungi）和地衣类（lichenes）都为低等植物（lower plant）或无胚植物。它们的共同特征是，植物体是单细胞或多细胞的叶状体或菌丝体，在形态上无根、茎、叶的分化，在构造上一般无组织分化，无中柱和胚胎。

1. 藻类中药的性状鉴定　藻类植物是植物界中一群最原始的低等类群，在植物学上常把藻类植物称之为原植体植物（thallophytes）。藻类植物的细胞内含有各种不同的色素，如叶绿素、胡萝卜素、叶黄素、藻红素、藻蓝素、藻褐素等色素。不同种类的藻类因含有不同的色素而具不同的颜色。由于藻类含有各种不同的光合色素，能进行光合作用而独立生活，是一类自养原植体植物（autotrophic thallophyter）。各种藻类的光合作用产物及贮藏养分不同，藻类常含有多聚糖、糖醇、糖醛酸、氨基酸及其衍生物、胆碱、蛋白质、甾醇、叶绿素、胡萝卜素以及碘、钾、钙、铁等无机元素。

地球上藻类植物约有3万种，在自然界均有分布，主要生活在水中（海水或淡水）。植物体的形态千差万别，小的直径只有几微米，在显微镜下才能见到；大的体长可达60m以

上，如太平洋的巨藻。根据藻类细胞内所含不同的色素、不同的储藏物、植物体的形态构造、繁殖方式、鞭毛的数目及着生位置、细胞壁成分等的差异，一般将藻类分为八个门，与药用关系密切的藻类主要分布于褐藻门、红藻门，少数在绿藻门。绿藻大多数生活在淡水中，极少数生活在海水中。植物体蓝绿色。贮存的养分主要是淀粉，其次是油类。细胞壁内层为纤维素，外层为果胶质，少数具有膜质鞘。药用的绿藻有石莼 *Ulva lactuca L.* 及孔石莼 *Ulva pertusa Kjellm.* 等。

　　红藻绝大多数生活在海水中。植物体多呈红色至紫色。贮存的养分主要是红藻淀粉（floridean starch），它是一种肝糖类多糖，以小颗粒状存在于细胞质中，而不是在染色体中。遇碘试液不呈深蓝紫色，而是变成葡萄红色至紫色。有的贮存的养分是可溶性红藻糖（flori-doside）。细胞壁内层为纤维素，外层为果胶质，在热水中果胶可溶解成琼脂糖溶液，在稀酸中可分解成半乳糖。植物体少数为简单的丝状体，多数为假薄壁组织体。药用的红藻有鹧鸪菜 *Caloglossa leprieurii*（Mont.）J. Ag.、海人草 *Digenea simplex*（Wulf.）C. Ag. 等。褐藻是藻类中比较高级的一大类群，绝大多数生活在海水中。植物体多数呈褐色。贮存的养分主要是可溶性的褐藻淀粉（laminarin）、甘露醇（mannitol）和褐藻胶，尚有油类和还原糖，细胞中常含碘，如海带中含碘量高达 0.34%，而海水中含碘仅有 0.000 2%。细胞壁内层为纤维素，外层为褐藻胶。药用的褐藻有海带 *Laminaria japonica Aresch*、海蒿 *Sargassum pallidum*（Turn.）C. Ag.、羊栖菜 *Sargassumf*、昆布等。

　　藻类植物种类繁多，资源丰富，我国应用（食用和药用）藻类的历史悠久，近年来通过对海藻的研究，发现海藻多糖、多卤多萜物质都具有提高人体免疫力、抗癌、抗病毒的活性。海藻多糖可以与 HIV（人获得性免疫缺陷病毒）结合，使其失活，从而抑制病毒的复制，防治艾滋病；还可以降低血管中导致动脉粥样硬化的脂质含量，以及治疗心脑血管疾病等。研究表明，藻类植物在药用和食用方面均具有广阔的前景。

　　2. 菌类中药的性状鉴定　菌类植物无根、茎、叶的分化，一般不含光合色素，不能进行光合作用和独立生活，是一类异养原植体植物。菌类可分为细菌门、黏菌门和真菌门。与药用关系密切的菌类是细菌门和真菌门。菌类中药均属真菌门。菌类植物的营养方式分为寄生和腐生。凡是从活的生物体吸取养分者为寄生；凡是从死的动植物体或无生命的有机物吸收养分者为腐生。

　　细菌（bacteria）是微小的单细胞有机体，有细胞壁，无真正的核，细胞壁主要由蛋白质、类脂质和多糖复合物组成，一般不具纤维素壁。放线菌是抗生素的主要产生菌，迄今已知的抗生素中，有 2/3 是由放线菌产生的，如氯霉素、链霉素、金霉素、土霉素、四环素等。

　　真菌（fungi）是有细胞核、细胞壁的典型异养植物。细胞壁的成分大多为几丁质，少数为纤维素。真菌的营养体除少数原始种类是单细胞外，一般都由多数分枝或不分枝，分隔或不分隔，长短不一的菌丝交织在一起，组成菌丝体。菌丝储藏的营养物主要是肝糖、油脂和菌蛋白，不含淀粉粒。活跃地进行营养功能的菌丝或菌丝体是疏松的，当环境条件不良或进行繁殖时，菌丝互相密结，菌丝体变态成菌丝组织体。常见的菌丝组织体有以下几种。

　　（1）根状菌索（rhizomorph）：为密集成绳索状，外形似根的菌丝体。

　　（2）子座（stroma）：是容纳子实体的褥座，是从营养阶段到繁殖阶段的一种过渡的菌丝组织体。子座形成后，常在其上或其内产生子实体。

　　（3）子实体（hymenium）：为真菌（多是高等真菌）在生殖期形成一定形状和结构，且能产生孢子的菌丝体，如灵芝。

（4）菌核（sclerotium）：是菌丝密结成颜色深、质地坚硬的核状体，是菌丝抵抗外界不良环境的休眠体，当条件良好时能萌发产生子实体，如茯苓。

真菌是生物界中很大的一个类群，约 10 万种，通常分为四纲，即藻菌纲、子囊菌纲、担子菌纲、半知菌纲。与药用关系密切的以子囊菌纲和担子菌纲为多。

子囊菌的主要特征是有性生殖产生子囊，在特殊的子囊中形成子囊孢子来繁殖，绝大多数子囊包于子实体内。如冬虫夏草、蝉花、竹黄等药用真菌。担子菌主要特征是不形成子囊，而依靠担子形成担孢子来繁殖。药用部分主要是子实体，如马勃、灵芝等；或菌核，如猪苓、茯苓、雷丸等。

真菌类常含多糖、氨基酸、蛋白质、蛋白酶、生物碱、甾醇和抗生素等成分。其中多糖类有增强免疫及抗肿瘤作用，如灵芝多糖、茯苓多糖、猪苓多糖、云芝多糖、银耳多糖等。

3. 地衣类中药的性状鉴定　地衣是藻类和真菌高度共生的复合体。具有独特的形态、结构、生理和遗传等生物特性。组成地衣的真菌绝大多数为子囊菌，少数为担子菌。组成地衣的藻类是蓝藻和绿藻。地衣类按形态可分为壳状地衣、叶状地衣和枝状地衣三种类型。

（1）壳状地衣：地衣体是壳状物，菌丝与基质紧密相连。

（2）叶状地衣：地衣体呈叶片状，叶片下有假根或脐，附着于基质上，易与基质分离。

（3）枝状地衣：地衣体呈分枝状，其基部附着于基质上。

地衣的解剖面构造可分为上、下皮层，由致密交织的菌丝构成；髓层，界于上、下皮层之间，由疏松的菌丝和藻类细胞构成。藻细胞成层排列，分布于上皮层之下，称异层地衣；散乱分布的，称同层地衣。枝状地衣内部构造呈辐射状，具有致密的外皮层、薄的藻胞层及中轴型的髓，如松萝科植物。

地衣类植物含特有的地衣酸、地衣色素、地衣多糖、地衣淀粉及蒽醌类等成分。地衣酸是地衣的主要代谢产物，现在已知的地衣酸有 150 余种，很多地衣酸具有抗菌作用；地多糖有抗肿瘤作用，所以地衣为尚待开发利用的植物资源。

4. 常用藻、菌、地衣类中药

海藻
Sargassum

【来源】为马尾藻科植物海蒿子 *Sargassum pallidum*（Turn.）C. Ag. 或羊栖菜 *Sargassum. Fusiforme*（Harv.）Setch. 的干燥藻体。前者习称"大叶海藻"，后者习称"小叶海藻"。

【产地】海蒿子主产于山东、辽宁等沿海各省。羊栖菜主产于浙江、福建、广东、海南沿海各省。

【采收加工】夏、秋二季采捞，除去杂质，洗净，晒干。

【性状鉴别】
药材

大叶海藻：皱缩卷曲，黑褐色，有的被白霜，长 30～60cm。主干呈圆柱状，具圆锥形突起，主枝自主干两侧生出，侧枝自主枝叶腋生出，具短小的刺状突起。初生叶披针形或倒卵形，长 5～7cm，宽约 1cm，全缘或具粗锯齿；次生叶条形或披针形，叶腋间有着生条状叶的小枝。气囊黑褐色，球形或卵圆形，有的有柄，顶端钝圆，有的具细短尖。质脆，潮润时柔软；水浸后膨胀，肉质，黏滑。气腥，味微咸。

小叶海藻：较小，长 15～40cm。分枝互生，无刺状突起。叶条形或细匙形，先端稍膨大，中空。气囊腋生，纺锤形或球形，囊柄较长。质较硬。

均以身干、色黑褐、盐霜少、枝嫩、无砂石者为佳。

饮片：呈短段状，表面棕黑色至黑色，余同药材。

冬虫夏草
Cordyceps

【来源】 为麦角菌科真菌冬虫夏草菌 *Cordyceps sinensis*（BerK.） Sacc. 寄生在蝙蝠蛾科昆虫幼虫上的子座及幼虫尸体的干燥复合体。冬虫夏草的形成：夏季，子囊孢子从子囊内射出后，产生芽管（或从分生孢子产生芽管），穿入寄主幼虫体内生长，染病幼虫钻入土中，冬季形成菌核，菌核破坏了幼虫的内部器官，但虫体的角皮仍完整无损。翌年夏季，从幼虫尸体的前端生出子座。

【产地】 主产于四川、青海、西藏、云南等省区。

【采收加工】 夏初子座出土，孢子未发散时挖取，晒至六七成干，除去似纤维状的附着物及杂质，晒干或低温干燥。

【性状鉴别】

药材 由虫体与从虫头部长出的真菌子座相连而成。虫体似蚕，长 3～5cm，直径 0.3～0.8cm；表面深黄色至黄棕色，有环纹 20～30 个，近头部的环纹较细；头部红棕色，足 8 对，中部 4 对较明显；质脆，易折断，断面略平坦，淡黄白色。子座细长圆柱形，长 4～7cm，直径约 0.3cm；表面深棕色至棕褐色，有细纵皱纹，上部稍膨大；质柔韧，断面类白色。气微腥，味微苦。

以完整、虫体丰满肥大、外色黄亮、内部色白、子座短者为佳。

饮片：同药材。

灵芝
Ganoderma

【来源】 为多孔菌科真菌赤芝 *Ganoderma lucidum*（Leyss. ex Fr.） Karst. 或紫芝 *Ganoderma sinense* Zhao. Xu et Zhang 的干燥子实体。

【产地】 赤芝产于华东、西南及河北、山西、江西、广西等省区。紫芝产于浙江、江西、湖南、广西等省区。两者现有人工繁殖，紫芝较赤芝数量少。

【采收加工】 全年采收，除去杂质，剪除朽木、泥沙或培养基质的下端菌柄，阴干或在 40～50℃烘干。

【性状鉴别】

药材

赤芝：外形呈伞状，菌盖肾形、半圆形或近圆形，直径 10～18cm，厚 1～2cm。皮壳坚硬，黄褐色至红褐色，有光泽，具环状棱纹和辐射状皱纹，边缘薄而平截，常稍内卷。菌肉白色至淡棕色。菌柄圆柱形，侧生，少偏生，长 7～15cm，直径 1～3.5cm，红褐色至紫褐色，光亮。孢子细小，黄褐色。气微香，味苦涩。

紫芝：皮壳紫黑色，有漆样光泽。菌肉锈褐色。菌柄长 17～23cm。

栽培灵芝：子实体较粗壮、肥厚，直径 12～22cm，厚 1.5～4cm。皮壳处常被有大量粉尘样的黄褐色孢子。

均以完整、色紫红、有光泽者为佳。

饮片：饮片为不规则的厚片，大小不一。外周边红褐色、黄褐色或紫黑色，具光泽。切面疏松，淡黄棕色，菌管层棕褐色。体轻，质软韧。气微，味苦、微涩。

茯苓
Poria

【来源】为多孔菌科真菌茯苓 *Poria cocos*（Schw.）Wolf 的干燥菌核。

【产地】主产于湖北、安徽、云南和贵州等省，栽培或野生。栽培者以湖北、安徽产量大。野生者以云南产者质优，称"云苓"。

【采收加工】野生茯苓常在 7 月至翌年 3 月到松林中采挖。人工栽培茯苓于接种后第二年 7～9 月采挖。将鲜茯苓堆放在不通风处，用稻草围盖，进行"发汗"，使水分析出，取出放阴凉处，待表面干燥后，再行"发汗"。反复发汗数次至外现皱纹，内部水分大部散失后，阴干，称为"茯苓个"；鲜茯苓去皮后切片，为"茯苓片"；切成方形或长方形块者为"茯苓块"；皮为"茯苓皮"；去茯苓皮后，内部显淡红色者为"赤茯苓"；切去赤茯苓后的白色部分为"白茯苓"；中有松根者为"茯神"。

【性状鉴别】

药材

茯苓个：呈类球形、椭圆形、扁圆形或不规则团块，大小不一。外皮薄而粗糙，棕褐色至黑褐色，有明显的皱缩纹理。体重，质坚实，断面颗粒性，有的具裂隙，外层淡棕色，内部白色，少数淡红色，有的中间抱有松根。气微，味淡，嚼之粘牙。以体重、质坚实、外皮色棕褐、皮纹细、无裂隙，断面白色细腻，粘牙力强者为佳。

茯苓块：为去皮后切制的茯苓，呈立方块状或方块状厚片，大小不一。白色、淡红色或淡棕色。

茯苓片：为去皮后切制的茯苓，呈不规则的厚片，厚薄不一。白色、淡红色或淡棕色。

茯神：呈方块状，附有切断的一块茯神木，质坚实，色白。

以体重质坚实、外皮色棕褐、皮纹细、无裂隙、断面白色细腻、粘牙力强者为佳。

饮片：同药材。

猪苓
Polyporus

【来源】为多孔菌科真菌猪苓 *Polyporus Umbellatus*（Pers.）Fries. 的干燥菌核。

【产地】主产于陕西、云南、河南、山西、四川等省。

【采收加工】春、秋二季采挖，去净泥沙，干燥。

【性状鉴别】

药材：呈条形、类圆形或扁块状，有的有分枝，长 5～25cm，直径 2～6cm。表面黑色、灰黑色或棕黑色，皱缩或有瘤状突起。体轻，质硬，断面类白色或黄白色，略呈颗粒状。气微，味淡。

以个大、皮黑、肉白、体较重者为佳。

饮片：为不规则的厚片，大小不一。周边灰黑色至黑色或黑褐色，切面淡棕色或黄白色至淡黄棕色，略呈颗粒状，质轻。

【同步练习】

一、A 型题（最佳选择题）

1. 下列不是茯苓的性状特征的是

A. 呈类球形、椭圆形或不规则块状

B. 外皮棕褐色至黑褐色，粗糙，有明显皱纹

C. 体轻，能浮于水面

D. 断面内部白色，少数淡红色

E. 嚼之粘牙

本题考点：药材茯苓的性状鉴别特征：体重，质坚实。

二、B 型题（配伍选择题）

（2—4 题共用备选答案）

A. 地衣体　　　　　B. 子座　　　　　C. 菌核　　　　　D. 子实体

E. 子座及幼虫尸体的复合体

2. 冬虫夏草的药用部位是

3. 灵芝的药用部位是

4. 茯苓的药用部位是

本题考点：冬虫夏草为麦角菌科真菌冬虫夏草寄生在蝙蝠蛾科昆虫幼虫上的子座及幼虫尸体的复合体；灵芝为多孔菌科真菌赤芝或紫芝的干燥子实体；茯苓为多孔菌科真菌茯苓的干燥菌核。

三、X 型题（多项选择题）

5. 冬虫夏草的性状特征主要有

A. 虫体形如蚕，长 3～5cm，粗 3～8mm

B. 外表土黄色至黄棕色，环纹明显

C. 头部黑绿色

D. 子座表面深棕色至棕褐色

E. 气微腥，味微苦

本题考点：药材冬虫夏草的性状鉴别特征。

参考答案： 1. C　2. B　3. D　4. C　5. ABDE

（九）树脂类中药

【复习指导】本章节内容较少，分值比例较小，熟悉掌握其来源、性状鉴别的特征。

树脂（resina）类中药是指从植物体内得到的正常代谢产物或割伤后的分泌产物，均为天然产物，大多数来源于植物体。它们具有芳香开窍、活血祛瘀、抗菌消炎、消肿止痛、消积杀虫、防腐、生肌、祛痰等功效，常用于冠心病、心绞痛、中风、跌打伤痛、癫痫、痈肿疮疡等，疗效显著。中成药中应用树脂类中药较多，有的树脂类中药还可作为填齿料及硬膏制剂的原料。

1. 树脂在植物界中的分布和采集　树脂是一类化学组成比较复杂的物质，一般认为是由植物体内的挥发油成分如萜类，经过复杂的化学变化如氧化、聚合、缩合等作用形成的。其常和挥发油并存于植物的分泌细胞或树脂道中。树脂亦可因植物受机械损伤如割伤后分泌物逐渐增加，如松树中的松油脂；也有一些植物原组织中并无分泌组织，只有损伤后才产生新的木质部或新的韧皮部，并形成分泌组织或树脂道而渗出树脂，如安息香树、苏合香树、吐鲁香树等。

树脂广泛存在于植物界，特别是种子植物中。如松科植物的松油脂、松香、加拿大油树脂；豆科植物的秘鲁香、吐鲁香；金缕梅科的苏合香、枫香脂；橄榄科的乳香、没药；漆树

科的洋乳香；伞形科的阿魏；安息香科的安息香；藤黄科的藤黄；棕榈科的血竭等。

树脂的采集，因植物的种类不同而不同，除一部分为采自自然渗出的树脂外，通常是将植物的某些部分经过简单的切割或加工而得到的。如刀切割树皮，树脂便从伤口流出。有的植物经一次切割后，可持续流出树脂的时间长达数日至数月之久，有的则需经常切割才能继续流出。树脂类中药是收集从伤口流出的树脂，经加工而成；或从植物含树脂的部位提取、精制而得到。如国产血竭。

2. 树脂的化学组成和分类　树脂主要由树脂酸、树脂醇类、树脂酯类、树脂脂类和树脂烃类等多种成分组成。在树脂中常混有挥发油、树胶及游离的芳香酸等成分。药用树脂的分类通常根据其中所含的主要化学成分而分成以下几类。

（1）单树脂类：树脂中一般不含或很少含挥发油及树胶的树脂。通常又可以分为以下几种。

①酸树脂：主成分为树脂酸，如松香。

②酯树脂：主成分为树脂酯，如枫香脂、血竭等。

③混合树脂：无明显的主成分，如洋乳香等。

（2）胶树脂类：主成分为树脂和树胶，如藤黄。

（3）油胶树脂类：主成分为胶树脂中含有较多挥发油，如乳香、没药、阿魏等。

（4）油树脂类：主要成分为树脂和挥发油，如松油脂、加拿大油树脂等。

（5）香树脂类：主成分为树脂、游离芳香酸（香脂酸）、挥发油，如苏合香、安息香等。

3. 树脂的通性　树脂是由很多高分子脂肪族和芳香族化合物的混合物，如树脂酸、树脂烃、高级醇及酯等多种成分组成的混合物。通常为无定形固体，表面微有光泽，质硬而脆，少数为半固体。它们不溶于水，也不吸水膨胀；易溶于醇、乙醚、三氯甲烷等大多数有机溶剂中；在碱性溶液中能部分或完全溶解，在酸性溶液中不溶。加热至一定的温度，则软化，最后熔融；燃烧时有浓烟或火焰，并有特殊的香气或臭气。将树脂的乙醇溶液蒸干，则形成薄膜状物质。树脂的商品名称，常易和树胶混称。树胶和树脂是化学组成完全不同的两类化合物。树胶属于多糖类，能溶于水或吸水膨胀，或能在水中成为混悬液；不溶于有机溶剂；加热后最终焦炭化而分解，发出焦糖样气味，无一定的熔点。

4. 树脂类中药的性状鉴定　树脂类中的性状鉴定与前几章内容一样，从形状、大小、表面、颜色、质地、断面、气、味、水试、火试各方面特征来鉴定。此外，商品树脂类中药有时混有杂质，如树皮、泥土、砂石以及色素等，还需要对其品质优良度和纯度做物理的、化学的测定，如在一定溶剂中的溶解度、浸出物以及树脂的灰分、酸值、皂化值、碘值、醇不溶物等。其中酸值对于树脂的真伪和掺假具有一定的鉴定意义，但同一种树脂，其测定结果也可能因样品的纯度不同而有差异。

5. 常用树脂类中药

乳香

Olibanum

【来源】为橄榄科植物乳香树 *Boswellia carterii* Birdw. 及同属植物 *Boswellia bhaw-dajiana* Birdw. 树皮渗出的树脂。分为索马里乳香和埃塞俄比亚乳香，每种乳香又分为乳香珠和原乳香。

【产地】主产于索马里、埃塞俄比亚及阿拉伯半岛南部。

【采收加工】乳香树干的皮部有离生树脂道，常以春、夏二季为盛产期。采收时，于树干的皮部由下向上顺序切伤，并开一狭沟，使树脂从伤口渗出，流入沟中，数天后凝成硬块，即可采取。亦有落于地面者常黏附砂土杂质，品质较次。其中呈小型乳头状、泪滴状者称乳香珠，小块状者称原乳香。

【性状鉴别】

药材：呈长卵形滴乳状、类圆形颗粒或黏合成大小不等的不规则块状物。大者长达 2cm（乳香珠）或 5cm（原乳香）。表面黄白色，半透明。被有黄白色粉末，久存则颜色加深。质脆，遇热软化。破碎面有玻璃样或蜡样光泽。具特异香气，味微苦。

以色淡黄、颗粒状、半透明、无杂质、气香者为佳。

饮片：醋乳香：表面淡黄色，显油亮，略有醋气。

没药
Myrrha

【来源】　为橄榄科植物地丁树 *Commiphora myrrha* Engl. 或哈地丁树（*Commiphora mol-mol* Engl.）的干燥树脂。分为天然没药和胶质没药。

【产地】　主产于非洲东北部的索马里、埃塞俄比亚、阿拉伯半岛南部及印度等地。以索马里所产没药最佳，销往世界各地。

【采收加工】　没药树干的韧皮部有多数离生的树脂道，受伤后，附近的细胞逐渐破坏，形成大型溶生树脂腔，内含油胶树脂。当年 11 月至次年 2 月间将树刺伤，致树脂由伤口或裂缝口自然渗出，初为淡黄白色液体，在空气中渐变为红棕色硬块。采后拣去杂质。

【性状鉴别】

药材

天然没药：呈不规则颗粒性团块，大小不等，大的直径可达 6cm 以上。表面红棕色或黄棕色，近半透明部分呈棕黑色，被有黄色粉尘。质坚脆，破碎面不整齐，无光泽。有特异香气，味苦而微辛。

胶质没药：呈不规则块状和颗粒，多黏结成大小不等的团块，大者直径长达 6cm 以上，表面棕黄色至棕褐色，不透明，质坚实或疏松，有特异香气，味苦而有黏性。

以块大、色红棕、半透明、稍黏手、香气浓郁而持久、杂质少者为佳。

饮片：醋没药：呈不规则小块状或类圆形颗粒状，表面棕褐色或黑褐色，有光泽。具特异香气，略有醋香气，味苦而微辛。

血竭
Draconis Sanguis

【来源】　为棕榈科植物麒麟竭 *Daemonorops draco* Bl. 果实渗出的树脂经加工制成。

【产地】　主产于印度尼西亚的爪哇和苏门答腊及印度、马来西亚、印度等国。

【采收加工】　麒麟竭的成熟果实，密被硬质小鳞片，由鳞片间分泌的红色树脂几乎将鳞片全部遮蔽。采收成熟果实，充分晒干，加贝壳同入笼中强力振摇，松脆的树脂块即脱落，筛去果实鳞片等杂质，用布包起树脂，入热水中使软化成团，取出放冷，即为"原装血竭"。加入辅料如达玛树脂、原白树脂等，称加工血竭，常见的商品有"手牌"和"皇冠牌"，均有金色商标印于血竭底部。

【性状鉴别】

药材

原装血竭：呈类圆形或不定型块状，大小不等，表面铁黑色或黑红色，附有因摩擦而成的红粉。质硬而脆，断面有光泽或粗糙而无光泽，黑红色，研成粉末血红色。气微，味淡。

加工血竭：略呈类圆四方形或方砖形，表面暗红，有光泽，附有因摩擦而成的红粉。质硬而脆，破碎面红色，研粉为砖红色。气微，味淡。

本品在水中不溶，在热水中软化。

色黑似铁、研粉红似血，火燃烧有呛鼻、苯甲酸样香气者为佳。

饮片：饮片为不规则形的小块或细粉末，碎块呈紫褐色或赤褐色，有光泽，质硬而脆；粉末为鲜艳的深红色。余同药材。

【同步练习】
一、A 型题（最佳选择题）
1. 药材与水共研，能形成黄棕色乳状液的是

A. 乳香　　　　　B. 没药　　　　　C. 血竭　　　　　D. 青黛

E. 冰片

本题考点：药材乳香加水研磨成白色或黄白色乳状液。

二、B 型题（配伍选择题）
(2—5 题共用备选答案)

A. 单树脂　　　　B. 胶树脂　　　　C. 油胶树脂　　　　D. 油树脂

E. 香树脂

2. 乳香属于

3. 血竭属于

4. 没药属于

5. 苏合香属于

本题考点：乳香属于油胶树脂类；血竭属于单树脂类；没药属于油胶树脂类；安息香属于香树脂类；苏合香是香树脂类。

三、X 型题（多项选择题）
6. 依据树脂的化学组成分类，属于油胶树脂的药材有

A. 儿茶　　　　　B. 血竭　　　　　C. 乳香　　　　　D. 没药

E. 青黛

本题考点：乳香、没药属于油胶树脂类药材。

7. 油胶树脂的主要成分有

A. 树脂　　　　　B. 挥发油　　　　C. 树脂苷　　　　D. 树胶

E. 游离芳香酸

本题考点：油胶树脂类主要成分为树脂、挥发油和树胶。如乳香、没药、阿魏等。

8. 进口血竭的主要鉴别特征有

A. 外色黑似漆　　　　　　　　　　B. 研粉红似血

C. 在热水中软化　　　　　　　　　D. 不溶于乙醚

E. 火燃呛鼻，有苯甲酸样香气

本题考点：进口血竭的主要鉴别特征有外色黑似铁，研粉红似血。在水中不溶，在热水中软化。用火点燃，冒烟呛鼻，并伴有苯甲酸样香气。

参考答案：1. A　2. C　3. A　4. C　5. E　6. CD　7. ABD　8. ABCE

（十）其他类中药

【复习指导】本章节内容较少，本类中药常采用性状鉴别的方法，所以要熟悉掌握几位常用中药的性状特征和水试、火试法。

1. 其他类中药的性状鉴定　其他类中药是指不能归入本教材其他章节的中药。主要包括：蕨类植物的成熟孢子，如海金沙；植物器官因昆虫的寄生而形成的虫瘿，如五倍子；植物某一或某些部位的提取加工物，如儿茶、青黛等；某些植物叶的加工品，如芦荟；化学合成品，如冰片；植物体的分泌物，如天竺黄；植物树脂的石化物，如琥珀等。此类药材所包含的范围较杂，其鉴别方法可根据具体的品种而异。不具有生物体结构组织的，通常使用性状及理化方法进行鉴别；如具有植物或动物结构组织的，除使用性状及理化鉴别方法外，还可使用显微鉴别等方法。

其他类中药在进行性状鉴别时，应注意观察药材的形状、大小、颜色、质地、气味等，必要时要配合水试和火试法。如海金沙的成熟孢子呈粉末状，显颗粒性、黄棕色、火烧产生爆鸣声。

2. 常用其他类中药

海金沙
Lygodii Spora

【来源】为海金沙科植物海金沙 *Lygodittm Japomcum*（Thunb.）Sw. 的干燥成熟孢子。

【产地】主产于湖北、湖南、广东、浙江、江苏等地。

【采收加工】秋季孢子未脱落时采割藤叶，晒干，搓揉或打下孢子，除去藤叶即可。

【性状鉴别】

药材：呈粉末状，棕黄色或浅棕黄色。体轻，手捻有光滑感，置手中易由指缝滑落。撒在水中浮于水面，加热则逐渐下沉。取本品少量，撒于火上，即发出轻微爆鸣声及明亮火焰，无残余灰渣。气微，味淡。

以黄棕色、体轻、手捻光滑者为佳。

饮片：同药材。

青黛
Indigo Naturalis

【来源】为爵床科植物马蓝 *Baphicacanthus cusia*（Nees）Bremek.、蓼科植物蓼蓝 *Polygonum tinctorium* Ait. 或十字花科植物菘蓝 *Isatis indigotica* Fort. 的叶或茎叶经加工制得的干燥粉末或团块或颗粒。

【产地】主产于福建、河北、云南、江苏、安徽等省。

【采收加工】夏、秋季采收茎叶，置缸中，加清水浸 2～3 日，至叶腐烂、茎脱皮时，将茎枝捞出，加入石灰（每100kg 加石灰 8～10kg），充分搅拌，至浸液由深绿色转为紫红色时，捞出液面蓝色泡沫物，于烈日下晒干，即得。

【性状鉴别】

药材：为深蓝色粉末，体轻，易飞扬；或呈不规则多孔性的团块、颗粒，用手搓捻即成细末。微有草腥气，味淡。取本品少许，用微火灼烧，有紫红色烟雾产生。取本品少许，加水振摇后静置片刻，水层不得显深蓝色。

以蓝色均匀，体轻能浮于水面，火烧时产生紫红色烟雾时间长者为佳。

饮片：同药材。

儿茶
Catechu

【来源】为豆科植物儿茶 *Acacia catechu*（L. f.）Willd. 去皮枝、干的干燥煎膏。商品称儿茶膏或黑儿茶。

【产地】产于云南、广东、广西、福建等地。尤其云南西双版纳傣族自治州一带，大勐龙产量最大。

【采收加工】通常在冬季采收枝、干，除去外皮，砍成大块，加水煎煮，过滤，浓缩成稠膏状，冷却，倾于特制的模型中，干后即成。习称"儿茶膏"或"黑儿茶"。

【性状鉴别】

药材：呈方形或不规则块状，大小不一，表面棕褐色或黑褐色，光滑而稍有光泽。质硬，易碎，断面不整齐，具光泽，有细孔，遇潮有黏性。气微，味涩、苦，略回甜。

以黑色略带棕色，身干、不焦不碎，味微苦而涩者为佳。

饮片：饮片为棕黑色方块或碎块，断面有光泽，质脆，无杂质。

冰片（合成龙脑）
Borneolum Syntheticum

【来源】以松节油、樟脑为原料，经化学方法合成的制成品，称为机制冰片，又称为合成龙脑。为目前商品冰片的主要来源。

【产地】主产于广州、株洲、南京、天津等地的香料厂或制药厂。

【性状鉴别】

药材：呈无色透明或白色半透明的片状松脆结晶；气清香，味辛、凉；具挥发性，燃烧时有黑烟，并有带光的火焰。在乙醇、三氯甲烷或乙醚中易溶，在水中几乎不溶。熔点为 $205 \sim 210℃$。

以片大、菲薄、色洁白、表面无光泽、有裂纹、质松脆、气清香、凉气大者为佳。以龙脑冰片质量为最佳。

饮片：为玉白色多角形结晶，略带光泽，芳香而含特异的辛凉气，无杂质。

天然冰片（左旋龙脑）
Borneolum

【来源】为樟科植物樟 *Cinnamomum camphorq*（L.）Presl 的新鲜枝、叶经提取加工制成的右旋龙脑结晶。

【产地】主产于湖南等地。

【性状鉴别】

药材：为白色结晶性粉末或片状结晶。气清香，味辛、凉。具挥发性，点燃时冒黑烟，火焰呈黄色。其在乙醇、三氯甲烷或乙醚中易溶，在水中几乎不溶。熔点为 $204 \sim 209℃$。比旋度 $+34° \sim +38°$。

五倍子
Galla Chinensis

【来源】为漆树科植物盐肤木 *Rhus chinensis* Mill. 、青麸杨 *Rhus potaninii* Maxim. 或红麸杨 *Rhus punjabensis* Stew. vat. sinica（Diels）Rehd. et Wils. 叶上的虫瘿。主要由五倍子蚜 *Melaphis chinensis*（Bell）Baker 寄生而形成。按外形不同分为"肚倍"和"角倍"。

【产地】主产于四川、云南、贵州、湖北、湖南、陕西等地。

【采收加工】秋季采摘，置沸水中略煮或蒸至表面呈灰色，杀死蚜虫，取出，干燥。

【性状鉴别】

药材

肚倍：呈长圆形或囊状纺锤形，长 2.5～9cm，直径 1.5～4cm。表面灰褐色或灰棕色，微有柔毛。质硬脆，易破碎，断面角质样，有光泽，壁厚 0.2～0.3cm，内壁平滑，有黑褐色死蚜虫及灰色粉状排泄物。气特异，味涩。

角倍：呈菱形，具不规则钝角状分枝，柔毛较明显，壁较薄。

以个大、完整、壁厚、色灰褐者为佳。

饮片：为不规则的角质样碎片，有光泽，表面显刮毛后的痕迹。

【同步练习】

一、A 型题（最佳选择题）

1. 取药材少量，火烧时有紫红色烟雾发生。它是

A. 青黛　　　　B. 松花粉　　　　C. 蒲黄　　　　D. 海金沙

E. 没药

本题考点：取青黛粉末少许，用微火灼烧，有紫红色烟雾产生。

2. 五倍子的加工方法是

A. 晒干

B. 阴干

C. 烘干

D. 置沸水中略煮或蒸至外表面变成灰色再干燥

E. 低温干燥

本题考点：秋季五倍子由青色转成黄褐色，成熟爆裂前采摘，置沸水中略煮或蒸至外表面变成灰色，杀死蚜虫。取出，干燥。

二、B 型题（配伍选择题）

（3—7 题共用备选答案）

A. 产生紫红色烟雾　　　　B. 冒烟呛鼻，有苯甲酸样香气

C. 发生爆鸣声，且有闪光　　　　D. 发生浓烟，并有带光的火焰

E. 熔融成紫红色液体，生成黄白色烟，有强烈蒜臭气

3. 血竭用火烧产生

4. 海金沙置火中燃烧时产生

5. 青黛用微火灼烧时产生

6. 雄黄燃烧时产生

7. 冰片（合成龙脑）用火烧时产生

本题考点：血竭用火烧时，冒烟呛鼻，并有苯甲酸样香气；海金沙燃烧时，即发出轻微爆鸣声及明亮的火焰；青黛微火灼烧，有紫红色烟雾发生；雄黄燃烧时熔融成紫红色液体，生成黄白色烟且有强烈蒜臭气；冰片（合成龙脑）点燃时，产生浓烟，并有带光的火焰。

参考答案：1. A　2. D　3. B　4. C　5. A　6. E　7. D

二、常用动物类中药的鉴别

【复习指导】本章节分值比例也较多，熟悉掌握动物类中药的来源、性状鉴别，对一些特殊的术语要牢记。如"翘鼻头""方胜纹"等。

动物类中药系是指药用部分为动物的干燥全体或某一部分或生理、病理产物等供药用的一类中药。动物类药品种十分丰富，入药部位较为复杂。有的是以动物整体入药，如水蛭、全蝎等；有的是用动物的角、甲、鳞入药，如羚羊角（代）、鳖甲、穿山甲（代）等；有的是用动物的脏器或肌肉入药，如熊胆、哈蟆油、鹿肉等；有的是用动物的分泌物，如蟾酥、麝香等入药；有的是用动物的排泄物，如五灵脂、蚕砂等入药；有的是用动物的生理或病理产物，如蛇蜕、牛黄等。还有的是动物某部分的加工品，如阿胶、龟板胶等。我国动物药的资源极为丰富，不仅品种多、分布广、数量大，而且还有许多我国特有的种类。随着野生动物资源急剧减少，很多动物已成为濒危保护品种，有的动物已严禁狩猎和药用，如老虎、犀牛等。

1. 动物类中药的性状鉴定　动物类中药的性状鉴定即通过眼看、手摸、鼻闻、口尝、水试、火试等十分简便的方法来确定动物类中药的真伪优劣。由于动物药的入药部位不同和形态变化较多，具有与植物药和矿物药不同的鉴别特点，因此，应注意对动物药专属性特征的观察，并结合传统经验进行鉴别。如海马的"马头蛇尾瓦楞身"等形态特征；蕲蛇的"翘鼻头""方胜纹""连珠斑""佛指甲"等表面特征；牛黄金黄色，牛黄水液可使指甲染黄，习称"挂甲"；珍珠粉红色等颜色特征；毛壳麝香捏之有弹性等质地特征；如麝香仁撒于炽热坩埚中灼烧，初则迸裂，随即熔化膨胀起泡，浓香四溢，灰化后呈白色灰烬，无毛、肉焦臭，无火焰或火星；僵蚕的"胶口镜面"；马宝的"涡纹"等断面特征。马宝粉末置于锡箔纸上加热，其粉末聚集，并发出马尿臭等。麝香之香气浓烈而特异，熊胆苦而回甜有清凉感等气味特征；哈蟆油水浸膨胀10～15倍，熊胆入水旋转呈黄线下降而不扩散等水试鉴别方法；麝香仁火烧初则迸裂，后即熔化膨胀，香气四溢，灰烬白色。都是根据性状鉴别特征进行观察和描述，以准确的鉴定动物药品种和质量的简便方法。

2. 常用动物类中药

地龙
Pheretima

【来源】为钜蚓科动物参环毛蚓 *Pheretima aspergium*（E. perrier）、通俗环毛蚓 *Pheretima vulgaris* Chen、威廉环毛蚓 *Pheretima guillelmi*（Michaelsen）或栉盲环毛蚓 *Pheretima pectinifem* Michaelsen 的干燥体。前一种习称"广地龙"，后三种习称"沪地龙"。

【产地】广地龙主产于广东、海南、广西、福建。沪地龙主产于上海、浙江、江苏。

【采收加工】广地龙春季至秋季捕捉；沪地龙夏季捕捉，除去内脏及泥沙，洗净，晒干或低温干燥。

【性状鉴别】
药材
广地龙：呈长条状薄片，弯曲，边缘略卷，长15～20cm，宽1～2cm。全体具环节，背部棕褐色至紫灰色，腹部浅黄棕色；第14～16环节为生殖带，习称"白颈"，较光亮。体前端稍尖，尾端钝圆，刚毛圈粗糙而硬，色稍浅。雄性生殖孔在第18环节腹侧刚毛圈一小孔突上，外缘有数环绕的浅皮褶，内侧刚毛圈隆起，前面两边有横排（1或2排）小乳突，每边10～20个不等。受精囊孔2对，位于7/8至8/9环节间一椭圆形突起上，约占节周5/11。体轻，略呈革质，不易折断，气腥，味微咸。

沪坦龙：呈条状薄片，长 8～15cm，宽 0.5～1.5cm。全体具环节，背部棕褐色至黄褐色，腹部浅黄棕色；第 14～16 环节为生殖带，较光亮。第 18 环节有 1 对雄性生殖孔。通俗环毛蚓的雄交配腔能全部翻出，呈花菜状或阴茎状；威廉环毛蚓的雄交配腔孔呈纵向裂缝状；栉盲环毛蚓的雄性生殖孔内侧有 1 或多个小乳突。受精囊孔 3 对，在 6/7 至 8/9 环节间。

均以条大、肉厚、无泥土者为佳。习惯以广地龙质佳。

饮片：地龙：为薄片状小段，边缘略卷，体轻，略呈革质，不易折断，气腥，味微咸。

水蛭
Hirudo

【来源】　为水蛭科动物蚂蟥 *Whitmania pigra* Whitman、水蛭 *Hirudo nipponico* Whitman 或柳叶蚂蟥 *Whitmania acranulata* Whitman 的干燥全体。

【产地】　全国各地均产。主产于山东、江苏、湖北、四川等地。

【采收加工】　夏、秋二季捕捉，用沸水烫死，晒干或低温干燥。

【性状鉴别】

药材

蚂蟥：呈扁平纺锤形，有多数环节，体长 4～10cm，宽 0.5～2cm。背部黑褐色或黑棕色，稍隆起，用水浸后，可见黑色斑点排成 5 条纵纹；腹面平坦，棕黄色。两侧棕黄色，前端稍尖，后端钝圆，两端各具一吸盘，前吸盘不显著，后吸盘较大。质脆，易折断，断面胶质样。气微腥。

水蛭：呈扁长圆柱形，体多弯曲，长 2～5cm，宽 0.2～0.3cm。

柳叶蚂蟥：狭长而扁，体长 5～12cm，宽 0.1～0.5cm。

均以条整齐、体小、黑棕色、断面有光泽、无杂质者为佳。

饮片：烫水蛭：呈不规则扁块状或扁圆柱形，表面鼓起，呈棕黄色至黑褐色，附有少量白色滑石粉。断面松泡，灰白色至焦黄色。气微腥。

石决明
Haliotidis Concha

【来源】　为鲍科动物杂色鲍 *Haliotis diversicolor* Reeve、皱纹盘鲍 *Haliotis discus* hannai Ino、羊鲍 *Haliotis ovina* Gmelin、澳洲鲍 *Haliotis ruber*（Leach）、耳鲍 *Haliotis asinine* Linnaeus 或白鲍 *Haliotis laevigata*（Donovan）的贝壳。

【产地】　杂色鲍主产于我国东海南部和南海。皱纹盘鲍主产于辽宁、山东、江苏沿海。羊鲍主产于我国南海海域及我国台湾地区。耳鲍主产于我国台湾地区及海南等地。澳洲鲍和白鲍主产于澳大利亚、新西兰等地。

【采收加工】　夏、秋二季捕捉，去肉及壳上附着的杂质，洗净，晒干。

【性状鉴别】

药材

杂色鲍：呈长卵圆形，内面观略呈耳形，长 7～9cm，宽 5～6cm，高约 2cm。表面暗红色，有多数不规则的螺肋和细密生长线，螺旋部小，体螺部大，从螺旋部顶处开始向右排列有 20 余个疣状突起，末端 6～9 个开孔，孔口与壳面平。内面光滑，具珍珠样彩色光泽。壳较厚，质坚硬，不易破碎。气微，味微咸。

皱纹盘鲍：呈长椭圆形，长 8～12cm，宽 6～8cm，高 2～3cm。外表面灰棕色，有多数粗糙而不规则的皱纹，生长线明显，常附有苔藓类或石灰虫等附着物，末端常见 4～5 个开孔，孔口突出于壳面，壳较薄。

羊鲍：近圆形，长4～8cm，宽2.5～6cm，高0.8～2cm。壳顶位于近中部而高于壳面，螺旋部与体螺部各占1/2，从螺旋部边缘有2行整齐的突起，尤以上部较为明显，末端4～5个开孔，呈管状。

澳洲鲍：呈扁平卵圆形，长13～17cm，宽11～14cm，高3.5～6cm。表面砖红色，螺旋部约为壳面的1/2，螺肋和生长线呈波状隆起，疣状突起30余个，末端7～9个开孔，空口突出壳面。

耳鲍：呈耳状，狭长，略扭曲，长5～8cm，宽2.5～3.5cm，高约1cm。表面光滑，具翠绿色、紫色及褐色等多种颜色形成的斑纹，螺旋部小，体螺部大，末端5～7个开孔，孔口与壳面平，多为椭圆形，壳薄，质较脆。

白鲍：呈卵圆形，长11～14cm，宽8.5～11cm，高3～6.5cm。表面砖红色，光滑，壳顶高于壳面，生长线颇为明显，螺旋部约为壳面的1/3，疣状突起30余个，末端9个开孔，孔口与壳平。

均以壳厚、完整、内面光彩鲜艳者为佳。

饮片

石决明：呈不规则碎块状，灰白色，有珍珠样彩色光泽。质坚硬，气微，味微咸。

煅石决明：呈不规则小碎碎块或粗粉状，灰白色无光泽，质酥脆。断面呈层状。

珍珠
Margarita

【来源】为珍珠贝科动物马氏珍珠贝 *Pteria marimsii*（Dunker）、蚌科动物三角帆蚌 *Hyriopsis cumingii*（Lea）或褶纹冠蚌 *Cristaria plicata*（Leach）等双壳类动物受刺激而形成的珍珠。

【产地】马氏珍珠贝所产的珍珠称海珠，天然和人工养殖均有；海珠主产于广东廉江、广西合浦、北海、海南及中国台湾等。销全国并出口，其产量居世界第二位。

【采收加工】天然珍珠全年可采，自动物体内取出，洗净，干燥。

【性状鉴别】

药材：呈类球形、卵圆形、长圆形、卵圆形或棒形，直径1.5～8mm。表面类白色、浅粉红色、浅黄绿色或浅蓝色，半透明，平滑或微有凹凸，具特有的彩色光泽。质地坚硬，破碎面显层纹。气微，味淡。

以纯净、质坚硬、彩光明显者为佳。

饮片：珍珠粉：为最细粉。气微，味淡。

牡蛎
Ostreae Concha

【来源】为牡蛎科动物长牡蛎 *Ostrea gigas* Thunberg、大连湾牡蛎 *Ostrea talienwhanensis* Crosse 或近江牡蛎 *Ostrea rivularis* Gould 的贝壳。

【产地】长牡蛎主产于山东以北至东北沿海。大连湾牡蛎主产于辽宁、河北、山东等省沿海。近江牡蛎产地北起东北，南至海南省沿海。主为野生品，也有养殖。

【采收加工】全年可捕捞，去肉，洗净，晒干。

【性状鉴别】

药材

长牡蛎：呈长片状，背腹缘几平行，长10～50cm，宽4～15cm。右壳较小，鳞片坚厚，层状或层纹状排列。壳外面平坦或具数个凹陷，淡紫色，灰白色或黄褐色；内面白色，壳顶两侧无小齿。左壳凹陷很深，鳞片较右壳粗大，壳顶附着面小。质硬，断面层状，洁白。气微，味微咸。

大连湾牡蛎：呈类三角形，背腹缘呈"八"字形。右壳外面淡黄色，具疏松的同心鳞片，鳞片起伏成波浪状，内面白色。左壳同心鳞片坚厚，自壳顶部放射肋数个，明显，内面凹下呈盒状，铰合面小。

近江牡蛎：呈圆形、卵圆形或三角形等。右壳外面稍不平，有灰、紫、棕、黄等色，环生同心鳞片，幼体者鳞片薄而脆，多年生长后鳞片层层相叠，内面白色，边缘有时淡紫色。

均以个大、不破碎、质坚、无泥杂、内面光洁、色白者为佳。

饮片

生牡蛎：为不规则碎块，白色，质硬，断面层状。气微，味微咸。

煅牡蛎：呈不规则碎块或粗粉，灰白色，质酥脆，断面层状。

海螵蛸
Sepiae Endoconcha

【来源】　为乌贼科动物无针乌贼 *Sepiella maindroni* de Rochebrune 或金乌贼 *Sepia esculenta* Hoyle 的干燥内壳。

【产地】　无针乌贼主产于浙江、江苏、广东等地。金乌贼主产于辽宁、山东等地。

【采收加工】　收集乌贼鱼的骨状内壳，洗净，干燥。

【性状鉴别】

药材

无针乌贼：呈扁长椭圆形，边缘薄，中间厚，长 9～14cm，宽 2.5～3.5cm，厚约1.3cm。背面有磁白色脊状隆起，两侧略显微红色，有不甚明显的细小疣点；腹面白色，自尾端到中部有细密波状横层纹；角质缘半透明，尾部较宽平，无骨针。体轻，质松，易折断，断面粉质，显疏松层纹。气微腥，味微咸。

金乌贼：内壳较前者大，长 13～23cm，宽约6.5cm，背面疣点明显，略呈层状排列；腹面的细密波状横层纹占全体大部分，中间有纵向浅槽；尾部角质缘渐宽，向腹而翘起，末端有一骨针，多已断落。

均以色白、洁净者为佳。

饮片：多呈不规则形或类方形小块，类白色或微黄色。气微腥，味微咸。

全蝎
Scorpio

【来源】　为钳蝎科动物东亚钳蝎 *Buthus martensii* Karsch 的干燥体。

【产地】　主产于河南、山东、河北等省。以河南禹县、鹿邑，山东益都产品为地道。

【采收加工】　春末至秋初捕捉，除去泥沙，置沸水或沸盐水中，煮至全身僵硬，捞出，置通风处，阴干。

【性状鉴别】

药材：头胸部与前腹部呈扁平长椭圆形，后腹部呈尾状，皱缩弯曲，完整者体长约6cm。头胸部绿褐色，前端有 1 对短小的螯肢和 1 对较长的钳状脚须，形似蟹螯，背面覆有梯形背甲，腹面有足 4 对，均为 7 节，末端各具 2 爪钩；前腹部由 7 个环节组成，第 7 节色深，背甲上有 5 条隆脊线。背面绿褐色，后腹面棕黄色，6 节，节上均有纵沟，末节有锐钩状毒刺，毒刺下方无距。气微腥，味咸。

以完整、色黄褐、肚瘪、无盐霜、味淡者为佳。

饮片：形如药材，质轻易碎断，气微腥，味咸。

蜈蚣
Scolopendra

【来源】为蜈蚣科动物少棘巨蜈蚣 Scolopendra subspinipes mutilans L. Koch 的干燥体。

【产地】主产于湖北、浙江、江苏等省。

【采收加工】春、夏二季捕捉。用竹片插入头尾，绷直，干燥。

【性状鉴别】

药材：呈扁平长条形，长9～15cm，宽0.5～1cm。由头部和躯干部组成，全体共22个环节，头部暗红色或红褐色，略有光泽，有头板覆盖，头板近圆形，前端稍突出，两侧贴有颚肢1对，前端两侧有触角1对。躯干部第一背板与头板同色，其余20个背板为棕绿色或墨绿色，有光泽，自第四背板至第二十背板常有两条纵沟线；腹部淡黄色或棕黄色，皱缩；自第二节起，每节两侧有步足1对，步足黄色或红褐色，偶有黄白色，呈弯钩形。最末一对步足尾状，又称尾足，易脱落。质脆，断面有裂隙。气微腥，并有特殊刺鼻的臭气，味辛、微咸。

以条大、完整、头红、足红棕色、身墨绿色、肉厚、腹干瘪者为佳。

饮片：为除去头、足的干燥躯体。背部棕绿色或墨绿色，有光泽，腹部棕黄色或淡黄色，质脆。具特殊刺鼻腥气，味辛、微咸。

土鳖虫（䗪虫）
Eupolyphaga Steleophaga

【来源】为鳖蠊科昆虫地鳖 Eupolyphaga sinensis Walker 及冀地鳖 Steleophaga plancyi (Boleny) 的雌虫干燥体。前者习称"苏地鳖"或"苏土元"，后者称"大土元"或"冀地鳖"。

【产地】苏地鳖主产于江苏、浙江、河南等地。冀地鳖主产于河北、河南、山东等地。

【采收加工】捕捉后，置沸水中烫死，晒干或烘干。

【性状鉴别】

药材

地鳖：呈扁平卵圆形，长1.3～3cm，宽1.2～2.4cm。背部紫褐色，有光泽，无翅。前胸背板较发达，盖住头部；腹背板9节，呈覆瓦状排列。腹面红棕色，头部较小，有丝状触角1对，多脱落。胸部有足3对，具细毛和刺，腹部有横环节。质松脆，易碎。气腥臭，味微咸。

冀地鳖：长2.2～3.7cm，宽1.4～2.5cm。背部黑棕色，通常在边缘带有淡黄褐色斑纹及黑色小点。

均以体形完整、紫褐色、有光泽、腹中泥土少者为佳。

饮片：炒土鳖虫：颜色加深，微焦，余同药材。

桑螵蛸
Mantidis Ootheca

【来源】为螳螂科昆虫大刀螂 Tenodera sinensis Saussure、小刀螂 Statilia maculata (Thunberg) 或巨斧螳螂 Hierodula PateUifem (Serville) 的干燥卵鞘。分别习称为"团螵蛸""长螵蛸"及"黑螵蛸"。

【产地】团螵蛸主产于广西、云南、湖北、湖南等地区。长螵蛸主产于浙江、江苏、安徽等地。黑螵蛸主产于河北、山东等地。

【采收加工】深秋至次春采收，除去杂质，蒸至虫卵死后，干燥。

【性状鉴别】

药材

团螵蛸：略呈圆柱形或半圆形，由多层膜状薄层叠成。长 2.5～4cm，宽 2～3cm，表面浅黄褐色，上面带状隆起不明显，底面平坦或有凹沟。体轻，质松而韧，横断面可见外层为海绵状，内层为许多放射状排列的小室，室内各有一细小椭圆形卵，深棕色，有光泽。气微腥，味淡或微咸。

长螵蛸：略呈长条形，一端较细。长 2.5～5cm，宽 1～1.5cm，表面灰黄色，上面带状隆起明显，带的两侧各有 1 条暗棕色浅沟及斜向纹理。质硬而脆。

黑螵蛸：略呈平行四边形，长 2～4cm，宽 1.5～2cm。表面灰褐色，上面带状隆起明显，两侧有斜向纹理，近尾端向上翘。质硬而韧。

均以个完整、色黄、体轻而带韧性、卵未孵出、无树枝草梗等杂质者为佳。

饮片：盐桑螵蛸：表面呈焦黄色，略具焦斑。味咸。

斑蝥
Mylabris

【来源】为芫青科昆虫南方大斑蝥 *Mylabris phalerata* Pallas 或黄黑小斑蝥 *Mylabris cichorii* Linnaeus 的干燥体。

【产地】主产于河南、安徽、江苏、湖南、贵州、广西等省区。

【采收加工】夏、秋二季清晨露水未干时捕捉，闷死或烫死，晒干。

【性状鉴别】

药材

南方大斑蝥：呈长圆形，长 1.5～2.5cm，宽 0.5～1cm。头及口器向下垂，有较大的复眼及触角各 1 对，触角多已脱落。背部具革质鞘翅 1 对，黑色，有 3 条黄色或棕黄色的横纹；鞘翅下面有棕褐色薄膜状透明的内翅 2 片。胸腹部乌黑色，胸部有足 3 对。有特殊的臭气。

黄黑小斑蝥：体形较小，长 1～1.5cm。

均以个大、完整、颜色鲜明、无败油气味者为佳。

饮片

米炒斑蝥：形如斑蝥，呈黄棕色，略有光泽，除去头、翅、足，质脆易碎。

南方大斑蝥：体形较大，头足翅偶有残留。色乌黑发亮，头部去除后的断面不整齐，边缘黑色，中心灰黄色。质脆易碎。有焦香气。

黄黑小斑蝥：体形较小。

僵蚕
Bombyx Batryticatus

【来源】为蚕蛾科昆虫家蚕 *Bombyx mori* Linnaeus 4～5 龄的幼虫感染（或人工接种）白僵菌 *Beauveria bassiana*（Bals.）Vuillant 而致死的干燥体。

【产地】主产于江苏、浙江、安徽、四川等省。

【采收加工】多于春、秋季生产，将感染白僵菌病死的蚕干燥。

【性状鉴别】

药材：呈圆柱形，多弯曲而皱缩，长2～5cm，直径0.5～0.7cm。表面灰黄色，被有白色粉霜状气生菌丝和分生孢子。头部较圆，足8对，呈突起状；体节明显；尾部略呈二分歧状。质硬而脆，易折断，断面平坦，外层白色，中间有亮棕色或亮黑色的丝腺环4个，习称"胶口镜面"。气微腥，味微咸。

以条粗、质硬、色白、断面光亮者为佳。表面无白色粉霜、中空者不可入药。

饮片：炒僵蚕：形如药材，表面黄色，无白色粉霜，有香气。

蜂蜜
Mel

【来源】为蜜蜂科昆虫中华蜜蜂 *Apis cerana* Fabricius 或意大利蜂 *Apis mellifera* Linnaeus 所酿的蜜。

【产地】各地均产，以广东、云南、福建、江苏、浙江等省产量较大。

【采收加工】春至秋季采收，将蜂巢置于布袋中，将蜜挤出，滤过。

【性状鉴别】

药材：为半透明，带光泽、稠厚的液体，白色至淡黄色（白蜜）或橘黄色至黄褐色（黄蜜）。贮放稍久或遇冷即变成不透明，并有白色颗粒状结晶（葡萄糖）析出。气芳香，味极甜。

以含水分少、有油性、稠如凝脂、用木棒挑起时蜜丝不断并流成折叠状、味甜而纯正、无异臭杂质者为佳。

饮片：炼蜜：形态与药材相同，颜色加深，黏性较强。

海马
Hippocampus

【来源】为海龙科动物线纹海马 *Hippocampus kelloggi* Jordan et Snyder、刺海马 *Hippocampus histrix* Kaup、大海马 *Hippo campus kuda* Bleeker、三斑海马 *Hippocampus trimaculatus* Leach 或小海马（海蛆）*Hippocampus japonicus* Kaup 的干燥体。

【产地】主产于海南、广东、福建、辽宁、山东等省。有养殖。

【采收加工】夏、秋二季捕捞，洗净，晒干；或除去皮膜及内脏，晒干。

【性状鉴别】

药材

线纹海马：呈扁长形而弯曲，体长约30cm。表面黄白色。头略似马头，有冠状突起，具管状长吻，口小，无牙，两眼深陷。躯干部七棱形；尾部四棱形，渐细卷曲，体上有瓦楞形节纹并具短棘。习称"马头、蛇尾、瓦楞身"。体轻，骨质，坚硬。气微腥，味微咸。

刺海马：体长15～20cm，黄白色，头部及体上环节间的棘细而尖。

大海马：体长20～30cm，黑褐色。

三斑海马：体侧背部第1、4、7节的短棘基部各有一黑斑。

小海马（海蛆）：体形小，长7～10cm。黑褐色。节纹及短棘均较细小。

均以个大、色白、坚实、头尾齐全、洁净者为佳。

饮片：如药材。

蟾酥
Bufonis Venenum

【来源】为蟾蜍科动物中华大蟾蜍 *Bufo bufo gargarizans* Cantor 或黑眶蟾蜍 *Bufo melanos-*

tictus Schneider 的干燥分泌物。

【产地】 主产于江苏、河北、山东、四川等省。以江苏启东生产历史久，产量大。

【采收加工】 夏、秋二季捕捉蟾蜍，洗净，挤取耳后腺及皮肤腺的白色浆液，加工，干燥。

【性状鉴别】

药材：呈扁圆形团块状或片状。棕褐色或红棕色。团块状者质坚，不易折断，断面棕褐色，角质样，微有光泽；片状者质脆，易碎，断面红棕色，半透明。气微腥，味初甜而后有持久的麻舌感，粉末嗅之作嚏。断面沾水，即成乳白色隆起。

以色红棕、断面角质状、半透明、有光泽、气味浓者为佳。

饮片：蟾酥粉：棕褐色粉末状，气微腥。

龟甲

Testudinis Carapax et Plastrum

【来源】 为龟科动物乌龟 *Chinemys reevesii*（Gray）的背甲及腹甲。

【产地】 主产于江苏、浙江、安徽、湖北、湖南等地。野生和家养均有。

【采收加工】 全年均可捕捉，以秋、冬二季为多。捕获后杀死，或用沸水烫死，剥取背甲及腹甲，除去残肉，晒干。

【性状鉴别】

药材：背甲及腹甲由甲桥相连，背甲稍长于腹甲，与腹甲常分开。背甲呈长椭圆形拱状，长 7.5～22cm，宽 6～18cm；外表面棕褐色至黑褐色，脊棱 3 条；颈盾 1 块，前窄后宽；椎盾 5 块，第 1 椎盾长大于宽或近相等，第 2～4 椎盾宽大于长；肋盾两侧对称，各 4 块；缘盾每侧 11 块；臀盾 2 块。腹甲呈板片状，近长方椭圆形，长 6.4～21cm，宽 5.5～17cm；外表面淡黄棕色至棕黑色，盾片 12 块，每块常具紫褐色放射状纹理，腹盾、胸盾和股盾中缝均长，喉盾、肛盾次之，肱盾中缝最短；内表面黄白色至灰白色，有的略带血迹或残肉，除净后可见骨板 9 块，呈锯齿状嵌接；前端钝圆或平截，后端具三角形缺刻，两侧残存呈翼状向斜上方弯曲的甲桥。质坚硬。气微腥，味微咸。

以略带血迹、身干、个大、无残肉、洁净者为佳。

饮片

龟甲：呈不规则块片状，表面黄色或黄褐色，有放射状纹理。内面黄白色，边缘呈锯齿状，质坚硬，可见白骨板缝处断裂。气微腥，味微咸。

醋龟甲：形如龟甲，表面黄色或棕褐色，质松脆，气微腥，味微咸，微有醋香气。

鳖甲

Carapax Trlonycis

【来源】 为鳖科动物鳖 *Trionyx sinensis* Wiegmann 的背甲。

【产地】 主产于湖北、安徽、江苏、河南、湖南、浙江等省。多人工养殖。

【采收加工】 全年均可捕捉，以秋、冬季为多，捕捉后杀死，置沸水中烫至背甲上硬皮能剥落时，取出，剥取背甲，除去残肉，晒干。

【性状鉴别】

药材：呈椭圆形或卵圆形，背面隆起，长 10～15cm，宽 9～14cm。外表面黑褐色或墨绿色。略有光泽，具细网状皱纹及灰黄色或灰白色斑点，中间有一条纵棱，两侧各有左右对称的横凹纹 8 条，外皮脱落后，可见锯齿状嵌接缝。内表面类白色，中部有突起的脊椎骨，颈骨向内卷曲，两侧各有肋骨 8 条，伸出边缘。质坚硬。气微腥，味淡。

以块大、甲厚、无残肉、洁净、无腐臭者为佳。

饮片

鳖甲：呈不规则碎片，余同药材。

醋鳖甲：黄色至深黄色，质酥脆，略具醋气。

蛤蚧

Gecko

【来源】为壁虎科动物蛤蚧 *Gekko gecko* Linnaeus 除去内脏的干燥体。

【产地】主产于广西、云南、广东、贵州等省。

【采收加工】全年均可捕捉，除去内脏，拭净，用竹片撑开，使全体扁平顺直，低温干燥。

【性状鉴别】

药材：呈扁片状，头颈部及躯干部长 9～18cm，头颈部约占 1/3，腹背部宽 6～11cm，尾长 6～12cm。头略呈扁三角形，两眼多凹陷成窟窿，口内有细齿，生于颚的边缘，无异型大齿。吻部半圆形，吻鳞不切鼻孔，与鼻鳞相连，上鼻鳞左右各 1 片，上唇鳞 12～14 对，下唇鳞（包括颏鳞）21 片。腹背部呈椭圆形，腹薄。背部灰黑色或银灰色，有黄白色或灰绿色斑点散在或密集成不显著的斑纹，脊椎骨和两侧肋骨突起。四足均有 5 趾，除第一趾外，均具爪，趾间仅具蹼迹，足趾底面具吸盘。尾细而坚实，微显骨节，与背部颜色相同，有 6～7 个明显的银灰色环带。有的再生尾具原生尾短，且银灰色环带不明显。全身密被圆形或多角形微有光泽的细鳞。气腥，味微咸。

以体大、肥壮、尾粗而长、无虫蛀者为佳。

饮片

蛤蚧：为不规则的片状小块。表面灰黑色或银灰色，有棕黄色的斑点及鳞甲脱落的痕迹。切面黄白色或灰黄色。脊椎骨和肋骨突起。气微腥，味微咸。

酒蛤蚧：形如蛤蚧块，微有酒香气，味微咸。

金钱白花蛇

Bungarus Parvus

【来源】为眼镜蛇科动物银环蛇 *Bungarus multicinctus* Blyth 的幼蛇除去内脏的干燥体。

【产地】主产于广东、江西、海南、福建等省。广东、江西等地有养殖。

【采收加工】夏、秋二季捕捉，剖开腹部，除去内脏，抹净血迹，用乙醇浸泡处理后，盘成圆形，用竹签固定，干燥。

【性状鉴别】

药材：呈圆盘状，盘径 3～6cm，蛇体直径 0.2～0.4cm。头盘在中间，尾细，常纳于口内。口腔内上颌骨前端有毒沟牙 1 对，鼻间鳞 2 片，无颊鳞，上下唇鳞各 7 片，背部黑色或灰黑色，有白色环纹 45～58 个，黑白相间，白环纹在背部宽 1～2 行鳞片，向腹面渐增宽，黑环纹宽 3～5 行鳞片，背正中明显突起 1 条脊棱，脊棱扩大呈六角形，背鳞细密，通身 15 行，尾下鳞单行。气微腥，味微咸。

以身干、头尾齐全、色泽明亮、盘径小者为佳。

饮片：同药材。

蕲蛇

Agkistrodon

【来源】为蝰科动物五步蛇 *Agkistrodon acutus*（Guenther）除去内脏的干燥体。

【产地】主产于浙江、江西、安徽、福建、湖南等省。栖息于丘陵或林木繁茂的山区，常将身体盘着，俗称"棋盘蛇"，为有毒蛇类。

【采收加工】多于夏、秋季捕捉，剖开腹部，除去内脏，洗净，用竹片撑开腹部，盘成圆盘状，干燥后除去竹片。

【性状鉴别】

药材：呈圆盘状，盘径 17～34cm，体长可达 2m。头在中央稍向上，呈三角形而扁平，吻端向上突出，习称"翘鼻头"，上颚有管状毒牙，中空尖锐。背部两侧各有黑褐色与浅棕色组成的"V"形斑纹 17～25 个，其"V"形的两上端在背中线上相接，习称"方胜纹"，有的左右不相接，呈交错排列。腹部撑开或不撑开，灰白色，鳞片较大，有黑色类圆形的斑点，习称"连珠斑"；腹内壁黄白色，脊椎骨的棘突较高，呈刀片状上突，前后椎体下突基本同形，多为弯刀状，向后倾斜，尖端明显超过椎体后隆面。尾部骤细，末端有三角形深灰色的角质鳞片 1 枚。气腥，味微咸。

以头尾齐全、条大、花纹明显、内壁洁净者为佳。

饮片

蕲蛇段：呈小段状，无头及鳞片，表面黑褐色或浅棕色，腹部灰白色，内面腹壁黄白色，脊椎骨及肋骨明显，气腥，味微咸。

蕲蛇肉：呈小段状，无头、鳞及骨，黄白色，质柔软，略具酒气。

酒蕲蛇：形如蕲蛇段，表面颜色加深，略具酒气。

乌梢蛇
Zaocys

【来源】为游蛇科动物乌梢蛇 *Zaocys dhumnades*（Cantor）除去内脏的干燥体。

【产地】主产于浙江、安徽、江苏、江西等省。四川、福建等省已有人工饲养。

【采收加工】多在夏、秋二季捕捉，剖开腹部，或先剥皮留头尾，除去内脏，卷成圆盘状，干燥。

【性状鉴别】

药材：呈圆盘状，盘径约 16cm。全体绿黑色或黑褐色，密被菱形细鳞；背鳞行数为双数，中央 2～4 行鳞片强烈起棱，形成两条纵贯全体的黑线。头盘在中央，扁圆形，眼大而凹陷，有光泽。上唇鳞 8 枚，第 4、5 枚入眶，颊鳞 1 枚，眼前鳞 1 枚，较小，眼后鳞 2 枚。脊部高耸成屋脊状，俗称"剑脊"。腹部剖开边缘向内卷曲，脊肌肉厚，黄白色或淡棕色，可见排列整齐的肋骨。尾部渐细而长，尾下鳞双行。剥皮者仅留头尾之皮鳞，中段较光滑。气腥，味淡。

以身干、头尾齐全、皮黑、肉黄白色、质坚实者为佳。

饮片

乌梢蛇：呈段状，长约 3cm，表面乌黑色或黑褐色，切面黄白色，质坚硬。气腥，味淡。

乌梢蛇肉：呈段片状，无头、皮、骨，黄白色或灰黑色。质韧。气微腥，略具酒气。

酒乌梢蛇：形如乌梢蛇段。棕褐色或黑色，略具酒气。

鸡内金
Galli Gigerii Endothelium Corneum

【来源】为雉科动物家鸡 *Gallus gallus domesticus* Brisson 的干燥沙囊内壁。

【产地】全国各地区均产。

【采收加工】杀鸡后，取出鸡肫，趁热剖开，剥取内壁，洗净，晒干。

【性状鉴别】

药材：呈不规则皱缩的卷片状，厚约 0.2cm。表面黄色、黄绿色或黄褐色，薄而半透明，有明显条棱状皱纹，质脆，易碎，断面角质样，有光泽。气微腥，味微苦。

以片匀、表面光洁、黑褐色或黄褐色、半透明、无腥气、不带皮肉者为佳。

饮片

炒鸡内金：不规则片状，表面暗黄褐色或焦黄色，用放大镜观察，显颗粒状或微细泡状。轻折即断，断面有光泽。

醋鸡内金：不规则片状，鼓起，表面褐黄色，略具醋气。

麝香
Moschus

【来源】为鹿科动物林麝 Moschus berezovskii Flerov、马麝 Moschus sifanicus Przewalski 或原麝 Moschus moschiferus Linnaeus 成熟雄体香囊中的干燥分泌物。

【产地】主产于西藏、四川及云南等省区。林麝主要分布于西南及西北等地区。马麝主要分布于青藏高原高寒地带。原麝主要分布于东北地区及安徽、河北等省。

【采收加工】野麝多在冬季至次春猎取，捕获后，割取香囊，阴干，习称"毛壳麝香"；除去囊壳，取囊中分泌物，习称"麝香仁"。家麝直接从其香囊中取出麝香仁，阴干或用干燥器密闭干燥。

【性状鉴别】

药材

毛壳麝香：呈类椭圆形或扁圆形的囊状体，直径 3～7cm，厚 2～4cm。开口面的皮革质，棕褐色，略平，密生白色或灰棕色短毛，从两侧围绕中心排列，中央有一小囊孔。另一面为棕褐色略带紫色的皮膜，微皱缩，偶显肌肉纤维，略有弹性，剖开后，可见中层皮膜呈棕褐色或灰褐色，半透明，内层皮膜呈棕色，内含颗粒状、粉末状的麝香仁和少量细毛及脱落的内层皮膜习称"银皮"。

麝香仁：野生品质软、油润、疏松，其中呈不规则圆球形或颗粒状者习称"当门子"，外表多呈紫黑色，油润光亮，微有麻纹，断面深棕色或黄棕色；粉末状者多呈棕褐色或黄棕色，并有少量脱落的内层皮膜和细毛。饲养者呈颗粒状、短条形或不规则团块；表面不平，紫黑色或深棕色，显油性，微有光泽，并有少量脱落的内层皮膜和毛。气香浓烈而特异，味微辣、微苦带咸。

毛壳麝香以饱满、皮薄、捏之有弹性、香气浓烈者为佳。

香仁以当门子多、质柔润、香气浓烈者为佳。

饮片：麝香仁粉末棕褐色或黄棕色。

鹿茸
Cervi Cornu Pantotrichum

【来源】为鹿科动物梅花鹿 Cervus nippon Temminck 或马鹿 Cervus elaphus Linnaeus 的雄鹿未骨化密生茸毛的幼角。前者习称"花鹿茸"，后者习称"马鹿茸"。

【产地】花鹿茸主产于吉林、辽宁等省。马鹿茸主产于黑龙江、吉林、内蒙古、新疆、青海等地。东北产者习称"东马鹿茸"，品质较优。西北产者习称"西马鹿茸"。

【采收加工】夏、秋二季锯取鹿茸，经加工后，阴干或烘干。

【性状鉴别】
药材

花鹿茸：呈圆柱状分枝。具一个分枝者习称"二杠"，主枝习称"大挺"，长 17～20cm，锯口直径 4～5cm，离锯口约 1cm 处分出侧枝，习称"门庄"，侧枝长 9～15cm，直径较大挺略细。外皮红棕色或棕色，多光润，表面密生红黄色或棕黄色细茸毛，上端较密，下端较疏。分叉间具 1 条灰黑色筋脉，皮茸紧贴。锯口黄白色，外围无骨质，中部密布细孔。具二个侧枝者习称"三岔"，大挺长 23～33cm，直径较二杠细，略呈弓形，而微扁，枝端略尖，下部多有纵棱筋及突起疙瘩；皮红黄色，茸毛较稀而粗。体轻。气微腥，味微咸。

二茬茸与头茬茸近似，但挺长而不圆或下粗上细，下部有纵棱筋。皮灰黄色，茸毛较粗糙，锯口外围多已骨化。体较重。无腥气。

马鹿茸：较花鹿茸粗大，分枝较多，侧枝一个者习称"单门"，两个者习称"莲花"，三个、四个者分别习称"三岔"、"四岔"或更多。以莲花、三岔为主。按产地不同分为"东马鹿茸"和"西马鹿茸"两类。东马鹿茸："单门"大挺长 25～27cm，直径 3cm。外皮灰黑色，茸毛灰褐色或灰黄色，锯口面外皮较厚，灰黑色，中部密布细孔，质嫩；"莲花"大挺长可达 33cm，下部有棱筋，锯口面蜂窝状小孔稍大；"三岔"皮色深，质较老；"四岔"茸毛粗而稀，大挺下部具棱筋及疙瘩，分枝顶端多无毛，习称"捻头"。西马鹿茸，大挺多不圆，顶端圆扁不一，长 30～100cm，表面有棱，多抽缩干瘪，分枝较长且弯曲，茸毛粗长，灰色或黑灰色，锯口色较深，常见骨质。气腥臭，味咸。

均以茸形粗壮、饱满、皮毛完整、质嫩、油润、无骨棱、未骨化者为佳。

饮片

鹿茸片：圆形薄片。余同药材。

鹿茸粉：为灰白色或米黄色细粉。

牛黄

Bovis Calculus

【来源】为牛科动物牛 *Bos taurus domesticus* Gmelin 的干燥胆结石。习称"天然牛黄"。

【产地】主产于陕西、甘肃、新疆等地的习称"西黄"。主产于内蒙古、河北、山西、天津、北京等地的习称"京黄"。主产于东北地区的习称"东黄"。

【采收加工】宰牛时，发现牛黄，即滤去胆汁，将牛黄取出，除去外部薄膜，阴干。

【性状鉴别】
药材

蛋黄：多呈卵形、类球形、三角形或四方形，大小不一，直径 0.6～3（4、5）cm。少数呈管状或碎片。表面黄红色至棕黄色，有的表面挂有一层黑色光亮的薄膜，习称"乌金衣"，有的粗糙，具疣状突起，有的具龟状裂纹。体轻，质酥脆，易分离剥落，断面金黄色，可见细密的同心层纹，有的夹有白心。气清香，味苦而后甘，有清凉感。嚼之易碎，不粘牙。

管黄：呈管状，长约 3cm，直径 1～1.5cm，或为破碎的小片。表面不平或有横曲纹，有裂纹及小突起，红棕色或棕黄色。质酥脆，断面有较少的层纹，有的中空，色较深。

取本品少许，加水调和，涂于指甲，能将指甲染成黄色，习称"挂甲"。

以完整、色黄红至棕黄、质酥脆、断面层纹清晰而细腻者为佳。

饮片：牛黄粉：为棕黄色细粉。气清香，味微苦而微甜。入口有清凉感，嚼之不粉粘牙，可慢慢溶化。

人工牛黄
Calculus Bovis Artifactus

【来源】由牛胆粉、胆酸、猪去氧胆酸、牛磺酸、胆红素、胆固醇、微量元素等加工制成。

【性状鉴定】本品为黄色疏松粉末。味苦，微甘。

体外培育牛黄
Calculus Bovis Sativus

【来源】以牛科动物牛 *Bos taurus domesticus* Gmelin 的新鲜胆汁作母液，加入去氧胆酸、胆酸、复合胆红素钙等制成。

【性状鉴定】呈球形或类球形，直径 0.5～3cm，表面光滑，呈黄红色至棕黄色。体轻，质松脆，断面有同心层纹。气香，味苦而后甘，有清凉感，嚼之易碎，不粘牙。亦能"挂甲"。

羚羊角
Saigae Tataricae cornu

【来源】为牛科动物赛加羚羊 *Saiga tatarica* Linnaeus 的角。

【产地】主产于新疆西北部，俄罗斯产量较大。

【采收加工】全年可捕，猎取后锯取其角，洗净，晒干。

【性状鉴别】

药材： 呈长圆锥形，略呈弓形弯曲，长 15～33cm；类白色或黄白色，基部稍呈青灰色。嫩枝对光透视有"血丝"或紫黑色斑纹，光润如玉，无裂纹，老枝则有细纵裂纹。除尖端部分外，有 10～16 个隆起环脊，间距约 2cm，用手握之，四指正好嵌入凹处。角的基部横截面圆形，直径 3～4cm，内有坚硬质重的角柱，习称"骨塞"，骨塞长约占全角的 1/2 或 1/3，表面有突起的纵棱与其外面角鞘内的凹沟紧密嵌合，从横断面观，其结合部呈锯齿状。除去"骨塞"后，角的下半段成空洞，全角呈半透明，对光透视，上半段中央有 1 条隐约可辨的细孔道直通角尖，习称"通天眼"。质坚硬。气微，味淡。

以质嫩、色白、光润、内含红色斑纹、无裂纹者为佳。

饮片

羚羊角镑片：为纵向薄片或横片，多折曲，类白色或黄白色，半透明，表面光滑，纹丝直而微呈波状，有光泽；横片中央可见空洞。质坚韧，不易折断，捏有弹性，气微，味淡。

羚羊角粉：为乳白色的细粉，不规则碎块近无色、淡灰色或淡黄白色，微透明，稍有光泽，气微，味淡。

【同步练习】

一、A 型题（最佳选择题）

1. 广地龙的原动物是

A. 参环毛蚓　　　　　　　　　　B. 通俗环毛蚓

C. 威廉环毛蚓　　　　　　　　　D. 栉盲环毛蚓

E. 缟蚯蚓

本题考点： 地龙为环节动物门钜蚓科动物参环毛蚓、通俗环毛蚓、威廉环毛蚓和栉盲环毛蚓的干燥体。前一种习称"广地龙"，后三种习称"沪地龙"。

2. 以下是斑蝥的性状特征
A. 呈长圆形
B. 头及口器下垂，有较大的复眼和触角各 1 对
C. 背部有黑色革质鞘翅 1 对，具 3 条黄色或棕黄色横纹
D. 胸腹部乌黑色
E. 胸部有足 4 对

本题考点： 斑蝥呈长圆形。头及口器向下垂，有较大的复眼及触角各 1 对，触角多已脱落。背部具革质鞘翅 1 对，黑色，有 3 条黄色或棕黄色的横纹；鞘翅下面也有棕褐色薄膜状透明的内翅 2 片。胸腹部乌黑色，胸部有足 3 对。具特殊臭气。

3. 下列不是蛤蚧的性状特征的是
A. 头略呈三角形
B. 吻鳞切鼻孔
C. 背部有黄白色、灰绿色或砖红色斑点
D. 尾长与体长近相等
E. 四足均有 5 趾，趾底面有吸盘

本题考点： 掌握蛤蚧的性状鉴别特征。

4. 具两个侧枝的花鹿茸习称
A. 单门　　　　　　B. 二杠茸　　　　　　C. 莲花　　　　　　D. 三岔茸
E. 四岔茸

本题考点： 具有两个分枝的鹿茸习称"三岔茸"。

5. 表面有"乌金衣"；断面金黄色，可见细密同心层纹者是
A. 金胆　　　　　　B. 墨胆　　　　　　C. 菜花胆　　　　　　D. 蛋黄
E. 官黄

本题考点： 蛋黄多呈卵形、类球形、四方形或三角形，大小不一，直径 $0.6 \sim 3$ (4.5) cm。表面黄红色或棕黄色，有的表面挂一层黑色光亮的薄膜，习称"乌金衣"，有的粗糙，具疣状突起，有的具龟裂纹。体轻，质酥脆，易分离脱落，断面金黄色，可见细密的同心层纹，有的夹白心。气清香，味先苦而后微甘，有清凉感，嚼之易碎，不粘牙。

6. 蜂蜜放久或遇冷析出的白色颗粒状结晶，其成分是
A. 碳酸钙　　　　　　B. 草酸钙　　　　　　C. 蔗糖　　　　　　D. 果糖
E. 葡萄糖

本题考点： 蜂蜜放久或遇冷析出的白色颗粒状结晶成分是葡萄糖。

7. 呈扁平长条形，自第二节起，身体两侧有步足 1 对的是
A. 蜈蚣　　　　　　B. 地龙　　　　　　C. 全蝎　　　　　　D. 斑蝥
E. 水蛭

本题考点： 药材蜈蚣的性状鉴别特征。

8. 具"剑脊"和背鳞行数成双的药材是
A. 乌梢蛇　　　　　　B. 滑鼠蛇　　　　　　C. 金钱白花蛇　　　　　　D. 王锦蛇

E. 蕲蛇

本题考点： 乌梢蛇脊部高耸成屋脊状，俗称"剑脊"。

9. 嗅之作嚏，断面沾水呈乳白色隆起的是

A. 鸡内金　　　　B. 蛤蚧　　　　C. 地龙　　　　D. 僵蚕

E. 蟾酥

本题考点： 药材蟾酥粉末嗅之作嚏。断面沾水，即呈乳白色隆起。

10. 为乌梢蛇药材鉴别特征的术语是

A. 虎牙　　　　B. 大挺　　　　C. 挂甲　　　　D. 银皮

E. 剑脊

本题考点： 乌梢蛇的性状鉴别特征。

11. 有"白颈"特征的是

A. 水蛭　　　　B. 地龙　　　　C. 全蝎　　　　D. 斑蝥

E. 蛤蚧

本题考点： 地龙的性状鉴别特征。

12. 为动物的病理产物入药的药材是

A. 鸡内金　　　　B. 万蟾酥　　　　C. 五灵脂　　　　D. 马宝

E. 桑螵蛸

本题考点： 马宝的入药部位。

13. "莲花"指的是

A. 两个侧枝的马鹿茸　　　　　　　　B. 一个侧枝的马鹿茸

C. 三个侧枝的马鹿茸　　　　　　　　D. 一个侧枝的花鹿茸

E. 三个侧枝的花鹿茸

本题考点： 药材鹿茸的性状鉴别特征。

14. 具"翘鼻头""方胜纹"和"连珠斑"性状特征的药材是

A. 海马　　　　B. 蛤蚧　　　　C. 蕲蛇　　　　D. 乌梢蛇

E. 金钱白花蛇

本题考点： 药材蕲蛇的性状鉴别特征。

二、B 型题（配伍选择题）

（15—16 题共用备选答案）

A. 蜈蚣　　　　B. 海马　　　　C. 全蝎　　　　D. 土鳖虫

E. 斑蝥

15. 呈扁平卵形，先端较狭，后端较宽，背后紫褐色，有光泽，无翅的药材是

16. 腹部成扁平长椭圆形，后腹呈尾状，末节有锐钩状毒针的药材是

本题考点： 土鳖虫和全蝎的性状鉴别特征。

（17—18 题共用备选答案）

A. 僵蚕　　　　B. 地龙　　　　C. 全蝎　　　　D. 蟾酥

E. 斑蝥

17. 质硬而脆易折断，断面平坦，外层白色，中间有亮棕色或亮黑色的丝线环的是

18. 扁圆团块，断面沾水有白色隆起的是

本题考点： 药材僵蚕和蟾酥的性状鉴别特征。

（19—23 题共用备选答案）

A. 卵鞘　　　　　　　　B. 贝壳　　　　　　　　C. 内壳　　　　　　　　D. 雌虫干燥体

E. 背甲

19. 海螵蛸的入药部位是

20. 桑螵蛸的入药部位是

21. 鳖甲的入药部位是

22. 牡蛎的入药部位是

23. 土鳖虫的入药部位是

本题考点： 海螵蛸为软体动物门乌贼科动物无针乌贼或金乌贼的干燥内壳；桑螵蛸为节肢动物门昆虫纲螳螂科昆虫大刀螂、小刀螂或巨斧螳螂的干燥卵鞘；鳖甲为脊索动物门爬行纲动物鳖的背甲；牡蛎为软体动物门牡蛎科动物长牡蛎、大连湾牡蛎或近江牡蛎的贝壳；土鳖虫为节肢动物门昆虫纲鳖蠊科昆虫地鳖或翼地鳖的雌虫干燥体。

三、X 型题（多项选择题）

24. 珍珠的鉴别特征是

A. 呈类球形、卵圆形、长圆形或棒形

B. 面类白色、浅粉红色、浅黄绿色或浅蓝色，具特有的彩色光泽

C. 破碎面显层纹

D. 质地坚硬

E. 气微，味淡

本题考点： 药材珍珠的性状鉴别特征。

25. 以动物分泌物入药的中药有

A. 牛黄　　　　　　　　B. 麝香　　　　　　　　C. 海螵蛸　　　　　　　D. 蝉蜕

E. 蟾酥

本题考点： 以动物分泌物入药主要有蟾酥和麝香。

26. 海马来源于下列哪些动物的干燥体

A. 线纹海马　　　　　　B. 刺海马　　　　　　　C. 大海马　　　　　　　D. 三斑海马

E. 小海马

本题考点： 海马为脊索动物门鱼纲海龙科动物线纹海马、刺海马、大海马、三斑海马或小海马（海蛆）的干燥体。

27. 金钱白花蛇的药材性状鉴别特征主要有

A. 呈圆盘状，盘径 3～6cm，蛇体直径 0.2～0.4cm

B. 背部有黑白相间的环纹，白色环纹 45～58 个

C. 脊棱明显突起，脊棱扩大呈六角形

D. 背鳞细密，通身 15 行，尾下鳞单行

E. 气芳香，味微苦而干

本题考点： 药材金钱白花蛇的性状鉴别特征。

参考答案： 1. A 2. E 3. B 4. D 5. D 6. E 7. A 8. A 9. E 10. E 11. B 12. D 13. A 14. C 15. D 16. C 17. A 18. D 19. C 20. A 21. E 22. B 23. D 24. ABCDE 25. BE 26. ABCDE 27. ABCD

三、常用矿物类中药的鉴别

【复习指导】本章节主要掌握矿物药材的性状鉴别特征，如表面特征、条痕色等，熟悉常用矿物药材主含成分。

矿物是由地质作用而形成的天然单体或化合物，除少数是自然元素外，绝大多数是自然化合物。矿物类中药分为三大类，第一类是来自于自然界的天然矿物，如朱砂、石膏、自然铜、寒水石等；第二类是以矿物为原料的加工品，如密陀僧、轻粉、芒硝等；第三类是动物或动物骨骼的化石，如石燕、龙骨、龙齿等。祖国医学利用矿物作为药物，有着悠久的历史。如周代已开始了炼丹术；公元前二世纪已能从丹砂中炼制水银；北宋年间已能从人尿中提取制造"秋石"等。这些生产过程中，有的采用了皂苷沉淀甾体等特异的化学反应；有的采用了近代还在使用的过滤、升华等方法。矿物多为天然矿产的无机化合物、自然元素及有机物，大多是为固体（如石膏），少数是液体（如水银）或气体（如硫化氢）。每一种矿物均具有一定的化学组成和结晶构造，即有一定的形态和物理、化学性质，人们常常利用这些性质的不同，来鉴别和认识不同种类的矿物。

1. 矿物类中药的性状鉴定 矿物类中药鉴定应根据矿物的形态大小、表面特征、颜色、质地、断面、气味等方面进行系统观察，同时结合矿物性质，如硬度、条痕色、透明度、解理、断口、有无磁性及相对密度等进行全面的检查，一般外形明显的矿物即能作出较准确的鉴定。这些方法简便、迅速，不受设备条件限制，是其他鉴定方法的基础。

2. 常用矿物类中药

朱砂
Cinnabafis

【来源】为硫化物类矿物辰砂族辰砂主含硫化汞（HgS）。

【产地】主产于贵州、湖南、四川、重庆、广西等地区。以湖南辰州产的质量最佳，称为辰砂。

【采收加工】挖出后，选取纯净者，用磁铁吸净含铁的杂质，再用水淘去杂石和泥沙。

【性状鉴别】

药材： 为粒状或块状集合体，呈块片状或颗粒状。鲜红或暗红色。条痕红色至褐红色。具光泽。体重，质脆，片状者易破碎，粉末状者有闪烁的光泽。气微，味淡。

以色鲜红、有光泽、质脆者为佳。

饮片： 朱砂粉：为朱红色或暗红色极细粉末，体轻，以手撮之无颗粒状物，以磁铁吸之，无铁末。气微，味淡。

雄黄
Realgar

【来源】为硫化物类矿物雄黄族雄黄，主含二硫化二砷（As_2S_2）。

【产地】主产于湖南、贵州等地。以湖南石门产著名。

【采收加工】全年均可采挖，除去杂质。

【性状鉴别】

药材：为块状或粒状集合体，呈不规则的块状。深红色或橙红色，条痕淡橘红色，晶面具金刚石样光泽。质脆，易碎，断面具树脂光泽。微有特异臭气，味淡。精矿粉为粉末状或粉末集合体，质松脆，手捏即成粉，橙黄色，无光泽。燃之易熔融成红紫色液体，并生黄白色烟，有强烈蒜臭气。

以色红、块大、质松脆、有光泽、无泥石者为佳。

饮片：雄黄粉：粉末状，橙红色，质重。气特异而刺鼻，味淡。

自然铜
Pvritum

【来源】为硫化物类矿物黄铁矿族黄铁矿，主含二硫化铁（FeS_2）。

【产地】主产于四川、广东、云南等省。

【采收加工】全年均可采。除去杂石。

【性状鉴别】

药材：晶形多呈立方体，集合体呈致密块状。表面亮淡黄色，有金属光泽；有的表面黄棕色或棕褐色，无金属光泽。条痕绿黑色或棕红色。体重，质坚硬或稍脆，易砸碎，断面黄白色，有金属光泽；或断面棕褐色，可见银白色亮星。

以整齐方块形，色黄而光亮，断面有金属光泽者为佳。

饮片：煅自然铜：为不规则的碎块，表面黑褐色，质酥脆。无金属光泽，带醋气。

赭石
Haematitum

【来源】为氧化物类矿物刚玉族赤铁矿，主含三氧化二铁（Fe_2O_3）。

【产地】主产于河北、山西、广东等地。

【采收加工】全年均可采。采后，选取表面有钉头状突起部分的称"钉头赭石"，除去泥土、杂质。

【性状鉴别】

药材：为鲕状、豆状、肾状集合体，多呈不规则的扁平块状。暗棕红色或灰黑色，条痕樱红色或红棕色，有的有金属光泽。一面多有圆形的突起，习称"钉头"；另一面与突起相对应处有同样大小的凹窝。体重，质硬，砸碎后断面显层叠状。气微，味淡。

以色棕红、断面层次明显、"钉头"多、无杂石者为佳。

饮片：煅赭石：为粗粉末，灰黑色或暗红棕色，无光泽，质疏松，易碎。

炉甘石
Galamina

【来源】为碳酸盐类矿物方解石族菱锌矿，主含碳酸锌（$ZnCO_3$）。

【产地】主产于广西。四川、湖南等省亦产。

【采收加工】全年均可采。挖出后，拣净杂石，洗净泥土，晒干。

【性状鉴别】

药材：为块状集合体，呈不规则块状。灰白色或淡红色，表面粉性，无光泽，凹凸不平，多孔，似蜂窝状。体轻，质松，易碎。气微，味微涩。

以块大、体轻、质松、色白者为佳。

饮片：煅炉甘石：呈白色、淡黄色或粉红色的粉末；体轻，质松软而细腻光滑。气微，味微涩。

滑石
Talcum

【来源】为硅酸盐类矿物滑石族滑石，习称"硬滑石"。主含水硅酸镁 $Mg_3(Si_4O_{10})(OH)_2$。

【产地】主产于山东、江苏、陕西、山西、辽宁等省。

【采收加工】采出后，去净泥沙和杂石。

【性状鉴别】

药材：多为块状集合体。呈不规则块状。白色、黄白色或淡蓝灰色，具蜡样光泽。条痕白色。质软，细腻，用手触之有滑润感，无吸湿性，置水中不崩散。气微，味淡。

以色白、细腻滑润者为佳。

饮片：滑石粉：白色或类白色细粉、无沙性粉末，手摸有滑腻感。

石膏
Gypsum Fibrosum

【来源】为硫酸盐类矿物硬石膏族石膏，主含含水硫酸钙（$CaSO_4 \cdot 2H_2O$）。

【产地】主产于湖北、甘肃、四川、安徽、山西等省。

【采收加工】全年均可采。挖出后，除去泥沙和杂石。

【性状鉴别】

药材：为纤维状的集合体，呈长块状、板块状或不规则块状。全体白色、灰白色或淡黄色，有的半透明。体重，质松软，条痕白色，纵断面具纤维状纹理，显绢丝样光泽。气微，味淡。

以块大色白、半透明、质松、纵断面具绢丝样光泽者为佳。

饮片

生石膏：呈粗粉，余同药材。

煅石膏：呈白色的粉末状或酥脆块状物，表面透出微红的光泽，不透明。体较轻，质软，易碎，捏之成粉。气微，味淡。

芒硝
Natrii sulfas

【来源】为硫酸盐类矿物芒硝族芒硝，经加工精制而成的结晶体。主含含水硫酸钠（$Na_2SO_4 \cdot 10H_2O$）。

【产地】全国大部分地区均有生产。

【采收加工】取天然产的不纯芒硝（俗称"土硝"或"皮硝"），加水溶解，放置，使杂质沉淀，滤过，滤液加热浓缩，放冷后析出结晶，即为芒硝。

【性状鉴别】

药材：呈棱柱状、长方形或不规则的块状及粒状。无色透明或类白色半透明。条痕白色。质脆，易碎，断面具玻璃样光泽。气微，味咸。本品极易溶于水，能溶于甘油，不溶于乙醇。温度达到32℃时可自行熔化成液体。

以无色、透明、呈结晶状者为佳。

饮片：芒硝：呈棱柱状、长方形或不规则的块状及粒状。无色透明或类白色半透明。气微，味咸。

硫黄
Sulfur

【来源】为自然元素类矿物硫族自然硫。

【产地】主产于山西、河南、山东、湖北、湖南等省。

【采收加工】全年可采。采挖后，加热熔化，除去杂质，或用含硫矿物加工制得。

【性状鉴别】

药材：呈不规则块状。黄色或略呈绿黄色，条痕白色或淡黄色。表面不平坦，呈脂肪光泽，常有多数细孔。用手握紧置于耳旁，可闻轻微的爆裂声。体轻，质松，易碎，断面常呈针状结晶形，具特异的臭气，味淡。

以色黄、光亮、质松脆、无杂质者为佳。

饮片

硫黄：为不规则碎块，余同药材。

制硫黄：多为粒状、针状、锥柱状，黄褐色或黄绿色。晶面具金刚样光泽，不平坦，断面为树脂样光泽。臭气不明显。

【同步练习】

一、A 型题（最佳选择题）

1. 主含硫化汞的中药材是

A. 雄黄　　　　　　　B. 朱砂　　　　　　　C. 滑石　　　　　　　D. 石膏

E. 芒硝

本题考点：朱砂主含硫化汞（HgS）。

2. 色棕红或铁青，表面有乳头状"钉头"，断面显层叠状者是

A. 朱砂　　　　　　　B. 雄黄　　　　　　　C. 自然铜　　　　　　D. 炉甘石

E. 赭石

本题考点：药材赭石的性状鉴别特征。

3. 下列矿物质类药中，属于氧化物类的药材是

A. 雄黄　　　　　　　B. 白矾　　　　　　　C. 石膏　　　　　　　D. 赭石

E. 轻粉

本题考点：赭石主要含三氧化二铁，为氧化物类。雄黄主含二硫化二砷，白矾主含十二水合硫酸铝钾，石膏主含含水硫酸钙，轻粉主含氯化亚汞。

二、B 型题（配伍选择题）

（4—7 题共用备选答案）

A. 自然铜　　　　　　B. 赭石　　　　　　　C. 雄黄　　　　　　　D. 煅炉甘石

E. 生石膏

4. 呈白色或淡黄色粉末，体轻，质软松而细腻光滑的饮片是

5. 呈长条状或不规则的小块，白色或类白色、具有纵向纤维状纹理的饮片是

6. 呈不规则的小块，表面棕红色至暗棕红色，有的可见圆形突起或凹窝状的饮片是

7. 呈不规则的小块，外表面黄棕色至黄褐色，碎断面淡黄色并具金属样色泽的饮片是

本题考点：煅炉甘石呈白色、淡黄色或粉红色的粉末；体轻，质松软而细腻光滑。气

微，味微涩。石膏为纤维状的集合体。呈长块状、板块状或不规则块状。白色、类白色或淡黄色，有的半透明，条痕白色。体重，质轻，纵断面具有绢丝样光泽。气微，味淡。赭石为鲕状、豆状、肾状集合体。多呈不规则的扁平块状。暗棕红色或灰黑色，条痕色为樱红色或红棕色，有的有金属样光泽。一面多有圆形的突起，习称"钉头"；另一面与突起相对应处有同样大小的凹窝。体重，质硬，砸碎后断面显层叠状。气微，味淡。自然铜晶型多为立方体，集合体呈致密块状。表面亮淡黄色，有金属光泽；有的黄棕色或棕褐色，无金属光泽。具条纹，条痕绿黑色或棕红色。体重，质坚硬或稍脆，易砸碎，断面黄白色，有金属样光泽；或断面棕褐色，可见银白色亮星。

三、X型题（多项选择题）

8. 朱砂的性状特征有

A. 鲜红色或暗红色
B. 条痕红色或红褐色
C. 触之手染成红色
D. 质重而脆
E. 有特异臭气

本题考点： 朱砂为硫化物类矿物辰砂族辰砂，主含硫化汞。呈鲜红色或暗红色，条痕红色至红褐色，具光泽；体重，质脆，片状者易破碎，粉末者有闪烁的光泽；气微，味淡。

9. 炉甘石的性状特征是

A. 表面白色、淡红色或黄褐色
B. 表面凹凸不平，多孔，似蜂窝状
C. 条痕白色
D. 体轻，质松易碎
E. 有吸湿性

本题考点： 炉甘石为块状集合体，呈不规则块状、圆形或扁平形。表面灰白色或淡红色，显粉红，无光泽，凹凸不平，多孔，似蜂窝状。条痕白色。体轻，质轻易碎，断面灰白色或淡棕色，有吸湿性。气微，味微涩。

参考答案： 1. B 2. E 3. D 4. D 5. E 6. B 7. A 8. ABD 9. BCDE